中华医学会医师培训工程（高级系列）
CME TEXTBOOKS NATIONAL PROJECT 国家级继续医学教育项目教材
国家级继续医学教育项目教材

中医儿科学

高级教程

主 编 / 马 融

中华医学会组织编著

中華醫學電子音像出版社
CHINESE MEDICAL MULTIMEDIA PRESS
北 京

图书在版编目（CIP）数据

中医儿科学高级教程 / 马融主编. —北京：中华医学电子音像出版社，2021.6
ISBN 978-7-83005-253-9

Ⅰ. ①中…　Ⅱ. ①马…　Ⅲ. ①中医儿科学－资格考试－教材　Ⅳ. ① R272

中国版本图书馆 CIP 数据核字（2019）第 273383 号

中医儿科学高级教程
ZHONGYI ERKEXUE GAOJI JIAOCHENG

主　　编：马　融
策划编辑：裴　燕　史仲静
责任编辑：赵文羽
文字编辑：周寇扣
校　　对：朱士军
责任印刷：李振坤
出版发行：中华医学电子音像出版社
通信地址：北京市西城区东河沿街 69 号中华医学会 610 室
邮　　编：100052
E - mail：cma-cmc@cma.org.cn
购书热线：010-51322677
经　　销：新华书店
印　　刷：北京虎彩文化传播有限公司
开　　本：889 mm×1194 mm　1/16
印　　张：19
字　　数：527 千字
版　　次：2021 年 6 月第 1 版　2021 年 6 月第 1 次印刷
定价（含习题卡）：200.00 元

内 容 提 要

本书根据对高级卫生专业技术资格人员的要求，结合目前的学科发展状况，系统地介绍了中医儿科学的基础理论和病理特点，重点阐述了中医儿科临床各系统病症和辩证诊治的新技术，还介绍了学科发展的新知识、新理论。本书具有权威性、实用性和指导性，可作为中医儿科医师专业知识的培训教程，也可作为相关专业医师提高临床诊疗水平的工具书和参考书。

《中医儿科学高级教程》

编委会

主　　编　马　融

副 主 编　虞坚尔　丁　樱　王孟清　王俊宏

编　　委　（以姓氏笔画为序）

丁　樱　河南中医学院第一附属医院
马　融　天津中医药大学第一附属医院
王力宁　广西中医药大学第一附属医院
王有鹏　黑龙江中医药大学附属第二医院
王孟清　湖南中医药大学第一附属医院
王俊宏　北京中医药大学东直门医院
王素梅　北京中医药大学东方医院
王雪峰　辽宁中医药大学附属医院
向希雄　湖北省中医院（湖北中医药大学附属医院）
闫永彬　河南中医学院第一附属医院
闫慧敏　首都医科大学附属北京儿童医院
许　华　广州中医药大学第一附属医院
许尤佳　广东省中医院
李新民　天津中医药大学第一附属医院
吴力群　北京中医药大学东方医院
张　君　辽宁中医药大学附属医院
张喜莲　天津中医药大学第一附属医院
侯树平　黑龙江中医药大学附属第一医院
姜之炎　上海中医药大学附属龙华医院
秦艳虹　山西中医学院
原晓风　长春中医药大学附属医院
高修安　南方医科大学附属佛山妇幼保健院
韩新民　南京中医药大学
虞坚尔　上海市中医医院
翟文生　河南中医学院第一附属医院
薛　征　上海市中医医院

序

我国现有的医师培养过程分为医学院校教育、毕业后医学教育和继续医学教育三个阶段。专科医师规范化培训是毕业后医学教育的重要组成部分，是在住院医师规范化培训的基础上，继续培养能够独立、规范地从事疾病专科诊疗工作临床医师的必经途径。2017 年 7 月，国务院办公厅印发《关于深化医教协同进一步推进医学教育改革与发展的意见》（国办发〔2017〕63 号），文件中提出把医学教育和人才培养摆在卫生与健康事业优先发展的战略地位，为建设健康中国提供坚实的人才保障……支持行业学（协）会参与学科专业设置、人才培养规划、标准制（修）订和考核评估等工作，相关公共服务逐步交由社会组织承担。2015 年发布的《关于开展专科医师规范化培训制度试点的指导意见》（国卫科教发〔2015〕97 号）中明确提出：探索建立有关行业协（学）会协助政府部门做好专科医师规范化培训制度试点的业务指导、组织实施与日常管理监督的工作机制。根据需要，可组建由有关专家和医疗卫生机构、高等医学院校、相关事业单位、行业组织和政府相关部门等多方面代表组成的专科医师规范化培训专家委员会，协助开展有关工作。

中华医学会成立于 1915 年，经过百年的励精图治，已经成为党和政府联系医学科技工作者的桥梁和纽带、中国科协学会的翘楚、全国医学科技工作者的家园，其宗旨是团结医务工作者，传播医学科学知识，弘扬医学道德，崇尚社会正义。由中华医学会第二十五届理事会第四次会议审议通过的《中华医学会章程》中明确将“参与开展毕业后医学教育及专科医师培训、考核等工作”作为学会的业务范围之一。鉴于我国适用于专科医师规范化培训的教材存在系统性较差、内容质量参差不齐、学科覆盖不全面等诸多不足，中华医学会所属中华医学电子音像出版社依托学会 91 个专科分会的千余名专家力量，配合出版社三十余年传统出版和数字出版相结合的出版经验，策划了《 中华医学会医师培训工程（高级系列）丛书》，旨在通过本丛书引导医学教育健康发展和卫生行业人才的规范化培养。本套丛书的内容不仅包括专科医师应该掌握的知识，更力求与时俱进，反映目前本学科发展的国际规范指南和前沿动态，巩固和提高专科医师的临床诊治、临床会诊、综合分析疑难病例及开展医疗先进技术的能力，同时还增加了测试题，作为考查专科医师对专业知识掌握情况的依据。除此之外，本丛书还充分利用新兴媒体技术，就部分内容配备了相应的多媒体视频，以加强医务人员对理论知识和实际操作技术的理解。

在2016年举办的“全国卫生与健康大会”上，习近平总书记发表重要讲话，强调“没有全民健康，就没有全面小康”；在第十八届中共中央政治局常委会同中外记者首次见面会上，习近平总书记表达出对人民健康福祉的密切关注：我们的人民热爱生活，期盼有更可靠的社会保障、更高水平的医疗卫生服务、更优美的环境……实现全民健康离不开高水平医疗卫生服务的保障，开展高水平的医疗卫生服务离不开一支高素质、高水平的医疗队伍，这也是中华医学会组织国内各学科学术带头人、知名专家编写本丛书的目的所在。

本丛书在编写过程中多次召开组稿会和定稿会，各位参编的专家、教授群策群力，在繁忙的临床和教学工作之余高效率、高质量地完成了编写工作，在此，我表示衷心的感谢和敬佩！

中华医学会副会长兼秘书长

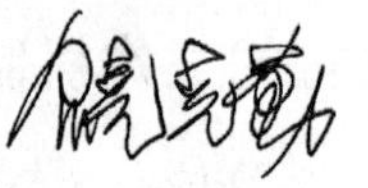

出版说明

为引导我国医学教育的健康发展，加强卫生人才培养工作，助力健康中国战略的实施，在中华医学会及所属 91 个专科分会的支持下，我们精心策划出版了《中华医学会医师培训工程（高级系列）丛书》暨《国家级继续医学教育项目教材》。

本套丛书的内容不仅包括医学各专业高年资从业者应该掌握的基本知识，更力求与时俱进，反映本学科发展的前沿动态，侧重医务人员临床诊治技能、疑难病例处理以及开展医疗先进技术能力的培养，具有专业性、权威性和实用性，因此既可作为正在试点推动的专科医师规范化培训的工具用书，又可作为医务人员或医疗行政管理部门开展继续医学教育的必备教材。同时，本套丛书在系统梳理专业知识的基础上均配备练习题库和模拟考试情境，有助于检验专业知识的掌握情况，亦可作为拟晋升高级职称应试者的考前复习参考用书。

限于编写时间紧迫、经验不足，本套教材会有很多不足之处，真诚希望广大读者谅解并提出宝贵意见，我们将于再版时加以改正。

目 录

上篇 中医儿科学基础

下篇 中医儿科学临床

上篇　中医儿科学基础

第1章

中医儿科学发展简史

中医儿科学是以中医药学理论体系为指导，以中药、针灸、推拿等防治方法为手段，研究小儿生长发育、预防保健和疾病诊治的一门临床医学学科。

中医儿科学是一门独具特色的临床学科，以其显著的中医学特点而区别于西医儿科学，以其鲜明的实践体系和临床学科特点而区别于中医学的基础学科，因其以儿童为研究对象而区别于中医学的其他临床学科。

中医儿科学源于中华民族的传统文化和中医学，是中医学的一个重要组成部分，也是随着整个中医学发展而不断发展起来的，荟萃了中华民族几千年来养育小儿和防治疾病的丰富经验，具有自己独特的理论和临床实践体系，为中华民族的繁衍昌盛做出了卓越的贡献。中医儿科学的发展史，可以划分为以下四个时期。

第一节　中医儿科学的孕育与萌芽

根据我国古代文献记载，远在春秋战国时期就有了小儿医，如《史记・扁鹊仓公列传》："扁鹊……闻秦人爱小儿，即为小儿医。"这是最早关于儿科医师的记载。《黄帝内经》也有关于小儿体质特点、疾病诊断及预后判断等方面的记载，如《灵枢・逆顺肥瘦》曰："婴儿者，其肉脆血少气弱。"《素问・通评虚实论》曰："乳子而病热，脉悬小者，何如？岐伯曰：手足温则生，寒则死。"又云："乳子中风热，喘鸣肩息者，脉如何？岐伯曰：喘鸣肩息者，脉实大也，缓则生，急则死。"这些论述对后世医家进一步认识小儿生理病理特点和疾病诊治，有着重要的指导意义。在此基础上，从秦汉到两晋南北朝，中医儿科学又有了进一步发展。《汉书・艺文志》载有妇人婴儿方19卷。西汉名医淳于意的《诊籍》中记载了用"下气汤"治疗婴儿"气鬲病"的医案，这是我国最早见于文献的儿科医案。《三国志・华佗传》记载了东汉名医华佗用"四物女宛丸"治两岁小儿"下利病"。东汉末年张仲景《伤寒杂病论》中的辨证方法和治则方药，对中医儿科学理论的形成及临床有深远的影响和重要指导意义，并为宋代钱乙创立小儿五脏辨证体系奠定了基础。西晋王叔和的《脉经》首先论述了小儿脉法，认为"小儿之脉快疾，一息七八至曰平"，并首次论及小儿变蒸。《隋书・经籍志》记载南北朝医药书中专门列出儿科、产科、妇科等医学分科，同时也开始出现一些儿科专著，如严助的《相儿经》、王末钞的《小儿用药本草》2卷、徐叔响的《疗少小百病杂方》37卷等，这些儿科专著现均已散佚。

这一时期，儿科医学虽尚未形成专业，其独特理论与临床体系也未形成，但已经有儿科医事活动和关于儿科疾病的文献记载，孕育着中医儿科学的萌芽。

（韩新民）

第二节　中医儿科学的形成

隋唐时期，在太医署内由医博士教授医学，其中专设少小科，学制5年，促进了中医儿科专业的发展。

隋代巢元方主持编撰的《诸病源候论》，记载小儿杂病诸候6卷255候，第一次对儿科病因病理及证候进行了较全面和系统的阐述。该书将小儿外感病分为伤寒、时气两大类，内伤病以脏腑辨证为主；提出了"小儿……不可暖衣……宜时见风日……常当节适乳哺"等正确的小儿养育方法。

唐代杰出的医药学家孙思邈，本着"生民之道，莫不以养小为大，若无于小，卒不成大"的观点，在《备急千金要方》中首列"少小婴孺方"2卷。从初生养护至伤寒杂病分为9门专论小儿，载方300余首，所用剂型，除汤、丸、散、膏、丹外，尚有乳剂、药粥、熨剂、涂剂、摩剂等，补充了《诸病源候论》"有论无方"的不足，是中医儿科学的重要历史文献。

《颅囟经》是我国最早的儿科专著，《诸病源候论·总论》载："中古有巫方，立小儿《颅囟经》，以占寿夭，判疾病死生，世所相传，有小儿方焉。"可惜已散佚。现在所见《颅囟经》，流行于唐末宋初，是现存最早的一部儿科专著，被称为"幼科之宗"。书中首倡小儿体属"纯阳"的观点，并对小儿脉法、囟门诊法以及惊、痫、疳、痢、火丹等疾病的证治加以阐述，共载方56首，其中外治方达28首。

北宋钱乙，字仲阳，专业儿科40余年，学术造诣精湛。由其弟子阎季忠整理编集的《小儿药证直诀》3卷，上卷论脉证治法，中卷列医案23则，下卷为方剂，集中体现了钱乙的主要学术思想。该书刊于公元1119年，比西方最早的儿科著作要早350年。该书将小儿生理特点概括为"脏腑柔弱""成而未全……全而未壮"，病理特点概括为"易虚易实、易寒易热"，对儿科临床具有重要指导意义；四诊中尤重望诊，创立了"面上证""目内证"的诊断方法；首创儿科五脏辨证体系，提出心主惊、肝主风、脾主困、肺主喘、肾主虚的辨证纲领，成为中医儿科学最重要的辨证方法。治疗上区分五脏寒热虚实证候，制定治则治法，创立新方、化裁古方作为五脏补泻方剂，如导赤散、泻白散、地黄丸、白术散、异功散等。书中列方134首，其中丸剂70首，散剂45首，膏剂6首，汤剂6首，外用方7首，许多方剂至今仍为临床常用，所用制剂以丸、散成药为主，方便小儿用药，切合儿科临床应用。此外，对儿科四大要证"痘、疹、惊、疳"的认识有较为详细的记载，并提出"急惊合凉泻，慢惊合温补"的治疗大法、"疳皆脾胃病"的著名观点，对儿科临床有重要的指导意义。钱乙对中医儿科学体系的形成做出了重大贡献，因而被后世誉为"儿科之圣"。《四库全书·目录提要》曾指出："小儿经方，千古罕见，自乙始别为专门，而其书亦为幼科之鼻祖，后人得其绪论，往往有回生之功"。

北宋时期，各地天花、麻疹等时行疾病流行，山东名医董汲擅用寒凉法进行治疗，撰写了《小儿斑疹备急方论》。书中记录了用白虎汤及青黛、大黄等药物的治疗经验，是为痘疹类疾病第一部专著。南宋刘昉等编著《幼幼新书》40卷，集宋以前儿科学术成就之大成，是当时世界上最完备的儿科学专著。稍晚问世的未著撰人姓氏的《小儿卫生总微论方》20卷，对儿科各类疾病广泛收录论述，所谓保卫其生，总括精微。该书记载了多种小儿先天畸形，如缺唇、骈指、六指等，并论述了"缝缺唇""断骈指"等最早的小儿外科治疗方法；同时，还明确指出新生儿脐风撮口是由断脐不慎所致，与成人破伤风无异，提出了烧灼法断脐的预防方法。

南宋名医陈文中著有《小儿痘疹方论》《小儿病源方论》，力倡护养小儿元阳，擅用温补托毒法治疗痘疹因阳气虚衰而产生的逆证，为痘疹类疾病提供了另一种新治法，丰富了儿科辨证论治理论，开创了儿科温补学派。同时，提出了小儿饮食"吃热、吃软、吃少，则不病；吃冷、吃硬、吃多则生病"，以及"背要暖""肚要暖""足要暖""脾胃要暖"等养育观念。陈文中主温补与钱乙、董汲主寒凉这两种学术思想的争鸣，丰富了儿科疾病辨证论治的理论依据和临床实践体系，促进了中医儿科学的学术发展。

总之，至宋代，随着儿科医事制度的建立，儿科专著和以钱乙为代表的儿科专业医家的大批涌现，以及对小儿生长发育、喂养保健、疾病诊治等认识的不断深入，中医儿科学已经形成了系统、较完整的学术体系，成为一门独立的学科。

（韩新民）

第三节　中医儿科学的昌盛与成熟

金元时代是中医学百花齐放、百家争鸣的繁荣时期。当时名医辈出，各有所长。具有代表性的医家刘完素、张从正、李杲、朱震亨的学术思想，不仅促进了整个中医学的发展，而且对儿科学的发展也有所贡献。刘完素认为："大概小儿病者纯阳，热多冷少也"，主张用寒凉法治疗小儿热性病，并将凉膈散灵活运用于儿科；张从正善用攻下法治疗热病，为小儿热病运用"上病下取"法提供了范例；李杲喜用温补，重视调理脾胃，对后世儿科脾胃病的研究具有重要影响；朱震亨提出"阳常有余，阴常不足"，对明代万全提出的"三有余，四不足"的小儿生理病理特点有重要影响。他们的学术争鸣，丰富了儿科学的内容。

元代名医曾世荣从医60年，编著《活幼心书》3卷、《活幼口议》20卷。其学术特点，一是对初生儿疾病论述较为全面；二是对多种儿科常见病的因证脉治做了精练而具有指导意义的概括，如将急惊风归纳为四证八候，提出镇惊、截风、退热、化痰治法；三是《活幼心书》编写了七言歌诀，便于初学者诵习，对于儿科专业知识的普及，起到了很好的促进作用。

明清时代是中医儿科学发展的成熟期。明代初期徐用宣的《袖珍小儿方》，集明代以前儿科诸家经验，分72门，收624方，证治齐备，叙述详明。寇平的《全幼心鉴》也是明代初期较完备的儿科名著，对儿科医师守则、小儿生理、保育护理、疾病诊治均予汇集说明，其中对面部和指纹的望诊论述尤详。鲁伯嗣的《婴童百问》10卷，列问论述，详究小儿病源与证治，附方800余首。薛铠、薛己父子精于儿科，著《保婴撮要》20卷，共论证200余种，其中记载了小儿外科、眼科、耳鼻咽喉科、口齿科、肛肠科、皮肤科、骨伤科病证70余种。辨证用药精当，内治为主，配合外治，必要时手术兼施，为中医小儿外科学的形成做出了重大贡献。

明代名医万全，字密斋，著作颇丰，仅儿科就有《育婴家秘》4卷、《幼科发挥》2卷、《痘疹心法》23卷、《片玉心书》5卷、《片玉痘疹》13卷等，其学术成就对后世影响很大。就儿童养育的不同阶段，提出了"预养以培其元，胎养以保其真，蓐养以防其变，鞠养以慎其疾"的"育婴四法"。在钱乙"脏腑虚实辨证"的基础上提出了小儿"五脏之中肝有余，脾常不足肾常虚""心常有余而肺常不足"的观点，丰富了儿科学基本理论。在治疗上"首重保护胃气"，强调"人以脾胃为本，所当调理，小儿脾常不足，尤不可不调理也"，对于小儿保育和疾病防治具有重要的临床指导意义。

明代药物学家李时珍所著的《本草纲目》，收集了很多防治儿科疾病的药物。王肯堂《证治准绳·幼科》综述诸家论说，结合阐明己见，内容广博，辨析透彻，条理清晰，博而不杂，详要得当。张介宾的《景岳全书·小儿则》，提出了儿科辨证重在表里寒热虚实，小儿"阳非有余、阴常不足""脏气清灵，随拨随应"等观点。

清代儿科医家夏禹铸著《幼科铁镜》，重视望诊，认为"小儿病于内，必形于外"，可从望面色、审苗窍来辨别脏腑的寒热虚实，治疗上重视推拿，并以"灯火十三燋"法治疗脐风、惊风等证，有其独到之处。《医宗金鉴·幼科心法要诀》把清初以前的中医儿科学做了一次较全面的整理和总结，立论精当，条理分明；既适用于临床，又适用于教学。清代雍正年间陈梦雷编辑《医部全录·儿科》上、下两册，共100卷，收录历代儿科医学文献120余种，内容丰富。谢玉琼《麻科活人全书》是一部麻疹专著，详细阐述了麻疹各期及并发症的辨证和治疗。王清任《医林改错》记载了小儿尸体解剖学资料，明确提出"灵机记性不在心在脑"的观点，总结了活血化瘀治则的实践经验，创制了血府逐瘀汤等名方，促进了活血化瘀法在临床上的研究和发展。

陈复正，号飞霞，是清代具有代表性的儿科医家之一，著有《幼幼集成》。该书详析指纹之义，归纳为："浮沉分表里，红紫辨寒热，淡滞定虚实"；力辟惊风之说，促进了惊风理论的研究与发展；倡导胎教学说，重视"胎禀""护胎"；辨证突出八纲，治疗善顾脾胃；广集治疗之法，尤重外治方药，全书共收外治方法20多种，外治方180余首，用于外治的药物150多味。该书实为一部集大成的儿科名著，对临床有较高的实用价值。

清代温病学家吴瑭，字鞠通，在儿科方面也卓有成就。在其《温病条辨·解儿难》中明确提出"小儿稚阳未充，稚阴未长"的体质特点，"易于感触""易于传变"的病理特点，"其用药也，稍呆则滞，稍重则伤"的临床用药注意点。按六气病因论述小儿温病，从三焦分证论治，治病求本，与叶桂的卫气营血学说相辅相成。二者为小儿温病学的形成与发展做出了重大贡献，对后世治疗小儿外感热病具有重要的指导意义。

明清时期，由于天花、麻疹等时行疾病流行，当时儿科医家在诊治过程中积累了许多宝贵经验，撰写了大量的痘疹专著。这一时期，应用人痘接种预防天花已广泛传播，突出的有郭子章《博集稀痘方论》记载用"稀痘方"；《三冈识略》载有痘衣法。俞茂鲲《痘疹金镜赋集解》记载，在明代隆庆年间，宁国府太平县的人痘接种法已经推广到各地。张琰《种痘新书》记载用"佳苗"人工接种。这种"佳苗"即是"熟苗"，是一种比较可靠的疫苗。清代朱奕梁的《种痘心法》记载："其苗传种愈久，则药力之提拔愈清。人工之选炼愈熟，火毒汰尽，精力独存，所以万全而无害也。若时苗连种七次，精加选炼，即为熟苗。"这样的处理过程，基本上是符合现代制作疫苗的原理和要求。这种"熟苗"已是去除毒性、保留了抗原性的疫苗。我国的人痘接种法后来流传到俄罗斯、朝鲜、日本、土耳其及欧洲、非洲的国家，较英国琴纳发明牛痘接种早 200 多年，是世界免疫学发展的先驱。

清代后期，随着西医学传入我国，儿科界也开始有人提出宜吸收西医之长，中西医合参，努力发展中医学。何炳元《新纂儿科诊断学》中除传统中医内容外，引入检诊一项，用于检查口腔、温度、阴器等的变化；恽铁樵《保赤新书》主张以中医为主体，汲取科学方法加以整理，在当时均产生了一定的影响。民国时期儿科疾病流行，许多医家勤求古训，融会新知，如近代儿科名医徐小圃擅用温阳药回阳救逆，救治了许多病危患儿；创立了治疗夏季热的温下清上汤。上海名医奚晓岚强调小儿体属纯阳，所患热病为多，治疗小儿疾病，留得一分津液，便有一分生机，立法重在清热保津，用药辛凉者多，辛温者少。

（韩新民）

第四节　中医儿科学的发展（中华人民共和国成立后）

中华人民共和国成立后，政府十分重视儿童健康，努力发展我国传统医学，促进中医学在现代科学技术的支持下繁荣发展，中医儿科学与其他医学学科一样，迎来了快速发展的新时期。

在中西医儿科工作者的共同努力下，古代儿科四大要证中的"痘"（天花）已经消灭；"疹"（麻疹）由于麻疹疫苗的接种，已得到明显控制；"惊"（惊风）的发病率已明显降低；"疳"（疳证）逐渐减少，其中的干疳、疳积已较为少见。随着计划免疫工作的广泛开展，控制了传染病的流行，降低了发病率和死亡率。20 世纪 50 年代，运用中医学"小儿暑温"理论指导流行性乙型脑炎辨证论治，降低了病死率和后遗症发生率。现代药理学研究表明，不少中药不仅具有抗菌、抗病毒作用，而且能调整机体免疫、改善器官功能及组织代谢、减轻病理反应等，说明中医治疗的特色在于方药整体效应，即多靶点效应。对缺铁性贫血、佝偻病、营养不良性消瘦等营养缺乏性疾病，中医药治疗显示了特色优势，不仅中药中含有一定量的矿物元素和维生素，增加了营养物质摄入量，更重要的是中药的调脾助运等作用，促进了机体对各种营养物质的吸收和利用。

医学教育方面，20 世纪 50 年代开始了现代中医中等及高等教育，70 年代开始中医儿科学硕士生教育，80 年代开始中医儿科学博士生教育，90 年代又开始进行中医儿科在职医师的继续教育，不仅培养了大批中医儿科人才，而且使中医儿科队伍素质不断提高，成为学科发展的有力保证。与此同时，编写了不同层次的中医儿科学教材、教学参考资料、各种类型题库，整理出版了历代儿科名著，挖掘了大量对临床具有理论指导和实践应用价值的可贵资料，出版了大批中医儿科学术著作。王伯岳、江育仁主编的《中医儿科学》，是 20 世纪下半叶出版的第一部现代大型学术专著，系统论述了中医儿科学基础理论和临床常见病的辨证论治。汪受传主编的《中医儿科学》，全面反映了现代中医儿科临床进展，介绍了中医儿科学科研方法，适用于中医儿科学专业研究生教学和继续教育。21 世纪初，《中医儿科学》网络课程的开设，以及一批视听教材、CAI 课件的出版，促进了由纸质教材向多媒体教材的转变，改进和丰富了中医儿科学的教学方法与教学手段，推动了中医儿科学的进步。

科学研究方面，在突出传统四诊的基础上，利用血液生物化学检测、超声影像等技术，搜集儿童体内疾病变化信息，并将其纳入中医儿科辨证体系，即宏观辨证与微观辨证相结合，使中医儿科辨证学的认识层次得到深化，发展了儿科辨证诊断学。制订了儿科常见疾病的诊疗指南，有利于中医儿科向标准化和规范化方向发展。开展了肺炎、哮喘、反复呼吸道感染、感冒、泄泻、紫癜、癫痫等疾病的重大课题研究工作，取得了一批重大科研成果，促进了中医儿科的学术发展。在剂型改革方面，除了进一步研究的丸、散、膏、丹外，同时又研制出了一批新剂型，如颗粒剂、口服液、滴鼻剂、栓剂、膜剂、注射液、纳米乳剂等，以便于儿科临床使用。

1983 年 9 月，中国中医药学会儿科专业委员会成立；各省、市、自治区相继建立了中医儿科专业委员会，对于促进中医儿科的学术交流、推动中医儿科学发展，起到了积极的作用。2009 年 10 月成立了世界中医药学会联合会儿科专业委员会，促进了全世界中医儿科工作者的团结和学术交流，有利于中医儿科学为世界儿童服务。

综上所述，中医儿科学的形成和发展已有数千年的历史，现在正向着现代化的方向发展。在前进的征途上，应运用现代科学技术方法来研究中医儿科学，系统地发展属于中医儿科学的现代技术。培养人才是关键，继承学习是基础，科技创新是动力，发展成果是目的。经过长期不懈的努力，中医儿科学一定能够实现现代化，为儿童健康成长做出更大的贡献。

附：历代中医儿科重要著作简表（表 1-1）。

表 1-1　历代中医儿科重要著作简表

书名	年代	作者	书名	年代	作者
颅囟经	唐末宋初?	佚　名	幼科折衷	1641	秦昌遇
小儿斑疹备急方论	1093	董　汲	幼科指南	1661	周　震
小儿药证直诀	1119	钱　乙	幼科铁镜	1695	夏禹铸
幼幼新书	1150	刘　昉	种痘新书	1741	张　琰
小儿卫生总微论方	约 1150	佚　名	医宗金鉴·幼科心法	1742	吴谦等
小儿痘疹方论	1241	陈文中	麻科活人全书	1748	谢玉琼
小儿病源方论	1254	陈文中	幼幼集成	1750	陈复正
活幼心书	1294	曾世荣	幼科要略	1764	叶天士
袖珍小儿方	1413	徐用宣	幼科释谜	1773	沈金鳌
全幼心鉴	1468	寇　平	温病条辨·解儿难	1811	吴　瑭
婴童百问	1506	鲁伯嗣	医原·儿科论	1861	石寿棠
保婴撮要	1555	薛铠、薛己	保赤汇编	1879	金玉相
博集稀痘方论	1577	郭子章	保赤新书	1936	恽铁樵
育婴家秘	1579	万　全	中医儿科学	1984	王伯岳、江育仁等
幼科发挥	1579	万　全	儿科医籍辑要丛书	1990	张奇文等
小儿按摩经	1604	四明陈氏	实用中医儿科学	1995	江育仁、张奇文等
证治准绳·幼科	1607	王肯堂	中医药学高级丛书·中医儿科学	1998	汪受传等
景岳全书·小儿则	1624	张介宾			

（韩新民）

参考文献

[1]　马融，韩新民.中医儿科学[M].2 版.北京：人民卫生出版社，2012：1-7.

[2]　汪受传.中医儿科学[M].2 版.北京：人民卫生出版社，2009：1-12.

第2章

小儿生理病理病因特点

小儿自出生至成人，处于不断的生长发育过程中，无论是在形体结构、生理功能方面，还是在病因、病理方面，都与成年人有着明显的不同。因此，掌握小儿的这些特有生理、病理、病因特点，对于指导儿童保健和疾病防治，具有重要的意义。

第一节 生理特点

由于小儿处于不断的生长发育过程中，因此有不同于成年人的生理特点，且年龄越小，这种差异就越显著。

一、脏腑娇嫩，形气未充

小儿时期机体各器官的形态发育和生理功能都是不成熟和不完善的，五脏六腑的形和气都相对不足，尤其以肺、脾、肾三脏更为突出。历代医家把这种现象称为脏腑娇嫩，形气未充。小儿的生理特点概括为“稚阴稚阳”，也就是说小儿的器官尚未成熟，器官的生理功能尚未完善。

脏，指五脏，腑，指六腑；娇，指娇弱，不耐寒暑，不耐攻伐；嫩，指柔嫩；形，指形体结构、四肢百骸、精、血、津液等有形物质；气，指生理功能活动；充，指充实旺盛。脏腑娇嫩，形气未充，是指对小儿时期形体结构尚未成熟，各种生理功能尚未健全现象的概括。关于小儿生理特点，最早见于《灵枢·逆顺肥瘦》载：“婴儿者，其肉脆血少气弱”。小儿初生肾气未充、骨气未坚、囟门未合、不能站立；齿为骨之余，初生无齿，生而未全，咀嚼不匀；脑髓未充、神气怯弱、哭啼无常；肌肤未坚，藩篱疏薄，卫外未固，病邪易侵；脏腑柔弱，不耐攻伐，用药稍呆则滞，稍重则伤；形气未盛，语言、智力、运动、心理发育尚不完备等，均为小儿脏腑娇嫩、形气未充的具体表现。

小儿脏腑娇嫩，其中又以肺、脾、肾三脏不足更为突出。

1. *肺常不足*　肺主一身之气，称为娇脏，外合皮毛。《素问·阴阳应象大论》曰“脾生肉，肉生肺”，小儿健壮有赖于后天水谷精微的不断补充，脾胃健旺，则肺卫自固。小儿“脾常不足”，脾虚则肺气亦弱，肺气弱则卫外功能不固，外邪容易乘虚而入。例如，临床婴幼儿易患呼吸道感染，约占儿科门诊量的70%以上，营养不良、体质弱的婴幼儿更为明显，常致反复呼吸道感染。

2. *脾常不足*　脾为后天之本，主运化水谷精微，为气血生化之源。小儿气血、营卫来源，肌肉丰富、肢体健壮等皆与脾密切相关。由于小儿生机勃勃、发育迅速，生长旺盛，对精血津液等营养物质的需求较成年人相对为多，但小儿脾胃运化功能尚未健旺，饮食稍增，即易引起运化功能失常，故临床上常见婴幼儿食滞、疳积、呕吐、腹泻等症。

3. *肾常虚*　肾为先天之本，肾中元阴元阳为生命之根，关系到人的禀赋体质与成长，各脏之阴取之于肾阴的滋润，各脏之阳依赖于肾阳之温养。小儿生长发育、抗病能力，以及骨髓、脑髓、发、耳、齿等的正常发育和功能都与肾关系密切。小儿肾气未盛，所以“肾常虚”。而肾阴、肾阳的功能发挥，又需要依赖脾阳运化的水谷精微不断补充和化生，所以万密斋在《育婴家秘·五脏证治总论》中总结为“脾常不足，肾常虚”。

4. *“肝常有余”及“心常有余”*　小儿心、肝两脏同样未臻充盛，功能未健。所谓“肝常有余”，不是指小儿“肝阳亢盛”，主要是指小儿时期肝主疏泄，具有升发疏泄全身气机的功能。“心常有余”，同样不是指“心火亢盛”，而是指小儿发育迅速，心气旺盛有余，呈生机勃勃之象。当然，由于小儿脏腑经络柔嫩，精气未充，感邪后易化热化火，引动肝风，以及由于肾阴不足，心火易炎，此乃“肝常有余”“心常有余”的另一含义。

清·吴鞠通将小儿这种生理特点概括为“稚阳未充，稚阴未长”。这里的“稚”是指幼嫩尚未成熟，“阴”指体内精、血、津液及脏腑、筋骨、脑髓、血脉、肌肤等有形之质；“阳”是指体内脏腑的各种生理功能。“稚阴”指的是精、血、津液等有形之质皆未充实、完善；“稚阳”指是各脏腑的功能活动均属幼稚不足和不稳定状态。“稚阴稚阳”学说，高度概括了小儿时期无论在物质基础与生理功能上，都处于相对不足的状态，都需要随着年龄的增长逐步趋向完善和成熟。

二、生机勃勃，发育迅速

生机是指生命力，活力；生机勃勃是指小儿在生长发育过程中，无论在机体的形态结构方面，还是各种生理功能活动方面，都是在迅速地、不断地向着成熟完善方面发展，年龄越小，这种发育的速度越快，这是小儿生理的另一特点。

古代医家借用《易经》中“纯阳”一词来表述小儿生机勃勃、发育迅速的生理特点。《颅囟经·脉法》中首先提出：“凡孩子三岁以下，呼为纯阳，元气未散”。这里的“纯”指小儿先天禀赋的元阴元阳未曾耗散，“阳”指小儿的生命活力，犹如旭日之初生，草木之方萌，蒸蒸日上，欣欣向荣。对于小儿为“纯阳”之体的理解，历代医家不尽一致，如叶天士《幼科要略·总论》曰：“襁褓小儿，体属纯阳，所患热病最多”；《宣明方论·小儿门》曰：“大概小儿病者纯阳，热多冷少也”。指出小儿一旦患病，病邪易从热化，临床小儿热性病最多。当代医家多遵从《颅囟经·脉法》原文，并结合小儿的生长发育过程，从小儿生理方面去认识，理解为生机勃勃、发育迅速。将小儿“纯阳”之体理解为生理上阳亢阴亏或纯阳无阴都是不恰当的。

“稚阴稚阳”和“纯阳”学说概括了小儿生理特点的两个方面。“稚阴稚阳”学说用静止的观点论述小儿脏腑的形态、功能均较幼稚不足；“纯阳”学说是从动态发展的观点来观察和概括小儿在生长发育、阳充阴长的过程中，是指小儿这种幼稚不足并非停滞不前，而是时刻处于不断生长发育过程中，在这个过程中，无论在机体的形态结构方面，还是各种生理功能活动方面，都是在迅速地、不断地向着成熟完善发展，即是生机勃勃，发育迅速，同时又相对地感到阴的不足（这是从小儿本身阴与阳对比来说），更需要营养物质的不断补给、充实，从而才能阳生阴长，使阴阳到达一个新的平衡，小儿生长发育也就达到一个新的水平。两者是动与静的关系，也是对立统一的辩证关系，两种学说共同为阐明小儿病因病理特点、指导临床诊疗提供了重要的理论依据。

（李新民）

第二节　病理特点

由于小儿具有不同于成年人的生理特点，故在发病情况、疾病种类及病情演变上亦与成年人有很大差异，具体表现在以下两个方面。

一、发病容易，传变迅速

小儿发病容易、传变迅速的病理特点是由其稚阴稚阳这一生理特点所决定，病理上不仅发病容易，而且传变迅速，年龄越小则显得更为突出。发病容易是指小儿容易感染病邪而发病，传变迅速是指小儿在疾病过程中容易发生转化，变化多端，其主要表现为“易虚易实”“易寒易热”。清代陈修园在《医学三字经》中指出“稚阳体，邪易干”。《儿科辑要》曰：“小儿为稚阳之体，初生之际，最易感受外邪，然旋感旋出，而使其他脏腑经络受病，或则伤及元气，而病变出焉。”《温病条辨·解儿难》说：“脏腑薄，藩篱疏，易于传变。肌肤嫩，神志怯，易于感触”。

（一）发病容易

从小儿的常见疾病来看，除了先天禀赋不足（如解颅、五软、五迟等）和初生特有疾病外，由于小儿对疾病的抵抗力较差，加上寒暖不能自调，乳食不知自节，一旦调护失宜，则外易为六淫所侵，内易为饮食所伤，因此最容易罹患外感时病、脾胃疾病和肺系疾病。

1. 肺系疾病　肺为娇脏，居于胸中，外合皮毛，上连咽喉，主司呼吸，主一身之气，有宣发肃降和卫外功能，由于小儿时期肺脏娇弱，卫外不固，外邪最易乘虚侵袭，邪气不论从口鼻吸入或由皮肤侵袭，均能影响肺的功能，肺失宣发肃降，所以易患肺系疾病，在临床上出现感冒、咳嗽、哮喘、肺炎等疾病。故有“形寒饮冷则伤肺”“天地之寒热伤人也，感则肺先受之”和“温邪上受，首先犯肺”之说。因此，小儿时期肺系疾病是发病率最高的一类疾病，小儿容易患感冒、咳嗽、肺炎喘嗽、哮喘等肺系疾病。

2. *脾胃疾病*　广义地说包括整个消化系统疾病。脾为后天之本，气血生化之源，机体营养物质赖其提供。胃主受纳腐熟水谷，脾主运化输布精微，对于气血的生成、维持生命活动所需要的营养起着重要作用。由于小儿生长发育迅速，但消化系统未臻完善，运化功能尚未健全，与小儿快速生长发育的需求常常不相适应，出现受纳、腐熟、精微化生传输等方面的异常，反映了生理的“脾常不足”。《育婴家秘·五脏证治总论》曰“胃主纳谷，脾主消谷，饥则伤胃，饱则伤脾，小儿之病，多过于饱。”因此，小儿易因喂养不当、饮食失节，引起呕吐、泄泻、腹痛、积滞、厌食等脾系疾病，故云“水谷之寒热伤人也，感则脾先受之”。

3. *时行疾病*　小儿时期所以容易发生时行疾病，与生理上的元气不足密切相关。《黄帝内经》早就提出“正气存内，邪不可干”“邪之所凑，其气必虚”，认识到人体内在元气的充足，可以抵御外邪的侵袭，防止疾病的发生。小儿体禀“稚阴稚阳”，阴阳二气均属不足，“稚阳体，邪易干”，所以最易罹患各种时行疾病，如麻疹、风疹、丹痧、水痘、流行性腮腺炎、百日咳、小儿麻痹症和流脑等，都是小儿容易罹患的急性传染性疾病。

4. *心肝疾病*　小儿心热易惊，肝胜易搐，小儿脏腑经络嫩小，内脏精气不足，感邪以后邪气易于枭张，从阳化热，由温化火，同时小儿神气怯弱，邪易深入，内陷心包则谵语、昏迷；邪热内蕴，则壮热烦躁；引动肝风，则手足抽搐；肝风心火交相煽动，炎热炽盛，内陷厥阴，真阴内亏，柔不济刚，筋脉失养，则见壮热、抽搐、昏迷，甚至角弓反张、颈项强直。古代医家把这一特点归纳为“肝常有余”和“心常有余”。“肝常有余”指小儿之初生，如木方萌，乃少阳生长之气，以渐而壮，故有余也。“心常有余”指小儿初生，知觉未开，见闻易动，具有心神怯弱、易喜、易怒、易惊、变态无常等特点。若外感六淫，或内伤情志饮食，皆易从热化，易从火化，出现发热、烦躁易怒等肝亢表现及烦躁惊悸、啼哭无常等上扰心神表现；甚而化火生风，引动肝风，出现惊惕、抽搐等风动证候。

5. *肾疾病*　小儿生长发育有赖肾阳以生，肾阴以长。肾藏精，主骨，为先天之本。若先天肾气虚弱，加上后天脾胃失调，影响了小儿的生长发育，则可见解颅、胎怯胎弱、五迟五软等先天禀赋不足的疾病；若肾阳虚亏，下元虚寒，膀胱闭藏失职，不能制约小便则发生遗尿等；小儿“肾常虚”，直接关系到小儿骨、脑、发等的生理功能，更关系到生长发育和性功能成熟等方面。

（二）传变迅速

小儿患病之后变化迅速的特点具体表现在疾病的寒热虚实容易相互转化或同时并见上，《小儿药证直诀》指出：小儿“脏腑柔弱，易虚易实，易寒易热”，高度概括了小儿时期的病理特点，寒热是辨别疾病的性质，虚实是辨别正气的强弱和病邪的盛衰，病理变化虽然表现为多种复杂因素，但最基本、最主要的变化却只有寒热虚实四大类，所谓“邪气盛则实，精气夺则虚”“阳盛则热，阴盛则寒”是也，其特点表现为“易虚易实”“易寒易热”。

1. *“易虚易实”*　是指小儿一旦患病，则邪气易实，正气易虚，实证可迅速转化为虚证，虚证也可转化为实证，或为虚实并见之证。如《素问·通评虚实论》所说：“邪气盛则实，精气夺则虚”。虚实是指小儿正气的强弱与致病邪气的盛衰状况而言。例如小儿肺炎喘嗽初起可见发热、咳嗽、气急鼻扇、涕泪俱无之实证；后期可以出现面白肢冷、大汗淋漓、唇紫、心悸等症，表现为正虚邪陷、心阳暴脱之虚证。又如小儿脾胃素虚，脾胃腐熟运化功能乏力，即可造成乳食停滞脾胃，积滞而不化，形成虚中夹实之积滞。

2. *“易寒易热”*　是指在疾病的过程中，由于“稚阴未长”则易伤阴，易呈阴伤阳亢，表现热的证候，又由于“稚阳未充”，机体脆弱，容易阳虚衰脱，表现出阴寒之证。在病机转化上，形成寒热证迅速转化。如患风寒外束的寒证，邪可郁而化热，热极生风，出现高热抽搐等风火相煽的热证；而急惊风患儿在高热抽搐、风火相煽的实热内闭的同时，也可因正不敌邪，转瞬出现面色苍白、汗出肢冷、脉微欲绝等阴盛阳衰的危证。

二、脏气清灵，易趋康复

与成年人相比，小儿感染疾病传变迅速，寒热虚实错综复杂，但小儿体禀纯阳，生机勃勃，活力充沛，脏气清灵，反应敏捷，组织再生和修补的过程较快，且病因比较单纯，宿疾较少，疾病过程中情志因素的干扰和影响相对较少，对各种治疗反应灵敏，所以小儿虽有发病容易、传变迅速的病理特点，但轻病容易治愈，重病只要诊治准确及时，护理得宜，大多数也能获得痊愈。《景岳全书·小儿则》中说："其脏气清灵随拨随应，但能确得其本面撮取之，则一药可愈，非若男女损伤积痼痴顽者可比，余故谓其易"，这是对小儿生理病理及治疗特点的概括。

（李新民）

第三节　病因特点

小儿疾病的发生由于小儿自身的生理特点，对不同病因致病的情况和易感程度与成年人有着明显的差别。小儿病因，多与外感六淫及疫疠之邪、内伤于乳食及先天因素关系密切，情志失调、意外性伤害等其他因素也需要引起注意。

一、外感因素

小儿因外感因素致病者最为多见。外感因素包括风、寒、暑、湿、燥、火六淫和疫疠之邪。由于小儿为稚阴稚阳之体，脏腑娇嫩，加之寒温不知自调，因而与成年人相比，更易被六淫邪气所伤。

风性善行数变，小儿肺常不足，最易为风邪所伤，发生肺系疾病。风为百病之长，同时，他邪常与风邪相合为患。小儿感受风寒、风热之邪，常见外感表证。小儿脏腑娇嫩，易感受暑邪、湿邪，暑为阳邪，其性炎热，易伤气阴；暑多夹湿，困遏脾气，湿邪重浊，缠绵难解。风寒湿或风湿热三气杂至，合为痹证。小儿也易被燥邪所伤，燥性干烈，化火最速，易伤肺胃阴津。小儿为纯阳之体，火为热之极，六气皆从火化，小儿易于感受外邪所致热性疾病为多。

疫疠之邪是一类具有强烈传染性的病邪，其引发的疾病多为起病急骤、病情较重、症状相似、易于流行等特点。小儿为"稚阴稚阳"之体，形气未充，御邪能力较弱，为疫疠邪气传染的易感群体，容易形成疫病的发生与流行。

二、乳食因素

小儿"脾常不足"，且乳食不知自节，又有家长喂养不当，损伤脾胃，易为乳食所伤，引起脾胃病证。诚如《幼科发挥·小儿正诀指南赋》所说："肠胃脆薄兮，饮食易伤。"如小儿初生缺乳，或未能按期添加辅食，或小儿乳食偏少，均可导致饮食失衡，导致脾气不充，运化失健，气血生化不足，出现脾胃疾病；小儿乳食过多，积滞不化，也可致脾胃受损；又常因小儿幼稚，不能自调、自控饮食，易出现挑食、偏食，过食寒凉伤阳，过食辛热伤阴，过食肥甘厚腻伤脾，少进蔬菜形成便秘，某些食品导致过敏等。

饮食不洁也是小儿发病的常见病因。小儿饮食不知卫生，易误进食污染、变质食物，常引起消化道疾病，如吐泻、腹痛、寄生虫病等，甚至出现细菌性痢疾、细菌性肠炎、肠伤寒、病毒性肝炎等传染病。此外，食品的污染、农药的残留、激素的含量超标等，也已成为当今社会广泛注意的致病因素。

三、先天因素

先天因素即禀赋胎产因素，是指小儿出生时或出生之前已作用于胎儿的致病因素。在小儿先天因素中遗传因素是最主要病因，父母的基因缺陷可导致小儿先天畸形、生理缺陷或代谢异常等。妊娠妇女，饮食失节、情志不调、劳逸失度、感受外邪、房事不节等均可损伤胎儿，都可导致小儿出现先天性疾病，妇女受孕以后，不注意养胎护胎也是小儿患先天性疾病的常见原因之一。环境污染又增加了新的致畸、致癌与致突变的机会。此外，分娩时难产、窒息、感染、产伤等，也是生后许多疾病的常见病因。诚如《格致余论·慈幼论》所说："儿之在胎，与母同体，得热则俱热，得寒则俱寒，病则俱病，安则俱安。"

四、情志因素

导致小儿为病的情志因素与成年人有着一定的区别，小儿思想相对单纯，接触社会较少，对周围环境认识的角度不同于成年人，因而较少受七情六欲之伤，小儿心神怯弱，最易出现惊恐。长时间的所欲不遂，易导致忧思，损伤心脾，出现厌食、呕吐、腹痛、孤独忧郁等病证；家长对小儿的过度溺爱、学习负担过重，家长期望值过高，都易产生精神行为障碍类疾病。

五、意外因素

小儿年少无知，缺乏生活经验，以及对周围环境安全或危险状况的判断能力，不知利害关系，因而容易受到意外伤害。例如跌打损伤、误食毒物、吸入异物及溺水、触电、烫伤等。

六、其他因素

进入现代社会，医源性损害，包括治疗、护理不当及院内感染等，有增多的趋势，需要特别引起儿科工作者的注意。如某些西药的不良反应较多，抗生素对小儿血液、消化、神经系统的不良反应，广谱抗生素长期使用造成二重感染；各种免疫抑制药对造血系统、各个脏器、生殖系统的危害等，临床都可出现。此外，放射线对小儿的损伤，也应引起高度的重视。

（李新民）

第3章

小儿生长发育与保健

第一节　年龄分期

小儿整个时期，一直处于不断生长发育的过程中。不同年龄的小儿，其形体、生理、病理等方面各有不同特点。受环境、气候、生活条件等因素的影响，不同年龄的小儿患病种类、病理变化、临床表现也有所差异，对养育保健、疾病防治等都有不同的要求，因而在实际工作中常将小儿分为若干期，以便于更好地指导儿童养育和疾病防治。对小儿年龄的分期，最早见于《灵枢·卫气失常》："十八已上为少，六岁已上为小"。目前多将18岁以内作为儿科就诊范围，将整个小儿时期划分为7个阶段。

一、胎儿期

从男女生殖之精相合而受孕，直至分娩断脐为胎儿期。胎龄从孕妇末次月经第1天算起为40周，280天，以4周为一个妊娠月，即"怀胎十月"。

胎儿在孕育期间，寄生于母体之内，与其母借胎盘、脐带相连，依靠母体的气血供养，在胞宫内生长发育，因而与母体休戚相关。胎儿的健康成长，依赖于孕母的调摄，我国自古称之为"养胎""护胎"和胎教。

胎儿尚未成熟，如草木未萌，嫩芽易伤。在整个孕期内，尤其在妊娠早期(从受精到满12周)的胚胎期，从受精卵细胞至基本形成胎儿，最易受到各种病理因素，如感染、药物、劳累、物理、营养缺乏及不良心理因素等伤害，造成流产、死胎或先天畸形。妊娠中期(自13周到未满28周)，胎儿各器官迅速增长，功能也渐成熟。妊娠晚期(自满28周到42周)，胎儿以肌肉发育和脂肪积累为主，体重增长快。后两个阶段若胎儿受到伤害，易发生早产。先天之本，一生之基，做好胎儿期保健，将会为儿童出生后的健康发育及成长打下良好的基础。

此外，国际上还将孕期满28周到出生后7天止，定为围生期。围生期小儿死亡率最高，因而应特别强调围生期的保健。

二、新生儿期

自出生后脐带结扎至生后满28天为新生儿期。

新生儿开始脱离母体而独立生存，在短暂的时间内，经历了内外环境的突然变化，其机体内部也发生了相应的巨大变化。肺开始呼吸，脾胃开始受盛化物、输布精微和排泄糟粕，心主神明、肝主疏泄、肾主生长的功能开始发挥。但此时小儿脏腑功能、精神发育均未臻成熟，处于稚嫩状态。由于新生儿对外界的适应能力和御邪能力都较差，加上胎内、分娩及生后护理不当等原因损伤胎儿，这一时期新生儿的发病率和死亡率都很高，产伤、窒息、硬肿、脐风等疾病尤为常见。因此应当高度重视新生儿的护理保健。

三、婴儿期

出生28天后至1周岁为婴儿期。

婴儿已经初步适应了外界环境，显示出勃勃的生机，生长发育特别迅速。1周岁时，小儿的体重增长到出生时的3倍，身长增长到1.5倍。由于生长迅速，机体对水谷营养的需求相对旺盛，而婴儿脾胃未充，运化力弱，因而需要重视乳食喂养，预防脾胃病的发生。同时，婴儿肺脏娇嫩，表卫未固，来自母体的免疫能力逐渐消失，自身免疫力又未能健全，御邪能力弱，造成时行疾病和肺系疾病的发病机会大为增加，故应加强这一时期好发疾病的预防和保健工作。

四、幼儿期

1周岁后至3周岁为幼儿期。

这一时期小儿的体格生长速度较前减慢，前囟闭合，乳牙出齐。此期小儿学会了走路，活动范围扩大，接触周围事物的机会增多，智力发育比较突出，语言、思维和应人、应物的能力增强，同时，由于户外活动逐渐增多，感邪患病的机会也较前增加，多种小儿传染病如水痘、流行性腮腺炎、猩红热等发病率增高。小儿的饮食已逐步过渡到普通饮食，乳牙渐次长齐，在脾胃功能逐渐健全的过程中，要注意预防吐泻、厌食等脾系病证的发生。幼儿识别危险及自我保护能力差，易发生中毒、烫伤等意外事故。因此，要有针对性地做好幼儿期保健工作。

五、学龄前期

3周岁后至6—7岁入小学前为学龄前期，也称幼童期。

学龄前期的小儿生长速度较前减慢，每年体重平均增加2kg，身高平均增加5cm。智能发育趋于完善，能模仿绘画，掌握生活常用语言，说话成句，好奇多问，模仿性强，能参加小范围的集体游戏。此期儿童具有较大的可塑性，因此，要培养其形成良好的基本素质，包括良好的体质、生活习惯、思想品德等，以保障儿童的身心健康。学龄前期儿童容易发生溺水、烫伤等意外伤害，以及误服药物、食物中毒等，应注意防护。此期由于自身抗病能力有所增强，发病率有所下降，与免疫反应有关的疾病如哮喘、幼年类风湿病、肾炎肾病等增加，应抓紧调治。

六、学龄期

自入小学始（6—7岁）至青春期前（一般为女12岁，男13岁）称学龄期。

学龄期一般处于小学学习阶段，此期小儿在体格方面仍稳步增长，乳牙依次换上恒牙，多种生理功能已基本成熟、稳定，除生殖系统外，其他器官的发育基本接近成年人水平。此期智能发育逐渐成熟，控制、理解、分析、综合等能力增强，能适应正规的学习生活。要以德、智、体全面发展为目标，引导他们健康成长。这一时期儿童对各种时行疾病的抗病能力增强，发病率进一步下降，疾病的种类及表现基本接近成年人，肾病综合征、哮喘、过敏性紫癜、风湿热和类风湿病等是这一时期的好发疾病，需要注意预防。此期还要注意端正坐、立、行的姿势，注意视力和口腔保健。要安排好起居作息，保证充足的营养和休息，注意情绪和行为变化，减少精神行为障碍的发病率。学龄期是接受教育、增长知识的重要时期，家长应与学校配合，因势利导，使他们在各方面得到全面发展。

七、青春期

青春期受地区、气候、种族等影响，个体差异较大，一般女孩自11—12岁到17—18岁，男孩自13—14岁到18—20岁。

青春期是从儿童到成年人的过渡时期，其显著特点是肾气盛，天癸至，生殖系统发育趋于成熟，女孩乳房发育、月经来潮，男孩精气溢泻。体格生长也出现第二次高峰，体重、身长增长幅度加大，心理变化也较大。应根据这一特点，加强教育与引导，使之在心理上、生活上适应这些变化，防治这一阶段容易出现的各种身心疾病，保障青春期的身心健康。

（王孟清）

第二节 生长发育

生长和发育是儿童不同于成年人的重要特点。生长是指形体的增长，可有相应的测量值来表示的形体量的变化；发育是指细胞、组织、器官的分化与功能成熟。生长和发育两者紧密相关，生长是发育的物质基础，生长的量的变化可在一定程度上反映身体器官、系统的成熟状况，因此，生长发育通常相提并论。

一、生长发育规律

生长发育具有一定规律性，主要表现在以下几点。

1. 生长发育具有连续性与阶段性　生长发育在整个小儿时期不断进行，但各年龄阶段生长发育并非等速进行。基本上体格生长，年龄越小，增长越快，如体重、身长在生后第一年，尤其是生后最初 6 个月增长很快，后半年逐渐减慢，至青春期生长速度再次加快。

2. 各系统器官发育不平衡性　小儿各系统的发育顺序，各器官的生长速度有其阶段性。神经系统发育较早，淋巴系统在儿童期生长迅速，于青春期前达高峰，此后逐渐降至成年人水平，其他器官如心、肝、肾、肌肉等增长基本与体格生长平行，生殖系统发育较晚。

3. 生长发育有一定顺序性　生长发育一般遵循①由上到下：先抬头、后抬胸，再会坐、立、行。②由近到远：从臂到手，从腿到脚的活动。③由粗到细：从全掌抓握到手指拾取。④由简单到复杂：先画直线后画圆图形。⑤从低级到高级：先从看、听等感性认识然后发展到记忆、思维等理性认识。

4. 生长发育的个体差异性　小儿生长发育虽按一定的规律发展，但在一定范围内受遗传、营养、性别、疾病、教养、环境的影响而存在相当大的个体差异。因此每个人的生长发育水平不会完全相同，在一定范围内的正常值也不是绝对的，必须结合考虑影响个体的不同因素，才能做出正确的判断。

二、体格生长

小儿体格生长，具有一定规律，某些指标可用生理常数表示，帮助衡量和判断儿童生长发育水平，并为某些疾病诊断和临床治疗用药提供依据。临床实际工作中，还可按体格生长的规律，列出一些计算公式，从而推算出各年龄组儿童的生理常数。

（一）体重

体重是小儿机体的总重量。是代表体格生长，尤其是营养状况的重要指标。临床给药、输液也常依据体重计算。称量体重，应在清晨空腹、排空大小便、仅穿单衣的状况下进行。

小儿体重的增长不是匀速的，一般年龄愈小，增长愈快。出生时体重约为 3kg，生后由于摄入不足、胎便排出、体表水分丢失等原因，会出现暂时性生理性体重下降，生后 3～4 天至最低点，7～10 天恢复至出生体重。若母亲能及时按需哺乳，可减轻生理性体重下降或避免下降。出生后的前半年平均每月增长约 0.7kg，后半年平均每月增长约 0.5kg，1 周岁以后平均每年增加约 2kg。当无条件称量体重时，可用以下公式推算：

≤6 个月　体重(kg)＝ 3＋0.7 × 月龄

7－12 个月　体重(kg)＝ 7＋0.5 ×(月龄－6)

1 岁以上　体重(kg)＝ 8＋2 × 年龄

同一年龄小儿的体重可有一定的个体差异，其波动范围不超过正常均值的 10%。体重增长过快常见于肥胖症，体重下降超过正常均值的 15%者为营养不良。

（二）身高(长)

身高是指从头顶至足底的垂直长度。由于 3 岁以下小儿立位不易准确测量，常以仰卧位用量床测量，测量值为身长。立位与仰卧位测量值相差约 1cm 左右。测量身高时，应脱去鞋袜，摘帽，取立正姿势，枕、背、臀、足跟均紧贴测量尺。

身高(长)的增长规律与体重相似，年龄越小，增长越快。出生时身长约为 50cm。生后第一年身长增长最快，约 25cm，其中前 3 个月约增长 12cm。第二年身长增长速度减慢，约 10cm。2 周岁后至青春期身高(长)增长平稳，每年约 7cm。进入青春期，身高增长出现第二个高峰，其增长速率约为学龄期的 2 倍，持续 2～3 年。临床可用以下公式推算 2 岁后至 12 岁儿童的身高：

身高(cm)＝ 70 ＋ 7 × 年龄

身高(长)增长与种族、遗传、体质、营养、运动、疾病等因素有关，身高的显著异常是疾病的表现，如身高低于正常均值的 70%，应考虑侏儒症、克汀病、营养不良等。

此外，还可测定上部量和下部量。上部量指从头顶至耻骨联合上缘的长度，下部量指从耻骨联合上缘至足底的长度。上部量与脊柱增长关系密切，下部量与下肢长骨的生长关系密切。12 岁前上部量大于下部量，12 岁以后下部量大于上部量。

（三）囟门

囟门有前囟、后囟之分。前囟是额骨和顶骨之间的菱形间隙，后囟是顶骨和枕骨之间的三角形间隙。前囟的大小是指囟门对边中点间的连线距离。

前囟出生时为 1.5～2cm，数月内随头围的增长而变化，6 个月后则逐渐骨化缩小，一般在 12～18 个月闭合。后囟在部分小儿出生时就已闭合，未闭合者正常情况应在生后 2～4 个月闭合。

囟门反映小儿颅骨间隙闭合情况，对某些疾病诊断有一定意义。囟门早闭且头围明显小于正常者，为头小畸形；囟门迟闭及头围大于正常者，常见于解颅（脑积水）、佝偻病、呆小病等。囟门凹陷多见于阴伤液竭之失水；囟门凸出多见于热炽气营之脑炎、脑膜炎等。

（四）头围

头围是从双眉弓上缘处，经过枕骨结节，绕头一周的长度。

足月儿出生时头围为 33～34cm，出生后前 3 个月和后 9 个月各增长 6cm，1 周岁时约为 46cm，2 周岁时约为 48cm，5 周岁时约增长至 50cm，15 岁时接近成年人，为 54～58cm。

头围的大小与脑的发育有关。头围明显小者提示脑发育不良，头围过大则常提示为解颅。

（五）胸围

测量胸围时，3 岁以下小儿可取立位或卧位，3 岁以上取立位。被测者应处于安静状态，两手自然下垂或平放（卧位时），两眼平视；测量者立于被测者右前侧，用软尺由乳头向背后绕肩胛角下缘 1 周，取呼气和吸气时的平均值。测量时软尺应松紧适中、前后左右对称。

新生儿胸围约 32cm；1 岁时约 44cm，接近头围，2 岁后胸围渐大于头围。胸围的大小与肺和胸廓的发育有关。一般营养不良或缺少锻炼的小儿胸廓发育差，胸围超过头围的时间较晚；反之，营养状况良好的小儿，胸围超过头围的时间较早。

（六）脊柱

脊柱的变化反映椎骨的发育。生后第一年脊柱增长快于四肢，以后减慢。新生儿时脊柱弯曲不明显，呈轻度后凸；3 个月左右随着抬头动作的发育出现颈椎前凸；6 个月后会坐时，出现向后凸的胸曲；1 岁会走时出现腰椎前凸，至 6－7 岁时这 3 个脊柱自然弯曲才被韧带所固定，脊柱的生理弯曲使身体姿势得到平衡。

（七）长骨

长骨生长主要由骺端软骨逐步骨化形成，骨化从胎儿期开始，骨化中心随年龄的增加而按一定的顺序和部位有规律地出现，依此可反映骨的发育成熟程度。用 X 线检查测定不同年龄儿童干骺端骨化中心的出现时间、数目、形态的变化，并将其标准化，即为骨龄。出生时腕部无骨化中心，故婴儿早期应摄膝部 X 线片，年长儿可摄左手腕骨的正位片，了解骨的发育，判断骨龄。腕部骨化中心出现的时间次序为：3 个月左右有头状骨、钩骨；约 1 岁时出现下桡骨骺；2－2.5 岁有三角骨；3 岁左右有月骨；3.5－5 岁出现大、小多角骨；5－6 岁时有舟骨；6－7 岁有下尺骨骺；9－10 岁时出现豆状骨。10 岁时出全，共 10 个。故 1－9 岁腕部骨化中心的数目约为其岁数加 1。临床常测定骨龄以协助诊断某些疾病，如生长激素缺乏症、甲状腺功能减退症、肾小管酸中毒等骨龄明显延后；中枢性性早熟、先天性肾上腺皮质增生症则骨龄常超前。

（八）牙齿

牙齿生长与骨骼有一定关系，是骨成熟的一个粗指标。牙的发育经过生长期、钙化期、萌出期 3 个阶段。人一生有两副牙齿，即乳牙（20 颗）和恒牙（28～32 颗）。婴儿出生时无牙，仅有牙胚。牙胚虽已骨化，但被覆盖在牙龈之下。乳牙于生后 4～10 个月开始萌出，出牙顺序是先下颌后上颌，自前向后依次萌出，唯尖牙例外。乳牙在 2－2.5 岁出齐。出牙时间推迟或出牙顺序混乱，常见于佝偻病、呆小病、营养不良等。6 岁左右开始萌出第 1 颗恒牙，自 7－8 岁开始，乳牙按萌出先后逐个脱落，代之以恒牙，最后一颗恒牙（第三磨牙）一般在 20－30 岁时出齐，也有终生不出者。

2 岁以内乳牙颗数可用以下公式推算：

乳牙数 ＝ 月龄 － 4（或 6）

（九）呼吸、脉搏

小儿呼吸频率可通过观察其腹部的起伏状况测得，也可用少量棉花纤维放置于小儿的鼻孔边缘，观察棉花纤维的摆动次数测定；小儿脉搏次数一般通过寸口脉或心脏听诊检测。呼吸、脉搏的检测均应在小儿安静时进行。各年龄组小儿呼吸、脉搏的正常值见表 3-1。

表 3-1　各年龄组小儿呼吸、脉搏次数

年龄	呼吸（次/分）	脉搏（次/分）	呼吸：脉搏
新生儿	45～40	140～120	1：3
≤1 岁	40～30	130～110	1：(3～4)
2－3 岁	30～25	120～100	1：(3～4)
4－7 岁	25～20	100～80	1：4
8－14 岁	20～18	90～70	1：4

（十）血压

测量血压时应根据不同年龄选择不同宽度的袖带，袖带宽度应为上臂长度的 2/3，袖带过宽测得的血压值较实际血压值为低，过窄测得的血压值较实际血压值为高。小儿年龄愈小血压愈低。

不同年龄小儿血压正常值可用公式推算：

收缩压(mmHg)＝ 80 ＋ 2 × 年龄

舒张压(mmHg)＝ 收缩压 × 2/3

三、小儿心理行为发育

神经心理发育包括感知、运动、语言、性格、心理活动等方面，是反映小儿发育正常与否的重要指征。神经心理发育除与先天遗传因素有关外，还与后天所处环境及受到的教育等密切相关。

(一)感知发育

视感知的发育：视力是在外界刺激不断作用下反复练习才得以发展的。新生儿视觉不敏锐，在15～20cm距离处最清晰，可短暂地注视和反射地跟随近距离内缓慢移动的物体；2个月起可协调地注视物体，初步有头眼协调；3个月时头眼协调好，可追寻活动的物体或人；4～5个月开始能认识母亲，见到奶瓶表示喜悦；6个月时能转动身体协调视觉；9个月时出现视深度感觉，能看到小物体；1岁半时能区别各种形状；2岁时能区别垂直线与横线，目光跟踪落地的物体；5岁时可区别各种颜色；6岁时视力达到1.0。

听感知的发育：听觉的发育对小儿语言的发展有重要意义。新生儿出生3～7天听觉已相当良好；3个月时可转头向声源；4个月时听到悦耳声音会有微笑；5个月时对母亲语声有反应；8个月时能区别简单语言的意义；9个月时能寻找来自不同方向的声源；1岁时听懂自己的名字；2岁时听懂简单的吩咐；4岁时听觉发育完善。

嗅觉和味觉：新生儿的嗅觉和味觉出生时已基本发育成熟，对母乳香味已有反应，对不同味道如甜、酸、苦等反应也不同；3～4个月时能区别好闻和难闻的气味；5个月时对食物味道的微小改变很敏感，应合理添加各类辅食，使之适应不同味道。

皮肤感觉：新生儿的触觉已很敏感，尤其以嘴唇、手掌、脚掌、前额和眼睑等部位最敏感；痛觉出生时已存在，疼痛可引起全身或局部的反应；温觉也很灵敏，尤其对冷的反应，如出生时离开母体环境温度骤降就啼哭；2－3岁时小儿能通过触觉与手眼协调区分物体的大小、软硬和冷热等；5岁时能分辨体积相同、重量不同的物体。

知觉：知觉是人对事物的综合反映，与上述各感觉能力的发育密切相关。小儿1岁末开始有空间和时间知觉；3岁能辨上下；4岁辨前后，开始有时间概念；5岁能辨自身的左右。

(二)运动发育

小儿运动功能的发育遵循一定的规律，发育顺序是由上到下、由粗到细、由不协调到协调进展的。新生儿仅有反射性活动(如吮吸、吞咽等)和不自主的活动；1个月小儿睡醒后常做伸欠动作；2个月时扶坐或侧卧时能勉强抬头；4个月时可用手撑起上半身；6个月时能独坐片刻；8个月会爬；10个月可扶走；12个月能独走；18个月可跑步和倒退行走；24个月时可双足并跳；36个月会骑三轮车。

手指精细运动的发育过程为：新生儿时双手握拳；3～4个月时可自行玩手，并企图抓东西；5个月时眼与手的动作取得协调，能有意识地抓取面前的物品；5～7个月时出现换手与捏、敲等探索性的动作；9～10个月时可用拇指、示指拾东西；12～15个月时学会用匙，乱涂画；18个月时能摆放2～3块方积木；2岁时会粗略地翻书页；3岁时会穿简单的衣服。

(三)语言发育

语言是表达思维、意识的一种方式。小儿语言发育要经过发音、理解与表达三个阶段。新生儿已会哭叫；2个月能发出和谐喉音；3个月发出咿呀之声；4个月能发出笑声；7～8个月会发复音，如“妈妈”“爸爸”等；1岁时能说出简单的生活用语，如吃、走、拿等；1岁半时能用语言表达自己的要求；2岁后能简单地交谈；5岁后能用较为完整的语言表达自己的意思。

(四)性格发育

性格是指人在对事、对人的态度和行为方式上所表现出来的心理特点，如英勇、刚强、懦弱、粗暴等。

由于每个人的生活环境、心理特征不同，因而表现在对人、对事的兴趣及能力、适应程度等方面的性格特点也各不相同。小儿性格特征的形成和建立，是随着小儿的生长发育逐步完成的。

婴儿时期由于一切生理需要必须依赖于成年人的照顾，因而随之建立的是以相依情感为突出表现的性格。2～3个月的小儿以笑、停止啼哭、伸手、眼神或发出声音等表示见到父母的愉快；3～4个月会对外界感到高兴的事情表现出大笑；7～8个月会对不熟悉的人表现出认生；9～12个月会对外界不同的事情做出许多不同的面部表情反应；18个月的小儿逐渐建立了自我控制能力，在成年人附近可以较长时间独自玩耍。

幼儿时期由于已经能够行走，并且具备了一定的语言表达能力,性格的相依性较前减弱。但由于幼儿的行为能力和语言表达能力都非常有限,仍对成年人有很大的依赖性,因此表现为相依情感与自主情感或行为交替出现的性格特征。小儿在2岁左右就表现出对父母的依赖性减弱,不再认生,较前易与父母分开;3岁后可与小朋友做游戏,能表现出自尊心、害羞等。

(五)儿童心理活动的发展

新生儿已有非条件性的定向反射,如大声说话能引起新生儿停止活动,对饥饿、不舒适、寒冷等表现出不安、哭脸及啼哭等消极情绪;2个月时积极情绪增多,尤其是看到母亲时,表现非常高兴;3个月开始能短暂地集中注意人脸和声音;5～6个月的婴儿能再认母亲和其他亲近的人,但不能重现;1岁以后才有重现。

幼儿期再认的能力进一步增强,幼儿末期,能再认相隔几十天或几个月的事物,小儿的情感表现日渐丰富和复杂;学龄前期小儿已能有意识地控制自己情感的外部表现,对感兴趣的、能激起强烈情绪体验的事物较易记忆,并保持持久;学龄期儿童由于分析思维能力的发展及学习任务的要求,有意记忆能力增强,记忆的内容拓宽,复杂性增加;5－6岁后能较好地控制其注意力;11－12岁后儿童注意力的集中性和稳定性提高,注意的范围也不断扩大。

四、变蒸学说

变蒸学说是我国古代医家用来解释小儿生长发育规律,阐述婴幼儿生长发育期间生理现象的一种学说。变者,变其情智,发其聪明;蒸者,蒸其血脉,长其百骸。小儿生长发育旺盛,其形体、神智都在不断地变异,蒸蒸日上,故称变蒸。

变蒸的日数,是由出生之日算起,32日为一变,64日再变,变且蒸。即两变一蒸,合320日为十变五小蒸。小蒸之后,又64日一大蒸,大蒸后,又64日复大蒸,复大蒸后,又128日再复大蒸,计256日三大蒸。至此,小蒸320日,大蒸256日,共计576日,约一岁零七个月,变蒸完毕。小儿在变蒸过程中,不仅其形体不断地成长,其脏腑功能也不断地成熟完善,因而形成了小儿形与神之间的协调发展。

变蒸之名,始见于西晋王叔和的《脉经》。历代对于"变蒸"学说有两种不同的意见。一是同意小儿有"变蒸"者,如《颅囟经》、巢元方《诸病源候论》、孙思邈《备急千金要方》、钱乙《小儿药证直诀》、陈文中《小儿病源方论》、王肯堂《证治准绳·幼科》、万密斋《幼科发挥》、虞抟《医学正传》、吴谦《幼科心法要诀》、夏禹铸《幼科铁镜》、张山雷《小儿药证直诀笺正》等;二是不同意小儿有"变蒸"者,如张景岳《景岳全书·小儿则》、陈复正《幼幼集成》等。

变蒸学说揭示的婴幼儿生长发育规律是符合实际的,对于我们认识小儿的生长发育特点、研究当代儿童的生长发育规律有重要的借鉴价值。但是,也曾有些古代医籍提出,变蒸时小儿会出现发热、呕吐等症状,属于正常表现,不需治疗,这种说法值得商榷。

(王孟清)

第三节　喂养与保健

喂养与保健是保证儿童正常生长发育的极其重要的工作。小儿处于不断的生长发育过程中,年龄越小,生长发育越快,对水谷精微的需求越高,更应重视科学喂养。各年龄期小儿生长发育特点不同,护理保健的侧重点也有所区别,应针对不同时期小儿生长发育过程中的影响因素,做好护理保健工作。

一、婴幼儿喂养

主要有母乳喂养、部分母乳喂养和人工喂养三种形式。

(一)母乳喂养

生后6个月之内以母乳为主要食品者,称为母乳喂养。

1. 母乳喂养的优点

(1)母乳中含有最适合婴儿生长发育的各种营养素,易于消化和吸收,是婴儿期前4～6个月最理想的食物和饮料。如母乳中所含酪蛋白为β酪蛋白,凝块小;白蛋白为乳清蛋白,均易于消化吸收。另外,母乳含不饱和脂肪酸较多,有利于脑发育。

(2)母乳中含有丰富的抗体、活性细胞和其他免疫活性物质,可增强婴儿抗感染能力。初乳中含丰富的分泌型IgA(SIgA),在胃中不被消化,在肠道中发挥免疫防御作用;母乳中含丰富的乳铁蛋白,可发挥抑制细菌生长的作用。

(3)母乳温度及泌乳速度适宜,新鲜无细菌污染，直接喂哺简便、省时省力，十分经济。

(4)母乳喂养可加深母亲和子女的感情，有利于婴儿早期智力开发和今后身心健康发展。

(5)母亲产后哺乳可刺激子宫收缩，促进母亲早日恢复；哺乳期推迟月经复潮，不易怀孕。并且，母乳喂养还能减少乳母患乳腺癌和卵巢肿瘤的可能性。

2. *母乳喂养的方法* 以按需哺乳为原则。2个月以内婴儿应按需要随时喂；2个月以上可按照小儿睡眠规律每2～3小时喂1次，逐渐延长到3～4小时1次，夜间逐渐停1次，一昼夜共6～7次；4～5个月后可减至5次。每次哺乳15～20分钟。根据婴儿个体差异，可适当延长或缩短每次哺乳时间，以吃饱为度。做到乳贵有时，食贵有节。

3. *母乳喂养的注意事项* 每次哺乳前用温开水拭净乳头，乳母坐位，将小儿抱于怀中喂哺，让婴儿吸空一侧乳房后再吸另一侧。哺乳完毕后将小儿抱直，头靠母肩，轻拍其背，使吸乳时吞入胃中的空气排出，可减少溢乳。母亲患传染病、重症心脏病或肾病，或身体过弱者，不宜哺乳。乳头皲裂、感染时可暂停哺乳，但要吸出乳汁，以免病后无乳。

4. *添加辅食* 添加辅食时应根据婴儿的实际需要和消化系统成熟程度，遵照循序渐进的原则进行。添加辅食的原则有：①从少到多，以使婴儿有一个适应过程；②由稀到稠，如从米汤开始到稀粥，再增稠到软饭；③由细到粗，如从菜汁到菜泥，乳牙萌出后可试食碎菜；④由一种到多种，习惯一种食物后再加另一种，不能同时添加几种，如出现消化不良应暂停喂食该种辅食，待恢复正常后，再从开始量或更小量喂起；⑤天气炎热和婴儿患病时，应暂缓添加新品种。各种辅助食品的添加顺序见表3-2。

表3-2 添加辅食的顺序

月龄	添加的辅食
1－3个月	鲜果汁、菜汤、鱼肝油制剂
4－6个月	米糊、稀粥；蛋黄、豆腐、鱼泥、动物血；水果泥、菜泥
7－9个月	粥、烂面条、烤馒头片、饼干；全蛋、鱼、肝泥、肉末
10－12个月	稠粥、软饭、面条、馒头；碎肉、碎菜、豆制品等

5. *断乳* 随着婴儿逐渐长大，母乳已不能完全满足其生长发育的需要，同时婴儿的消化功能也逐渐完善，乳牙开始萌出，咀嚼功能加强，可逐步适应非流质饮食。自生后4～6个月起应逐渐添加辅食，当婴儿长到8－12个月时可以完全断乳。从添加辅食到完全断奶的一段时期称为转奶期，在此期间应逐渐减少哺乳次数、增加辅助食品，并试用奶瓶或杯匙喂食。如婴儿患病或酷暑、严冬，可延至婴儿病愈、秋凉或春暖季节。

(二)部分母乳喂养

因母乳不足或因其他原因加用牛乳、羊乳或配方乳补充，即为部分母乳喂养。部分母乳喂养时如母乳哺喂时间不变，每次先哺母乳，将乳房吸空，然后再补充其他乳品，此为补授法。如每日用其他乳品代替1至数次母乳喂养，称为代授法。部分母乳喂养时最好采用补授法，这样可使婴儿多得母乳，且刺激乳腺，促进乳汁分泌，防止母乳进一步减少，并有增多的希望。采用代授法时，每日母乳次数最好不少于3次，否则泌乳量会进一步减少，以致最后只能完全改用人工喂养。

(三)人工喂养

由于各种原因母亲不能喂哺婴儿时，可选用牛、羊乳等，或其他代乳品喂养婴儿，称为人工喂养。人工喂养不如母乳，但如能选用优质乳品或代乳品，调配恰当，供量充足，注意消毒，也能满足小儿营养需要，使生长发育良好。

牛乳是最常用的代乳品，所含蛋白质虽然较多，但以酪蛋白为主，酪蛋白易在胃中形成较大的凝块，不易消化；另外，牛乳中含不饱和脂肪酸少，明显低于人乳，牛乳中乳糖含量亦低于人乳。奶方配制包括稀释、加糖和消毒三个步骤。稀释度与小儿月龄有关，生后不满2周采用2∶1奶(即2份牛奶加1份水)；以后逐渐过渡到3∶1或4∶1；满月后即可进行全奶喂养。加糖量为每100ml 5～8g；婴儿每日约需加糖牛奶110ml/kg，需水每日150ml/kg。

配方奶粉是目前常用的以牛奶为基础改造的奶制品，可使宏量营养成分尽量接近于人乳，适合于婴儿的消化能力和肾功能；添加一些重要的营养素，如乳清蛋白、不饱和脂肪酸，乳糖；强化婴儿生长所需的微量营养素如核苷酸，维生素A、D，胡萝卜素和微量元素铁、锌等。使用时按年龄选用和调配。

二、儿童保健

(一)胎儿期保健

胎儿在母体内完全依靠母体生存，其发育与孕母健康、营养状况密切相关，孕母的饮食营养、起居劳逸、情绪环境等都影响着胎儿的生长发育，故要特别强调做好胎儿期与围生期的保健。

1. 预防遗传性疾病与先天畸形　父母婚前需做遗传性咨询，禁止近亲结婚，可减少先天性遗传性疾病患儿的出生；增加孕母抵抗力，降低孕期病毒感染率；避免接触放射线、烟、酒及铅、苯、汞、有机磷农药等化学毒物；孕母患病应在医师指导下用药。

2. 防感外邪　孕妇在调摄寒温的同时，更要注意防止感受外邪。各种感染性疾病，尤其是病毒感染，包括风疹病毒、流感病毒、巨细胞病毒、单纯疱疹病毒、水痘病毒、肝炎病毒等，都可能导致先天性畸形、流产或早产。妊娠早期胚胎形成，器官分化，最易受到损害。例如，孕妇妊娠早期感染风疹病毒，可造成小儿先天性白内障、先天性心脏病、耳聋、头小畸形及智力发育障碍等，称为先天性风疹综合征。

3. 避免外伤及接触放射线　妊娠期间，孕妇要防止各种有形和无形的外伤，以保护自己和胎儿。孕妇要谨防跌仆损伤，如攀高涉险、提携重物、摸爬滚打、跳跃颠簸等。要注意保护腹部，避免受到挤压和冲撞。要远离噪声，避免接触放射线。噪声会损害胎儿的听觉，放射线能诱发基因突变，造成染色体异常，可能产生流产或胎儿发育畸形。妊娠期间还要控制房事，以免造成流产、早产，宫内感染。特别是妊娠期前3个月和后1.5个月，应当停止房事。

4. 谨慎用药　孕妇用药要注意适可而止，我国历来主张对孕妇用药应当十分审慎，无病不可妄投药物，有病也要谨慎用药，中病即止。有毒、攻逐、破血类中药用于孕妇，可能引起中毒，损伤胎儿，造成胚胎早期死亡或致残、致畸等。各种化学合成药物更应慎重应用，尤其是多种抗生素如四环素类、链霉素、卡那霉素，激素如黄体酮、甲睾酮、己烯雌酚、可的松，激素拮抗药如丙硫氧嘧啶、甲巯咪唑，抗肿瘤药如甲氨蝶呤、环磷酰胺、苯丁酸氮芥，抗惊厥药如盐酸氯丙嗪、苯妥英钠、丙米嗪等，都可能损伤胎儿。

5. 养胎、护胎与胎教　保证孕母的充足营养，妊娠后期应加强铁、锌、钙、维生素D等重要营养素的补充，注意孕母精神、情操、道德的修养，要"目不视恶色""耳不闻淫声"，让自己所感受的一切均十分美好，这样"外象内应"，给胎儿一个良好的生长发育外环境。

6. 定期做好产前检查　特别是对高危产妇需做产前筛查，异常者终止妊娠，减少妊娠合并症，预防流产、早产、异常产的发生。

(二)新生儿期保健

1. 新生儿出生时的护理　出生时应注意保暖，产房室温宜为25～28℃，新生儿娩出后迅速清理口腔内黏液，保证呼吸道通畅；保暖及严格消毒，结扎脐带；记录出生时评分、体温、呼吸、心率，体重与身长；除高危新生儿外，应做到婴儿与母亲的早接触、早开奶，并应母婴同室，按需喂母乳。

2. 新生儿特殊生理状态　新生儿上腭中线和齿龈部位有散在黄白色、碎米大小隆起颗粒，称为"马牙"，会于数周或数月自行消失，不需挑刮。女婴生后3～5天乳房隆起如蚕豆到鸽蛋大小，可在2～3周后消退，不需特殊处理。女婴生后5～7天阴道有少量流血，持续1～3天自止者，是为假月经，一般不必处理。新生儿口腔两侧颊部各有一个脂肪垫隆起，称为"螳螂子"，有助吮乳，不能挑割。还有新生儿生理性黄疸等，均属于新生儿的特殊生理状态。

3. 新生儿保健　新生儿居室内温度宜保持在20℃左右，相对湿度为55%左右。指导母亲维持良好的乳汁分泌，以满足新生儿生长所需，确实母乳不足或无法进行母乳喂养的婴儿，应正确指导母亲进行科学的人工喂养。保持皮肤清洁，选择柔软的衣服与尿布。进行早教，开展婴儿抚触。

(三)婴儿期保健

婴儿期是生长最迅速的时期，需要丰富的营养物质来满足生长发育的需要，而此期婴儿的消化功能尚未健全，消化道负担较重，需要合理喂养。应提倡给婴儿纯母乳喂养至4～6个月，如母乳不足可根据需要选择适合年龄段的配方奶；4～6个月开始添加辅食；每3个月体检一次，早期筛查缺铁性贫血、佝偻病、发育异常等疾病；训练婴儿被动体操，促进感知觉发育；出生5～6个月后，来自母体的被动免疫已告结束，自身免疫能力虽有一定程度增长，但是仍然比较低下，所以容易发生各种传染病，需按计划免疫程序接受基础免疫。

(四)幼儿期保健

幼儿期的儿童体格发育较前减慢,而与周围环境接触增多,语言、动作及思维活动发展迅速。20个乳牙逐渐出齐,断乳后食物种类明显转换,脾胃功能较薄弱,易发生脾胃功能紊乱等疾病。随着小儿年龄增加,户外活动、接触外人的机会增多,容易发生各种急性传染病。本时期的保健重点是要注意断奶前后的合理喂养,培养小儿良好的生活习惯,并重视幼儿的早期教育,预防疾病与异物吸入、烫伤、跌伤等意外事故。

(五)学龄前期保健

学龄前期的儿童大脑迅速发育,较前更为完善,智力发育快,理解能力逐渐增强,并具有不少抽象的概念,如数字、时间等。开始能用较复杂的语言表达自己的思维和感情,求知欲强,好奇、好问、好模仿。随着小儿脏腑功能的逐渐发育,抗病能力明显增强。但接触外界机会较前明显增多,感染机会增多。保健方面应逐步建立和培养良好的卫生习惯,正确地引导其认识客观世界。

(六)学龄期保健

学龄期儿童求知欲强,应培养良好的学习习惯;加强素质教育;开展体育锻炼,不仅可增强体质,同时也培养了儿童毅力和奋斗精神;养成良好生活习惯,预防屈光不正、龋齿等的发生;进行法制教育,学习交通规则,减少意外事故的发生。

(七)青春期保健

青春期为体格发育的第二个高峰期。不仅体重、身高有较大幅度的增长,且第二性征逐渐明显。“肾气盛,天癸至”,生殖器官迅速发育,女孩开始有月经,男孩可发生遗精等。因此,应进行正确的性教育,培养良好的性格和道德情感,树立正确的人生观。同时,更要注意心理及行为的教育,以保证青少年时期身心健康成长。

三、计划免疫的实施

根据某些传染病的发生规律,将有关疫苗,按科学的免疫程序,有计划地使用生物制品,进行预防接种,以提高小儿免疫水平,达到控制和消灭传染病的目的。应注意按期完成各种预防接种,建立预防接种档案。

目前我国按卫生部规定的免疫程序(基础免疫)开展预防接种。1 岁内婴儿需完成卡介苗、脊髓灰质炎三型混合疫苗、百日咳、白喉、破伤风类毒素混合制剂、麻疹减毒疫苗及乙型肝炎病毒疫苗等预防接种。此外,根据流行地区、季节进行乙型脑炎疫苗、流行性脑脊髓膜炎疫苗、风疹疫苗、流感疫苗、腮腺炎疫苗、甲型肝炎病毒疫苗等的接种。

(王孟清)

第4章

临证概要

第一节　诊法概要

诊法是临床诊察疾病的各种方法的总称。小儿疾病的诊断方法，与临床其他各科一样，均用望、闻、问、切四种不同的诊查手段进行诊断和辨证。由于小儿与成年人在体质、形态、生理及病理等方面均有差异，所以在四诊的运用上也与其他学科有别。因此儿科诊法应主要了解儿科诊法的特色，掌握儿科四诊的主要内容与要点。

一、诊法特点

(一)儿科四诊，难求齐备

临床诊病常将望、闻、问、切四诊有机地结合起来即四诊合参，才能全面系统地了解病情，做出正确诊断和辨证。四诊各有其独特作用，不能互相取代，但在儿科，由于小儿口不能言，或虽能言但不足信，问诊难；小儿诊病时往往啼哭叫扰，声色俱变，脉息难凭，故对望、闻、切诊的运用也有一定的困难。所以，古代医家有小儿五难之说，如《小儿药证直诀·原序》中所说："小儿之病，虽黄帝犹难之，其难一也……小儿脉微难见，医为持脉又多惊啼而不得其审，其难二也；脉既难凭，必资外证，而其骨气未成，形声未正，悲啼喜笑，变态不常，其难三也……小儿多未能言，言亦未足取信，其难四也；脏腑柔弱，易虚易实，易寒易热……其难五也"。说明其难主要是"四诊"不全，提供辨治的依据不多，难于诊断。因此《景岳全书·小儿则》云："小儿之病，古人谓之哑科，以其言语不能通，病情不易测，故曰：宁治十男子，莫治一妇人，宁治十妇人，莫治一小儿，此甚言小儿之难也……第人谓其难，谓其难辨也"。

(二)儿科诊法，望诊为主

小儿肌肤柔嫩，反应灵敏。脏腑功能失调，或气血阴阳偏盛偏衰，易从面、唇、舌等苗窍各部形诸于外，较成年人更能反映病情的真实性，不易受主观因素影响。故在儿科四诊的运用中，望诊尤为重要。清《幼科铁镜·望形色审苗窍从外知内》说："望、闻、问、切，固医家之不可少一者也，在大方脉则然，而小儿科则惟以望为主，问继之，闻则次……"古代医家在重视儿科望诊的基础上，创立了诊察儿科疾病的特殊诊法——小儿指纹望诊法，主要用于3岁以下的小儿，以弥补其难以切脉之不足。

(三)儿科问诊，不容忽视

问诊的对象主要是与患儿密切接触的家人或保育员等。从出生、喂养、发育、发病、主病、主症，到体质等都要一一详问，再结合体征与舌脉进行辨证。有时舍脉从症，或舍纹从症的时候居多。问诊有跨越时空和地域的特点，对寻找病因有很大帮助。所以问诊也是诊断辨证的重要依据，不可一味强调儿科特色望诊，忽略了问诊。

(四)年龄不同，四诊有别

小儿在不同的年龄阶段有不同的生理情况和病理表现，所以在四诊的运用上应有所侧重。如新生儿要察看脐部，1岁半以内要察看囟门的情况，3岁以下当察看指纹等。年幼儿患病考虑有先天因素时要详细询问家族史、母亲怀孕时情况、个人生长发育史等。

(五)现代技术，合理借鉴

随着现代诊断技术的不断发展，在诊断方法上，应合理借鉴影像学、检验学等现代技术手段，辨病与辨证相结合，提高诊断水平。

二、四诊概要

（一）望诊

儿科望诊，应注意在光线充足的地方进行，尽量使小儿安静，诊查既全面又有重点，细心而又敏捷，才能提高诊查的效果。儿科望诊主要包括望神色、望形态、审苗窍、辨斑疹、察二便、看指纹。

1．望神色　神，指精神、意识、神志。神生于精，精是后天水谷化生而藏于五脏的精气，与先天肾精相结合的统称。神与形又有着密切的联系，形健则神旺，形羸则神衰，所以《素问·上古天真论》说："形与神俱"。神是脏腑阴阳气血精津是否充足、和调的外在表现之一，在小儿尤为重要。《医原·儿科论》提出："凡神充色泽者，天真必浓，易养而少病；神怯神瞪，面色惨淡枯瘁，唇红不泽者，禀赋必薄，难养而多病。"根据"神"的含义及"面中有睛，睛中有神，神者目中光彩是也"，"五脏六腑之精皆上注于目"的认识，望神应主要从目光的变化、意识是否清楚、反应是否敏捷、躯体动作是否灵活协调等方面去判断患儿有神、失神等不同情况。凡小儿有神则表现为目光炯炯，意识清楚，反应敏捷，躯体动作灵活协调，反之则为失神。

色，亦称气色，是指皮肤的颜色和光泽。望色以望面部的颜色为主，兼望肌肤、目睛、毛发、爪甲等。望色的内容包括部位、颜色、光泽，其形成则是脏腑气血外荣的结果。部位、颜色、光泽要综合分析，其中又以五色变化最有意义。其内容主要如下。

正常面色：我国小儿的常色为微黄红润而有光泽，新生儿则全身皮肤嫩红，这是气血调和的表现。小儿因禀赋及其他因素的影响，正常面色可有差异，或稍白，或稍黄，或稍黑等，但总以荣润光泽为常色，即有气之色，亦称有神之色。《医门法律·望色论》云："察色之妙，全在察神"，有神即是有气的一种表现。《小儿卫生总微论方·诸般色泽纹证论》察色以了解病因："色青为风，色赤为热，色黄为食，色白为气，色黑为寒"，并须察色之荣枯，"姿荣者，其色生……枯夭者，其色死……"。

五色主病：小儿患病之后色泽变化较成人更为敏感。面部五色诊病辨证，一般符合以下规律：

面色青，多见于寒证、痛证、瘀证、惊痫。面色青灰晦暗为阳气虚，乍青乍白为里寒甚；痛证色青多见于里寒腹痛；惊风和癫痫发作常见面青而晦暗；面青唇紫，呼吸急促为肺气闭塞，气血瘀阻。大凡小儿面呈青色，病情一般较重，应多加观察。

面色赤，多为热证。若面红目赤、恶寒发热、脉浮为外感风热；实热常见面赤气粗、高热烦渴；虚热常见颧红潮热、低热起伏；若两颧艳红如妆、面白肢厥、冷汗淋漓为虚阳上越，是阳气虚脱的危重证候。新生儿面色嫩红，或小儿面色白里透红，为正常肤色。

面色黄，多为脾虚证或有湿浊。面色萎黄，是脾胃气虚；面黄浮肿，是脾虚湿滞；面色枯黄，是气血枯竭。面目色黄而鲜明，是湿热内蕴之阳黄；面目黄而晦暗，是湿热阻滞之阴黄；小儿生后不久出现的黄疸为胎黄，有生理性与病理性之分。

面色白，多为虚证、寒证。面白少华、唇色淡白为血虚；阵阵发白，啼哭不宁，常为中寒腹痛；面色惨白、肢冷汗出，多为阳气暴脱。

面色黑，多为寒证、痛证、瘀证、水饮证。小儿面色青黑，四肢厥冷，为阴寒内盛；面色灰黑暗滞，多为肾气虚衰；面唇黧黑，多为心阳久衰；唇指紫黑，多为心阳虚衰，瘀血阻滞；面色浅淡虚浮，常是肾阳亏虚，水饮内停。

五部配五脏：《小儿药证直诀·面上证》对面上分部望诊的划分是："左腮为肝，右腮为肺，额上为心，鼻为脾，颏为肾"。面色在不同部位出现，结合五脏所配而有不同的临床意义。古云："察色之先，须明部位"。临床必须结合面部五部配五脏进行判断。

2．望形态　形指形体，态指动态。望形态就是观察患儿形体的强弱胖瘦和动静姿态。

望形体：形体望诊，包括头囟、躯体、四肢、肌肤、毛发、指趾等内容。凡发育正常、筋骨强健、肌丰肤润、毛发黑泽、姿态活泼者，是胎禀充足，营养良好，属健康表现；若生长迟缓、筋骨软弱、肌瘦形瘠、皮肤干枯、毛发萎黄、囟门逾期不合、姿态呆滞着，为胎禀不足，营养不良，多属病态。

如头方发稀，囟门宽大，当闭不闭，可见于五迟证；前囟及眼窝凹陷，皮肤干燥，可见于婴幼儿泄泻阴伤液脱；胸廓高耸形如鸡胸，可见于佝偻病、哮喘病；肌肉松弛，皮色萎黄，多见于厌食、偏食、反复感冒；肚腹膨胀，甚则青筋显现，四肢瘦弱，发稀，多属疳积；毛发枯黄，或发竖稀疏，或容易脱落，均为气血亏虚表现。

望动态：通过动态观察，可以分析不同姿态显示的疾病。如小儿喜俯卧者，为乳食内积；喜蜷卧者，多为腹痛；颈项强直，手指开合，四肢拘急抽搐，角弓反张，是为惊风；若翻滚不安，呼叫哭吵，两手捧腹，多为盘肠气痛所致；端坐喘促，痰鸣哮吼，多为哮喘；咳逆鼻扇，胁肋凹陷如坑，呼吸急促，多为肺炎喘嗽。

3. 审苗窍　苗窍是指口、舌、目、鼻、耳及前后二阴。苗窍与脏腑关系密切，审察苗窍可以测知脏腑病情。《幼科铁镜·望形色审苗窍从外知内》曰："故小儿病于内必形于外，外者内之著也。望形审窍，自知其病……五脏不可望，惟望五脏之苗与窍……而苗窍之色与面色相符，则脏腑虚实无有不验者矣"。

察目：目为肝之窍，《灵枢·脉度篇》曰："肝气通于目，肝和则目能辨五色矣"。《灵枢·大惑论》又曰："五脏六腑之精气皆上注于目"，眼的各部分分属各脏腑，故察目之各部，可知脏腑病变。

黑睛等圆，目珠灵活，目光有神，开阖自如，是肝肾气血充沛之象。若眼睑浮肿，多为水肿之象。眼睑开阖无力，是元气虚惫；寐时眼睑张开而不闭，是脾虚气弱之露睛；平时眼睑不能闭，是肾虚之睑废。两目呆滞，转动迟钝，是肾精不足，或为惊风之先兆；两目直视，瞪目不活，是肝风内动。白睛黄染，多为黄疸。目赤肿痛，是风热上攻。目眶凹陷，啼哭无泪，是阴津大伤。瞳孔缩小或不等或散大，对光无反应，病情危殆。

察鼻：肺开窍于鼻而司呼吸，《灵枢·脉度篇》曰："肺气通于鼻，肺和则鼻能知香臭矣"。察鼻主要观察鼻内分泌物和鼻形的变化。鼻塞流清涕，为外感风寒；鼻流黄浊涕，为风热客肺；长期鼻流浊涕，气味腥臭，是肺经郁热；鼻衄鲜血，为肺热迫血妄行；鼻孔干燥，为肺热阴伤；鼻翼扇动，伴气急喘促，为肺气郁闭。

察口：口为脾之窍，《灵枢·脉度篇》曰："脾气通于口，脾和则口能知五味矣"，所以察口与口味，可了解脾胃等脏腑病变。察口主要观察口唇、口腔黏膜、齿龈、咽喉、腮、腭等几个方面。口唇色红为热，唇红质干为热盛伤津；唇色鲜红为阴虚火旺；唇色红紫为瘀热互结；唇色淡红为虚寒；淡白不润为气血亏虚；唇色淡青为风寒束表。环口发青为惊风先兆；面颊潮红，唯口唇周围苍白，为丹痧的特征表现之一。口唇震颤，为恶寒重症；口周抽掣，是肝风内动；口唇糜烂，多为脾胃积热；口唇红肿，为心脾火盛。口开不闭为张，主虚；口闭难开为噤，主实。

口腔黏膜色淡白为虚为寒，色红为实为热。口腔破溃糜烂，多为心脾积热；口腔疱疹红赤，为外感邪毒；口内白屑成片，为鹅口疮。两颊黏膜见针尖大小灰白色小点，周围红晕，为麻疹黏膜斑。上下臼齿间腮腺管口红肿如粟粒，按压肿胀腮腺无脓水流出者为痄腮，有脓水流出者为发颐。齿为骨之余，龈为胃之络。牙齿萌出延迟，为肾气不足；齿衄龈痛，常为胃火上炎；牙龈红肿，为胃热熏蒸。新生儿牙龈上有白色斑点，为马牙。咽喉为胃之门户，是呼吸与饮食通道。咽红、恶寒、发热是外感之象；咽红、乳蛾肿痛为外感风热或肺胃之火上炎；乳蛾溢脓，是热壅肉腐；乳蛾大而不红，是为肥大，多为瘀热未尽，或气虚不敛；咽痛微红，有灰白色假膜，不易拭去，为白喉之症。

察舌：舌为心之苗，心开窍于舌。《灵枢·脉度篇》曰："心气通于舌，心和则舌能知五味矣。"心主血，所以察舌可以了解营卫气血和脾胃消化功能的病变，同时可以了解病之表里、寒热、虚实。正常小儿舌体柔软、淡红润泽、伸缩自如，舌面有干湿适中的薄苔。新生儿舌红无苔和哺乳婴儿的乳白苔，均属正常舌象。临床上望舌，主要观察舌质、舌体、舌苔三方面的变化，这三个方面既要分开看，又要整体看，并结合其他诊法，才能做出正确的判断。

察舌质与舌体：察舌质主要观察舌色。舌色淡红质润，多为脏腑气血功能正常，即使有病亦较轻浅。舌色淡白不荣，多为气血不足，主虚主寒；舌色鲜红主热证；舌质老红为实热证，多见于急性热病；舌红干为热伤阴津；舌尖红多为上焦温病或心火上炎；舌边红为肝胆有热；舌嫩红，伴质干不润者，为阴虚有热；舌色红绛主热入营血、瘀热互结，质干者为热灼阴津；深绛为血瘀夹热；舌质紫暗为气滞血瘀。舌形胖嫩为脾气不足；舌胀色赤为心脾热盛；舌起芒刺为热入营血，状如草莓者，多见于猩红热、川崎病；舌生裂纹多为阴液耗伤；舌体僵硬多为痰浊阻滞；舌体歪斜为风邪中络；舌体痿软为脾气衰弱。舌吐唇外，来回拌动，掉转不灵，称为弄舌；舌常伸出口外，久不回缩，为吐舌。吐舌常为心经有热，吐舌不收，心气将绝；弄舌多为大病之后心气不足之象。二者亦可见于先天禀赋不足及智能低下者。舌舔口唇以致唇周脱屑、作痒，多为脾经伏热。

察舌苔：正常舌苔由胃气所生。舌苔薄主正常或病轻浅，如外感初起；舌苔厚主病在里或深重，如食积痰湿。苔质滋润为有津；苔质滑润为湿滞；苔质干燥为津伤；苔质黏腻为痰湿；苔质腐垢为胃浊。舌苔白为正常或寒湿；薄白为外感风寒或风热初起;白腻为痰湿内蕴。舌苔黄主热证、里证,薄黄为风热在表、风寒化热或热邪入里;黄腻为脾胃湿热或痰热;老黄干燥主热甚耗伤气阴。舌苔色灰质润为痰湿内停,灰黄而干为热炽伤津。舌淡胖有津主脾胃气虚,舌质红少津、少苔多为阴虚;舌苔花剥,状如地图,时隐时现,多为脾胃气阴不足。舌光无苔,主阴伤液竭或胃气将竭。儿童容易出现染苔,当出现异常苔色时,要询问是否吃过某种食物或药品,注意是否系染苔。染苔一般比较浮浅而不均匀。如食用橄榄、乌梅、铁剂等可使苔色染黑;服青黛可使苔色染青;喝牛奶、豆浆可使苔色染白;吃橘子、蛋黄可使苔色染黄;吃有色糖果可染成糖果色,均不可误认为是病苔。

观察舌象还应注意其动态变化。舌质由淡红转红转绛,为热邪由浅入深;舌苔由白转黄转灰,为热证由轻转重;舌苔由无到有,说明胃气来复;由薄转厚为食积湿滞加重;由厚转薄为食积湿滞渐化。

察耳:耳为肾窍,上通于脑,部位属少阳,为宗脉之所聚。《灵枢·脉度篇》曰:"肾气通于耳,肾和则耳能闻五音矣"。前人将耳的各部分属五脏,即耳尖属心,耳垂属肾,耳轮属脾,耳外属肝,耳内属肺。察耳要注意耳之外形、颜色、有无分泌物及耳后有无臖核(淋巴结)等。小儿耳壳丰厚,颜色红润,是先天肾气充沛的表现;耳壳薄软,耳舟不清,是先天肾气未充的证候。耳内疼痛流脓,为肝胆火盛之证。以耳垂为中心的腮部漫肿疼痛是痄腮之表现。

察前后二阴:肾开窍于二阴,前阴为清窍,后阴为浊窍,察二阴可知病情之寒热虚实。男孩阴囊紧致,颜色沉着,是先天肾气充足的表现;若阴囊松弛,颜色淡白,则是先天肾气不足之征象。在患病过程中,阴囊紧缩者多寒;弛纵不收者多热。阴囊肿大透亮,状如水晶,为水疝;阴囊中有物下坠,时大时小,上下可移,为小肠下坠之狐疝;腹痛啼哭而将睾丸引入腹者,俗称"走肾",多为厥阴受寒;阴囊、阴茎均现水肿,常见于阳虚阴水。女孩前阴部潮红灼热搔痒,常见于湿热下注,亦须注意是否有蛲虫病。

小儿肛门潮湿红痛,多属尿布皮炎。便后直肠脱出者是脱肛,其色鲜红,有血渗出者多属肺热下迫;其色淡而无血者,多属气虚下陷。肛门裂开出血,多因大便秘结,热迫大肠所致。

4. 辨斑疹　斑疹均见于肌肤,是全身性疾病反映于体表的征象,在儿科较为常见。不同的疾病所见的疹或斑的形态、分布、出没顺序、颜色等方面各有不同。一般而言,斑,点大成片,不高出皮肤,摸之不碍手,压之不退色;疹,点小量多,高出皮肤,摸之碍手,压之退色。斑疹在儿科多见于外感时行疾病,如麻疹、幼儿急疹、风疹、猩红热、水痘等,也见于杂病,如紫癜。

斑有阳斑、阴斑之分。阳斑为湿热毒邪发斑,多见于温病热入营血,其斑大小不一,色泽鲜红或紫红,常伴发热等症;阴斑多内伤或者伴有外感而发,色淡红者多为气不摄血,色淡紫者多系阴虚内热,色紫红者多属血热夹瘀,色青紫者多是瘀血停滞。

疹有丘疹、疱疹之别,以疹内是否有液体而区分。若发热3～4天出疹,疹形细小,状如麻粒,口腔黏膜出现"麻疹黏膜斑"者为麻疹;若低热出疹,分布稀疏,色泽淡红,出没较快,常为风疹;若发热三四天后热退疹出,疹细稠密,如玫瑰红色,常为幼儿急疹;若恶寒壮热,肤红如锦,稠布疹点,舌绛如杨梅,常为猩红热;若斑丘疹大小不一,如云出没,瘙痒难忍,常见于荨麻疹;若丘疹、疱疹、结痂并见,疱疹内有水液色清,见于水痘。若疱疹相对较大,疱液浑浊,疱壁薄而易破,流出脓水,常见于脓疱疮。

5. 察二便　主要察二便的次、量、颜色、气味、形态等。临床要了解婴幼儿正常粪便的特点,才能判断是否为异常粪便。初生婴儿的胎粪,呈暗绿色或赤褐色,黏稠无臭;母乳喂养,大便呈卵黄色,稠而不成形;牛奶、羊奶喂养,大便呈淡黄白色,质地较硬,有臭气。一般而言,除新生儿及较小乳儿大便可呈糊状,1日3次左右,正常小儿的大便应该色黄而干湿适中,日行1～2次。大便燥结,为内有实热或阴虚内热;大便稀薄,夹有白色凝块,为内伤乳食;大便稀薄,色黄秽臭,为肠腑湿热;下利清谷,洞泄不止,为脾肾阳虚;大便赤白黏冻,为湿热积滞,常见于痢疾;婴幼儿大便呈果酱色,伴阵发性哭闹,常为肠套叠;大便色泽灰白不黄,多系胆道阻滞。

正常小儿的小便为淡黄色。若小便黄赤短少,或有刺痛,多为湿热下注之热淋;若小便黄褐如浓茶,伴身黄、目黄,多为湿热黄疸;若小便色红如洗肉水或镜检红细胞增多者为尿血,鲜红色为血热妄行,淡红色为气不摄血,红褐色为瘀热内结,暗红色为阴虚内热;若小便浑浊如米泔水,为脾胃虚弱,饮食不调所致,常见于积滞与疳病。

6. 看指纹　指纹是指示指桡侧的浅表静脉,婴幼儿皮肤薄嫩，络脉易于显露，故3岁以下小儿看指纹为望诊内容之一。

指纹的部位，是从虎口沿示指桡侧所显现的脉络，以示指三指节分风、气、命三关，示指根的第一指节为风关，第二指节为气关，第三指节为命关（图4-1）。看指纹时要将患儿抱于光线充足处。若诊患儿右手，医师以左手的拇、示二指握住患儿右手的示指尖，将患儿右手的中指、环指、小指贴近医师左手的掌心，然后用医师右手的拇指桡侧，从命关到风关，轻轻推几次，使指纹易于显露，便于观察。若诊患儿左手，则与上述相反。

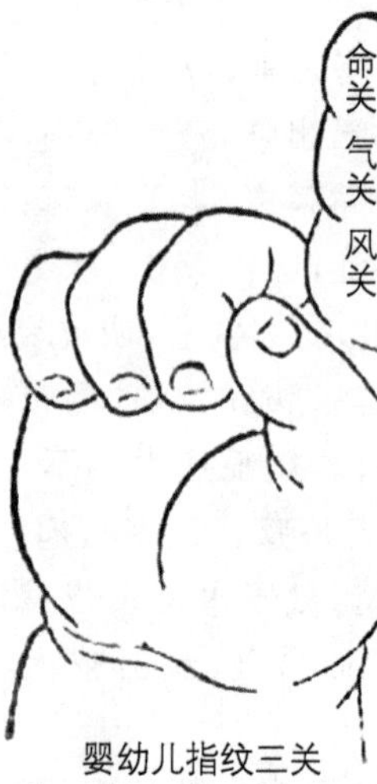

图4-1　小儿指纹部位

正常小儿的指纹大多淡紫隐隐而不显于风关以上。若发生疾病，尤其是危重病证，指纹的浮沉、色泽、部位等可随之发生变化。因而，察指纹对疾病的诊断辨证有一定的参考价值。

《幼幼集成》提出：浮沉分表里、红紫辨寒热、淡滞定虚实，再加上三关测轻重可作为指纹辨证纲要。临床根据指纹的浮沉、色泽、推之是否流畅及指纹到达的部位来辨证。

浮沉分表里：浮为指纹显露，主病邪在表；沉为指纹深隐，主病邪在里。

红紫辨寒热：红为红色，即指纹显红色主寒证；紫为紫色，纹显紫色主热证。

淡滞定虚实：淡为推之流畅，主虚证；滞为推之不流畅，复盈缓慢，主实证。

三关测轻重：根据指纹所显现的部位判别疾病的轻重。纹在风关，示病邪初入，病情轻浅；纹达气关，示病邪入里，病情较重；纹达命关，示病邪深入，病情加重；纹达指尖，称透关射甲，如非一向如此，则示病情危笃。

察指纹时，应结合患儿无病时的指纹状况，以及患病后的证候表现，全面分析。当指纹与病证不符时，当“舍纹从证”。病情轻者指纹的变化一般不著，也可“舍纹从证”，或“舍纹从脉”，不必拘泥。

（二）闻诊

闻诊是医者运用听觉和嗅觉诊察病情的一种方法，包括听声音和嗅气味两个方面。

1. 听声音　是听小儿啼哭、语言、咳嗽、呼吸等声音的高亢低微，从而辨别病情。《素问·阴阳应象大论》云：“五脏不和则五声不顺”“闻声音而知所苦”。《医宗金鉴·幼科心法要诀·四诊总括》曰：“心病声急多言笑，肺病声悲音不清，肝病声呼多狂叫，脾病声歌音颤轻，肾病声呻长且细，五言昭著证分明”。可见声音与五脏有密切的关系，闻声音也可以帮助诊察脏腑的病变。儿科闻声音的基本内容与成年人相一致，而以啼哭声与呼吸声的闻诊最为重要。

啼哭声：啼哭是婴儿的语言，既是一种本能，也可能是身体不适的表现。《医宗金鉴·幼科心法要诀》曰：“有声有泪声长曰哭，有声无泪声短曰啼”。新生儿乃至婴幼儿常以啼哭表达要求和痛苦。小儿啼哭，有声有泪，哭声洪亮，一日数次，属正常。由于饥饿思食、尿布浸湿、包扎过紧等护理不当亦可啼哭不安，故小儿啼哭并非皆为病态。如果啼哭声尖锐、忽然惊啼、哭声嘶哑、大哭大叫不止，或常啼哭无力而似呻吟者，多为病态，必须详加辨析。喂养、护理不当引起的啼哭一般声调一致，哭声洪亮而长，有泪状。哺乳、饮水或更换潮湿尿布衣着后，抱起亲昵走动，顺其心意后，啼哭即停。饥饿引起的啼哭多绵长无力，口作吮乳之状。腹痛引起的啼哭声音尖锐，忽缓忽急，时作时止；肠套叠引起的啼哭声音尖锐阵作，伴呕吐及果酱样或血样大便；夜卧啼哭，睡眠不安，白天如常者为夜啼。

呼吸声：除耳闻外，可借助听诊器。注意呼吸的快慢深浅，有无节律异常。一般应要求患儿深呼吸后听之，或趁啼哭后出现深吸气及呼气时进行。如哮喘可闻及哮鸣音，肺炎喘嗽则有细湿啰音等。

咳嗽声：有声无痰为咳，有痰无声为嗽，有声有痰为咳嗽。从咳嗽声和痰鸣声可辨别其表里寒热。如干咳无痰或痰少黏稠，多为燥邪犯肺，或肺阴受损；咳声清高，鼻塞声重，多为外感；咳嗽频频，痰稠难咯，喉中痰鸣，多为肺蕴痰热，或肺气闭塞。咳声嘶哑如犬吠状者，常见于白喉、急喉风。连声咳嗽，夜咳为主，咳而呕吐，伴鸡鸣样回声者为顿咳。

语言声：小儿语言以清晰响亮为佳。语声低微，为气虚的表现；呻吟不休，多为身体不适；突然语声嘶哑，多为外感；高声尖叫，多为剧痛所致；谵语妄言，声高有力，兼神识不清，为热闭心包；语声謇涩，多为热病高热伤津，或痰湿蒙闭心包。

2. 嗅气味　包括患儿口中之气味及呕吐物、大小便等的气味。注意排除因吃某些食物后引起的特殊气味。

口中气味：口气秽臭，多为肺胃积热，伤食积滞，浊气上蒸；口气血腥，多见于齿龈、肺胃出血；口气腐臭，兼吐脓痰带血，多属肺痈。

呕吐物气味：吐物酸臭，多因食滞化热；吐出黄色苦水，多为邪犯胆腑；吐物臭秽如粪，多因肠结气阻，秽粪上逆。

大小便气味：大便酸腐，多因伤食；臭味不著，完谷不化，多为脾肾虚寒。小便气味臊臭，多因湿热下注；小便清长如水，多属脾肾阳虚。

(三)问诊

问诊是医者通过询问病情，诊察疾病的一种方法。由于婴幼儿不会说话，较大儿童也难以用语言正确表达自己的病情，因此，除年长儿可由自己陈述外，儿科问诊主要靠询问家长或保育员。问诊中须注意问清主要痛苦、发病时间及经过、病因及治疗情况，即主诉与现病史；以往曾患何种疾病、治疗效果，即既往史；家庭人员健康状况，即家族史。还要注意问年龄、问个人史等，并注意结合儿科病的特点询问。

1. 问年龄　询问年龄对诊断疾病具有重要意义，儿科某些疾病与年龄有密切关系，儿童用药的剂量也应按年龄的大小而定。

1周内新生儿易患脐风、胎黄、脐湿、脐疮等；新生儿和乳婴儿易患鹅口疮、脐突、夜啼；婴幼儿易患泄泻；6个月以后的小儿易患麻疹，1岁左右的婴幼儿易患幼儿急疹等传染病；学龄前小儿易患水痘、百日咳等传染病；12岁以后疾病谱已基本上接近成年人。

问年龄要询问实足年龄，新生儿应问明出生天数；2岁以内的小儿应问明实足月龄；2岁以上的小儿，应问明实足岁数及月数。

2. 问病情　包括询问疾病的症状及持续时间，病程中的病情变化和发病的原因等。着重询问以下内容：

问寒热：主要问寒热的微甚进退，发作时辰与持续时间、温度高低，最好用体温计测量。为了辨别寒热性质，也需结合观察、触摸、询问等。如通过患儿头额、胸腹、四肢、手足心等部位的触摸，或哺乳时的感觉，呼吸时鼻气温度来测知小儿是否发热；通过观察其姿态，如依偎母怀、蜷缩而卧、喜暖避冷，测知有无畏寒存在。

小儿恶寒发热无汗，多为外感风寒；发热有汗，多为外感风热；寒热往来，多为邪郁少阳；但热不寒为里热，但寒不热为里寒；大热、大汗、口渴不已为阳明热盛；发热持续、身热不扬，午后热盛，面黄苔腻为湿热内蕴；夏季高热，持续不退，伴有无汗、口渴、多尿，秋凉后自平，常为夏季热。午后或傍晚潮热，伴盗汗者，为阴虚发热。夜间发热，腹壁手足心热，胸满不食者，多为内伤乳食。

问出汗：小儿肌肤嫩薄，腠理疏松，较之成年人，易于出汗。常见入睡之时，头额汗出，若汗出不多，又无他症者，不属病态。若因天气炎热、室温过高、穿衣盖被过多、快速进热食、剧烈运动后汗出过多，也属正常生理现象。问汗主要询问汗出的多少、部位、时间等。若在白天汗出较多，稍动尤甚，不发热者，为气虚卫外不固的自汗；入睡则汗出淋漓，醒后汗止，为阴虚或气阴两虚的盗汗。热病中汗出热不解者，为表邪入里；若口渴、烦躁、脉大、大汗者，为里热实证；若大汗淋漓，伴呼吸喘促，肢冷脉伏者，为阳气将绝元气欲脱之危象。

问头身：较大儿童能诉说头痛、头晕及身体其他部位的疼痛和不适。头痛而兼发热恶寒为外感风寒；头痛呕吐，高热抽搐，为邪热入营，属急惊风；头晕而兼发热多因外感；头晕而兼面白乏力，多为气血不足；头痛如刺，痛有定处，多为瘀阻脑络。

肢体酸痛而兼发热，多为外感，或邪阻经络；关节疼痛，屈伸不利，常见于痹证，肿痛而热者，多为热痹，肿痛不热者，多为寒痹；肢体瘫痪不用，强直屈伸不利为硬瘫，多为风痰入络，血瘀气滞；痿软屈伸不能为软瘫，多因肝肾亏虚，筋骨失养。小儿有下肢关节疼痛阵作，发作为时短暂，关节肌肉无变化，亦无其他症状者，可能为生长阶段出现的暂时性络脉不和，俗称“生长痛”，不必认为病态。

问二便：患儿大小便的数量、性状、颜色、气味及排便时的感觉等情况，有些可从望诊、闻诊中获悉，通常是通过问诊了解。若大便酸臭，或如败卵，完谷不化，或腹痛则泻，泻后痛减，多属内伤乳食；若大便溏薄不化，或先干后溏，次数较多，或食后欲便者，多为脾虚运化失司；若便泻日久，形瘦脱肛者，多为中气下陷；若大便呈水样，澄澈清冷，泻下无度者，多属脾肾阳虚；便次多而量少，泻下黏冻，或见脓血，并伴里急后重者，多为痢疾；大便稀溏，颜色灰白者，多为黄疸；便时哭闹不安，多为腹痛。大便困难，几日不解，伴腹胀有矢气者，为肠燥便秘；若大便不通，腹部满硬，无矢气，伴见潮热口渴者，为热结阳明。

小便的多少与饮水量的多少和出汗的多少及大便的干稀等因素有关。一般而言，小便频数而短赤者，多是下焦湿热，或心热移于小肠；小便清长量多，甚或遗尿者，多是肾气不足，下元虚冷；小便淋漓，伴尿急尿痛，多为湿热下注膀胱之热淋；排尿不畅或突然中断，或见尿血鲜红，或排出砂石者，为湿热煎熬之石淋；小便过多，兼多饮多食者，是消渴；小便短少，兼一身浮肿者，是水肿。

问饮食：饮食包括纳食和饮水两方面。小儿能按时饮食，食量正常，不吐不泻者，为脾胃功能良好的表现。若不思饮食，或所食不多，兼见面白神疲，为脾胃虚弱；不思饮食，脘腹胀满，或兼吐泻者，为乳食积滞；善食而不充形骸，嗜食异物，多为疳证、虫证。渴喜冷饮，多为热证；渴喜热饮，或口不渴，多为寒证；渴欲饮水，口舌干燥为胃热津伤；渴不欲饮，或饮亦不多，多为湿热内蕴。多饮多食，形瘦尿多，为阴虚燥热之消渴；多饮少食，舌干便秘，为胃阴不足之厌食。

问睡眠：正常小儿睡眠总以安静为佳。年龄越小，睡眠时间越长。小儿白天如常，夜不能寐，啼哭不休，或定时啼哭者，为夜啼；睡卧不安，烦躁不宁，多属邪热内蕴，心经郁热；寐不安宁，多汗惊惕，常见于佝偻病之脾虚肝旺证；睡中龂齿，或是虫积，或是胃热兼风；寐而不宁，肛门瘙痒，多为蛲虫；睡中露睛，多为久病脾虚；入夜心怀恐惧而难寐，多为心神失养或惊恐伤神；出现昏睡或嗜睡，在热病中多为邪入心包，或痰蒙清窍所致。

3. 问个人史　包括胎产史、喂养史、生长发育史、预防接种史等。

胎产史：要问清胎次、产次，是否足月，顺产或难产，是否有窒息史，以及接生方式、出生地点、出生情况、孕期母亲的营养和健康情况及有无流产史等。

喂养史：包括喂养方式和辅助食品添加情况，是否已经断奶和断奶后的情况。对年长儿还应询问饮食习惯，现在的食物种类和食欲等。

生长发育史：包括体格生长和智能发育，如坐、立、行、语、齿等出现的时间；囟门闭合的时间；体重、身长增长情况；对已入学小儿还应了解学习成绩，推测智力情况。

预防接种史：是否按时进行计划免疫，包括卡介苗，乙肝疫苗，麻疹减毒活疫苗，白喉抗毒素、百日咳疫苗、破伤风抗毒素混合制剂，乙型脑炎疫苗，流行性脑膜炎菌苗，以及甲肝减毒活疫苗等疫苗的预防接种情况。记录接种年龄和反应等。

（四）切诊

包括脉诊和按诊两个方面，是诊断儿科疾病的重要手段。

1. 脉诊　小儿脉诊与成年人脉诊不同。①脉诊方法：3岁以下小儿一般不切脉，而以指纹诊法代替；3岁以上小儿用“一指定三关”的方法。因小儿寸口部位较短不能容纳成年人三指，故医者用示指或拇指同时按压寸、关、尺三部，再根据指力轻、中、重的不同，取浮、中、沉，来体会小儿脉象的变化。②小儿平脉次数，因年龄不同而不同，健康小儿脉象平和，较成年人软而稍数，年龄越小，脉搏越快。不同年龄的健康小儿，脉息的至数是不相同的，如按成年人正常呼吸定息计算：一息初生婴儿7～8至，1－3岁6～7至，4－7岁约6至，8－14岁约5至，若因啼哭、活动等而使脉搏加快，不可认作病脉。③小儿病脉主要以浮、沉、迟、数、无力、有力6种基本脉象为纲，以辨疾病的表里、寒热、虚实。④对脉诊的临床意义要根据不同年龄的不同情况区别对待，当“脉证不符”时，可“舍脉从证”。

2. 按诊　亦称触诊，是医者用手按压或触摸颅囟、颈腋、胸腹、四肢、皮肤等，以察其冷、热、软、硬、突、陷、有无瘕瘕痞块等情况，从而协助诊断病情。按诊是诊断学中十分重要的组成部分。临床上除须掌握中医学的按诊内容外，还可与现代诊法中触诊的内容相参进行。儿科的按诊须注意以下几方面：①小婴儿须触摸顶部及枕部颅骨，了解前后囟的闭合情况，有无隆起或凹陷，颅骨有无软化呈乒乓球样的感觉等。②小儿腹部的按诊，应尽量在小儿安静时，或在婴儿哺乳时进行，如啼哭无法制止时，可利用吸气时做快速按诊。腹部按诊要注意肝、脾等脏器的大小。③要根据年龄特点以判断按诊所得资料的临床意义。如小儿年龄小，按诊时若啼哭不止，获取的体征不准确，应加以识别。

按头囟：小儿囟门逾期不闭或颅骨按之不坚而有弹性者，为肾气不足，发育欠佳的表现，常见于佝偻病等；囟门下陷成坑者为囟陷，多因严重吐泻、亡津液所致；囟门隆凸，按之紧张，为囟填，多为风火痰热上攻，肝火上亢，热盛生风。颅骨开解，头缝四破，头大颌缩，囟门宽大者为解颅，多属先天肾气不足，脑髓膨胀之故。

按颈腋：正常小儿在颈项、腋下部位可触及少许绿豆大小之臖核（淋巴结），活动、不硬、不痛，不属病态。若臖核增大，质坚成串，推之不移，按之疼痛，或肿大灼热，为痰热毒结；若仅见增大，按之不痛，质坚成串，多为瘰疬。

按胸腹：胸骨高突，按之不痛者为“鸡胸”；脊背高突，弯曲隆起，按之不痛为“龟背”。左侧前胸心尖冲动处古称“虚里”，是宗气会聚之所。若搏动太强而节律不匀者，是宗气外泄，病情严重；若动而微弱，触之不甚明显者，为宗气内虚；若搏动过速，伴喘促鼻煽者，为宗气不继，病情危重。胸胁触及串珠，两肋外翻，可见于佝偻病。若右上腹肋下触及痞块，或按之疼痛，为肝大；左上腹肋下触及痞块，为脾肿大，多为气滞血瘀之证。小儿腹部柔软温和，按之不痛为正常。腹痛喜按，按之痛减者为虚痛；腹痛喜热敷为寒痛；腹痛拒按，按之胀痛加剧为里实腹痛。剑突下疼痛多属胃脘痛。儿多啼哭，肚脐外突，按之有声者是脐突；脐周疼痛，按之痛减，并可触及条索状包块者，多为蛔虫症；腹胀形瘦，腹部青筋显露，多为疳证；腹部胀满，叩之如鼓者为气胀；叩之音浊，按之有液体波动之感，多为腹水；右下腹按之疼痛，兼发热，多属肠痈。

按四肢：平时手足冷者多阳虚；手足心热者，多属阴虚内热或内伤乳食；手背全身俱热者，多属外感表证；高热时四肢厥冷为热深厥深；四肢厥冷，面白唇淡者，多属虚寒；四肢厥冷，唇舌红赤者，多是真热假寒之象。

按皮肤：肤冷汗多为阳气不足；肤热无汗为热闭于内；肤热汗出，为热蒸于外；皮肤干燥，失去弹性，为吐泻伤津耗液之证。肌肤肿胀，按之随手而起，属阳水水肿；肌肤肿胀，按之凹陷难起，属阴水水肿。

（韩新民）

第二节　辨证概要

“证”是中医学中一个特定的概念，它是对一组具有内在联系的病因、病机、病性、病状、病位、病理演变等病理要素的概括。“辨证”就是在综合分析四诊资料的基础上，分析疾病的病因，明确病变的部位，确定病证的病机，判断邪正的消长，疾病动态变化情况，加以归纳概括。“辨证”是中医认识疾病的基本方法，也是确立治法的前提。辨证论治是中医诊治疾病的特色，是中医学的精髓。

中医的辨证方法很多，它们各有不同内容，亦各具特点，在临床相互补充，有效地指导着中医的临床实践。儿科辨证常用方法有八纲辨证、脏腑辨证、卫气营血辨证、三焦辨证、六经辨证、气血津液辨证、病因辨证。儿科的辨证，虽方法和内容与其他学科一致，但在具体运用上仍有其不同特点。

一、辨证特点

（一）儿科辨证强调及时准确

由于小儿的生理病理特点，其患病后“易寒易热”“易虚易实”，所以寒热的转化与虚实的变化极易发生；而且“邪之来也，势如奔马；其传变也，急如掣电”，病情变化快，可在较短时间内，邪从表入里，由实转虚，或晨寒暮热，晨热暮寒等。因此，必须根据小儿病情变化，及时准确灵活辨证，采取相应的施治方法。

（二）注重辨别主证、兼证

小儿“稚阴未长”“稚阳未充”，临床证候多见寒热虚实错杂。所以，在儿科疾病的辨证中，应从错综复杂的病情中找出主证和兼证，在治疗时应以解决主证为主，兼顾兼证，同时要注意二者之间的相互转化。如小儿出现发热恶寒，鼻塞流清涕，纳呆呕吐，此时应辨别主证与兼证，区别是感冒夹滞还是积滞兼有外感。

（三）辨证与辨病相结合

辨病，是对疾病症状表现、原因、性质、部位、患者的体质，以及各种检查的结果等进行全面分析与辨别，根据不同疾病的各自特征，做出相应的疾病诊断。各种疾病发展过程的不同阶段可以形成不同的证，而由于患儿的年龄、体质、饮食习惯等个体差异，以及地理、气候、环境等因素的影响，又使某种疾病即使在同一阶段，也可形成不同的证。因此，辨病与辨证相结合，则既可把握疾病的发展规律，注意不同疾病的不同特点，又能考虑到患儿的个体差异，并注意到不同疾病在某些阶段所表现的共同证候。辨证与辨病相结合，是目前中医儿科临床最常用的诊断方法。如小儿肺炎喘嗽、痰热闭肺证与麻疹逆证的麻毒闭肺证，虽然都出现高热、咳嗽气促、鼻扇痰鸣的肺炎喘嗽典型之证，都是邪闭于肺、肺失宣肃所致，但基本的疾病不同，导致肺炎喘嗽的病因不一样，前者是六淫病因导致，后者麻毒之邪所致。前者用宣肺开闭、清热化痰治疗，后者在治疗肺炎喘嗽的同时，必须要考虑麻疹的情况治之，才能取得好的疗效。若不辨病，就不能抓住疾病的本质；若不辨证，就不能辨识疾病在不同阶段表现的综合病情。辨病与辨证相结合治疗，这也符合中医"异病同治"和"同病异治"的大法。由于小儿疾病多来势急，变化快，病情多寒热虚实错综复杂，辨证与辨病结合显得尤为重要。

二、辨证概要

（一）八纲辨证

将四诊收集的资料，归纳、分析概括为表、里、寒、热、虚、实、阴、阳八类证候，用以表示疾病病位、病性、小儿体质强弱和邪正的盛衰及病证类别的总印象。小儿任何一种疾病，从大体病位来说，总不外表证和里证；基本病性可分为寒证和热证；从邪正斗争的关系来说，可概括为实证和虚证；病证的总类别都可归属于阳证和阴证。但由于小儿病理上易虚易实，易寒易热，病情往往错综不清，不易分辨，再加上"四诊"不全，供辨识的主、客观症状和体征不多，故在八纲辨证时一般首先分清寒热，危急重证当辨识虚、实。

寒热之辨，主要从唇、舌、咽部颜色及二便的变化来分。一般唇、舌、咽颜色红多为热，再结合二便的表现判断。对实在难以辨识的，则多可从寒热兼顾辨识。

虚实之辨，多注意了解病情的缓急、病程的久暂、神色变化、体温、脉搏、呼吸、血压、哭声、先后天情况等。一般若病情缓，病程长，失神，面色苍白或萎黄，哭声绵长无力，体温低，脉搏（心率）迟、无力，呼吸节律与频率异常，多为虚或以虚为主的证候。

（二）脏腑辨证

是在认识脏腑生理功能和病理变化的基础上，对四诊所获得的临床资料进行综合分析，以判断疾病的病因病机，辨清病变的部位及性质，最终大多要落实到脏腑上来。故脏腑辨证是儿科最为重要的辨证方法之一。

1. *肺与大肠病辨证*　肺主气，司呼吸，主宣发肃降，外合皮毛，通调水道，朝百脉而开窍于鼻，与手阳明大肠经互为表里。《小儿药证直诀·五脏所主》曰："肺主喘。实则闷乱喘促，有饮水者，有不饮水者；虚则哽气，长出气"。肺与大肠病变，常表现为呼吸功能失常，肺气宣肃不利，通调水道失职，大肠传导失司等，出现发热、恶风、喷嚏、鼻塞、鼻扇、流涕、咳嗽、气喘、气紧、气急、痰鸣、咯痰、喉痛、小便不利、大便秘结、泄泻、脱肛等症。

小儿由于肺脏尤娇，肺系病证多而且易于传变，致危重症多或缠绵难愈。同时由于小儿体属纯阳、稚阴稚阳，故临床小儿肺系病证表现为热证多、兼证多、变证多、易伤阴液。

2. *脾与胃病辨证*　脾与胃互为表里，位于中焦，为仓廪之官，乃水谷之所聚。脾主运化，主统血，主肌肉及四肢，开窍于口，其华在唇。脾主升清，胃主降浊，脾喜燥恶湿，胃喜润恶燥，脾胃为后天之本，气血生化之源，人体气机升降的枢纽。《小儿药证直诀·五脏所主》曰："脾主困，实则困睡，身热饮水；虚则吐泻生风"。脾胃病变，常表现为水谷受纳运化失常，生化无源，气血亏虚，气机升降失常，水湿滞留，痰浊内生，乳食积滞，血失统摄等，出现唇红、唇裂、唇肿、唇缩、口疮、牙龈赤肿或溃烂、食欲缺乏、恶心呕吐、腹痛、腹胀、嗳气、便秘、泄泻、痰涎壅盛、衄血紫癜、面色萎黄、困倦多睡、肌肤浮肿、口角流涎、肌肉瘦削、睡卧露睛等。

小儿脾常不足，胃小且弱，易为饮食所伤，而出现脾胃病证。常见证型有脾运失健、脾胃积热、湿困脾土（湿困中焦）、食积胃脘、胃阴不足、脾气虚弱、脾阳不足等。

3. *心与小肠病辨证*　心为五脏六腑之大主，主神志，主血脉，其华在面，开窍于舌，在液为汗，与小肠相表里。心为君主之官，属阳主火，具有推动血液在全身脉道中运行及主宰人的精神意识思维活动的功能。心位于胸中，心包围护其外。《小儿药证直诀·五脏所主》曰："心主惊。实则叫哭发热，饮水而摇；虚则卧而悸动不安"。心与小肠病变，常表现血脉运行异常、神志异常、舌部疾病及汗液、脉搏、尿的变化等症状。如神昏、谵语、烦躁、多梦、惊惕、行为失常、神识失聪、面色红赤、小便赤涩、舌烂、吐舌、弄舌、唇舌爪甲青紫、五心烦热、出血、紫癜、汗多等。

小儿"心常有余"，受病之后易出现心火上炎、痰蒙心窍、痰火扰心、心气阴两虚、心阳虚衰、心脉瘀阻等。

4. *肝与胆病辨证*　肝居于胁里，藏血，主疏泄，主筋，其华在爪，开窍于目，与胆相表里，对全身气机通畅、精神情志的正常活动、血液的正常运行及脾胃的正常纳运均有非常密切的关系。肝喜条达恶抑郁,《小儿药证直诀·五脏所主》曰:"肝主风。实则目直大叫,呵欠,项急顿闷;虚则咬牙,多欠气。热则外生气,湿则内生气"。肝胆病变常表现为疏泄功能失常,肝不藏血,阴血亏虚,筋脉失养,目失涵养,以及部分纳食、消化、吸收异常等,出现目赤、直视、窜视、头痛、眩晕、强直、抽搐、多动、抽动、角弓反张、口眼㖞斜、口苦、吐酸、寒热往来、胁痛、黄疸、咬牙、善怒、失眠多梦、筋脉拘急、屈伸不利、爪甲不荣、偏坠、囊缩、囊肿、小腹疼痛等。

小儿"肝常有余",故肝与胆病证多见肝胆湿热、肝气郁结、肝阳上亢、肝热火亢、肝风内动、肝阴不足等证。

5. 肾与膀胱病辨证　肾位于腰部,腰为肾之府。肾为先天之本,主藏精,主水,纳气,主骨,生髓,其华在发,开窍于耳及前后二阴,与膀胱相为表里,对人体水液代谢、生长发育均起着重要的作用。肾与膀胱病变,常表现为藏精、主水、纳气等功能失常,生长发育障碍,生殖功能、水液代谢、脑、髓、骨、听觉异常等,出现五迟、五软、解颅、鸡胸、龟背、遗尿、水肿、小便淋沥、小便短赤、小便清长、耳鸣、耳聋、牙齿不生、发枯不润、喘息绵绵等。

《小儿药证直诀·五脏所主》曰:"肾主虚,无实也,惟疮疹,肾实则变黑陷"。小儿肾常不足,加之有先天禀赋不足者,故临床小儿肾病证候,以虚证为主,如肾气虚、肾阳虚、肾阴虚证;虚实夹杂占少数;膀胱病变则以湿热证多见。

(三)卫气营血辨证

是清代温病学家叶天士在前人的基础上提出的用于外感温热病的一种辨证方法。小儿易受温热病邪侵袭,所患热病较多,故卫气营血的辨证方法在儿科临床运用极为普遍,并具有以下特点:

热邪传变较速,故小儿热病初起见卫气同病较多,即表邪尚存而里热已盛,如既有鼻塞流涕、恶风,又见发热心烦、口渴、舌质红、便干等证。同时易见热势弥漫而致气营(血)同病酿成气营两燔或气血两燔的证候。如儿科时行疾病中,丹痧、小儿暑温等均多见这类证候。再者由于小儿脏腑娇嫩,不堪邪侵,尤其是初生儿、小婴儿,易见逆传心包,病邪由卫分直入心营而见神昏痉厥等。

(四)三焦辨证

为清代著名温病学家吴鞠通所提出,也是儿科常用的辨证方法。对温热疾病多与卫气营血辨证结合运用,一般规律是病始于上焦,次传中焦,终于下焦。

(五)六经辨证

根据小儿的生理、病理特点,六经辨证运用中有以下特点:因小儿脏腑娇嫩,形气未充,故发病容易、传变迅速,易见"合病""并病"或"传经"。如常见太阳阳明合病,太阳少阳合病或太阳阳明并病及太阳、少阳、阳明的传经等;婴幼儿或素禀不足的儿童则易见病邪"直中",如冒受雨淋,寒湿直中太阴脾土,则表现为腹痛腹泻之病证。

(六)气血津液辨证

为分析人体气血津液的病理变化所表现出来的不同证候,常与八纲辨证、脏腑辨证结合应用。小儿气血津液辨证常见证候:①气虚:乏力、倦怠、语声低微、舌体胖淡、指纹淡、脉象无力等;②气滞:胸腹胀满、疼痛;③气逆:咳喘、呕吐、呃逆;④血虚:面色苍白、萎黄,唇舌指甲色淡;⑤血瘀:发绀、紫斑、瘀点、肝脾肿大或皮肤硬肿;⑥出血:鼻衄、齿衄、便血、尿血等;⑦津液不足:唇干、舌面乏津、少苔、无苔或苔花剥、尿短少等;⑧水液内停:浮肿尿少等证。这些气血津液的证候,须与脏腑辨证相结合进行,如肺气虚、脾气虚、肾气虚、肺气上逆、胃气上逆、心血不足、胃阴不足等。

(七)病因辨证

中医学病因的内容,除外邪致病的六淫(风、寒、暑、湿、燥、火)、疠疫,内伤致病的七情(喜、怒、忧、思、悲、恐、惊)、饮食不节、劳倦过度等因素外,还包括疾病过程中的病理产物如痰饮、瘀血、积滞等。病因辨证是根据发病的客观因素和各种发病原因作用于机体后产生不同证候表现的规律性,分析、归纳、推求病因,辨别证候的属性,所以称为"辨证求因"或"审证求因"。病因辨证对儿科亦有重要的意义。以湿邪为例,湿为阴邪,重浊黏滞,终归脾胃。由于小儿脾胃特点决定小儿最易病"湿",主要见证为:肢体困倦、脘闷纳呆、大便溏泄、舌苔腻或厚腻等,在小儿诸多疾病中均可有此因素而造成疾病缠绵难愈等。

以上各种辨证方法,都是建立在中医学阴阳、藏象、气血精津、病因病机等基础理论上。其中八纲辨证有各种辨证方法的共性,可称为辨证总纲;脏腑辨证关系着病位、病性的进一步落实,为辨证的基础;病因辨证是找出病证的起因,便于分析疾病在病因作用下病机的演变;六经辨证是结合经络、脏腑、八纲等各种理论的一种综合性辨证方法,对于认识疾病的深浅传变有着重要的意义;卫气营血辨证与三焦辨证则主要用于热病辨证，对于儿科发热类疾病尤其适用。善于灵活运用这些辨证方法，相互参合，融会贯通，辨证更加完善准确，才会不断提高临床疗效。

（韩新民）

第三节 治疗概要

儿科疾病的治疗大法与成年人基本一致，但由于小儿在病因、生理病理、病种上与成年人有所不同，故在治疗方法、药物选择、药物剂量、给药途径上也有其特点，应灵活掌握运用，提高临床疗效。

中药汤剂内服吸收快，加减运用灵活，便于喂服；中药成药易于储存携带，服用方便；药物外治使用简便，易为患儿接受；推拿、针灸等治疗手段，亦有较好疗效，可根据病情选择应用。

一、儿科治疗用药特点

（一）治疗要及时、正确

小儿“病之来也，势如奔马；其传变也，急如掣电”。病情的好转与加剧多在转瞬之间，故把握病机，及时地治疗用药尤为重要。“小儿脏气清灵，随拨随应”的关键在于诊断明确、辨证准确、治疗用药正确，故用药能否正确关系着病情的进退。

（二）药物选择必须审慎

审慎治疗首先是注意药物的选择，由于“其用药也，稍呆则滞，稍重则伤，稍不对证，则莫知其乡，捕风捉影，转救转剧，转去转远”，故其用药尤须审慎，特别是新生儿、婴幼儿。疾病的发生是由“阴阳失衡”所致，小儿疾病的阴阳失衡与小儿体质阴阳特点密切相关。药物有寒、热、温、凉之分，用之不慎可造成新的阴阳失衡致生他疾。在同类药物中要尽量选择适宜小儿体质特点的药物，凡大辛、大热、大苦、大寒、有毒、重镇、攻伐、峻下之品，应审慎使用，注意剂量和使用的时机和法度，“中病即止”或“衰其大半而止”。

（三）处方精准，药量适度

小儿脏气清灵，随拨随应，其处方用药应轻巧灵活，尽量避免治疗目的不明确、杂乱堆积药物的大处方，药物尤其是性味猛烈的药味，应严格掌握其用量。小儿中药剂量常随年龄大小、个体差异、病情轻重、方剂组合、药味多少及药味本身的性味、质地轻重、毒性大小来确定，并可结合医者临床用药经验使用，一般应在药典规定的剂量范围内。用药要准确，剂量要适当。

（四）重视给药途径和药物剂型的选择

儿科用药一般以内服汤剂为主，但汤剂有煎煮麻烦、味道较苦、患儿不愿服用之弊，对婴儿可用口服液或糖浆剂。丸剂、片剂在不能吞服时，可研碎，加水服用。颗粒剂和浸膏剂可用温开水溶解稀释后服用。为了避免服药困难，可用栓剂或通过直肠给药。病情需要时可用注射剂，注射给药，作用迅速，是儿科比较理想的一种给药方法，但要严格掌握其剂量、适应证、禁忌证，防止发生不良反应。

（五）汤剂的煎服方法

儿科应用汤剂需对用药总量加以控制。以成年人剂量对照，新生儿可用1/6量，婴儿用1/3量，幼儿及幼童用1/2～2/3量，学龄儿童接近成年人剂量。儿童用药量的控制可根据病情需要和临床经验，分别通过精简药味或减少单味药用量来实现。煎熬时要分清处方中是否有先煎、后下、包煎、另煎的药物，煎熬前要用干净水浸泡药物，煎熬时间根据处方作用决定。煎出的药量约为：新生儿30～50ml，婴儿60～100ml，幼儿及幼童150～200ml，学龄儿童200～300ml。煎出的药液，根据病情，分3～5次服用，注意尽量不要强行灌服。

（六）合理运用药物的内服与外治

根据病情需要，正确选用药物内服与外治。中医治法中有许多的药物外治法，应大力提倡应用，如熏洗法、涂敷法、热熨法、敷贴法等。内治与外治相结合，容易取得较快或较好的疗效，如小儿泄泻在内服方药治疗的同时，另用药物敷脐止泻；痄腮在用清瘟解毒消肿散结的同时，另用如意金黄散醋调外敷腮肿局部，可促进痄腮早日痊愈。

总之，儿科疾病，无论采用内治法、外治法或其他治法，必须因人、因病、因时、因地制宜，不可偏废。

二、常用内治法

在审明病因、分析病机、明确诊断、辨清证候之后，应针对性地选择一定的治疗方法，其中“汗、吐、下、和、温、清、补、消”是中医学最基本的治法。根据儿科自身特点，按照八法原则，常组合成以下12

种治法，这些治法既常单独使用，也常联合运用（表4-1）。

（一）疏风解表法

主要适用于外邪侵袭肌表所致的表证。由于外邪郁闭肌表，开阖失司，出现发热、恶风、汗出或无汗等症。可用疏散风邪的药物，使郁于肌表的邪气从汗而解。临床上有辛温、辛凉之分。

（二）止咳平喘法

主要适用于邪郁肺经，痰阻肺络所致的咳喘。咳喘久病，每易由肺及肾，出现肾虚的证候，此时宜在止咳平喘的方剂中，加入温肾纳气的药物。

（三）清热解毒法

主要适用于热毒炽盛的实热证，如温热病、湿热病、斑疹、血证、丹毒、疮痈等。其中又可分为甘凉清热、苦寒清热、苦泄降热、咸寒清热等，应按邪热在表、在里，属气、属血，入脏、入腑等，分别选方用药。

（四）凉血止血法

主要适用于诸种出血的证候，如鼻衄、齿衄、尿血、粪血、紫癜等。小儿血证常由血热妄行、血不循经引起，用清热凉血法治疗居多；但是，气不摄血、脾不统血、阴虚火旺等其他原因引起的出血临床也不少见，可在补气、健脾、养阴等法的基础上配伍本法进行治疗。

（五）安蛔驱虫法

主要适用于小儿肠道虫证，如蛔虫、蛲虫等。其中尤其以蛔虫病变化多端，可合并蛔厥（胆道蛔虫病）、虫瘕（蛔虫性肠梗阻）等。发生这些情况时，当先安蛔缓急止痛为主，待病势缓和后，再予驱虫。

（六）消食导滞法

主要适用于小儿乳食不节，停滞不化之证，如积滞、伤食吐泻、疳证等。小儿脾胃薄弱，若饮食不节，恣食无度，则脾胃纳运失常。轻则呕吐泄泻、厌食腹痛；重则为积为疳，影响生长发育。在消食导滞药物中，麦芽擅消乳积，山楂能消肉食积，神曲善化谷食积，莱菔子擅消麦面之积，鸡内金则能消各种食积，还有开胃作用。

（七）镇惊开窍法

主要适用于小儿惊风、癫痫等病证。小儿热病最多，且热邪易炽，引动肝风；或灼津炼液，生痰阻络，窍道不通可出现惊风等病证。常用方药如紫雪丹、至宝丹、安宫牛黄丸、苏合香丸、羚角钩藤汤等。

（八）利水消肿法

主要适用于水湿停聚，小便短少而水肿的患儿。若为湿邪内蕴，脾失健运，水湿泛于肌肤者，则为阳水；若脾肾阳虚，不能化气行水，水湿内聚为肿，则为阴水。除常用方剂外，车前子、荠菜花、玉米须等，也有较好的消肿利尿作用。

（九）健脾益气法

主要适用于脾胃虚弱、气血不足的小儿，如泄泻、疳证及病后体虚等。单味怀山药粉调服，有良好的健脾止泻作用。气虚与脾虚关系密切，治气虚时多从健脾着手，健脾时多借助益气，故两者常配合运用。鉴于脾虚气弱，小儿运化失司，常出现食欲缺乏，消化不良，故健脾益气方药中可酌情佐以砂仁、藿香、陈皮、山楂、神曲、鸡内金等理气消导之品。

（十）培元补肾法

主要适用于小儿胎禀不足，肾气虚弱及肾不纳气之证，如解颅、五迟、五软、遗尿、哮喘等。小儿时期常见肝肾同病、脾肾同病或肺肾同病，治疗时应配合养肝、健脾、补肺之品。

（十一）活血化瘀法

主要适用于各种血瘀之证。如肺炎喘嗽、哮喘口唇青紫，肌肤有瘀斑瘀点，以及腹痛如针刺、痛有定处、按之有痞块等。基于“气为血之帅，气行则血行”的原则，活血化瘀方中常辅以行气的药物。

（十二）回阳救逆法

主要适用于小儿元阳虚衰欲脱之危重证候。临床可见面色苍白、神疲肢厥、冷汗淋漓、气息奄奄、脉微欲绝等，此时必须用峻补阳气的方药加以救治。

表 4-1　常用内治法的适应证、代表方剂

治法	适应证	代表方剂
疏风解表法	外邪侵袭肌表所致的表证	风寒外感：麻黄汤、荆防败毒散、葱豉汤 风热外感：银翘散、桑菊饮
止咳平喘法	邪郁肺经，痰阻肺络所致的咳喘	寒痰内伏：小青龙汤、射干麻黄汤 痰热内蕴：定喘汤、麻杏石甘汤

（续　表）

治法	适应证	代表方剂
清热解毒法	热毒炽盛的实热证	表里俱热：栀子豉汤、葛根黄芩黄连汤 阳明里热：白虎汤 湿热留恋：白头翁汤、甘露消毒丹 湿热黄疸：茵陈蒿汤 热于营血：清营汤、犀角地黄汤、神犀丹 火毒炽盛：黄连解毒汤、五味消毒饮 心经火热：导赤散 肝胆火旺：龙胆泻肝汤 心脾积热：清热泻脾散
凉血止血法	诸种出血证候	犀角地黄汤、玉女煎、小蓟饮子、槐花散 成药：云南白药
安蛔驱虫法	小儿肠道虫证	蛔厥：乌梅丸 驱蛔：追虫丸、下虫丸，使君子、苦楝皮 驱姜片虫：槟榔 驱蛲虫：大黄、使君子、百部煎剂灌肠
消食导滞法	乳食不节，停滞不化证	保和丸、消乳丸、鸡内金粉、枳实导滞丸
镇惊开窍法	小儿惊风、癫痫	暴受惊恐：朱砂安神丸、磁朱丸 热极生风：羚角钩藤汤 热入营血：安宫牛黄丸、至宝丹、紫雪丹 痰浊上蒙：苏合香丸 感受时邪秽浊之气：行军散、玉枢丹
利水消肿法	水湿停聚，小便短少而水肿	阳水：麻黄连翘赤小豆汤、五苓散、五皮饮、越婢加术汤 阴水：防己黄芪汤、实脾饮、真武汤
健脾益气法	脾胃虚弱、气血不足的证候	参苓白术散、七味白术散、异功散、补中益气汤
培元补肾法	胎禀不足，肾气虚弱及肾不纳气	六味地黄丸、金匮肾气丸、桑螵蛸散、参蛤散
活血化瘀法	各种血瘀证	桃红四物汤、血府逐瘀汤、少腹逐瘀汤、桃仁承气汤
回阳救逆法	小儿元阳虚衰欲脱之危重证候	四逆汤、参附龙牡救逆汤

三、常用外治法

（一）外治法的优点

外治法，作用迅速，小儿肌肤柔嫩，脏气清灵，尤为有效。加之小儿大多害怕打针，不愿服药或喂服困难。因此自古有“良医不废外治”之说。临床实践证明，采用各种外治法治疗小儿常见病、多发病，易为小儿所接受，应用得当，有较好的疗效。可以单用或与内治法配合应用。

外治诸法，其机制与内治诸法相通，也需视病情之寒热虚实进行辨证论治。外治法通常按经络腧穴选择施治部位。《理瀹骈文·略言》曰：“外治之理，即内治之理；外治之药，即内治之药，所异者法耳”。可见外治与内治的取效机制是一致的。

（二）外治法的种类

目前儿科临床上的外治法，主要使用一些药物进行敷、贴、熏、洗、吹、点、灌、嗅等。这些方法，药简效捷，是未来儿科医学的发展方向之一。

1. *熏洗法*　是利用中药的药液及蒸气熏洗人体外表的一种治法。如夏日高热无汗可用香薷煎汤熏洗，发汗退热；麻疹发疹初期，为助透疹，用麻黄、浮萍、芫荽子、西河柳煎汤后，加黄酒擦洗头部和四肢，并将药液放在室内煮沸，使空气湿润，体表亦能接触药气。

2. *涂敷法*　是将新鲜的中草药捣烂，或用药物研末加入水或醋调匀后，涂敷于体表的一种外治法。如用鲜马齿苋、仙人掌、青黛、金黄散、紫金锭等，任选一种，调敷于腮部，治疗流行性腮腺炎。用吴茱萸粉3份、胆南星粉1份，用米醋调成膏状涂敷于足底涌泉穴，治疗滞颐。

3. *罨包法* 是将药物置于皮肤局部，并加以包扎的一种外治法。如用皮硝包扎于脐部以消食积；用五倍子粉加食醋调填入脐内再包扎，治疗盗汗等。

4. *热熨法* 是将药物炒热后，用布包裹以熨肌表的一种外治法。如炒热食盐熨腹部，治疗腹痛；用生葱、食盐炒热，熨脐周围及少腹，治疗癃闭等。

5. *敷贴法* 是将药物制成软膏、药饼，或研粉撒于普通膏药上，敷贴于局部的一种外治法。如用丁香、肉桂等药粉，撒于普通膏药上贴于脐部，治疗寒证泄泻。再如在夏季三伏天，用延胡索、白芥子、甘遂、细辛研末，以生姜汁调成药饼，敷于肺俞、膏肓、百劳穴上，治疗哮喘等。

6. *擦拭法* 是用药液或药末擦拭局部的一种外治法。如冰硼散擦拭口腔，或用淡盐水、银花甘草水拭洗口腔，治疗鹅口疮、口疮等。

7. *药袋疗法* 是将药物研成粉末装入袋内，给小儿佩戴在胸前、腹部或枕头的一种外治法。药物常选用山柰、苍术、白芷、砂仁、丁香、肉桂、甘松、豆蔻、沉香、檀香、艾叶等芳香药物，根据病情，选药配方，制成香袋、肚兜、香枕等。经常使用，具有辟秽解毒、增进食欲、防病治病的作用。

四、其他疗法

(一)推拿疗法

小儿推拿古称小儿按摩，是专以手法对小儿疾病治疗的一种方法，有促进气血循行、经络通畅、神气安定、脏腑调和的作用，能达到驱邪治病的目的。儿科临床常用于学龄前小儿发热、便秘、泄泻、腹痛、厌食、斜颈、痿证等疾病。年龄越小，效果越好。其手法应轻快柔和。取穴和操作方法与成年人有所不同。常用推、拿、揉、运、掐等手法，常取上肢的六腑、天河水、三关，掌部的大肠、脾土、板门，下肢的足三里、三阴交，背部的大椎、脾俞、肾俞、大肠俞、七节、龟尾，腹部的脐中、天枢、丹田、气海等穴。

捏脊疗法是儿科常用的一种推拿方法，此法通过对督脉和膀胱经的按摩，调和阴阳，疏理经络，行气活血，恢复脏腑功能以防治疾病。具体操作方法：患儿俯卧，一法是医者两手半握拳，双手两示指抵于背脊上，再以两手拇指伸向示指前方，合力夹住肌肉提起，而后，示指向前，拇指向后退，做翻卷动作，两手同时向前移动；另一法是医者用双手拇指与示指、中指、环指相对，做捏物状手形，自腰骶开始，沿脊柱两侧捏起皮肤，不断向上捏至大椎穴止。如此反复3～5次，捏到第3次后，每捏3把，将皮肤提起1次。每日1次，6日为1个疗程。对有脊背皮肤感染、紫癜等疾病的患儿禁用此法。

(二)针灸疗法

针灸疗法包括针法与灸法。儿科针灸疗法常用于治疗遗尿、哮喘、泄泻、惊风、痹证、乙脑后遗症等病证。小儿针灸所用的经穴基本与成年人相同。但是，由于小儿接受针刺的依从性较差，故一般采用浅刺、速刺的针法，又常用腕踝针、耳针、激光穴位照射治疗；小儿灸法常用艾条间接灸法，与皮肤有适当距离，以皮肤微热微红为宜，并要注意防止皮肤灼伤。

刺四缝疗法是儿科针法中常用的一种方法。四缝是经外奇穴，位置在示指、中指、环指及小指四指中节横纹中点，是手三阴经所经过之处。针刺四缝可以清热除烦、通畅百脉、调和脏腑，常用于治疗小儿厌食、疳证。具体操作方法：皮肤局部消毒后，用三棱针刺约1分深，刺后用手挤出黄白色黏液少许。

(三)拔罐疗法

拔罐疗法是运用罐具，造成罐内负压，使之吸附于患处或穴位上，产生局部充血，从而达到治疗病证的一种治法，有促进气血流畅、营卫运行、祛风散寒、舒筋止痛等作用，常用于肺炎喘嗽、哮喘、腹痛、遗尿等疾病。儿科拔罐采用口径较小的竹罐或玻璃罐，留罐时间要短，取罐时注意先以拇指或示指按压罐边皮肤，使空气进入罐内，火罐自行脱落，不可垂直用力硬拔。现也常用橡胶或塑料罐具，使用时，只需用力将罐挤压排气(挤压程度随所需吸力大小而定)，再将罐口紧扣在所选部位，放松挤压，罐即吸住局部皮肤；起罐时，再次挤压罐具，罐内负压消失则自行脱落。对高热惊风、水肿、出血、严重消瘦、皮肤过敏、皮肤感染的小儿，不可使用此法。

(四)灯火燋法

本法古称“神火”，具有疏风解表、行气化痰、醒脑定搐作用。操作时用灯芯蘸麻油，燃火，烧灼所选的穴位或部位，手法必须迅速，一触及皮肤随即离去。古人用于治疗脐风、惊痫、风痰闭阻、卒死等。现代主要用于治疗流行性腮腺炎、腹胀、泄泻等病证。但是，对邪已入里的实热证，久病体弱、久热消渴、阴虚火旺等证，均不宜采用此法。

（五）割治疗法

本法有调和气血，促进脾胃运化的作用，常用以治疗疳证和哮喘等病证。割治部位常取两手掌大鱼际处。具体操作方法：将两手掌大鱼际部位消毒后，用大拇指揿住刀口旁约1cm处，用0.4cm宽的平口手术刀直戳割治部位，创口约长0.5cm，然后挤出赤豆大黄白色脂状物，并迅速剪去，使皮肤复原，再用消毒纱布覆盖其上，若有出血则稍加压迫，然后用绷带包扎。5日后即可解除包扎。在包扎期间，注意防止感染。

此外，还有刮痧疗法、填纂疗法等，对这一类损伤性治疗（如割治疗法、灯火燋法、刮痧疗法、填纂疗法），一般应尽可能地不用，即使一定要用，在使用前必须征求家长知情同意，否则，易产生医患纠纷。

（六）心理疗法

心理疗法是运用心理调节方法，治疗情志、精神障碍及其他疾病的一种方法。中医有"情志相胜""语言疏导""移精变气"等方法，均源自《黄帝内经》，这些是古代中医学中最典型的心理治疗方法。中医将情志活动归为五志，五志过极就会出现各种疾病。《素问·阴阳应象大论》曰："怒伤肝，悲胜怒""喜伤心，恐胜喜""思伤脾，怒胜思""忧伤肺，喜胜忧""恐伤肾，思胜恐"。情志相胜法，就是依据由五行相克理论而产生的不同情志之间相互制约关系，以情胜情来治疗情志疾病的方法。

语言疏导法，是用语言开导以解郁释惑的方法。在心理咨询中语言疏导法是最常用的基本方法。运用疏导法，动之以情，晓之以理，有针对性地开导解惑，改变患者不正确的认知，消除悲恐疑惧之苦。《灵枢·师传》有"告之以其败，语之以其善，导之以其所便，开之以其所苦"因势善导的记载，可以说是中医心理学疏导法的最早记载。

《素问·移精变气论》曰："古之治病，惟其移精变气，可祝由而已。"移精变气法，是医者通过其语言、行为等，转移患者对病痛的注意力，借以调整气机，和其血脉，使精神内守的方法。此法包括使患者情感转移、注意力转移、意念转移、疼痛感觉转移等。

《素问·阴阳应象大论》曰："从欲快志于虚无之守"。顺情从欲法，是用从欲的手法，达到顺意目的的一种治疗方法。其本还在于顺势利导，顺应患者意愿欲求，给予适度心理满足，顺应人的心理活动规律，顺情畅志的心理辅导，使患者能有良好感受，从而接纳心理治疗。顺意从欲法多用于心理抗拒者，或因心理压抑克制强烈而痛苦者。通过顺意从欲的先期疏导，使患者能在心理上得到缓解发泄，为后续治疗作铺垫。

心理疗法常用于小儿郁证、多动症、强迫症、厌食、拗哭、口吃等心理行为异常类疾病，有畅情调志、解郁宁神之功效。心理疗法在调节神经心理活动的同时，对机体的生理生化过程也产生一定影响，从而对于各类心身疾病的防治发挥积极的作用。

（七）饮食疗法

饮食疗法，简称"食疗"，是在中医药学理论指导下，运用食物的性味和所含成分，作用于有关脏腑，以调节机体功能、防治疾病、养生康复的一种方法。

中医饮食疗法主要有两大类：一类是单独用食物，凡米、面、果、菜、禽、畜、蛋、鱼等皆可用作食疗，如生姜红糖茶能够解表散寒，治疗小儿风寒感冒；苹果泥能止泻，治疗小儿泄泻；萝卜粥能祛痰止咳、降气宽中、消食行滞，可治疗小儿咳嗽、食积；羊肝能养血补肝明目，可治疗小儿雀盲等。另一类是食物加药物，经过加工制成食疗食品，如八珍糕能健脾助运，可治疗小儿厌食、疳证；马齿苋粥能清肠利湿止泻，可治疗小儿脾虚夹湿泄泻；金银花露能清热解毒，治疗小儿暑热痱子；雪梨膏能润肺止咳，治疗小儿肺燥咳嗽。在后一类食疗中的药物，常选择那些既是食品又是药品的品种，如甘草、乌梅、陈皮、砂仁、酸枣仁、决明子、莱菔子、青果、罗汉果、白果、香橼、肉豆蔻、肉桂、菊花、薄荷、藿香、茯苓、鸡内金、马齿苋等。食物加药物的食疗，一般不宜给正常的小儿服用，更不可长期服用。

饮食疗法要根据小儿特点，因人而异，辨质使用，辨证施用，择食调养，同时要注意饮食禁忌。饮食疗法中小儿常用的饮食种类有粥、汤、饮、汁、羹、露、茶、糕、饼、膏、糖等，其中尤以粥类用途最广。饮食疗法用途虽广，但作用比较平和，临床上一般只作为主要治疗方法之外的一种辅助疗法。

（韩新民）

■参考文献

[1] 马融，韩新民．中医儿科学[M]．2 版．北京：人民卫生出版社，2012：27-33．
[2] 韩新民．中医儿科学[M]．北京：高等教育出版社，2008：23-33．
[3] 汪受传．中医儿科学[M]．2 版．北京：人民卫生出版社，2009：56-61．

下篇　中医儿科学临床

第5章

肺系疾病

第一节　感　冒

感冒俗称“伤风”，是感受外邪引起的常见外感疾病，临床以发热、鼻塞流涕、喷嚏、咳嗽为主要特征。由外感六淫之邪引起者为普通感冒，感受时邪疫毒而致者为时行感冒。普通感冒西医学称之为急性上呼吸道感染，简称“上感”，主要包括鼻、鼻咽和咽部黏膜的炎症，如急性鼻咽炎、急性咽炎、急性扁桃体炎等；时行感冒称为流行性感冒，简称“流感”。若患急性扁桃体炎可参照本书“乳蛾”进行辨治。

本病的发病率占儿科疾病首位。一年四季均可发生，冬春季节及气候骤变时发病率较高。任何年龄均可发病，婴幼儿更多见。由于小儿肺脏娇嫩，脾常不足，神气怯弱，心、肝常有余，感邪之后，易出现夹痰、夹滞、夹惊的兼证。此外，儿科常见急性传染病的早期，也可表现类似感冒的症状，须注意鉴别。本病一般预后良好，体质较弱或感邪重者，易继发气管支气管炎、肺炎、病毒性心肌炎等疾病，亦可引发肾病、癫痫等痼疾。

【历史沿革】

《黄帝内经》已认识到感冒主要由外感风邪所致。《小儿药证直诀》首先提出“伤风”之名，并阐述了其症状、治法、方药及兼夹证。《仁斋直指小儿附遗方论》首先提出了“感冒”之名，并对其病因和症状做了精辟的论述：“感冒风邪，发热头痛，咳嗽声重，涕唾稠黏”。《婴童百问》指出了小儿患热性病易夹食、夹惊的特点。《幼科释谜》云：“感者触也，冒者罩乎”，是指感受外邪，触罩肌表全身，概括了病名及其含义；并认为病情轻浅，发散祛邪可痊愈。

【病因病机】

感冒病因主要为感受风邪。风为百病之长，常夹杂寒、热、暑、湿、燥等侵袭人体。亦有感受时邪疫毒所致者。季节转换、气候突变、调护不当时易发本病。

1. *感受外邪*　小儿肺常不足，肌肤薄弱，卫表未固，易为外邪侵袭。风邪兼夹寒、热、暑、湿邪等，由口鼻皮毛而入，束于肌表，郁于腠理，肺卫失宣，致本病发生。因四时感邪不同，故有风寒、风热、暑邪感冒之别，暑邪亦有暑热与暑湿之分，秋季常有燥邪侵袭。另外，小儿为纯阳之体，感邪之后易从阳化热，因此外感风寒常为时短暂，易入里化热，出现寒热错杂证候。

2. *感受时疫*　疫邪性烈，易于传变，故起病急骤；时邪疫毒郁于肌表，侵犯肺胃、上熏苗窍，则见发热恶寒、肌肉酸痛、目赤咽红、恶心呕吐等症。

感冒病因为感受六淫外邪及时行疫邪，病位在肺卫，可扰及脾心肝。病机关键为肺卫失宣。小儿肺常不足，感邪之后，肺失宣肃，气机不利，津液失于敷布，聚而为痰，阻于气道，使咳嗽加重，喉间痰鸣，为感冒夹痰。小儿脾常不足，感邪之后，脾失健运，乳食停滞，易见脘腹胀满、不思乳食，或伴呕吐泄泻，此为感冒夹滞。小儿神气怯弱，心常有余，肝常有余，感邪之后，热扰心肝，易见烦躁不宁，睡卧不实，甚则惊惕抽风，此为感冒夹惊。

西医学认为各种病毒和细菌均可引起上呼吸道感染，但 90% 以上为病毒，主要有鼻病毒、呼吸道合胞病毒、流感病毒、副流感病毒、腺病毒、肠道病毒等。少数为细菌感染所致，常见的有溶血性链球菌，其次为肺炎球菌、流感嗜血杆菌等，近年来肺炎支原体亦不少见。

【临床表现】

本病症状轻重不一，与感染的病原及患儿年龄、抵抗力有关。一般年长儿症状较轻，婴幼儿较重。

1. 一般类型上呼吸道感染

(1)局部症状：鼻塞、喷嚏、流涕、轻咳、咽部不适或咽痛等。

(2)全身症状：发热、乏力、头痛、全身酸痛、食欲缺乏、恶心、呕吐、腹泻、腹痛等。腹痛多为阵发性脐周疼痛，无压痛，与肠痉挛或肠系膜淋巴结炎有关。婴幼儿局部症状不显著而全身症状重，多骤然起病，6 个月至 3 岁的患儿高热时易发生热性惊厥。年长患儿以局部症状为主，全身症状较轻。

体检可见咽部充血，扁桃体肿大，颌下和颈部淋巴结肿大、触痛等，肺部听诊正常。肠道病毒感染可有不同形态的皮疹。

一般病程 3～5 天，为自限性疾病。

2. 两种特殊类型上呼吸道感染

(1)疱疹性咽峡炎：好发于夏秋季，为柯萨奇 A 组病毒所致。起病急，表现高热、咽痛、流涎、厌食、呕吐等。体检可见咽部充血，咽腭弓、悬雍垂、软腭处有直径 2～4mm 的疱疹，周围有红晕，破溃后形成小溃疡。病程 1 周左右。

(2)咽结膜热：好发于春夏季，由腺病毒 3、7 型所致，可在儿童集中机构中流行。以发热、咽炎、结膜炎为特征。多呈高热、咽痛、眼部刺痛、咽部充血、一侧或两侧滤泡性眼结膜炎，颈部、耳后淋巴结肿大。病程 1～2 周。

3. 并发症　本病多数预后良好，但是如果处理不当可能出现并发症，婴幼儿多见。可波及邻近器官或向下蔓延，引起中耳炎、鼻窦炎、咽后壁脓肿、颈淋巴结炎、喉炎、气管炎、支气管肺炎等。年长儿若因链球菌感染可引起急性肾炎、风湿热等。

【辅助检查】

1. 血常规　病毒感染者外周血白细胞计数正常或降低，细菌感染者外周血白细胞计数及中性粒细胞增高，但细菌感染的重症病例也可表现白细胞总数及中性粒细胞数减低。

2. C 反应蛋白(CRP)、前降钙素原(PCT)　有助于鉴别细菌感染。

3. 血中 ASO 滴度　链球菌感染者血中 ASO 滴度增高。

4. 病原学检测　一般不需做病原学检测。必要时进行病毒分离和血清学检查可明确病原。

【诊断】

(一)诊断要点

1. 常发于气候骤变，冷暖失调之时，或有与感冒患者接触史。

2. 以发热、鼻塞、流涕、喷嚏、微咳为主证，可伴咽红或咽痛。

3. 感冒伴兼夹证者，可见咳嗽加剧，喉间痰鸣；或脘腹胀痛，不思饮食，呕吐酸腐，大便失调；或睡卧不宁，惊惕抽风。

(二)鉴别诊断

1. 急性传染病早期　多种急性传染病早期都有类似感冒的症状，如麻疹、幼儿急疹、水痘、猩红热、百日咳等，应根据流行病学史、临床表现、实验室检查及病情演变加以鉴别。

2. 急性喉炎　常表现为发热，声音嘶哑，犬吠样咳嗽，吸气性喉鸣。

3. 下呼吸道感染　尤其婴幼儿及体弱儿，一旦感冒，感染易向邻近器官扩散而引起气管-支气管炎、肺炎等并发症，临床根据相应的症状、肺部听诊特点及早诊断，必要时行胸部 X 线等检查。

4. 急性阑尾炎　上呼吸道感染伴腹痛者应与本病鉴别。急性阑尾炎腹痛常先于发热，以右下腹为主，呈持续性，固定压痛点、反跳痛及腹肌紧张腰大肌试验阳性等体征，外周白细胞及中性粒细胞增高。

【辨证思路】

本病以病因辨证为主，主要根据感邪性质、发病季节、流行特点等进行辨证。首先应辨风寒、风热；暑邪感冒者宜区分暑湿、暑热；再辨四时感冒与时疫感冒；同时要辨兼夹证有无，并区分夹痰、夹滞或夹惊。

1. 辨风寒与风热　风寒者，恶寒，鼻流清涕，舌、咽不红；风热者，鼻流浊涕，舌红咽赤。

2. 辨暑热与暑湿　若发热较高，无汗或少汗，面红目赤，口渴心烦为暑热偏盛；胸闷，泛恶，身重困倦，纳呆食少，舌苔腻为暑湿偏盛。

3. 辨四时感冒与时行感冒　四时感冒局部症

状明显，全身症状较轻，无流行趋势；时行感冒全身症状较重，有流行病学史。

4. 辨兼夹证　若感冒兼见咳嗽剧烈，痰多，喉间痰鸣，舌苔厚腻，脉浮滑或滑数者为夹痰；兼见脘腹胀满，不思饮食，口气秽臭，或恶心呕吐，吐物酸腐，大便酸臭，舌苔垢腻，脉滑者，为挟滞；兼见惊惕惊叫，烦躁不宁，甚至两目凝视，肢体抽搐，口唇发绀等证者，为夹惊。

【治疗】

一、中医治疗

疏风解表为治疗感冒的基本原则，临床可根据发病季节、感邪性质，予以辛温解表、辛凉解表、清暑解表、清瘟解毒等不同治法，有兼证者，分别佐以化痰、消导、镇惊之法。同时需注意病证的寒热转化，强调动态辨证施治。用药应考虑小儿稚阴稚阳的生理特点，发汗不宜太过，防止津液耗损，体质虚弱者可采用扶正解表法。亦可根据病情及患儿所需选择适宜的其他疗法。对于高热患儿应及时退热，有热性惊厥史者宜早期使用解热止痉药。

(一)分证论治

1. 主证

(1)风寒感冒

证候：发热轻，恶寒重，无汗，头身疼痛，鼻流清涕，喷嚏，咳嗽，咽不红，舌苔薄白，脉浮紧，指纹浮红。

治法：辛温解表。

主方：荆防败毒散(《摄生众妙方》)加减。

常用药：荆芥、防风、羌活、淡豆豉、紫苏叶、桔梗、前胡、甘草。

加减：恶寒无汗者，加麻黄、桂枝；头痛加白芷、葛根；咳嗽痰多加白芥子、白前；恶心呕吐加藿香、竹茹、半夏；外寒里热者加黄芩、生石膏，亦可选用大青龙汤化裁。

(2)风热感冒

证候：发热重，头身疼痛，鼻流浊涕，喷嚏，咳嗽，口渴，咽红或喉核赤肿，舌红，苔薄黄，脉浮数，指纹浮紫。

治法：辛凉解表。

主方：银翘散(《温病条辨》)加减。

常用药：金银花、连翘、牛蒡子、薄荷、桔梗、荆芥、淡竹叶、大青叶、芦根。

加减：高热加生石膏、黄芩、栀子；咳嗽痰多加前胡、瓜蒌、浙贝母；咽红肿痛加玄参、金果榄、射干；鼻衄加白茅根、仙鹤草。

(3)暑邪感冒

证候：发热无汗，身重困倦，胸脘满闷，纳呆食少，或呕恶腹泻，或鼻塞流涕，舌质红，苔腻，脉数。

治法：祛暑解表。

主方：新加香薷饮(《温病条辨》)加减。

常用药：香薷、金银花、连翘、厚朴、扁豆花、藿香、佩兰。

加减：高热、烦渴，阳明热甚合白虎汤；心烦、舌红赤加黄连、栀子、莲子心；脘闷纳呆、舌苔厚腻湿重加苍术、薏苡仁、广藿香；呕吐加姜半夏、竹茹；泄泻加葛根、黄芩、黄连。

(4)时行感冒

证候：起病急骤，壮热恶寒，无汗或汗出热不解，头痛，肌肉酸痛，心烦，目赤咽红，或腹痛，或恶心、呕吐，舌质红，苔黄，脉数。

治法：清瘟解表。

主方：银翘散(《温病条辨》)合普济消毒饮(《东垣试效方》)加减。

常用药：金银花、连翘、荆芥、柴胡、牛蒡子、薄荷、桔梗、黄芩、板蓝根、重楼、蝉蜕。

加减：高热加葛根、生石膏、栀子；呕吐加黄连、竹茹。若时邪侵募原可予达原饮加减。

2. 兼证

(1)夹痰：兼见咳嗽加重，咳声重浊，喉间痰鸣，舌苔厚腻。风寒夹痰者，治宜辛温解表，佐以宣肺化痰，加陈皮、半夏、白前；风热夹痰者，治宜辛凉解表，佐以清肺化痰，加用桑白皮、瓜蒌、浙贝母。

(2)夹滞：兼见食少纳呆，口臭，呕吐酸腐，腹胀腹痛，粪酸臭，便秘或泄泻，尿白浊，舌苔厚腻。治宜解表为主，佐以消食导滞。肉积者加山楂；乳积者加麦芽；面积者加神曲；便干者加槟榔、大黄。

(3)夹惊：兼见睡卧不宁或齘齿，惊惕哭叫，甚至惊厥。治宜解表基础上，佐以镇惊安神，酌加蝉蜕、钩藤、僵蚕等。

(二)中成药

1. 午时茶颗粒　适用于风寒感冒夹滞。
2. 小儿豉翘清热颗粒　适用于风热感冒夹滞。
3. 藿香正气水　适用于暑湿感冒。
4. 莲花清瘟胶囊　适用于时行感冒。
5. 小儿柴桂退热颗粒　适用于感冒外寒里热。
6. 小儿金丹片　适用于感冒夹惊。

(三)针灸疗法

1. 针法　取大椎、太阳、曲池、外关、合谷。用于风热感冒。

2. *灸法*　取大椎、风门、肺俞。用于风寒感冒。

二、西医治疗

1. *一般治疗*　休息、多饮水。注意呼吸道隔离,预防并发症。

2. *对症治疗*　高热可服解热镇痛药,亦可用冷敷、温湿敷或乙醇擦浴降温;热性惊厥应予镇静、止惊等处理;鼻塞明显可局部滴入减轻充血药;咽痛可含服咽喉片。

3. *病因治疗*　一般抗病毒药物无特异性,可用利巴韦林 10～15mg/(kg·d),口服或静脉滴注,疗程 3～5 天。若病情重、有继发细菌感染或有并发症可加用抗菌药物,常用青霉素类、一代头孢菌素类、大环内酯类等,疗程 3～5 天。如证实为溶血性链球菌感染或既往有风湿热、肾炎病史者,青霉素应用至 10～14 天。病毒性结合膜炎可用 0.1% 阿昔洛韦滴眼。

【预防护理】

1. 注意气候变化,及时增减衣服。

2. 勤开窗通风,保持空气流通。

3. 在感冒流行期间不去人群拥挤的公共场所。

4. 避免食用辛辣、生冷、过咸及肥甘厚味之品。

5. 加强户外活动,多晒太阳,提高机体抗病能力。

（张喜莲）

第二节　乳　蛾

乳蛾为儿科常见肺系疾病,又名喉蛾、双蛾风,是因邪客咽喉,喉核(腭扁桃体)内血肉腐败所致,临床以咽痛、喉核红肿,甚则溃烂化脓为特征。以咽喉两侧喉核红肿疼痛、吞咽不舒为主症,轻者可无全身症状,严重者可出现发热恶寒、头身疼痛、咽痛咳嗽等症状。因喉核红肿,形状似乳头或蚕蛾,故称乳蛾。临证有单蛾、双蛾和烂乳蛾之分,发于一侧者为单蛾,发于两侧者为双蛾,喉核溃烂有脓者为烂乳蛾。慢性者又称木蛾、死蛾。本病相当于西医学的扁桃体炎范畴,通常由链球菌感染引起,也可由病毒或支原体感染引起。根据病程,临床上又将扁桃体炎分为急性扁桃体炎和慢性扁桃体炎。

本病多见于 4 岁以上小儿。一年四季均可发病。若治疗得当,一般预后良好。但婴幼儿的病程较长,可迁延不愈或反复发生,如不及时恰当治疗,容易合并鼻窦炎、中耳炎、颈淋巴结炎等常见并发症,急性肾炎、风湿热或风湿性心脏病偶见。反复的乳蛾发生亦可形成反复呼吸道感染,降低小儿机体免疫力,影响小儿的健康成长。

【历史沿革】

乳蛾之名,首见于《儒门事亲》。《儒门事亲·喉舌缓急砭药不同解二十一》曰:“单乳蛾,双乳蛾……结薄于喉之两旁,近外肿作,因其形似,是为乳蛾。”后历代医籍多有记载,多依据临床症状及发病情况命名,如《普济方》之肉蛾、《重楼玉钥》之鹅风及《因喉脉证通论》之烂头乳蛾等。古代医家对乳蛾的分类和治疗亦有论述,首推《医学心悟》言:“状如乳头,生喉间。一边生者,为单乳蛾,两边生者,名双乳蛾。宜用韭菜汁调元明粉,灌去痰涎,吹以冰片散,随服甘桔汤,自应消散。若不清,……,嚼服刀口上即止。”不但指出了乳蛾之内服药物治疗,更提出了外治法治疗乳蛾的方法。现代对乳蛾的研究较多,广泛开展了中西医结合的临床研究,取得了一定成绩。

【病因病机】

因风热犯咽,肺胃热炽,肺肾阴亏,肺脾气虚为本病的主要病因,邪气循经结聚于咽喉或邪毒直接侵袭喉核,气血壅滞,肌膜受灼,而致发病。病位主要在肺胃。

一、外感犯咽

咽喉为肺之门户,风热邪毒从口鼻而入,咽喉首当其冲,风热外侵,肺气不宣,肺经风热循经上犯,结聚于咽喉发为乳蛾;或邪毒直接侵袭喉核,气血壅滞,脉络受阻,肌膜受灼,而致发病。正如《疡科心得集·辨喉蛾喉痛论》所云:“夫风温客热,首先犯肺,化火循经,上逆入络,结聚咽喉,肿如蚕蛾。”

二、肺胃热炽

小儿嗜食辛辣炙煿之品,热积胃府,咽喉为胃之系,脾胃有热,胃火炽盛,亦上冲咽喉。《诸病源候论·喉咽肿痛候》:“喉咽者,脾胃之候也,气所上下。脾胃有热,热气上冲,则咽喉肿痛。”或风热犯肺失治或邪毒壅盛,致外邪侵里,里热炽盛,由胃上攻,搏结于喉核,灼腐肌膜,咽喉肿痛,亦可发为乳蛾。

三、肺肾阴虚

小儿为稚阴稚阳之体,热病久病伤阴,或素体阴虚者,均可出现肺肾阴虚,或急性乳蛾缠绵日久,邪热伤阴,虚火上炎,搏结喉核,喉核肿大,日久不消,发为慢性乳蛾。

四、肺脾气虚

患儿素体气虚,卫表不固,反复外感,屡发乳蛾。造成肺脾气虚,发作后肥大不收,发为慢性乳蛾。

急性乳蛾多为风热外侵,肺胃热盛,内外邪热相搏,一派热象,是谓实证。久病失治,或温热病后阴液不足虚火上扰,或肺脾气虚致使出现的慢性乳蛾,为正虚邪恋,是为虚证。

现代研究表明,细菌感染以溶血性链球菌为主,亦可为肺炎球菌、葡萄球菌等,也可由病毒感染和支原体引起。

【临床表现】

一、症状和体征

以喉核肿大或伴红肿疼痛、咽痒不适为特征,重者喉核溃烂化脓。轻者可无全身症状,重者出现发热恶寒、头身疼痛、咳嗽等。

二、并发症

1. 风湿热、肾炎、心肌炎等全身性疾病　扁桃体窝容易隐藏细菌及分泌物,细菌毒素经周围的血管网传播到全身,产生抗原、抗体免疫复合物,到远离扁桃体的其他器官,如心、肾、关节等,引起风湿热、肾炎、心肌炎等全身疾病。

2. 增殖体肥大　扁桃体肿大多合并增殖体肥大致上气道梗阻,引起“增殖体面容”,如鼻根下陷,嘴唇变厚,鼻唇沟变浅等,由于张口呼吸及睡眠呼吸梗阻,甚至可引起鸡胸、漏斗胸,甚至肺心病等。

【辅助检查】

1. 血液检查　病毒感染时,血白细胞正常或减低,淋巴细胞升高;细菌感染时,血白细胞及中性粒细胞可增高;患儿红细胞沉降多增快、CRP 升高;链球菌感染时,ASO 升高。

2. 免疫学指标　反复扁桃腺炎者血清 IgG 水平可下降,IgA 也可降低。

【诊断与鉴别诊断】

一、诊断要点

1. 体征　喉核肿大或伴红肿疼痛、咽痒不适为主症,重者喉核溃烂化脓。

2. 症状　轻者可无全身症状,重者可伴有发热恶寒、头身疼痛、咳嗽等症状。一般急性乳蛾有发热,慢性乳蛾不发热或仅有低热。

3. 咽部检查

(1)急性乳蛾:扁桃体充血呈鲜红或深红色肿大,表面有脓点,严重者有小脓肿。

(2)慢性乳蛾:扁桃体肿大,充血呈暗红色,或不充血,表面有脓点,或挤压后有少许脓液溢出。

4. 实验室检查　病毒感染时,血白细胞正常或减低,淋巴细胞升高;细菌感染时,血白细胞及中性粒细胞可增高;患儿红细胞沉降多增快、CRP 升高;链球菌感染时,ASO 升高。

二、鉴别诊断

1. 烂喉痧　即猩红热。患儿除有急性扁桃炎临床表现外,尚有皮疹等特殊表现。一般发热 1 天后在全身皮肤弥漫性充血发红基础上出现猩红色皮疹,疹间无正常皮肤,可有口周苍白圈、帕氏线、贫血性皮肤划痕等特征。皮疹于 2～3 日内退尽,身热渐降,咽喉腐烂,疼痛亦见减轻,皮肤有膜状退皮,约 2 周后退尽。病中 2～3 天时可见杨梅舌。

2. 喉关痈　是发生在扁桃体周围及其附近部位的脓肿,病变范围较乳蛾大。临床以局部疼痛、肿胀、焮红、化脓,并伴有恶寒发热、言语不清、饮食呛逆等为特征。病情发展迅速,导致咽喉肿塞,吞咽、呼吸均受影响。它包括西医学的扁桃体周围脓肿、咽后壁脓肿等疾病。本病形成脓肿之前,一般都有类似乳蛾急性发作的症状。这种症状若 3～4 天后逐渐加重,特别是咽痛加剧,吞咽困难者,应考虑本病。

3. 咽白喉　本病多见于小儿,发病较缓,咽痛较轻,扁桃体及咽部见灰白色的假膜,不易揩去,强行揩去容易出血,并很快再生,颈淋巴结明显肿大,与乳蛾仅有扁桃体红肿的病变极易区别,咽拭子培养或涂片可检出白喉杆菌。

【辨证思路】

一、辨急慢虚实

急性乳蛾起病急，病程短，属实热证，当辨风热与胃火，有表证者属风热犯咽，表证不明显者属肺胃积热。慢性乳蛾属虚证，喉核暗红者属肺肾阴虚，喉核淡白属肺脾气虚。慢性者复感外邪亦可出现虚中夹实证。

二、辨表里轻重

邪热浅者在表，为风热上乘，病情轻；邪热重者则由浅入深（即由表入里），变为热毒内蕴，阳明积热，病情重。反复发作或经久不愈者当分辨心肾变证（如风湿热、急性肾炎等）。

【治疗】

乳蛾治疗以清热解毒、利咽散结为基本治则。根据表里虚实的不同，风热外侵之急性乳蛾，治当疏风清热，消肿利咽；肺胃积热者，当清热解毒，泻火利咽；肠腑不通可用通下泻火法；乳蛾肉腐成脓，可用解毒法合并消痈法治疗；肺肾阴虚者，当滋阴降火，清利咽喉。肺脾气虚者治以补肺固表，健脾益气。本病在内服药物的同时，病灶局部外喷药粉。对于乳蛾反复发生者，必要时可采用手术治疗。

一、中医治疗

（一）分证论治

1. 风热犯咽

证候：急性乳蛾初起，咽痛，吞咽不利，发热，恶风，鼻塞流黄涕，头身疼痛，咽痒不适，咳嗽，咽红，乳蛾红肿，未成脓，舌苔薄白或黄，脉浮数，指纹青紫。

治法：疏风清热，消肿散结。

方药：银翘马勃散（《温病条辨》）加减。

常用药：金银花、连翘、蝉蜕、桔梗、牛蒡子、马勃、薄荷（后下）、射干、生甘草等。也可选桑菊饮《温病条辨》。

加减：热邪重者加黄芩、生石膏、栀子清热解毒；表证重者加荆芥、防风；喉核赤肿者加山豆根、浙贝母、赤芍、玄参解毒利咽散结；扁桃体上出现白色不易拭去的脓性膜者，为毒入血分，加生地黄、当归；大便干结者加瓜蒌仁、生大黄；若咳嗽严重者，加前胡、瓜蒌皮清热化痰。

2. 肺胃热炽

证候：咽痛剧烈，吞咽困难，壮热不已，口渴，烦躁不安，大便秘结，小便黄少，喉核肿大红赤，溃烂化脓，舌红、苔黄厚，脉滑数，指纹青紫。

治法：清热解毒，泻火利咽。

方药：牛蒡甘桔汤（《外科正宗》）加减。

常用药：牛蒡子、射干、山豆根、桔梗、玄参、连翘、黄芩、虎杖、蒲公英、生大黄、生甘草等。

加减：若表热未清者加荆芥、防风；颌下臖核肿痛者，加射干、瓜蒌、浙贝母以清热化痰散结；壮热者加生石膏、知母以清热除烦；服药后大便溏薄或腹泻者去生大黄；喉核化脓者加皂刺、穿山甲透脓。

3. 肺肾阴虚

证候：喉核暗红肿大或有少许脓液，咽部干燥、灼热，微痛不适，干咳少痰，手足心热，精神疲乏，或午后低热，颧赤，虚烦不眠，便干，舌红少苔、苔薄，脉细数，指纹青紫。

治法：滋阴降火，清利咽喉。

方药：养阴清肺汤（《重楼玉钥》）加减。

常用药：玄参、生地黄、麦冬、天花粉、芦根、牡丹皮、赤芍、板蓝根、浙贝母等。本证若以肾阴虚症状为主者，可用知柏地黄汤（《医宗金鉴》）加减。

加减：乳蛾红色转淡，但肿大不消，加浙贝母、夏枯草、赤芍、虎杖等以化瘀活血消肿；干咳无痰者加桔梗、紫菀润肺止咳；低热者加地骨皮、银柴胡养阴清热。

4. 肺脾气虚

证候：喉核肥大，色泽淡白，经久不愈，反复外感，面白少华，常自汗出，疲乏无力，食欲缺乏，舌质淡、苔薄白，脉无力，指纹淡。

治法：补肺固表，健脾益气。

方药：玉屏风散（《医方类聚》）合异功散（《小儿药证直诀》）加减。

常用药：黄芪、黄精、白术、党参、茯苓、山药、牡蛎、浙贝母、僵蚕、陈皮、防风等。

加减：余热未清可加板蓝根、黄芩、玄参解毒利咽；汗多加浮小麦、煅牡蛎收敛止汗；食欲缺乏加焦山楂、鸡内金开胃消食；大便溏者加炒薏苡仁、芡实健脾化湿止泻。

（二）中成药

1. 银黄口服液　用于急性乳蛾风热犯咽证。

2. 小儿热速清口服液　用于急性乳蛾之发热重者。

3. 双黄连口服液　用于急性乳蛾之肺胃热炽者。

4. 金果饮　用于本病肺肾阴伤证。

5. 六神丸　用治咽喉肿痛严重者。

(三)针灸疗法

1. 实热乳蛾者，主穴有合谷、内庭、少商，配穴有天突、少泽、鱼际，少商点刺出血，高热配合谷、曲池穴。每次选其中2～3个穴，中强刺激，每日1次。

2. 虚火乳蛾者，主穴有大杼、风门、百劳、身柱、肝俞，配穴有合谷、曲池、足三里、颊车。每次选其中2～3个穴，中度刺激。

(四)药物外治

1. 冰硼散　外吹。适用于咽喉红肿，疼痛较轻者。

2. 珠黄散　外吹。适用于咽喉红肿较甚，疼痛较剧，或喉核有脓点者。

3. 锡类散　外吹。适用于乳蛾溃烂。

4. 复方冬凌草含片　含化。每日4～6次。用于乳蛾未化脓者。

(五)食疗方药

胖豆茶　胖大海2～4枚，山豆根1～3g，白糖少许。胖大海、山豆根用沸水浸泡，待胖大海完全发大，将药汁倒出，加白糖少许，冷却后频频饮用，慢慢咽之。

(六)刮痧疗法

以汤匙光滑的边缘蘸麻油于患儿脊柱两旁轻轻由上向下顺刮，以出现红瘀点为度。用治风热外邪侵入之乳蛾。

(七)烙灼疗法

阴虚火旺之乳蛾肥大者，可施行扁桃体烙灼术。局部麻醉后，用特制的烙铁烧红，待稍凉，灼烙肿起的喉核。

二、西医治疗

1. 急性扁桃体炎

(1)对合并细菌感染，可给予足量、足疗程的抗生素治疗。首选青霉素(皮试阴性者)，每日5万～10万U/(kg·d)，肌内注射或静脉滴注。或红霉素每日20～30mg/(kg·d)，静脉滴注。

(2)封闭疗法：青霉素20万～40万U溶于0.5%～1.0%普鲁卡因溶液6～8ml中，分别注射于两侧扁桃体周围(注射前先皮试)，每日1次，3～4次为1个疗程。

2. 慢性扁桃体炎　一般治疗及抗菌药物使用同急性扁桃体炎。应严格掌握手术适应证，适应证如下：

(1)慢性扁桃体炎引起局部症状者：有反复发作急性扁桃体炎病史；扁桃体极度肿大，妨碍吞咽、发音、呼吸者；扁桃体肿大，咽部唾液蓄积，夜间阵发性咳嗽，严重者伴有气管、支气管炎者；扁桃体隐窝内尚存酪状物；扁桃体乙型溶血性链球菌或白喉带菌者，抗菌治疗不能消除者。

(2)病灶型扁桃体炎引起全身性疾病如风湿热、风湿性心脏病、关节炎、急性肾炎等。

(3)扁桃体炎使附近器官发生病变者如中耳炎、颈部淋巴结炎等。

(4)扁桃体多次发炎，以致长期低热，又可排除其他内科疾病者。

【预防护理】

一、预　防

1. 平时注意体格锻炼，多做户外活动，增强体质。

2. 注意随气温变化为小儿增减衣被，尽量避免与上呼吸道感染患者接触。

3. 注意口腔卫生，教育小儿养成刷牙漱口的个人卫生习惯。

二、护　理

1. 保持病室空气流通及适当温度。

2. 高热者应配合物理降温措施。

3. 患儿的饮食宜清爽，忌荤腥发物，以防助长邪势。

4. 做好口腔护理。可用银花甘草液漱口，每日3～6次。

另外，应积极治疗急性扁桃体炎，防止迁延成慢性或变生他病。

(闫永彬)

第三节　急喉喑

急喉喑为小儿常见肺系疾病，又名如暴喑、卒喑，以猝然声音不扬，甚或嘶哑、失音，犬吠样咳嗽，咽部不适，伴或不伴发热为临床特征。本病冬季及早春气候干燥时多发，多见于3－5岁幼儿，因此时患儿抵抗力差，咳嗽功能差，更易导致感染蔓延。

本病相当于西医急性喉炎范畴，是喉黏膜的急性卡他性炎症，为常见呼吸道急性感染性疾病之一。以急性起病，声音嘶哑，犬吠样咳嗽，咽部不适，伴或不伴发热为特征。本病可流行或散发，多继发于麻疹、猩红热或流行性感冒等急性呼吸道传染病之后。一般预后好，合并喉痉挛者可导致急性喉梗阻，危及生命，也有重者可致局部糜烂或溃疡，甚至深入肌层，后期导致管腔狭窄。

【历史沿革】

早在先秦甲骨文卜辞中就有“音有疾”“疾言”的类似本病的记载。始用“喑”作病名的为《黄帝内经》，如有“暴喑”“卒喑”等病名记载。明代《医学纲目・卷之二十七》提出“喉喑”这一病名，并与舌喑做了鉴别诊断：“喑者，邪入阴部也……然有二症：一曰舌喑……一曰喉喑……。”《景岳全书・卷二十八》对“声喑”的病因病机、证候特点及辨证论治有了较详细的论述，确立了“金实不鸣”“金破不鸣”的理论基础，对后世研究本病产生着巨大影响。

【病因病机】

急喉喑属表实之证，多由风寒、风热或痰热犯肺，肺失宣肃，邪滞咽喉，声门开合失司，发为急喉喑，即所谓“金实不鸣”“窍闭而喑”。

一、风寒袭肺

风寒外袭，壅遏于肺，肺气失宣，鼻窍不利，风寒之邪凝聚于喉，气血遇寒则凝滞，脉络痹阻，致声门开合不利，发为急喉喑。

二、风热犯肺

喉为肺系，乃声音之门户，风热犯肺，肺失清肃，气机不利，邪热蕴结于喉，脉络痹阻致声门开合不利，发为急喉喑。

三、肺热壅盛

素体肺胃积热，复感风热，内外相引，邪热互结，炼液为痰，痰热壅肺，肺失宣肃，脉络痹阻，致声门开合不利，发为急喉喑。

本病总由风寒、风热或痰热犯肺，肺失宣肃，邪滞咽喉，壅塞不利，声门开合失司，发为急喉喑。失治误治，伤阴耗气，气滞血瘀，可致慢喉喑。另小儿脏腑娇嫩，喉腔狭窄，患本病时易导致气道阻闭，发展为急喉风，危及生命，不可不知。

急性喉炎常见于急性上呼吸道感染后。也可继发于麻疹、猩红热、百日咳、流感等急性传染病。常见的致病菌是金黄色葡萄球菌、溶血性链球菌、肺炎双球菌及病毒(如腺病毒、呼吸道合胞病毒、流感副流感病毒等)等。受凉、疲劳过度、粉尘、化学物质刺激等是本病发生的常见诱因。

【临床表现】

一、症状和体征

急性起病，初期有上呼吸道感染症状，表现为流涕、喷嚏、流泪、咽痒等，轻者不发热，重者可出现发热、肌肉酸痛等全身症状，不久出现刺激性咳嗽和吸气性喉鸣，声音由清亮转为沙哑，并出现犬吠样咳嗽，咽喉部轻微疼痛并伴有异物感、烧灼感等不适，吸气性呼吸困难，三凹征阳性，声门水肿。严重者可出现呼吸困难，最后因缺氧导致全身衰竭死亡。

二、并发症

喉梗阻　喉是呼吸道最狭窄的部位，由于小儿声门狭小，喉黏膜下组织松弛，喉部神经易受刺激而痉挛，故急性喉炎易发生喉梗阻。喉梗阻可导致机体氧的摄取障碍和二氧化碳蓄积，如不及时解除梗阻，会导致各种主要脏器如脑、心、肺、肾的严重损伤，为小儿常见危重急症，发病十分危急，必须紧急处理。

【辅助检查】

1. 血液检查　病毒感染时，白细胞正常或减低，淋巴细胞升高；细菌感染时，白细胞及中性粒细胞可增高；患儿红细胞沉降率多增快、CRP 升高。

2. 纤维喉镜　喉黏膜高度红肿，声带鲜红肿胀，声门闭合不全，或脓痂阻塞。

【诊断与鉴别诊断】

一、诊断要点

1. 病史　急性起病，有受凉感冒等病史。

2. 临床症状　初起表现为流涕、喷嚏、流泪、咽痒等，轻者不发热，重者可出现发热、肌肉酸痛等全身症状，刺激性咳嗽和吸气性喉鸣，声音沙哑，犬吠样咳嗽，咽喉部轻微疼痛并伴有异物感、烧灼感等不适。严重者可出现喉梗阻。

3. 纤维喉镜检查　喉黏膜高度红肿，声带鲜红肿胀，声门闭合不全，或脓痂阻塞。

二、鉴别诊断

1. 白喉　本病为白喉杆菌感染引起的急性传染病，临床特点为咽、喉或鼻等部位有灰白色假膜及强烈外毒素引起的毒血症，严重者可引起心肌炎或神经瘫痪等并发症。细菌学检查有助于与急性喉炎鉴别。

2. 喉结核　喉结核临床分为浸润水肿型、溃疡型和增生型三种。由严重的肺结核或其他器官的结核通过接触、血行或淋巴管传播引起。临床表现为声音嘶哑、咳嗽、发热等，但本病起病缓，有结核病史，低热，消瘦，结核菌素试验阳性等，与急性喉炎有别。

【辨证思路】

本病属表实之证，但表证实证之中，又有寒热之分，故在辨证中重点要辨明是风热犯肺或风寒袭肺。亦素有肺胃积热复感外邪者，应注意明辨。风寒袭肺，痹阻肺窍，咽喉不利，则猝然声音不扬、甚则嘶哑，鼻塞、流清涕、恶寒、舌苔薄白、脉浮紧、指纹浮红皆为风寒之象；风热外袭，肺气失宣，咽喉不利，则声音不扬、甚至嘶哑、咽喉疼痛，伴发热、汗出、舌边微红、苔薄黄、脉浮数、指纹紫滞等皆为风热之象。

【治疗】

急喉喑的治疗原则，在疏风散寒、疏风清热或清肺泄热的基础上加利喉开音法。

一、中医治疗

(一)分证论治

1. 风寒袭肺

证候：卒然声音不扬，甚则嘶哑，或兼有咽喉微痛，吞咽不利，咽喉痒，咳嗽声重，鼻塞，流清涕，恶寒，头痛，无汗，口不渴，舌苔薄白，脉浮紧，指纹浮红。检查见咽部多无红肿，喉黏膜微红肿，声带淡红，声门闭合不全。

治法：疏风散寒，宣肺开音。

主方：三拗汤(《太平惠民和剂局方》)加减。

常用药：麻黄、杏仁、甘草。

加减：加半夏、僵蚕、白前、生姜散寒祛痰，石菖蒲通窍开音；鼻塞流清涕加苍耳子、辛夷花；头痛加蔓荆子、白芷。

2. 风热犯肺

证候：声音不扬，甚至嘶哑，咽喉疼痛，干痒而咳，伴发热，汗出，头痛，舌边微红，苔薄黄，脉浮数，指纹紫滞。检查见喉黏膜及声带红肿，声门闭合不全。

治法：疏风清热，利喉开音。

主方：疏风清热汤(经验方)加减。

常用药：荆芥、防风、金银花、连翘、黄芩、玄参、牛蒡子、桔梗、桑白皮、赤芍、天花粉、浙贝母、甘草。

加减：加蝉蜕、木蝴蝶、胖大海以利喉开音；痰黏难咳者加瓜蒌皮、杏仁以清化痰热；喉内疼痛较显时加赤芍、射干、山豆根等。

3. 肺热壅盛

证候：声音嘶哑，甚至失音，咽喉疼痛较甚，咳嗽黄痰，咽干口渴，便秘，溲赤，舌质红、苔黄厚，脉滑数，指纹紫滞。检查见喉黏膜及声带深红肿胀，声带上见黄白色分泌物附着，声门闭合不全。

治法：清热泻肺，利喉开音。

主方：泻白散(《小儿药证直诀》)加减。

常用药：桑白皮、地骨皮、甘草。

加减：热盛者加黄芩、杏仁、生石膏加强本方清热宣肺之功；痰多者加瓜蒌皮、贝母、天竺黄、竹茹等清热化痰；便秘者加大黄通腑泻下；声音嘶哑者加蝉蜕、木蝴蝶利喉开音。

(二)外治法

1. 含服或喷喉　用咽喉宁气雾剂等具有清热解毒作用的中药喷喉，每日3～6次；或用具有清热利喉作用的中药含化。

2. 蒸汽或超声雾化吸入　据不同证型选用中药水煎，取过滤药液200ml做蒸汽吸入或超声雾化吸入，每日2次，每次10～15分钟。选方参考各证型的辨证方药出入。

3. 离子导入疗法　用红花、橘络、乌梅、薄荷、甘草等，水煎取汁，行咽喉部直流电离子导入治疗，每次20分钟，每日1次，有利喉开音、消肿止痛作用，适用于临床各型。

4. 中成药　银翘解毒片(丸)：每次4～6片，每日3次。适用于风热犯肺型。

牛黄解毒片(或丸)：每次4～6片(或1丸)，每日3次。适用于风热犯肺型。

喉症丸：每次10粒，每日3次。适用于风热犯肺型。

清音丸：每次1丸，每日3次，含化吞服。适用于风热犯肺型。

三拗片：每次1片，每日3次，适用于风寒袭肺者。

(三)针灸疗法

1. 体针　可采用局部与远端取穴相结合的方法。局部取穴：人迎、水突、廉泉、天鼎、扶突，每次取穴2～3穴。远端取穴：病初起者，取合谷、少商、商阳、尺泽，每次取1～2穴，用泻法。

2. 刺血法　用三棱针刺两手少商、商阳等穴，每穴放血1～2滴，每日1次，适用于喉音实热证。

3. 穴位注射　取喉周穴如人迎、水突、廉泉，每次选2～3穴做穴位注射，药物可选复方丹参注射液、当归注射液等，每次注射0.5～1.0ml药液，隔日1次。

4. 穴位磁疗　取喉周穴如人迎、水突、廉泉，每次选2～3穴，局部直接照射，或加用电流，每次20分钟，每日1次。

(四)按摩疗法

取人迎穴、水突穴、局部敏感压痛点及咽喉部三条侧线。操作时，患者取坐位或仰卧位，医者在患者咽喉部三条侧线用一指禅推或拿法，往返数次，也可配合揉法。

二、西医治疗

(一)抗生素疗法

对于病毒感染不需要用抗生素，但对于较重病例一般合并细菌感染，故应适当选用抗生素，一般先选用1～2种抗生素，待细菌培养及药物敏感试验结果出来后，再选择敏感抗生素治疗。

(二)糖皮质激素

对于此病，主张早期应用糖皮质激素治疗，选地塞米松0.6mg/(kg·d)，短程治疗。

(三)雾化吸入

选用生理盐水加布地奈德混悬液0.5～2.0mg/d，压缩雾化吸入。痰多者，也可加沐舒坦注射液雾化吸入治疗。

(四)并发症的治疗

1. 喉梗阻　及早行气管切开术及吸引术。

2. 其他　合并水电解质酸碱平衡紊乱者注意纠正。心肌炎或心内膜炎合并心力衰竭者，应积极抢救。

【预防护理】

1. 加强锻炼，增强体质，预防感冒及鼻腔、鼻窦、鼻咽、口腔疾患。

2. 注意声带休息，避免用嗓过度。

3. 避免粉尘及有害化学气体刺激。

4. 禁食冷饮及辛辣之品。

(闫永彬)

第四节　咳　嗽

咳嗽是小儿常见的肺系病证，临床以咳嗽为主症。咳以声言，嗽以痰名，有声有痰谓之咳嗽。咳嗽可分为外感咳嗽与内伤咳嗽，由于小儿肺常不足，卫外不固，很容易感受外邪引起发病，故临床上以外感咳嗽为多见。本病一年四季均可发生，冬春季多见。小儿年龄越小，患病率越高。多数预后良好，部分可致反复发作，日久不愈。外感或内伤所致的多种急慢性疾病都可引起咳嗽，临床以咳嗽为主症者，均可参照本节进行辨证论治。其中西医学的急性支气管炎、毛细支气管炎的发病原因与临床表现与外感咳嗽相似，属中医学的外感咳嗽范畴。

【历史沿革】

早在《黄帝内经》中即对咳嗽的病因、症状、症候分类、病理转归、治疗都有详细论述，《素问咳论》指出咳嗽是“皮毛先受邪气”“五脏六腑皆令人咳，非独肺也”。强调外邪犯肺或脏腑功能失调，病及于肺，皆能致咳。五脏六腑之咳“皆聚于胃，关于肺”，咳嗽不止于肺，亦不离乎肺。有关小儿咳嗽的记载，首见于《诸病源候论·咳嗽》，其中云：“嗽者，由风寒伤于肺也，肺主气，候皮毛，而腧在于背，小儿解脱，风寒伤于皮毛，故因从肺腧入伤于肺，肺感微寒，即嗽也”。其对小儿咳嗽的病因、病机、病位等进行了论述。《活幼心书·咳嗽》说：“咳嗽者，因有数类，但分寒热虚实，随证疏解，初中时未有不同感冒而伤于肺”，强调咳嗽多由外感引起。《幼幼集成·咳嗽证治》说“初伤于肺，继动脾湿也，在小儿由风寒乳食，不慎而致病者尤多”。以上历代医著都强调了肺为华盖，外合皮毛，开窍于鼻，小儿肺常不足，肺气娇弱，肌腠不密，寒暖不知，六淫之邪无论从皮毛而入或从口鼻而入，先及于肺，加之小儿脾常不足，脾虚则肺气弱卫外不固，脾失健运，水谷不化精微，反而生湿生痰，上壅于肺，即“脾为生痰之源，肺为贮痰之器”。

【病因病机】

小儿咳嗽的病因分外感与内伤，外邪犯肺、痰浊内生、肺气亏虚、肺阴不足等为常见病因。小儿因肺脏娇嫩，卫外不固，易为外邪所侵，故以外感咳嗽为多见。

一、外邪犯肺

风邪从皮毛或口鼻而入，肺卫受邪，肺失宣肃，肺气上逆而发为咳嗽。风邪为百病之长，其他外邪多随风而侵袭人体，故在外感咳嗽中，寒或热或湿热之邪，均以风邪为先导。风为阳邪，化热最速，且小儿为纯阳之体，故小儿风寒咳嗽，大多为时短暂，并化热入里，出现热性咳嗽。

二、痰浊内生

小儿脾常不足，若饮食喂养不当，致脾失健运，水湿内停，酿湿成痰，上渍于肺，肺失宣肃而为咳嗽。此即“脾为生痰之源，肺为贮痰之器”。加之外邪于肺，肺不能宣布津液，聚而为痰；若其他脏腑功能失常，也可导致咳嗽的发生，如肝火亢盛或木火刑金，则津液为痰，蕴结于肺而发为咳嗽。

三、肺气亏虚

小儿肺常不足，肺气不足或久咳耗气伤肺，导致咳嗽日久不愈，咳嗽无力。

四、肺阴不足

小儿脏腑娇嫩，若遇外感咳嗽，日久不愈，正虚邪恋，肺热伤津，燥热耗液，肺阴受损，阴虚生热或化燥，伤于肺络，而导致久咳不止，干咳无痰，金破不鸣之声音嘶哑。

总之，咳嗽有外感、内伤之不同，但其主要病机为肺脏受邪，失于宣降，肺气上逆而致。咳嗽一症虽为肺脏所主，但与其他脏腑功能失调也有密切联系，故《素问·咳论》云：“五脏六腑皆令人咳，非独肺也”。

西医学认为，咳嗽是人体的一种保护性呼吸反射动作。通过咳嗽反射能有效清除呼吸道内的分泌物或进入气道的异物。咳嗽是呼吸系统疾病的主要症状，咳嗽的形成和反复发病，常是吸入物、感染、食物、气候改变、精神因素、运动、咳嗽与药物等许多复杂因素综合作用的结果。

急性支气管炎的病原为各种病毒或细菌，或为混合感染。能引起上呼吸道感染的病原体都可引起支气管炎。免疫功能低下、特应性体质、营养障碍、佝偻病和支气管局部结构异常等均为本病的危险因素。

毛细支气管炎主要由呼吸道合胞病毒引起，副流感病毒、鼻病毒、人类偏肺病毒、某些腺病毒及肺炎支原体也可引起本病。呼吸道合胞病毒引起的毛细支气管炎的发病机制主要为免疫损害。目前认为具有特应质或过敏体质者，发生呼吸道合胞病毒或其他病毒感染时，更易于引起毛细支气管炎。毛细支气管炎的病理改变主要是病毒侵犯直径 75～300μm 的毛细支气管，表现为上皮细胞坏死和周围淋巴细胞浸润，黏膜下充血、水肿和腺体增生、黏液分泌增多；病变会造成毛细支气管腔狭窄甚至堵塞，导致肺气肿和肺不张；炎症还可波及肺泡、肺泡壁及肺间质，出现通气和换气功能障碍。

【临床表现】

咳嗽是儿科临床多种疾病中的症状，但多见于西医学的支气管炎与毛细支气管炎。

一、急性支气管炎

1. 症状　大多先有上呼吸道感染症状，之后以咳嗽为主要症状，开始为干咳，以后有痰。婴幼儿症状较重，常有发热、呕吐及腹泻等。一般无全身症状。

2. 肺部体征　双肺呼吸音粗糙，可有不固定的散在的干啰音和粗中湿啰音。婴幼儿有痰常不易咳出，可在咽喉部或肺部闻及痰鸣音。婴幼儿期伴有喘息的支气管炎，如伴有湿疹或其他过敏史者，少数可发展为哮喘。

二、毛细支气管炎

本病发生于 2 岁以下小儿，多数在 6 个月以内，常为首次发作。喘憋和肺部哮鸣音为其突出表现。主要表现为下呼吸道梗阻症状，出现呼气性呼吸困难，呼气相延长伴喘鸣。呼吸困难可呈阵发性，间歇期呼气性哮鸣消失。严重发作者，可见面色苍白、烦躁不安，口周和口唇发绀。全身中毒症状较轻，可无热、低热、中度发热，少见高热。体格检查发现呼吸浅而快，60～80 次/分，甚至 100 次/分，伴鼻翼扇动和三凹征；心率加快，可达 150～200 次/分。肺部体征主要为呼气相哮鸣音，亦可闻及中、细湿啰音，叩诊可呈鼓音。肝脾可由于肺气肿而推向肋缘下，因此可触及肝和脾。重度喘憋者可有 PaO_2降低，$PaCO_2$升高。本病高峰期在呼吸困难发生后的 48～72 小时，病程一般为 1～2 周。

【辅助检查】

1. X 线检查　急性支气管炎胸部 X 线检查可见肺纹理增粗或正常，偶有肺门阴影增浓；毛细支气管炎 X 线胸部检查可见不同程度肺气肿或肺不张，也可以见到支气管周围炎及肺纹理增粗。

2. 血液生化检查　周围血白细胞总数正常或偏低，由细菌引起或合并细菌感染时白细胞总数升高，中性粒细胞增多。有条件者可做血气分析以了解患儿缺氧和 CO_2 潴留程度。

3. 其他　采集鼻咽拭子或分泌物，使用免疫荧光技术、免疫酶技术及分子生物学技术可明确病原。

【诊断与鉴别诊断】

一、诊　断

1. 咳嗽常见于感冒之后，临床以咳嗽、咯痰为主要表现。

2. X 线胸片检查无异常或可见肺纹理增粗。

二、鉴别诊断

1. *肺炎喘嗽*　以发热、咳嗽、痰壅、气急、鼻扇为主要症状，重者涕泪俱闭、面色苍白或面唇发绀，肺部听诊可闻及中细湿啰音。

2. *哮喘*　哮喘可伴有咳嗽，但哮喘以反复发作性的哮鸣气喘为主症，典型发作时肺部可闻及呼气延长及哮鸣音。

小儿咳嗽是临床上最常见的症状，临床上小儿咳嗽依据病程的长短可分为急性咳嗽与慢性咳嗽。其中急性咳嗽多见于急性支气管炎与毛细支气管炎。慢性咳嗽可见于以下疾病，应该注意甄别。

上气道咳嗽综合征（UACS）又名鼻后滴流综合征（PNDS），是指由于鼻部疾病引起分泌物倒流鼻后和咽喉部，甚至反流入声门或气管，导致以咳嗽为主要表现的综合征。由于目前无法明确上呼吸道相关的咳嗽是否由鼻后滴流刺激或炎症直接刺激上呼吸道咳嗽感受器引起，2006 年美国咳嗽诊治指南建议用上气道咳嗽综合征（UACS）替代 PNDS。UACS 是引起慢性咳嗽的常见病因之一。除了鼻部疾病外，UACS 还常与咽、喉、扁桃体的疾病有关，如变应性或非变应性咽炎、慢性扁桃体炎、喉炎等。本病的诊断依据有：①以咳嗽为主要临床表现，伴或不伴有鼻后滴流感；②鼻部、咽喉基础疾病史；③针对鼻部、咽喉疾病治疗后咳嗽缓解。

咳嗽变异性哮喘（CVA），又称咳嗽型哮喘（CTA），过去又称为过敏性支气管炎、过敏性咳嗽、隐匿性哮喘、咳嗽性哮喘。咳嗽变异性哮喘是指以慢性咳嗽为主要或唯一临床表现的一种特殊类型哮喘。在哮喘发病早期阶段，5%～6%是以持续性咳嗽为主要症状，多发生在夜间或凌晨，常为刺激性咳嗽，此时往往被误诊为支气管炎。诊断依据：①咳嗽持续发生或者反复发作 1 个月以上，常在夜间发生或清晨发作的咳嗽，运动后加重，痰多；②检验或者其他检查表明没有明显的感染征象或者经过长期的抗生素治疗无效；③用支气管扩张药可以使发作减轻；④有个人过敏史，即伴有湿疹、荨麻疹、过敏性鼻炎等病史，也可以查出家族过敏史；⑤运动、冷空气、过敏原或者病毒性感染等诱发哮喘发作；⑥哮喘有季节性，多见于春、秋两季且反复发作；⑦胸部 X 线片显示正常或者肺纹理增加但无其他器质性改变。符合以上特点的患儿应当确诊为咳嗽变异性哮喘，并按哮喘的防治原则加以预防和给予治疗。

胃食管反流性咳嗽（GERC）：因胃酸和其他胃内容物反流进入食管，导致以咳嗽为突出表现的临床综合征，属于胃食管反流病的一种特殊类型，GERC 是慢性咳嗽的常见原因。临床表现为慢性咳嗽时间 8 周以上；食管 pH 监测 Demeester 积分≥12.70 和（或）症状相关概率（SAP）≥75%，通过病史和相关检查，排除脑血管病、嗜酸粒细胞性支气管炎（EB）、过敏性（变应性）咳嗽（AC）、R/S 等疾病。抗反流治疗有效，少部分合并或以非酸反流（如胆汁反流）为主的患者，其食道 pH 监测结果未必异常，此类患者可通过食管阻抗检测或胆汁反流监测协助诊断。

【辨证思路】

一、辨外感、内伤

根据病程的长短和表证的有无辨别。起病急，病程短，伴有发热、鼻塞流涕等表证者为外感咳嗽；起病缓，病程较长，伴有不同程度的脏腑功能失调的证候者为内伤咳嗽。

二、辨寒热、虚实

在辨外感、内伤的基础上，结合咳嗽的声音、咳痰性状及咳嗽多发时间。

1. *辨咳嗽声音*　咳声洪亮有力，多为实证；咳而声低气怯，多为虚证；咳嗽声重咽痒，多为风寒咳嗽；咳声高亢，或声浊暗哑，多为风热咳嗽；咳嗽痰鸣辘辘，多为痰湿咳嗽；咳声嘶哑，气涌作呛，多为燥热咳嗽；咳声嘶哑，气短声低，多为肺阴不足。

2. *辨咳痰性状*　痰白稀薄易咯，多属风寒或痰湿；痰稠色黄，多为风热或痰热；痰少而黏，多为燥热或阴虚。

3. *辨咳嗽多发时间*　咳嗽昼重夜轻，多为外感咳嗽；咳嗽昼轻夜重，多为肺燥阴虚。

【治疗】

本病以宣肃肺气为基本治则。外感咳嗽者，佐以疏风解表;内伤咳嗽者,佐以燥湿化痰,或清热化湿,或养阴润肺等法随证施治。

一、中医治疗

(一)分证论治

1. 风寒咳嗽

证候:咳嗽频作,咳痰稀白,咽痒声重,鼻流清涕,或恶寒无汗,头身疼痛,舌苔薄白,脉浮紧。

治法:疏风散寒,宣肃肺气。

主方:杏苏散加减(《温病条辨》)。

常用药:苦杏仁、紫苏叶、前胡、半夏、桔梗、陈皮、茯苓、枳壳、甘草、生姜、大枣。

加减:外寒重加荆芥、防风、麻黄;痰多清稀加金沸草、紫苏子。若咽喉肿痛,声音嘶哑,舌质红,风寒化热者,加鱼腥草、黄芩、枇杷叶。

2. 风热咳嗽

证候:咳嗽不爽,痰黄量少,不易咯出,鼻流黄涕,或有发热口渴,咽喉疼痛,舌质红,苔薄黄,脉浮数,指纹浮紫。

治法:疏风清热,宣肃肺气。

主方:桑菊饮加减(《温病条辨》)。

常用药:桑叶、菊花、苦杏仁、连翘、牛蒡子、薄荷、前胡、桔梗、甘草、芦根。

加减:咳嗽重者合麻杏石甘汤;发热甚加生石膏、鱼腥草、黄芩;咳甚痰多酌加瓜蒌皮、天竺黄、葶苈子;喉核赤肿甚加射干、青果。

3. 痰热咳嗽

证候:咳嗽痰多,色黄黏稠难咯,或伴发热口渴,烦躁不安,小便黄少,大便干燥,舌质红,苔黄腻,脉滑数,指纹青紫。

治法:清热泻肺,宣肃肺气。

主方:清金化痰汤加减(《统旨方》)。

常用药:黄芩、栀子、桑白皮、瓜蒌子、浙贝母、麦冬、橘红、茯苓、桔梗、甘草。

加减:高热者加生石膏、知母;咳痰多酌加鱼腥草、葶苈子、鲜竹沥;痰中带血,烦躁易怒加黛蛤散、夏枯草;口渴甚者加芦根、天花粉;大便干结加瓜蒌、大黄或一捻金。

4. 痰湿咳嗽

证候:咳嗽痰多,色白清稀,胸闷纳呆,困倦乏力,舌质淡红,苔白滑,脉滑。

治法:燥湿化痰,宣肃肺气。

主方:二陈汤加减(《太平惠民和剂局方》)。

常用药:茯苓、陈皮、半夏、莱菔子、苦杏仁、紫苏子、白芥子、甘草。

加减:胸闷不适,咳痰不爽加枳壳、桔梗;寒湿较重,痰白清稀,舌苔白滑加干姜、细辛;食少纳呆加白术、六神曲。

5. 阴虚咳嗽

证候:久咳不愈,干咳少痰或痰黏难咯,口咽干燥,声音嘶哑,手足心热或潮热盗汗,唇红,舌质红,苔少或花剥,脉细数,指纹淡紫。

治法:养阴润肺,化痰止咳。

主方:沙参麦冬汤加减(《温病条辨》)。

常用药:沙参、麦冬、黄精、玉竹、桑叶、白扁豆、天花粉、紫菀、款冬花。

加减:低热不退加青蒿、地骨皮、胡黄连;久咳痰黏重用麦冬,合泻白散;兼胃阴不足,食少纳差加山楂、谷芽、石斛;咳痰带血丝者加白茅根、生地黄。

(二)中成药

1. 杏苏止咳冲剂　用于风寒咳嗽。

2. 急支糖浆　用于风热咳嗽。

3. 金振口服液　用于痰热咳嗽。

4. 橘红痰咳液　用于痰湿咳嗽。

5. 养阴清肺糖浆　用于阴虚咳嗽。

(三)外治疗法

常用白芥子、延胡索、甘遂、细辛,共研细末,加生姜汁调膏,分别贴在肺俞、心俞、膈俞、膻中穴。

二、西医治疗

1. 急性支气管炎的治疗

(1)一般治疗:注意休息,保持室内环境通风,经常变换体位、多饮水,使呼吸道分泌物易于咳出。

(2)控制感染:由于病原体多为病毒,一般不采用抗生素。怀疑有细菌感染者则可用β内酰胺类抗生素,如系支原体感染,则应予以大环内酯类抗生素。

(3)对症治疗:应使痰易于咳出,故不用镇咳药。①祛痰药:如N-乙酰半胱氨酸、氨溴索、愈创甘油醚和一些中药制剂等;②止喘:对喘憋严重者,可雾化吸入沙丁胺醇等 β_2 受体激动药,或用氨茶碱口服或静脉给药。喘息严重者可短期使用糖皮质激素,如口服泼尼松3～5天;③抗过敏:可选用马来酸氯苯那敏和盐酸异丙嗪等抗过敏药物。

2. 毛细支气管炎的治疗　主要为氧疗、控制喘憋、病原治疗及免疫疗法。

(1)氧疗:重症患儿可采用不同方式吸氧,如鼻前庭导管给氧、面罩或氧帐等。

(2)控制喘憋:重症患儿可用沙丁胺醇喷射雾

化吸入。糖皮质激素用于严重的喘憋发作或其他治疗不能控制者，琥珀酸氢化可的松 5～10 mg/(kg·d)或甲泼尼松龙 1～2mg/(kg·d)，数小时内静脉滴入。也可采用喷射雾化吸入糖皮质激素(如布地奈德等)。

(3)抗病原体药物治疗：如系病毒感染所致，可用利巴韦林静脉滴注或雾化吸入；亦可试用 α-干扰素肌内注射，但其疗效均不肯定。支原体感染者可应用大环内酯类抗生素，有细菌感染者应用适当的抗生素。

(4)生物制品治疗：静脉注射免疫球蛋白(IVIG)400mg/(kg·d)，连续 3～5 天，可缓解临床症状，减少患儿排毒量和缩短排毒期限。

(5)其他：保持呼吸道通畅，保证液体摄入量、纠正酸中毒，并及时发现和处理呼吸衰竭及其他生命体征危象。

【预防护理】

1. 注意气候变化，防止感冒。

2. 避免刺激咽喉部的食物和其他因素，如过多哭闹、喊叫、烟尘刺激。

3. 控制生冷瓜果和辛辣香燥的食物。

(王力宁)

第五节　肺炎喘嗽

肺炎喘嗽是小儿时期常见的一种肺系疾病，以发热、咳嗽、痰壅、气促、鼻扇为临床主证。本病一年四季都可发生，尤以冬春二季为多。好发于婴幼儿，年龄越小，发病率越高，病情重者越多。本病若治疗及时得当，一般预后良好，若发生变证者则病情危重。

西医学称肺炎喘嗽为肺炎。小儿肺炎的分类方法有以下四种。①病理分类：按解剖部位分为支气管肺炎、大叶性肺炎、间质性肺炎、毛细支气管炎等。②病因分类：按发病原因分为感染性肺炎和非感染性肺炎。感染性肺炎包括病毒性肺炎、细菌性肺炎、支原体肺炎、衣原体肺炎、真菌性肺炎、原虫性肺炎；非感染性肺炎包括吸入性肺炎、坠积性肺炎、嗜酸细胞性肺炎。③病程分类：病程小于 1 个月为急性肺炎；病程 1～3 个月为迁延性肺炎；病程大于 3 个月为慢性肺炎。④病情分类：按病情分为轻症和重症。轻症以呼吸系统症状为主，无全身中毒症状；重症除呼吸系统受累外，其他系统亦受累，且全身中毒症状明显。

世界卫生组织(WHO)将小儿肺炎列为全球三种重要儿科疾病之一。据世界卫生组织统计，全世界每年 5 岁以下儿童约 400 万死于肺炎，其中绝大多数是发展中国家的儿童，有 2/3 是婴儿。我国卫生部将小儿肺炎列为儿科重点防治的四病之一。据卫生部统计，我国每年约有 30 万 5 岁以下儿童死于肺炎。肺炎是婴儿死亡的第一原因，占全部婴儿死亡率的 23.9%。说明本病是目前严重危害小儿健康的疾病之一。

【历史沿革】

早在《黄帝内经》中就有类似肺炎喘嗽发病及症状的描述，如《素问·通评虚实论》曰："乳子中风热，喘鸣息肩者，脉何如？岐伯曰，喘鸣肩息者，脉实大也。缓则生，急则死。"张仲景《金匮要略·肺痿肺痈咳嗽上气篇》中有"上气喘而躁者，属肺胀"的记载。巢元方在《诸病源候论·气病诸候》中指出："肺主于气，邪乘于肺则肺胀，胀则肺管不利，不利则气道涩，故气上喘逆，鸣息不通"，阐述的肺闭喘咳的发病机制与肺炎喘嗽的发病近似。唐宋以前对小儿肺炎喘嗽的描述，大多以"喘鸣""肺胀"命名。金元时期及明代有些医家提出了肺家炎的名称，如朱丹溪《幼科全书·观形察色》中有"胸高气促肺家炎"的记述。肺炎喘嗽的命名首见于清代谢玉琼的《麻科活人全书·气促发喘鼻扇胸高第五十一》，该书在叙述麻疹出现"喘而无涕，兼之鼻扇"时，称为"肺炎喘嗽"。

【病因病机】

小儿肺炎喘嗽发生的原因，主要有外因和内因两大类。外因责之于感受风邪，或由其他疾病传变而来；内因责之于小儿形气未充，肺脏娇嫩，卫外不固。肺为娇脏，肺主气，司呼吸，外合皮毛，开窍于鼻。外感风邪，由口鼻或皮毛而入，侵犯肺卫，致肺气郁闭；肺失宣降，闭郁不宣，化热灼津炼液成痰，阻于气道，肃降无权，从而出现咳嗽、气喘、痰鸣、鼻扇等肺气闭塞的证候，发为肺炎喘嗽。肺炎喘嗽的病变部位主要在肺，病机关键为肺气郁闭，痰热是其病理产物。

(1)风寒闭肺：风寒之邪外侵，寒邪束肺，肺气郁闭，失于宣降，肺气上逆，则致呛咳气急；卫阳为寒邪所遏，阳气不得敷布全身，则见恶寒发热而无汗；肺气郁闭，水液输化无权，凝而为痰，则见痰涎色白而清稀。

(2)风热闭肺：风热之邪外侵，或热邪闭肺，肺气郁阻，失于宣肃，则致发热咳嗽；邪闭肺络，水液输化无权，留滞肺络，凝聚为痰，或温热之邪，灼津炼液为痰，痰阻气道，壅盛于肺，则见咳嗽剧烈，喉间痰鸣，气急鼻扇。

(3)痰热闭肺：邪热闭阻于肺，导致肺失于宣肃，肺津因之熏灼凝聚，痰热胶结，闭阻于肺，则致发热咳嗽，气急鼻扇，喉间痰鸣；痰堵胸宇，胃失和降，则胸闷胀满，泛吐痰涎；肺热壅盛，则见面赤口渴；肺气郁闭，气滞血瘀，血流不畅，则致口唇发绀。

(4)毒热闭肺：邪气炽盛，毒热内闭肺气，或痰热炽盛化火，熏灼肺金，则致高热持续，咳嗽剧烈，气急喘憋，烦躁口渴，面赤唇红，小便短黄，大便干结；毒热耗灼阴津，津不上承，清窍不利则见涕泪俱无，鼻孔干燥如煤烟。

(5)阴虚肺热：小儿肺脏娇嫩，邪伤于肺，后期正虚邪恋。久热久咳，耗伤肺阴，则见干咳、无痰，舌红乏津。余邪留恋不去，则致低热盗汗，舌苔黄，脉细数。

(6)肺脾气虚：体质虚弱儿或伴有其他疾病者，感受外邪后易累及于脾，导致病情迁延不愈。若病程中肺气耗伤太过，正虚未复，余邪留恋，则发热起伏不定；肺虚气无所主，则致咳嗽无力；肺气虚弱，营卫失和，卫表失固，则动辄汗出；脾虚运化不健，痰湿内生，则致喉中痰鸣，食欲缺乏，大便溏；肺脾气虚，气血生化乏源，则见面色无华，神疲乏力，舌淡苔薄，脉细无力。

肺主气而朝百脉。小儿肺脏娇嫩，或素体虚弱，感邪之后，病情进展，由肺而涉及其他脏腑。如肺为邪闭，气机不利，气为血之帅，气滞则血瘀，心血运行不畅，可致心失所养，心气不足，心阳不能运行敷布全身，则致面色苍白，口唇青紫，四肢厥冷；肝为藏血之脏，右胁为肝脏之位，肝血瘀阻，故右胁下出现痞块；脉通于心，心阳虚，运血无力，则脉微弱而数，出现心阳虚衰之变证。小儿感受风温之邪，易化热化火，内陷厥阴，邪热内陷手厥阴心包经，则致壮热，烦躁，神志不清；邪热内陷足厥阴肝经，则热盛动风，致两目窜视，口噤项强。小儿肺失肃降，可引起脾胃升降失司，以致浊气停聚，大肠之气不得下行，出现腹胀、便秘等证候。肺炎喘嗽的病机关键为肺气郁闭，痰热是其主要病理产物，病变部位主要在肺，常累及心肝。

肺炎的病因主要为感染因素和非感染因素。

1. 感染因素　常见的病原微生物为细菌和病毒。发达国家中小儿肺炎病原以病毒为主，发展中国家则以细菌为主。其中肺炎链球菌、金黄色葡萄球菌、流感嗜血杆菌是重症肺炎的主要病因。肺炎支原体、衣原体和流感嗜血杆菌感染有增多的趋势。此外，临床上小儿肺炎病毒与细菌混合感染者并不少见。

2. 非感染因素　常见有吸入性肺炎、坠积性肺炎、过敏性肺炎等。

【临床表现】

一、症状和体征

病前多有感冒、咳嗽，或麻疹、水痘病史。起病较急，常见气喘、咳嗽、咯痰痰鸣、发热等症。病情严重时，可见高热不退、喘促不安、烦躁不宁、面色苍白、四肢不温、口唇青紫发绀、脉微细数，甚至昏迷、抽风等症。新生儿患肺炎时，常以不乳、精神萎靡、口吐白沫等症状为主，而无上述典型表现。肺部听诊可闻及较固定的中细湿啰音，常伴干啰音，如病灶融合，可闻及管状呼吸音。

重症肺炎的表现主要如下。

1. 循环系统　常见心肌炎和心力衰竭。心力衰竭的表现为：①心率突然加快，超过 180 次/分；②呼吸突然加快，超过 60 次/分；③突然发生极度烦躁不安，明显发绀，皮肤苍白发灰，指(趾)甲微血管再充盈时间延长；④心音低钝，有奔马律，颈静脉怒张；⑤肝迅速增大；⑥颜面、眼睑或下肢水肿，尿少或无尿。具有前 5 项者即可诊断为心力衰竭(以上表现不包括新生儿)。重症革兰阴性杆菌感染还可发生微循环衰竭。

2. 神经系统　常见烦躁不安、嗜睡，或两者交替出现。继而出现昏迷，惊厥，前囟隆起，呼吸不规则，瞳孔对光反应迟钝或消失及有脑膜刺激征。

3. 消化系统　常见食欲缺乏、呕吐、腹泻、腹胀等。重症肺炎可见中毒性肠麻痹，肠鸣音消失，腹胀严重时致使膈肌上升，压迫胸部，使呼吸困难加重。

二、并发症

早期正确治疗者并发症很少见。若延误诊断或病原体致病力强者可引起并发症。细菌性肺炎最易出现的并发症为脓胸、脓气胸及肺大疱。

【辅助检查】

1. 外周血检查

(1)白细胞检查：细菌性肺炎白细胞总数和中性粒细胞多增高，甚至可见核左移，胞质有中毒颗粒；病毒性肺炎白细胞总数正常或降低，淋巴细胞增高，有时可见异型淋巴细胞。

(2)C反应蛋白(CRP)：细菌感染时，CRP浓度上升；非细菌感染时则上升不明显。

2. 病原学检查

(1)细菌培养和涂片：采取痰液、肺泡灌洗液、胸腔穿刺液或血液等进行细菌培养，可明确病原菌，同时应进行药物敏感试验。亦可做涂片染色镜检，进行初筛试验。

(2)病毒分离：应于起病7日内取鼻咽或气管分泌物标本做病毒分离，阳性率高，但需时间较长，不能做早期诊断。

(3)病原特异性抗体检测：发病早期血清中主要为IgM抗体，但持续时间较短；后期或恢复期抗体产生较多，以IgG为主，持续时间较长。因此，急性期特异性IgM测定有早期诊断价值；急性期与恢复期双份血清特异性IgG检测4倍以上增高或降低，对诊断有重要意义。

(4)细菌或病毒核酸检测：应用杂交或PCR技术，通过检测病原体特异性核酸(RNA或DNA)来发现相关的细菌或病毒，此法灵敏，可进行微量检测。

(5)其他试验：鲎珠溶解物试验有助于革兰阴性杆菌肺炎的诊断。

3. 血气分析　对重症肺炎有呼吸困难的患儿，可做PaO_2、$PaCO_2$及血pH测定，以此了解缺氧、酸碱失衡的类型及程度，有助于诊断、治疗和判断预后。

4. X线检查　支气管肺炎可表现为点状或小斑片状肺实质浸润阴影，以两肺下野、心膈角区及中内带较多；也可见小斑片病灶部分融合在一起成为大片状浸润影，甚至可类似节段或大叶肺炎的形态。肺不张可见均匀致密的阴影，占据一侧胸部、一叶或肺段，阴影无结构，肺纹理消失；肺气肿可见病侧肋间距较大，透明度增强；并发脓胸可见肋膈角变钝，积液多可见一片致密阴影，肋间隙增大，纵隔、心脏向健侧移位；肺大疱时则见完整的薄壁、多无液平面的肺大疱影。

【诊断与鉴别诊断】

一、诊　断

根据临床有发热、咳嗽、气促或呼吸困难，肺部有较固定的中、细湿啰音，一般不难诊断。胸片有斑片影，可协助诊断。确诊后，应进一步判断病情的轻重，有无并发症，并做病原学诊断，以指导治疗和评估预后。

二、鉴别诊断

1. 急性支气管炎　以咳嗽为主，一般无发热或仅有低热，肺部听诊呼吸音粗糙或有不固定的干、湿啰音。

2. 支气管异物　吸入异物可继发感染引起肺部炎症。根据异物吸入史，突然出现呛咳及胸部X线检查可予以鉴别，支气管纤维镜检查可确定诊断。

3. 肺结核　婴幼儿活动性肺结核的临床症状及X线影像改变与支气管肺炎有相似之处，但肺部啰音常不明显。应根据结核接触史、结核菌素试验、血清结核抗体检测、胸部X线片随访观察加以鉴别。

【辨证思路】

病初多有表证，应分清风热还是风寒；但此期为时短暂，很快入里化热，表现为痰热闭肺，应注意辨清热重还是痰重，热重者高热稽留不退，面红唇赤；痰重者喉中痰声辘辘，胸高气急。若高热炽盛，喘憋严重，为毒热闭肺重症。若出现心阳虚衰或热陷厥阴，见肢厥脉微或神昏抽搐，为邪毒炽盛，正气不支的危重变症。

【治疗】

肺炎喘嗽治疗，以开肺化痰，止咳平喘为基本法则。开肺以恢复肺气宣发肃降功能为要务，宣肃如常则咳喘自平。若痰多壅盛者，治以降气涤痰；喘憋严重者，治以平喘利气；气滞血瘀者，配以活血化瘀；肺与大肠相表里，壮热炽盛时可加通下药以通腑泄热。出现变证者，或温补心阳，或平肝息风，随证施治。疾病后期，肺脾气虚者，宜健脾补肺以扶正为主；若阴虚肺燥，余邪留恋，则当养阴润肺，兼清余邪。同时本病还常结合其他治法，如中药成药，雾化吸入等，对于变证，必要时须中西医结合治疗。

一、中医治疗

(一)分证论治

常证

1. 风寒闭肺

证候：恶寒发热，无汗，呛咳气急，痰白而稀，口不渴，咽不红，舌质不红，舌苔薄白或白腻，脉浮紧，指纹浮红。

治法：辛温开闭，宣肺止咳。

主方：华盖散(《太平惠民和剂局方》)加减。

常用药：麻黄、杏仁、甘草、桑白皮、紫苏子、赤茯苓、陈皮。

加减：恶寒身痛重加桂枝、白芷温散表寒；痰多，苔白腻加半夏、莱菔子止咳化痰；若寒邪外束，内有郁热，症见发热口渴，面赤心烦，苔白，脉数者，则宜用大青龙汤，表里双解。

2. 风热闭肺

证候：发热恶风，微有汗出，咳嗽气急，痰多，痰黏稠或黄，口渴咽红，舌红，苔薄白或黄，脉浮数。重证则见高热，咳嗽微喘，气急鼻扇，喉中痰鸣，面赤，便干尿黄，舌红，苔黄，脉滑数，指纹浮紫或紫滞。

治法：辛凉开闭，清肺止咳。

主方：银翘散(《温病条辨》)合麻杏石甘汤(《伤寒论》)加减。

常用药：金银花、连翘、竹叶、荆芥、牛蒡子、薄荷、豆豉、甘草、桔梗、芦根、麻黄、杏仁、石膏。

加减：咳剧痰多者，加川贝母、瓜蒌皮、天竺黄清化痰热；热重者，加黄芩、山栀、板蓝根、鱼腥草清肺泄热；夹有积滞者，加莱菔子、全瓜蒌化痰通腑。

3. 痰热闭肺

证候：发热，烦躁，咳嗽喘促，气急鼻扇，喉间痰鸣，口唇青紫，面赤口渴，胸闷胀满，泛吐痰涎，舌质红，舌苔黄腻，脉弦滑。

治法：清热涤痰，开肺定喘。

主方：五虎汤(《证治汇补》)合葶苈大枣泻肺汤(《金匮要略》)加减。

常用药：麻黄、杏仁、石膏、甘草、桑白皮、细茶、葶苈子、大枣。

加减：痰盛者，加浙贝母、天竺黄、鲜竹沥清化痰热；热甚者，加栀子、虎杖清泄肺热；热盛便秘，痰壅喘急，加生大黄，或用牛黄夺命散涤痰泻火；面唇青紫者，加丹参、赤芍活血化瘀。

4. 毒热闭肺

证候：高热持续，咳嗽剧烈，气急鼻扇，喘憋，涕泪俱无，鼻孔干燥，面赤唇红，烦躁口渴，小便短黄，大便秘结，舌红而干，舌苔黄，脉滑数。

治法：清热解毒，泻肺开闭。

主方：黄连解毒汤(《肘后备急方》)合麻杏甘石汤(《伤寒论》)加减。

常用药：黄连、黄柏、黄芩、栀子、麻黄、杏仁、石膏、甘草。

加减：热重者，加虎杖、蒲公英、败酱草清热解毒；腹胀大便秘结者，加生大黄、玄明粉通腑泄热；口干鼻燥，涕泪俱无者，加生地黄、玄参、麦冬润肺生津；咳嗽重者，加前胡、款冬花宣肺止咳；烦躁不宁者，加白芍、钩藤清心宁神。

5. 阴虚肺热

证候：病程较长，干咳少痰，低热盗汗，面色潮红，五心烦热，舌质红、乏津，舌苔花剥、少苔或无苔，脉细数。

治法：养阴清肺，润肺止咳。

主方：沙参麦冬汤(《温病条辨》)加减。

常用药：沙参、麦冬、玉竹、桑叶、甘草、天花粉、白扁豆。

加减：余邪留恋、低热起伏者，加地骨皮、知母、黄芩、鳖甲、青蒿滋阴清热；久咳者，加百部、枇杷叶、百合、诃子敛肺止咳；汗多者，加龙骨、牡蛎、酸枣仁、五味子敛阴止汗。

6. 肺脾气虚

证候：咳嗽无力，喉中痰鸣，低热起伏不定，面白少华，动辄汗出，食欲缺乏，大便溏，舌质偏淡，舌苔薄白，脉细无力。

治法：补肺健脾，益气化痰。

主方：人参五味子汤(《幼幼集成》)加减。

常用药：人参、白术、茯苓、五味子、麦冬、炙甘草。

加减：咳嗽痰多者，去五味子，加半夏、陈皮、杏仁化痰止咳；咳嗽重者，加紫菀、款冬花宣肺止咳；动则汗出重者，加黄芪、龙骨、牡蛎固表止汗；汗出不温者，加桂枝、白芍温卫和营；食欲缺乏者，加山楂、神曲、麦芽健胃助运；久泻不止者，加扁豆、山药、煨木香、煨诃子健脾止泻。

变证

1. 心阳虚衰

证候：突然面色苍白，口唇青紫，呼吸困难，或呼吸浅促，额汗不温，四肢厥冷，烦躁不安，或神萎淡漠，肝迅速增大，舌质略紫，苔薄白，脉细弱而数，指纹青紫，可达命关。

治法：温补心阳，救逆固脱。

主方：参附龙牡救逆汤(验方)加减。

常用药：人参、附子、龙骨、牡蛎、白芍、甘草。

加减：气阴两竭者，加麦冬、西洋参益气救阴；肝增大者，可酌加红花、丹参活血化瘀。

2. 邪陷厥阴

证候：壮热烦躁，神昏谵语，四肢抽搐，口噤项强，两目窜视，舌质红绛，指纹青紫，可达命关，或透关射甲。

治法：平肝息风，清心开窍。

主方：羚角钩藤汤（《重订通俗伤寒论》）合牛黄清心丸（《痘疹世医心法》）加减。

常用药：羚羊角片、霜桑叶、川贝母、鲜生地黄、钩藤、滁菊花、茯神、白芍、甘草、牛黄、黄芩、黄连、山栀、郁金、朱砂。

加减：昏迷痰多者，加菖蒲、胆南星、竹沥豁痰开窍；高热神昏抽搐者，可选加紫雪丹、安宫牛黄丸和至宝丹开窍息风。

（二）中成药

1. 通宣理肺口服液　用于风寒闭肺证。

2. 小儿麻甘冲剂　用于风热闭肺证。

3. 小儿肺热咳喘口服液　用于痰热闭肺证。

4. 养阴清肺口服液　用于阴虚肺热证。

5. 玉屏风颗粒　用于肺脾气虚证。

6. 喜炎平注射液　用于风热闭肺证、痰热闭肺证。

（三）针灸疗法

主穴：尺泽、孔最、列缺、合谷、肺俞、足三里。配穴：邪客肺卫，加风门、大椎、风池；痰热壅肺，加少商、丰隆、曲池、中脘；肺灼阴伤，加太溪、膏肓俞；阳气虚脱，加气海、关元、百会。一般施以捻转法或透天凉手法，足三里施以捻转补法，气海、关元、百会可配合灸法，每日1次。

（四）推拿疗法

1. 风寒闭肺　清肺经、大肠经，清天河水，揉二扇门，按天突、风池、肺俞，擦胸背。

2. 风热闭肺　清肺经、大肠经，清天河水，退六腑，清心经、脾经，推涌泉，推脊。

3. 痰热壅肺　清肺经、清天河水，退六腑，揉天突，分推膻中，直退膻中，揉乳旁、乳根，揉肺俞，分推肩胛骨，推脊，推涌泉。

4. 正虚邪恋　补脾经、肺经，推三关，按揉精宁，摩中脘，按揉足三里，推涌泉，揉心俞、肺俞。

5. 正虚邪陷　清天河水，退六腑，补心经、肺经，掐小天心、人中、十宣、精宁，水底捞月。

（五）外治疗法

主要采用敷贴疗法，用于肺炎后期迁延不愈或痰多、两肺湿啰音经久不消失者。

1. 白芥子末、面粉各30g，加水调和，用纱布包后，敷贴背部，每日1次，每次约15分钟，出现皮肤发红为止，连敷3日。

2. 大黄、芒硝、大蒜各15～30g，调成膏状，纱布包，敷贴背部，如皮肤未出现刺激反应，可连用3～5日。

二、西医治疗

（一）病因治疗：根据不同病原选择药物

细菌感染者，宜采用抗生素治疗。抗生素使用原则：①根据病原菌选择敏感药物；②早期治疗；③选用渗入下呼吸道浓度高的药物；④足量、足疗程；⑤重症宜联合用药，经静脉给药。根据不同的病原选择抗生素，若肺炎球菌感染，首选青霉素或阿莫西林；若金黄色葡萄球菌感染，甲氧西林敏感者首选苯唑西林钠或氯唑西林钠，耐药者选用万古霉素或联用利福平；若流感嗜血杆菌感染，首选阿莫西林加克拉维酸（或加舒巴坦）；若大肠埃希菌和肺炎杆菌感染，首选头孢曲松或头孢噻肟；若铜绿假单胞菌肺炎首选替卡西林加克拉维酸。肺炎支原体、衣原体感染，选用大环内酯类抗生素，如红霉素、罗红霉素、阿奇霉素等。用药时间应持续至体温正常后5～7天，临床症状基本消失后3天。肺炎支原体肺炎至少用药2～3周，以免复发。葡萄球菌肺炎疗程宜长，一般于体温正常后继续用药2周，总疗程≥6周。

病毒感染目前尚无理想的抗病毒药物，临床可选用利巴韦林（病毒唑）：每日10mg/kg，肌内注射或静脉滴注，亦可超声雾化吸入，对合胞病毒、腺病毒有效；干扰素：抑制病毒在细胞内复制，早期使用疗效好。

（二）对症治疗

1. 氧疗　凡有呼吸困难、喘憋、口唇发绀、面色苍白等低氧血症表现者，应立即给氧。多采取鼻前庭给氧，氧流量为0.5～1L/min，氧浓度不超过40%，氧气宜湿化，以免损伤气道纤毛上皮细胞和使痰液变黏稠。缺氧严重者可用面罩给氧，氧流量为2～4L/min，氧浓度为50%～60%。若出现呼吸衰竭，则需用人工呼吸器。

2. 保持呼吸道通畅　及时清除鼻咽分泌物和吸痰，使用祛痰药，雾化吸入；喘憋严重者选用支气管解痉药；保证液体摄入量，有利于痰液排出。

3. 腹胀的治疗　低钾血症引起者及时补钾。若中毒性肠麻痹，应禁食，胃肠减压，用酚妥拉明每次0.5mg/kg，加入10%葡萄糖20～30ml静脉滴注。

4. 肺炎合并心力衰竭的治疗　主要镇静、给氧，增强心肌收缩力，减慢心率，增加心搏出量，减轻心脏负荷。①强心：毛花苷C（西地兰）、洋地黄化总量，＜2岁0.03～0.04mg/kg，＞2岁0.02～0.03mg/kg，静脉注射，首次用总量的1/2，余量分两次，每隔4～6小时用1/4量。②利尿：常用呋塞米（速尿），每次1mg/kg，稀释成2mg/ml，5～10分钟缓慢静脉推注，必要时8～12小时可重复。③血管活性药物：心力衰竭伴有血压下降时可用多巴胺，每次用10mg，以5%葡萄糖注射液100ml稀释，开始以每分钟10～15滴静脉滴注，根据需要调节滴速，一般不超过每分钟30μg/kg。

（三）糖皮质激素的应用

糖皮质激素可减少炎性渗出，解除支气管痉挛，改善血管通透性，降低颅内压，改善微循环。适应证：①中毒症状明显；②严重喘憋；③伴有脑水肿、中毒性脑病；④伴有感染中毒性休克、呼吸衰竭等；⑤胸膜有渗出者。可用琥珀酸氢化可的松每日5～10mg/kg或用地塞米松每日0.1～0.3mg/kg静脉滴注，疗程3～5天。

（四）并存症和并发症的治疗

对并存佝偻病、营养不良者，应给予相应疾病的治疗。对并发脓胸、脓气胸者，应及时抽脓、抽气。对年龄小、中毒症状重或脓液黏稠、经反复穿刺抽脓不畅者，或张力性气胸都宜考虑胸腔闭式引流。

【预防护理】

一、预　防

1. 加强体育锻炼，增强体质。
2. 搞好卫生，保持室内空气新鲜。
3. 气候冷暖骤变时，适当增减衣服。
4. 发生感冒、咳嗽时及时治疗，防止病情发展。

二、护　理

1. 不同病原体肺炎患儿应分室居住，以免交叉感染。
2. 对于重症肺炎患儿要加强巡视，密切观察病情变化。
3. 保持室内空气流通，室温以18～20℃为宜，相对湿度60%。
4. 保持呼吸道通畅，及时清除呼吸道分泌物，变换体位，以利痰液排出。
5. 加强营养，饮食应富含蛋白质和维生素，少量多餐，重症不能进食者，可给予静脉营养。高热患儿宜多饮水，给予半流食，忌食油腻及刺激食品，以防助热生痰。

（王雪峰）

第六节　哮　喘

小儿哮喘是一种以反复发作，喘促气急，喉间痰吼哮鸣，呼气延长为主要特征的肺系疾病。相当于西医学的支气管哮喘。本病一年四季都可发生，尤以冬春及气候骤变时多见，常在清晨与夜间发作。发病年龄以1－6岁为多见，大多在3岁以内初次发作。经规范治疗和调护，多数可逐渐痊愈。但若失于防治，喘息持续，难以缓解，可遗患终身。

【历史沿革】

以哮喘作为病名，首见于金元时代的朱丹溪。其对哮喘反复发作的特点及其诱发因素、饮食护理、预防方法等均有比较深入的认识。如在《幼科全书》中云：哮喘“其证有二，不离痰火，有卒感风寒而得者，有曾伤盐酢汤水而得者，故天阴则病发，连绵不已。轻则以五虎汤，一服即止，重则葶苈丸治之，皆一时解急之法。若欲断根，当内服五圣丹外用灸法……，仍禁酸咸辛热之物”。对于哮与喘在概念上的差异，古人亦有区分，如《医学正传·哮喘》曰：“哮以声响名，喘以气息言”。这些论述，目前在临床上仍具有一定的指导意义。

【病因病机】

哮喘的发病，以内因为基础，在诱发因素作用下而发生。内因责之于肺、脾、肾不足，痰饮内伏，以及先天禀赋遗传因素等；诱发因素主要包括感受外邪、接触异物、饮食不慎、情志失调以及劳倦过度等。

一、内在因素

1. 正虚痰伏　痰饮的产生主要与肺、脾、肾三脏功能失常密切相关。小儿时期，若素体肺气不足，津液不能正常宣散敷布，留滞肺络则为痰；脾气不足，运化失司，则聚湿生痰；肾气不足，不能温煦气化水液，同时命门火衰，不能温煦脾土，土虚不运，皆致水湿停聚，凝而成痰。因此，素体肺、脾、肾不足，导致津液调节失常，水湿停聚，则聚湿生痰，痰饮内伏，形成哮喘反复发作的夙根。

2. 禀赋因素　小儿哮喘多与先天禀赋相关，既往常有奶癣、瘾疹、鼻鼽等病史，常有家族史。

二、诱发因素

1. 外感六淫　气候突变，感受外邪，肺卫失宣，肺气上逆，触动伏痰，痰气交阻于气道，则发为哮喘。小儿时期的感冒常是引起哮喘发作的主要原因。

2. 接触异物　如吸入花粉、螨、灰尘、烟尘、煤气、油漆、异味，以及动物毛屑、杀虫粉、棉花籽等。这些异物可由气道或肌肤而入，均犯于肺，触动伏痰，阻于气道，影响肺气的宣降，导致肺气上逆，发生哮喘。

3. 饮食不慎　如过食生冷酸咸常使肺脾受损，即“形寒饮冷则伤肺”；如过食肥甘，也常积热蒸痰，使肺气壅塞不利，每能诱发哮喘。

4. 劳倦所伤　哮喘每于过劳或游玩过度而发。劳倦过度耗伤正气，或汗出当风，触冒外邪，引动伏痰，肺气不利而发为哮喘。

5. 情志失调　小儿暴受惊恐，情绪紧张，过度悲伤，所欲不遂，气郁不舒，则气机不畅，升降失常，气逆于上，引动伏痰，发为哮喘。

以上各种诱因可单独引发哮喘，亦可几种因素相合致病。

三、发病机制

本病的病机主要在于痰饮内伏，触遇诱因而发。发作期以邪实为主，痰随气升，气因痰阻，相互搏结，阻塞气道，宣肃失常，而出现呼吸困难，气喘哮鸣。缓解期以正虚为主，肺气虚弱，久而不复，母病及子，子病又可及母，肺虚则脾气亦虚，脾虚不运，则停湿生痰，痰浊上贮，则呼吸不利，故本病往往表现为时发时止，反复不已。肺脾久虚，又可导致肾气虚弱，肾气虚则摄纳失职，气逆于上，产生“喘气不足以息”，故在缓解时，也可表现有轻度持续性哮喘征象。

总之，哮喘由素体肺、脾、肾不足，导致痰饮内伏，隐伏于肺，成为哮喘之夙根。诱因引发，痰气交阻，阻塞气道，反复不已。由于本病伏痰难去，外邪难防，发物难明，尤其是素体肺、脾、肾不足的体质状态难于调理，致使哮喘缠绵，难以根治。

哮喘的发病机制极为复杂，尚未完全阐明，目前认为与免疫因素、神经、精神和内分泌因素，遗传学背景和神经信号通路密切相关。

【临床表现】

本病常于气候转变、寒暖失常之时发作，亦可于触感异物后突然发作。典型表现为喘息不已、胸闷，呼吸困难，甚则不能平卧，咳嗽、喉中痰鸣，如能将大量黏痰畅利咳出，呼吸渐感通畅，痰鸣气喘方始平静。其发作时间长短不一，发作次数，有的一年数发，有的一月数发，有时一昼夜可发作数次，并常于夜间或清晨加重。严重的病例，呼吸异常困难，喉间痰声辘辘，状如水鸡声，可以声达户外，濒于窒息状态。

【辅助检查】

1. 胸部X线检查　发作期胸片可正常或有肺气肿、支气管周围间质浸润及肺不张。胸部X线可排除肺实质病变、先天异常、气道异物等。

2. 变应原检查　目的是为了明确引起哮喘的致敏原。皮肤试验方法简便，主要有三种：斑贴试验、划痕试验、皮内试验。血清特异性IgE测定也有价值。

3. 肺功能检查　肺功能检查对估计哮喘严重程度及判断疗效有重要意义。主要用第1秒用力呼气容积/用力肺活量(FEV_1/FVC)或呼气峰值流速(PEF)两种方法测定气流受限是否存在及其程度。FEV_1/FVC低于70%～75%提示气流受限，在吸入支气管舒张药15～20分钟后FEV_1/FVC增加15%以上，表明为可逆性气流受限，是诊断哮喘的有利依据。24小时PEF变异率＞20%是哮喘的特点。

【诊断与鉴别诊断】

(一)诊断

参照中华医学会儿科分会呼吸学组于2008年修订的“儿童支气管哮喘诊断与防治指南”。诊断要点为：

1. 多有婴儿期湿疹等过敏性疾病史，家族哮喘史。发作多与某些诱发因素有关，如感受外邪、接触致敏物质等。

2. 气喘哮鸣反复发作。常突然发作，发作之前多有喷嚏、咳嗽等先兆症状。发作时喘促、气急、哮鸣、咳嗽，甚者不能平卧、烦躁不安、口唇青紫。

3. 发作时两肺可闻及哮鸣音，以呼气时明显，呼气相延长。如继发感染，可闻及中、细湿啰音。

4. 血常规检查可见嗜酸性粒细胞增高，血清IgE增高，肺功能检查气道阻力增加，或支气管激发试验阳性、支气管舒张试验阳性。

(二)鉴别诊断

1. 咳嗽 以咳嗽为主要症状，无明显喘促，肺部听诊两肺呼吸音粗糙，或有少量散在干啰音、粗湿啰音。

2. 肺炎喘嗽 以发热、咳嗽、痰壅、喘促、鼻扇为主要临床特征，常继发于感冒或其他疾病之后，无突发突止的特点及反复发作的病史。肺部听诊有细湿啰音。

【辨证思路】

本病发作期应辨寒热虚实、轻重险逆，缓解期重辨脏腑。

1. 发作期辨寒热虚实 根据喉间痰鸣声，面、唇、咽的颜色，舌脉结合二便分辨。若哮喘发作痰白清稀或泡沫痰，伴形寒肢冷，或伴风寒表证者，多属寒证；若哮喘发作痰黄质稠难咯，伴心烦便秘，面赤唇红者，多属热证；哮作喘咳痰涌，声高息粗，或新病初起者，多属实证；哮喘久发不止，咳喘息微，气短难续者，多属虚实夹杂。

2. 缓解期辨脏腑 重点辨肺、脾、肾。若自汗出，反复感冒，痰多、便溏，属肺脾气虚；若食少便溏，动则气短，面色无华，形寒肢冷，则属脾肾阳虚；若面色潮红，消瘦气短，干咳少痰，舌红少苔，脉细数，属肺肾阴虚。

3. 辨轻重险逆 发时哮鸣呼吸困难，短期内即逐渐平复，其证多轻。哮喘久发不已，咳嗽喘鸣气促，不能平卧，则属重证。若哮发急剧，张口抬肩，面色青灰，面目浮肿，脉静身冷，则为险逆之候。

【治疗】

哮喘应坚持长期、规范、个体化的治疗原则，按发作期和缓解期分别施治。本病属于顽疾，宜采用多种疗法综合治疗，如三伏天敷贴疗法的冬病夏治，哮喘重、危证发作可配合西药治疗。本病应重视缓解期的治疗，以图根治。

一、中医治疗

(一)分证论治

1. 发作期

(1)寒性哮喘

证候：咳嗽气促，喉间哮鸣，咳痰清稀，鼻流清涕，鼻塞喷嚏，面色淡白，形寒无汗，舌质淡红，苔白，脉浮紧，指纹红。

治法：温肺散寒，化痰定喘。

主方：小青龙汤(《伤寒论》)加减。

常用药：麻黄、桂枝、细辛、干姜、半夏、五味子、白芍、甘草。

加减：咳嗽甚加紫菀、款冬花、旋覆花；哮吼甚加射干、地龙；喘促甚加赭石。若表寒不甚，寒饮阻肺者，可用射干麻黄汤加减。

(2)热性哮喘

证候：咳嗽喘促，声高息涌，喉间痰吼哮鸣，咯痰黄稠，发热面红，烦躁口渴，大便干结，小便黄少，舌质红，苔黄或黄腻，脉滑数，指纹紫。

治法：清肺化痰，降气平喘。

主方：麻杏甘石汤(《伤寒论》)合苏葶丸(《医宗金鉴》)加减。

常用药：麻黄、生石膏、苦杏仁、桑白皮、葶苈子、紫苏子、射干、瓜蒌、甘草。

加减：喘急加地龙、僵蚕；痰多加胆南星、竹沥；咳甚加百部、款冬花；热重加栀子、鱼腥草、黄芩；便秘加瓜蒌子、大黄。若表证不著，喘息咳嗽，痰鸣，痰色微黄，可选用定喘汤加减。

(3)寒热错杂

证候：喘促气急，咳嗽哮鸣，恶寒无汗，鼻塞清涕，咯痰黏稠色黄，口渴，小便黄赤，大便干结，咽红，舌质红，苔薄白或薄黄。

治法：散寒清热，降气平喘。

主方：大青龙汤(《伤寒论》)加减。

常用药：麻黄、桂枝、白芍、细辛、五味子、半夏、生石膏、黄芩、葶苈子、紫苏子。

加减：热重加栀子、桑白皮、鱼腥草、虎杖；咳嗽重加桑白皮、前胡、款冬花；喘促甚加射干、地龙；痰热重加黛蛤散、竹沥。

(4)虚实夹杂

证候：病程较长，哮喘持续不已，喘促胸闷，动则喘甚，咳嗽痰多，喉中痰吼，面色少华，畏寒肢冷，神疲纳呆，小便清长，舌质淡，苔薄白或白腻，脉细弱，指纹淡滞。

治法：泻肺平喘，补肾纳气。

主方：射干麻黄汤(《金匮要略》)合都气丸(《症因脉治》)加减。

常用药：射干、蜜麻黄、半夏、五味子、细辛、款冬花、熟地黄、山茱萸、山药、补骨脂。

加减：动则气喘加紫石英、诃子；畏寒肢冷加附子、淫羊藿；畏寒腹满加椒目、厚朴；痰多色白，屡吐不绝加白果、芡实；发热咯痰黄稠加黄芩、冬瓜子、金荞麦。

2. 缓解期

(1)肺脾气虚

证候：面白少华，气短自汗，咳嗽无力，神疲懒言，形瘦纳差，大便溏薄，易于感冒，舌质淡，苔薄白，脉细，指纹淡。

治法：补肺固表，健脾益气。

主方：玉屏风散(《医方类聚》)合人参五味子汤(《幼幼集成》)加减。

常用药：黄芪、党参、茯苓、白术、半夏、五味子、防风、炙甘草。

加减：气虚甚者加太子参、黄精；汗出多者加煅龙骨、煅牡蛎、糯稻根；食纳减少加砂仁、山楂；便溏加山药、白扁豆。

(2)脾肾阳虚

证候：面色苍白，形寒肢冷，动则喘咳，气短心悸，脚软无力，腹胀纳差，大便溏薄，小便清长，舌质淡，苔薄白，脉细弱，指纹淡。

治法：温补脾肾，纳气培元。

主方：金匮肾气丸(《金匮要略》)加减。

常用药：附子、肉桂、山茱萸、熟地黄、山药、淫羊藿、茯苓、白术、核桃仁、五味子。

加减：虚喘明显加蛤蚧、冬虫夏草；咳甚加款冬花、紫菀；夜尿多加益智仁、菟丝子、补骨脂。

(3)肺肾阴虚

证候：面色潮红，夜间盗汗，消瘦气短，手足心热，干咳少痰，喘促乏力，舌质红，苔花剥，脉细数，指纹淡红。

治法：补肾敛肺，养阴纳气。

主方：麦味地黄丸(《寿世保元》)加减。

常用药：麦冬、五味子、熟地黄、山茱萸、山药、枸杞子、百合、沙参、紫河车、牡丹皮。

加减：阴虚盗汗加知母、黄柏；呛咳不爽加百部、款冬花；潮热加鳖甲、地骨皮。

(二)中成药

1. 小青龙口服液　适用于寒性哮喘。

2. 小儿肺热咳喘口服液　适用于热性哮喘。

3. 玉屏风颗粒　可用于肺脾气虚。

4. 固本咳喘片　可以于脾肾阳虚。

5. 六味地黄丸　可用于肺肾阴虚。

(三)针灸疗法

1. 体针　取定喘、天突、内关。咳嗽痰多者，加膻中、丰隆。针刺，每日1次。用于发作期。取大椎、肺俞、足三里、肾俞、关元、脾俞。每次取3～4穴，针刺加灸，隔日1次。在好发季节前作预防性治疗。

2. 耳针　选喘点、内分泌、交感、肺、肾。用于哮喘发作期。

(四)外治疗法

白芥子、延胡索、甘遂、细辛，共研细末，加生姜汁调膏，分别贴在肺俞、心俞、膈俞、膻中穴。适用于哮喘缓解期。每年夏季三伏及冬季三九贴敷，疗效尤佳。

二、西医治疗

坚持长期、持续、规范、个体化的治疗原则。按照全球哮喘防治创议(Global Initiative for Asthma，GINA方案)和中国儿童哮喘防治指南规范治疗。

(一)发作期治疗

应快速缓解症状，以平喘、消炎治疗为主，常用糖皮质激素、速效β_2受体激动药等，首选吸入疗法，重症患儿可口服或静脉给药。

(二)哮喘危重状态治疗

如哮喘急性发作经合理应用支气管舒张药和糖皮质激素等药物治疗后，仍有严重或进行性呼吸困难者，称为哮喘危重状态(哮喘持续状态)，经氧疗、全身应用糖皮质激素、β_2受体激动药等治疗后病情继续恶化者，应及时给予辅助机械通气治疗。

(三)慢性持续期和临床缓解期治疗

可选用气道吸入糖皮质激素等抗炎，降低气道高反应性，防止气道重塑。

【预防护理】

1. 居室宜空气流通，保证适宜温度及湿度，阳光充足。

2. 避免受凉，防止感冒，在气候多变时，注意预防呼吸道感染。积极治疗和清除感染病灶，如及时治疗鼻窦炎、鼻息肉、扁桃体炎、龋齿等。

3. 避免接触过敏原，如花粉、含添加剂的食物等；避免各种诱发因素，如被动吸烟、漆味，饮用冰冷饮料等。

4. 饮食宜清淡而富有营养，忌食生冷、油腻、辛辣、过酸过甜及虾蟹等。

5. 避免剧烈运动、过劳及精神情绪方面的刺激。

6. 要关心、安慰患儿，减少心理压力及恐惧感，以增强战胜疾病的信心。

(王孟清)

第七节 反复呼吸道感染

反复呼吸道感染是指一年以内发生上、下呼吸道感染的次数频繁，超出正常范围。临床多见于6个月至6岁的小儿，其中1—3岁的幼儿发病率最高，一般到学龄期前后感染次数明显减少。若日久不愈，易发生慢性鼻炎、咳嗽及肾炎、风湿病等疾病，严重影响小儿的生长发育与身心健康。

1987年中华医药学会儿科分会呼吸学组制定了《反复呼吸道感染诊断参考标准》，随着现代诊断技术的不断提高，虽然部分患儿已能明确病因，但仍有部分患儿不能明确其定位及定性诊断。因此2007年修改为《反复呼吸道感染的临床概念与处理原则》，将反复呼吸道感染病名诊断理解为临床概念，将诊断参考标准修改为判断条件，对不断提高诊治水平，促进儿童健康成长具有重要意义。

【历史沿革】

古代医籍中没有本病的明确记载，但其中关于“自汗易感”“体虚易感”的论述与本病较为接近。如：《灵枢·五变》：“肉不坚，腠理疏，则善病风”；《证治汇补·伤风》：“有平昔元气虚弱，表虚腠松，略有不慎，即显风症者”；《医理辑要·锦囊觉后编》：“要知易风为病者，表气素虚；易寒为病者，阳气素弱……”；《温病条辨·解儿难》：“脏腑薄，藩篱疏，易于传变；肌肤嫩，神气怯，易于感触”。近年来，中西医均称为“反复呼吸道感染”，并将此类患儿通称为“易感儿”或“复感儿”。

【病因病机】

本病的发生与禀赋不足、喂养不当、调护失宜、素禀体热等因素密切相关。

1. 禀赋不足，体质柔弱　如父母体弱多病，或母孕期患病，或早产、多胎，胎气孱弱，生后肌肤娇嫩，腠理疏松，不耐四时邪气，感邪即病。

2. 喂养不当，脾胃受损　母乳不足或换乳不慎、辅食添加不当或偏食、挑食，饮食精微摄取不足，脾胃虚弱；或恣食生冷、肥甘厚腻之品，损伤脾胃，致土不生金，致外邪易侵。

3. 调护失宜，不耐寒热　患儿日照不足，或缺乏户外活动，肌肤柔弱，卫外不固，致外邪易侵。此外，家长不能根据季节气候的变化及时为患儿添减衣被，衣被过薄易感风寒，过厚则汗出当风，易致外感。

4. 内热久蕴，遇感乃发　平素嗜食辛辣肥甘厚腻之品，致肺胃蕴热或胃肠积热；或热病后余邪未清；亦有久居湿地，湿热内蕴者。患儿内热久蕴，一旦外邪侵袭，新感易受，留邪内发。

西医学认为，反复上呼吸道感染病因多与护理不当、环境因素、缺乏锻炼、缺乏微量元素等因素有关，部分与鼻咽部慢性病灶有关；反复下呼吸道感染多由致病微生物引起，少数与原发免疫功能缺陷、气道畸形等因素有关。

【临床表现】

1. 反复上呼吸道感染　如反复感冒、咽炎、扁桃体炎、喉炎等。

2. 反复下呼吸道感染　反复气管、支气管炎和反复肺炎。

3. 非感染期患儿表现　常有自汗或盗汗，气短懒言；面黄少华或苍白，厌食少食，倦怠乏力；手足心热或低热；生长发育迟缓、骨骼不坚甚至畸形；亦有患儿表现有口臭或口舌易生疮，咽易红，大便干，腹胀，苔厚腻。

4. 并发症表现　反复呼吸道感染迁延时久，易引起慢性咽炎、鼻炎、扁桃体炎、支气管哮喘等肺部慢性疾病；厌食、积滞、吐泻等消化系统病证；或影响正常生长发育，致身材矮小瘦弱，甚至出现贫血、佝偻病等病证。此外，还可引起心肌炎、肾炎或风湿病等。

【辅助检查】

为寻找反复呼吸道感染的病因，可做以下相关检查。

1. 耳鼻喉科检查　除外先天性发育异常和急慢性感染灶。

2. 病原微生物检测　了解致病微生物。

3. 肺部CT和气道、血管重建显影　除外支气管扩张、气道狭窄、气道发育畸形、肺发育异常、血管压迫等。

4. 免疫功能测定　除外原发、继发免疫缺陷病。

5. 支气管镜检查　可诊断异物、支气管扩张、气道腔内阻塞和管外压迫、气道发育畸形。

6. 肺功能　有助于鉴别变态反应性下呼吸道

疾病、间质性肺疾病。

【诊断与鉴别诊断】

(一)诊断要点

根据年龄、潜在的原因及部位不同，将反复呼吸道感染分为反复上呼吸道感染和反复下呼吸道感染，后者又可分为反复气管支气管炎和反复肺炎。

根据2007年中华医学会儿科学分会呼吸学组制定的判断条件，见表5-1。

(二)鉴别诊断

对于反复呼吸道感染的患儿，应详细询问病史，包括先天性心脏病、贫血、营养不良及维生素D缺乏性佝偻病等疾病史，并根据病情需要进行微量元素、病原学、免疫学、影像学及内镜技术等检查，寻找可能的病因。

1. 变应性鼻炎　又称“过敏性鼻炎”，中医称“鼻鼽”，临床以突然和反复发作的鼻痒、喷嚏频频、流清涕、鼻塞为主要特征，与反复感冒相似，但常伴眼痒等眼部过敏现象，与接触过敏原有关，患儿常有过敏体质及变应性鼻炎家族史。

2. 反复肺炎　除考虑致病微生物外，关键是认真寻找基础疾病，如原发性免疫缺陷病，先天性肺实质、肺血管发育异常，先天性气道发育异常，先天性心脏畸形，支气管扩张，支气管异物，胃食管反流等。临床需与支气管哮喘、肺结核、特发性肺含铁血黄素沉着症、嗜酸细胞性肺炎、过敏性肺泡炎、特发性间质性肺炎等疾病相鉴别。

【辨证思路】

本病辨证主要为辨虚实与辨脏腑。

1. 辨虚实　形体瘦弱，常有多汗、气短、倦怠乏力、纳差、生长发育迟缓等症者，多属虚证；形体壮实，平素嗜食肥甘厚腻，常有咽易红、口臭或口舌易生疮、大便偏干者，多属实证。

2. 辨脏腑　若自汗、气短、懒言者多为肺虚；面黄少华、纳呆食少、神疲肢倦者多属脾虚；生长发育迟缓、骨骼不坚甚至畸形者常为肾虚。面色苍白，气短懒言，语声低微，舌淡胖边有齿痕，脉细无力多为气虚；手足心热或低热，盗汗，咽干，舌红，少苔，脉细数者多属阴虚。

【治疗】

治疗方面，西医主要是寻找致病因素并给予相应处理，在清除异物及手术治疗支气管肺畸形等方面具有一定的优势。中医辨证施治具有突出的优势，本病以虚证为主，故治疗以补虚为要，关键要抓住用药的时机，或健脾补肺，或益气养阴，使“正气存内，邪不可干”。若属实证者，宜清泻肺胃为主。在辨证用药的基础上配合捏脊疗法、穴位敷贴等方法综合治疗，可显著提高疗效。

一、中医治疗

(一)辨证使用中药汤剂或中成药

1. 肺脾气虚

证候：易感，多汗，气短，唇口色淡，面色少华，纳呆食少，大便不调。舌质淡红，脉细无力，指纹淡。

治法：健脾补肺。

主方：玉屏风散(《医方类聚》)加减。

常用药：黄芪、炒白术、防风、党参、山药、煅牡蛎、陈皮、甘草。

加减：多汗加五味子、麻黄根；纳呆加鸡内金、焦山楂、焦神曲；大便溏加薏苡仁、茯苓。

表5-1　反复呼吸道感染判断条件

年龄(岁)	反复上呼吸道感染(次/年)	反复下呼吸道感染(次/年)	
		反复气管支气管炎	反复肺炎
0—2岁	7	3	2
2^+—5岁	6	2	2
5^+—14岁	5	2	2

注：1. 两次感染间隔时间至少7天以上

2. 若上呼吸道感染次数不够，可以将上、下呼吸道感染次数相加，反之则不能。但若反复感染是以下呼吸道为主，则应定义为反复下呼吸道感染

3. 确定次数需连续观察1年

4. 反复肺炎是指1年内反复患肺炎2次，肺炎需由肺部体征和影像学证实，两次肺炎诊断期间肺炎体征和影像学改变应完全消失

2. 气阴两虚

证候:易感,手足心热,或低热,自汗盗汗,神疲乏力,口干,纳呆食少,大便偏干,舌质红,苔少或花剥或无苔,脉细数无力,指纹淡红。

治法:益气养阴。

主方:生脉散(《医学启源》)加减。

常用药:太子参、麦冬、五味子、白术、茯苓、煅牡蛎、鸡内金。

加减:偏气虚加黄芪;汗多加浮小麦、糯稻根;纳呆加砂仁、炒谷芽;口干加天花粉、石斛;手足心热或低热加地骨皮、牡丹皮;大便偏干加柏子仁、火麻仁。

3. 肺胃积热

证候:易感,咽微红,口臭,口舌易生疮,汗多而黏,夜寐欠安,大便干,舌质红,苔黄,脉滑数。

治法:清泻肺胃。

主方:凉膈散(《太平惠民和剂局方》)加减。

常用药:连翘、淡豆豉、黄芩、牛蒡子、薄荷、生石膏、大黄、淡竹叶、芦根、甘草。

加减:咽微红加金果榄;扁桃体肿大加赤芍、玄参;口舌生疮加栀子、通草;舌苔厚加焦山楂、鸡内金。

(二)中成药

1. 童康片　适于肺脾气虚证。

2. 槐杞黄颗粒　适于气阴两虚证。

3. 清降片　适于肺胃积热证。

(三)其他疗法

1. 捏脊疗法　具有调阴阳、理气血、和脏腑、通经络的作用,可提高患儿免疫力,增强体质,防治反复呼吸道感染。每天1次,每周治疗5天,4周为1个疗程。

2. 穴位注射法　双侧足三里穴位注射黄芪注射液。取皮试用的1ml针管,吸取黄芪注射液0.4～0.6ml备用,常规穴位消毒,每次每个穴位注射0.2～0.3ml。隔3～4天注射1次,每周2次,4周为1疗程。

3. 穴位敷贴　选用甘遂、细辛、莱菔子等中药制成膏药,贴敷于大椎,双侧肺俞、膈俞等穴位。每年的初伏、中伏、末伏及一九、二九、三九各敷贴一次,共6次。

二、西医治疗

1. 寻找致病因素并给予相应处理　如鼻咽部慢性病灶请耳鼻喉科协助诊治;不滥用抗菌药物;清除异物;手术切除气管、支气管肺畸形等。

2. 抗感染治疗　主张根据病原学结果和机体的免疫状态,合理使用抗生素。

3. 对症治疗　根据不同年龄和病情,正确地选择祛痰药、平喘镇咳药、雾化治疗、肺部物理治疗等。

4. 调节免疫功能　必要时给予针对性的免疫调节药。

【预防护理】

1. 保持环境清洁卫生,室内空气流通。

2. 经常户外活动,随时更换衣服,逐渐适应气候变化,避免过冷过热。汗出较多时,及时擦干,勿吹风着凉。

3. 呼吸道感染流行期间避免去人口拥挤的公共场所。

4. 养成良好的生活习惯,生活起居有规律,保证充足的睡眠。

5. 营养均衡,少食多餐。培养良好的饮食习惯,不挑食、偏食,不嗜食生冷及肥甘厚腻之品。

6. 积极防治各种慢性病,如维生素D缺乏性佝偻病、营养不良、贫血等。

7. 按时预防接种,增强机体抗病能力。

(张喜莲)

参考文献

[1] 马融,韩新民. 中医儿科学[M]. 2版. 北京:人民卫生出版社,2012:45.

[2] 桂永浩. 小儿内科学高级教程[M]. 北京:人民军医出版社,2011:209.

[3] 汪受传. 中医儿科学[M]. 北京:人民卫生出版社,1998:537-544.

[4] 斯崇文,贾辅忠,李家泰. 感染病学[M]. 北京:人民卫生出版社,2004:1019-1022.

[5] 胡亚美,江载芳. 褚福棠实用儿科学[M]. 7版. 北京:人民卫生出版社,2008:1157-1164.

[6] 汪受传. 中医儿科学[M]. 上海:上海科学技术出版社,2006:56-59.

[7] 王士贞. 中医耳鼻喉科学[M]. 北京:中国中医药出版社,2007:169-174.

[8] 陆权,王雪峰,陈慧中,等. 儿童咳嗽中西医结合诊治专家共识(2010年2月)[J]. 中国实用儿科杂志,2010,25(6):439-443.

[9] 李燕宁,张葆青,潘月莉,等. 小儿支气管炎中医诊疗指南[J]. 中医儿科杂志,2008,4(6):1-3.

[10] 中华中医药学会. ZYYXH/T247～286-2012. 中医儿科常见病诊疗指南[S]. 北京:中国中医药出版社,2012.

[11] 中华医学会儿科学分会呼吸学组,中

华儿科杂志编辑委员会.儿童慢性咳嗽诊断与治疗指南(试行)[J].中华儿科杂志,2008,46(2):104-107.
[12] 陆权.解读《儿童慢性咳嗽诊断与治疗指南(试行)》[J].临床儿科杂志,2008,26(3):252-263.
[13] 汪受传,虞坚尔.中医儿科学[M].3版.北京:中国中医药出版社,2012,7:84-91.
[14] 中华医学会儿科学分会呼吸学组.儿童支气管哮喘诊断与防治指南[J].中华儿科杂志,2008,46(10):745.

第6章

脾胃系病证

第一节　鹅口疮

鹅口疮是以口腔、舌上满布白屑为主要临床特征的一种口腔疾病。因其状如鹅口，故称鹅口疮；因其色白如雪片，故又名“雪口”。本病一年四季均可发生。多见于初生儿及久病体虚婴幼儿。轻者治疗得当，预后良好；若体虚邪盛者，鹅口疮白屑蔓延，阻碍气道，也可影响呼吸，甚至危及生命。

【历史沿革】

中医学对本病的描述甚多，如隋·巢元方在《诸病源候论·鹅口候》中对本病病名的描述：“小儿初生口里白屑起，乃至舌上生疮，如鹅口里，世谓之鹅口。”明·陈实功《外科正宗·鹅口疮》对本病的病位以及特征性表现作了进一步阐明：“鹅口疮皆心脾二经胎热上攻，致满口皆生白斑雪片，甚则咽间叠叠肿起，致难乳哺，多生啼叫。”明·王銮《幼科类粹·耳目口鼻门》指出本病病因病机及疗法：“小儿初生口内白屑满舌上，如鹅之口，故曰鹅口疮。此乃胎热而心脾最盛重，发于口也。用发缠指头蘸薄荷自然汁拭口内，如不脱，浓煮粟米汁拭之，即用黄丹煅过出火毒，掺于患处。”

【病因病机】

鹅口疮病因有虚实之分。可由胎热内蕴，口腔不洁，感受秽毒之邪所致。其主要病位在心脾，因舌为心之苗，口为脾之窍，脾脉络于舌，若感受秽毒之邪，循经上炎，则发为口舌白屑之症。现代医学表明，本病系感染白色念珠菌所致。

1. *心脾积热*　可因孕妇平素喜食辛热炙煿之品，胎热内蕴，遗患胎儿，或因出生后不注意口腔清洁，黏膜破损，为秽毒之邪所侵。秽毒积热蕴于心脾，熏灼口舌，故出现实证证候。

2. *虚火上浮*　多由胎禀不足，肾阴亏虚；也有因病后失调，久病体虚，或久泻久利，津液大伤，脾虚及肾，气阴内耗。阴虚水不制火，虚火循经上炎，而致虚证证候。

西医学认为鹅口疮为白色念珠菌感染，多见于婴幼儿，营养不良、腹泻、长期使用广谱抗生素或激素的患儿常有此症。新生儿多由产道感染或因哺乳时奶头不洁或污染的乳具感染。

【临床表现】

口腔黏膜上出现白色乳凝块样物，见于颊黏膜、舌、牙龈、唇及上腭等处，开始呈点状、小片状，继而融合成片状，不易揩拭，强行拭去，可见潮红、粗糙的浅表糜烂面。一般无全身症状，不影响吸吮。重者可向咽喉处蔓延，影响吸奶与呼吸、吞咽。久病体弱、营养不良、消化不良的患儿常在真菌性肠炎的同时发生本病。

【辅助检查】

从口腔取白膜少许放玻片上加10%氢氧化钠一滴，在显微镜下可见真菌的菌丝和孢子。

【诊断与鉴别诊断】

一、诊　断

1. 多见于新生儿，久病体弱者，或长期使用抗生素及激素患者。

2. 舌上、颊内、牙龈或上腭散布白屑，可融合成片。重者可向咽喉处蔓延，影响吸奶与呼吸，偶可累及食管、肠道、气管等。

3. 取白屑少许涂片，加10%氢氧化钠液，置显微镜下，可见白色念珠菌芽孢及菌丝。

二、鉴别诊断

1. *口疮* 是以牙龈、舌体、两颊、上腭等处出现黄白色溃烂，疼痛明显，常伴有发热、流涎、周身不适为特点，其病原体多为病毒和细菌，临床可资鉴别。

2. *白喉* 是一种传染病。白喉假膜多起于扁桃体，渐次蔓延于咽或鼻腔等处，其色灰白，不易擦去，若强力擦去则易出血，多伴有发热、咽喉疼痛、疲乏等症状，病情严重。但现已有疫苗接种，可预防发生本病。

3. *残留奶块* 其状与鹅口疮相似，但以温开水或棉签轻拭，即可除去奶块。

【辨证思路】

本病辨证重在辨别证之虚实。实证一般病程短，口腔白屑堆积，周围焮红，烦躁哭闹，尿赤便秘；虚证多病程较长，口腔白屑较少，周围不红，口腔疼痛不著，大便稀溏，食欲不振，或形体瘦弱等。

【治疗】

治疗原则是根据临床证候的表现，本病总属邪火上炎，治当清火。根据虚实辨证，实火证应治以清泄心脾积热；虚火证应治以滋肾养阴降火。病在口腔局部，除内服药外，当配合外治法治疗。

一、中医治疗

(一)分证论治

1. *心脾积热*

证候：口腔满布白屑，周围较焮红，面赤唇红，烦躁多啼，吸吮时甚，大便秘结，小便短赤，舌红、苔薄黄或腻，指纹青紫或脉滑或滑数。

治法：清心泻脾。

主方：清热泻脾散(《医宗金鉴》)加减。

常用药：山栀(炒)、石膏(煅)、黄连(姜炒)、生地黄、黄芩、赤茯苓。

加减：大便秘结，口气臭秽者，加大黄、玄明粉通腑泄热，或选用凉膈散加减治疗；口干喜饮者，加石斛、玉竹养阴生津；腹胀纳呆者，加炒麦芽、焦槟榔以消食助运；湿热症重，舌红苔黄腻者，加滑石、大黄以清热化湿。

2. *虚火上炎*

证候：口腔黏膜白屑散在，周围焮红不甚，形体消瘦，颧红，手足心热，口干不多饮，舌红、苔少，脉细或指纹淡紫。

治法：滋阴降火。

主方：知柏地黄丸(《景岳全书》)加减。

常用药：知母、黄柏、熟地黄、山茱萸、山药、牡丹皮、泽泻、茯苓。

加减：阴虚口干舌燥甚者，加沙参、麦冬、石斛以滋阴养胃生津；低热烦躁者，加胡黄连、银柴胡以退虚火；食欲不振者，加乌梅、佛手、麦芽以滋养脾胃；便秘者，加火麻仁、瓜蒌仁以润肠通腑；病情反复者，少佐肉桂以引火归元。

(二)外治法

1. 冰硼散、西瓜霜、口腔炎喷剂吹敷口腔，每天2～4次，用治本病各证，起去腐生肌之功效。

2. 肉桂、附子等量研末，加面粉适量，以酒调成饼状，敷贴两脚心，每天1次，用于虚火上炎证，起引火归元之功。

3. 生石膏2.5g，青黛1g，黄连1g，乳香1g，没药1g，冰片0.3g。共研细末，瓶装贮存。每次少许涂患处，1日4～5次。用于心脾积热证。

(三)中成药

1. *牛黄解毒片* 每次1/2～1片，每天1～3次，功能清泄心脾积热，用于心脾积热证。

2. *六味地黄丸* 每次3g，每日1～3次，助滋阴降火，用于虚火上炎证。

(四)推拿疗法

1. *穴位按压法* 双手指尖按压人中，双侧下关、颊车，按压时间为1分钟，每天早晚各1次，1～5次为1个疗程。

2. *小儿推拿补肾水法* 双小指掌面从末端推向掌端，双手各推10分钟。推时可于掌面撒少量滑石粉，动作轻柔，每天1次。1～3次为1个疗程。

二、西医治疗

1. 保持口腔清洁，注意餐具消毒及寝室卫生，以防传播。

2. 以2%碳酸氢钠溶液于哺乳前后清洗口腔黏膜，哺乳后可涂抹10万～20万U/ml制霉菌素、鱼肝油混悬溶液，每日2～3次。

3. 累及消化道可口服制霉菌素，每次5万～10万U，每日3次，共10～14天后停药，效果良好。

4. 注意营养平衡，补充适量维生素B_2及维生素C。亦可口服肠道微生态制剂，纠正肠道菌群失调，抑制肠道真菌生长。

【预防护理】

一、预　防

1. 注意卫生，孕妇患阴道霉菌病者要及时治愈。

2. 注意小儿口腔清洁，婴儿奶具及玩物应积极消毒。

3. 避免过烫、过硬或刺激性食物，防止损伤口腔黏膜。

4. 注意患儿营养，积极治疗原发病。长期用抗生素或激素者，尽可能暂停使用。

二、护　理

1. 母乳喂养时，应用温开水清洗奶头，喂奶后给服少量温开水以清洁婴儿口腔。

2. 用银花甘草水轻轻搽洗患儿口腔，每日 1～3 次。

3. 尽量保持大便通畅，大便干结者，适当食用水果或地瓜。

4. 注意观察口腔黏膜白屑变化，如发现患儿吞咽或呼吸困难，应立即处理。

（许尤佳）

第二节　口　疮

小儿口疮，以齿龈、舌体、两颊、上下嘴唇、上腭等处出现黄白色溃疡，疼痛流涎，或伴发热为特征。若满口糜烂，色红作痛者，称为“口糜”；溃疡只发生在口唇两侧，称为“燕口疮”。本病可单独发生，也可伴发于其他疾病之中。口疮一年四季均可发病，无明显的季节性。发病年龄以 2－4 岁为多见，预后良好。体质虚弱者，可反复出现，迁延难愈。

【历史沿革】

宋·太医院编撰的《小儿卫生总微论方·唇口病论》指出：风毒湿热，随其虚处所著，搏于血气，则生疮疡……若发于唇里，连两颊生疮者，名曰口疮。首提口疮病名及其病因病机和特点；《圣济总录·小儿口疮》曰：“口疮者，由血气盛实，心脾蕴热，熏发上焦，故口生疮”，进一步阐发了病机；清·沈金鳌《幼科释谜·口病原由证治》指出虚证口疮的特点：“小儿口内白烂于舌上，口外糜溃于唇弦，疮小而大，不甚痛，常流清水，此脾胃虚热上蒸，内已先发而后形于外也。”

【病因病机】

小儿口疮多由风热乘脾、心脾积热、虚火上炎所致。其主要病变在心脾胃肾。因脾开窍于口、心开窍于舌、肾脉连舌本、胃经络齿龈，若感受风热秽毒之邪，或心脾积热，或虚火上炎，均可熏蒸口舌而致口疮。现代医学证明，本病病因多样，多种病毒或细菌感染均可致病。

1. 风热乘脾　为外感风热之邪，由肌表侵入，内应于脾胃。邪从外入，风热邪毒内侵脾胃，脾开窍于口，齿龈属胃，风热挟毒上攻，故口腔黏膜破溃。若挟湿热，则兼口舌糜烂。

2. 心脾积热　调护失宜，喂养不当，恣食肥甘厚味，蕴而生热，或喜啖煎炒炙烤，内火偏盛，邪热内积心脾，外发为口疮。兼有湿热者，则满口糜腐。

3. 虚火上炎　素体娇弱，气阴两虚，或病后体虚未复，久病久泻，津液大伤，阴液亏耗，水不制火，虚火上浮，熏灼口舌而生疮。亦有先天禀赋不足，肾水上泛，相火离位上炎，常致口烂反复难愈。

西医学认为多种病毒或细菌感染均可引发本病的发生。其发病机制是致病因素对口腔黏膜或黏膜下皮层的直接损伤。

【临床表现】

1. 主症　口腔内齿龈、舌、两颊等处出现单个或成簇的小疱疹，周围有红晕，迅速破溃后形成黄白色溃疡，疼痛流涎，痛甚拒食，口气臭秽。外感引起者，可伴发热，颌下臀核肿大及可见口腔以外部位的皮疹。

2. 体征　齿龈、口腔内黏膜见黄白色溃疡面或见环状疱疹。

3. 其他　易并发球菌性口炎。

【辅助检查】

1. 血常规　病毒感染，白细胞总数偏低或正常，分类以淋巴细胞为主，合并细菌感染，白细胞总数可升高，分类以中性粒细胞为主。

2. 口腔内溃疡面分泌物检测可分离出致病微生物　如单纯疱疹性病毒、柯萨奇病毒、肠道 EV71 病毒等或细菌，如链球菌、大肠埃希菌等。

【诊断与鉴别诊断】

一、诊　断

1. 有喂养不当不洁，过食炙煿，或有外感风热邪毒病史。

2. 齿龈、舌体、两颊、上下两唇、上腭等处出现黄白色溃疡点，大小不等，甚则满口糜腐，疼痛流涎，可伴发热或颌下臖核肿痛。

3. 血常规检查：细菌感染者，白细胞总数及中性粒细胞偏高；病毒感染者白细胞总数偏低或正常，淋巴细胞比例偏高。

二、鉴别诊断

1. 鹅口疮　多发生于初生儿或体弱多病婴幼儿。口腔及舌上满布白屑，周围有红晕，其疼痛、流涎一般较轻，多无发热。其病原体多为念珠菌感染。

2. 手足口病　多见于4岁以下小儿，春夏季流行。除口腔黏膜溃疡之外，伴手、足、臀部皮肤疱疹。其病原体多为柯萨奇病毒、肠道EV71病毒等。

3. 疱疹性咽峡炎　由柯萨奇病毒感染引起，多发生于夏秋季，疱疹主要在咽部和软腭，有时见于舌，但不累及齿龈及颊黏膜，颌下淋巴结不肿大。

4. 急性球菌性口炎　由致病的链球菌、金黄色葡萄球菌、肺炎链球菌感染引起。多见于抵抗力低下的婴幼儿。初起口腔黏膜充血水肿，随后发生糜烂和溃疡，可融合成片，覆盖有灰白色、边界清楚的假膜，涂片染色可见大量细菌。常伴流涎、拒食、发热、局部淋巴结肿大，白细胞和中性粒细胞增多。

【辨证思路】

本病辨证，多以八纲辨证结合脏腑为主。首辨证之虚实，根据起病缓急、病程长短、溃疡程度、伴随症状轻重等辨其虚实。凡起病急，病程短，口腔溃烂及疼痛较重，局部有灼热感，或伴发热者，多为实证；起病缓，病程长，口腔溃烂及疼痛较轻者，多为虚证。实证者病位多在心脾，虚证者病位多在肝肾。若口疮见于舌上、舌边溃烂者，多属心；口颊部、上腭、齿龈、口角溃烂为主者，多属脾胃。

【治疗】

一、中医治疗

(一)内治法

辨证的要点在于辨证之虚实与辨所属脏腑。治疗的原则是实证以清泄心脾积热佐以凉血为法；虚证以滋阴降火、引火归元为治法。一般配合外治疗法。

1. 风热乘脾

证候：以口颊、齿龈、上腭、嘴角等处溃疡为主，疼痛甚者拒食，烦躁不宁，口气臭秽，流涎多，喜冷饮，大便秘结，小便短赤，可伴发热，舌质红、苔薄黄、脉浮数或滑数。

治法：疏风清热解毒。

主方：银翘散(《温病条辨》)加减。

常用药：金银花、连翘、淡竹叶、牛蒡子、淡豆豉、荆芥穗、桔梗、薄荷、生甘草。

加减：发热不退，加柴胡、黄芩、生石膏清肺胃之火；大便秘结者，加生大黄、玄明粉通腑泻火；疮面色黄糜烂者，加黄连、薏苡仁清热利湿。

2. 心火上炎

证候：舌边、舌尖或舌根底部溃疡，疼痛甚，小便短赤，拒食，夜寐不宁，舌尖红、苔黄，脉滑数。

治法：清泄心脾积热。

主方：泻心导赤汤(《医宗金鉴》)加减。

常用药：生地黄、木通、甘草梢、灯心草、黄连。

加减：尿少者，加车前子、滑石利尿泄热；口渴甚者，加石膏、天花粉清热生津；大便秘结者，加生大黄、玄明粉通腑泻火。

3. 虚火上炎

证候：口腔黏膜溃疡，溃疡面小，周围色不红或淡红，疼痛不甚，反复发作或迁延日久不愈，伴神疲、颧红，口干不喜饮，舌红、苔少或花剥，脉细数。

治法：滋阴降火，引火归元。

主方：六味地黄丸(《小儿药证直诀》)加肉桂加减。

常用药：肉桂、熟地黄、山茱萸、山药、牡丹皮、泽泻、茯苓。

加减：心阴不足者，加麦冬、五味子以养心安神；脾阴不足者，加石斛、沙参以养脾生津。若久泻或吐泻之后患口疮，治宜气阴双补，可服七味白术散，重用葛根，加乌梅、儿茶。迁延或反复难愈甚者，可适当加大肉桂剂量。

(二)外治法

1. 局部外涂冰硼散、青黛散、珠黄散、锡类丹。每次少许，每日3次。适用于本证各型。

2. 吴茱萸适量，捣烂，醋调，外敷涌泉穴，临睡前敷上固定，翌晨除去，每天1次，3次为1个疗程，一般用1～2个疗程。用于虚火上炎证。

3. 超声雾化吸药，以清热解毒中成药注射液加生理盐水进行超声雾化吸入，适用于本病之实证。疗效肯定。

(三)中成药

1. 牛黄解毒片　每次1～2片，每天1～3次，起清热解毒之功，适用于本病实证。

2. 知柏地黄丸　每次3g，每天1～2次，起滋阴降火之功，适用于虚火上炎证。

二、西医治疗

目前西医西药对病毒感染性口炎尚无特效的治疗方法，一般采用对症处理：保持口腔清洁，漱口，多饮水，禁用刺激性药物和食物。局部可涂疱疹净抑制病毒。细菌感染者，以2.5%～5%金霉素鱼肝油外涂，1～2小时1次。疼痛严重者可在食前用2%利多卡因涂抹局部；食物以微温或凉的流食为宜。发热者可用退热药，细菌感染时用抗生素治疗。

【预防护理】

一、预　防

1. 保持口腔清洁，注意饮食卫生及餐具消毒。

2. 食物宜新鲜、清洁，多食新鲜蔬菜和水果，不宜过食肥甘厚腻之食物，保证消化正常。

3. 做清洁口腔时，动作宜轻，避免损伤黏膜，继发感染。

4. 可配合摩腹、运内八卦以助消化，健脾和胃。

二、护　理

1. 选用金银花、野菊花、木棉花、甘草煎汤，频频漱口。

2. 注意口腔外周皮肤卫生，颈项处可围上清洁毛巾，及时擦干流出的口涎。

3. 饮食宜清淡，忌辛辣刺激、粗硬及过咸食品，忌饮食过烫。

4. 补充水分，保持大便通畅。

（许尤佳）

第三节　呕　吐

呕吐是指胃失和降、胃气上逆引起的，以胃内容物由胃经口而出为主证的胃系病证。古人将有声有物谓之呕，有物无声谓之吐，有声无物谓之哕，然而呕与吐常同时发生，很难截然分开，故一般统称为呕吐。

本证发病无年龄及季节限制，但临床以婴幼儿和夏秋季节为多见。本病经积极治疗，一般预后良好；严重或长期呕吐，可伤害胃气、耗伤津液，日久可致脾胃虚损、气血化源不足而影响生长发育可导致疳证、血虚等。

由于小儿在形体结构上脾胃薄脆、胃小受纳不多，在功能上脾常不足而虚弱，为了满足小儿不断生长发育的需要饮食量多、负荷较重，极易为各种原因所伤，致使胃失和降，因此，小婴儿极易发生呕吐。

呕吐可见于西医学的多种疾病发生发展过程中，如消化功能紊乱、急慢性胃炎、消化性溃疡、胆囊炎、胰腺炎、胆道蛔虫、急性阑尾炎、肠梗阻、幽门痉挛、先天性肥厚性幽门狭窄等消化系统疾病；病毒性肝炎、乙型脑炎、秋季腹泻、细菌性痢疾、流行性脑脊髓膜炎等急性传染病；上呼吸道感染、肺炎、中耳炎、败血症等感染性疾病，以及中枢神经系统疾病、颅内肿瘤、各种代谢紊乱、前庭功能异常、药物或毒物刺激等而影响胃肠功能时，均可发生呕吐。本节所述者，主要是消化功能紊乱所致呕吐，至于由其他原因所致呕吐，不属于本节论述范围。

【历史沿革】

《诸病源候论·小儿杂病诸候》已有"呕吐逆候"的专门论述，认为发病主要与冷气入胃有关，《小儿卫生总微论方·吐泻论》提出"惊吐"，《万氏家藏育婴秘诀·呕吐》云："小儿呕吐有三因，因热因寒因食停"。《幼幼集成·呕吐证治》所言："盖小儿呕吐有寒有热有伤食，然寒吐热吐，未有不因于伤食者，其病总属于胃。"《古今医统·幼幼汇集·呕吐门》云："卒然而呕吐，定是邪气客胃腑，在长夏暑邪所干，在秋冬风寒所犯。"《医宗金鉴·幼科心法要诀·呕吐门》曰："热呕之证，或因小儿过食煎煿之品，或因乳母过食厚味，以致热积胃中，遂令食入即吐。"

历代对小儿呕吐辨证论治的论述很多，现代则明确提出对呕吐治疗必须辨证与辨病相结合，审证求因、审因论治是基本的治疗原则。

【病因病机】

引起小儿呕吐的原因很多，但不外其脏腑娇嫩，脾虚胃弱，脾升胃降的生理功能易于紊乱，加之小儿寒暖不能自调、乳食不能自节，感受外邪、伤于乳食等均易于损伤脾胃而发呕吐。常见的原因有外邪犯胃、内伤饮食、胃中积热、脾胃虚寒、肝气犯胃、惊恐等，均导致客阻、火炎、胃虚、气乱。病变部位主要在胃，与肝脾二脏密切相关。

1. *客犯阻塞、驱邪外出* 由于小儿脏腑娇嫩、形气未充、脾胃薄弱，故易为外邪所中，或其他内生诸邪所客。由于邪气客犯于胃，胃之通降受其阻塞、伤损，加之胃气驱邪外出，故胃气上逆、反降为升而呕吐；久之，邪伤、病伤，或禀赋不足，可致成胃虚，而成虚中夹实证，甚或虚证。

小儿胃小薄弱，如饮食不节，或过食肥甘等难化之物，则残食陈滞，阻塞胃气下降而致呕吐；久则可伤及脾胃，形成胃虚食滞，甚或虚证。

2. *火热炎上* 或过食辛热之品，或食滞化热，或素有积热，或外感温热之邪（包括他邪化热），致胃中有热，又因胃喜清凉而恶热，火热炎上不仅阻塞胃气和降，反使胃气冲逆上升而吐，此即"诸逆冲上，皆属于火"；病久，可先伤阴，后可气阴两虚，润降已弱。

3. *胃虚失降* 禀赋不足，或娇嫩之胃受饮食、邪气、其他病证、积热、治药等伤，而形成胃虚。或以胃气（阳）虚为主，或以胃阴虚为主。胃气虚则受纳、通降失司，即所谓气虚而上逆，中阳虚弱，或有寒凝而成胃虚寒阻；胃喜润而恶燥，胃阴虚则胃气失和、不得润降，阴虚而吐逆。

4. *气机逆升* 情志不舒、气机不畅，肝气犯胃，胃失和降；或暴受惊恐，惊则气乱，气乱则逆，夹胃气上行而呕吐。气机逆乱，可夹湿浊、血、痰俱壅于上，甚或晕厥。

以上诸多因素既可单独致病，也可相兼为患，其病变部位主要在胃，与肝脾二脏密切相关，可由胃本身病变引起，也可由其他脏腑疾病导致脾胃功能紊乱，引起胃失和降、反降为升，胃气上逆则不纳降而吐。暴吐、久吐均可伤气、伤阴，甚或引起慢惊风、疳证、气血亏虚等证。

现代医学认为误服毒性物质、摄入由细菌及其毒素污染的食物、食物过敏、胃内异物、情绪波动、精神紧张和各种因素所致的变态反应等引起胃黏膜的炎症和损伤。

【临床表现】

临床以呕吐为主证，或干呕，或呕逆，多伴恶心及胃脾症状，或急发，或缓发；吐物为胃内容物，或食物残渣，或清水痰涎，或黄绿色液体。1日数次不等，持续或反复发作。多有骤感寒凉，暴伤饮食，劳倦过度及情志刺激等诱发因素。

【辅助检查】

呕吐控制后，胃肠X线片、内镜检查及血液检查可明确病变部位及性质。

【诊断与鉴别诊断】

（一）诊断要点

1. 有感受外邪、乳食不节、饮食不洁、情志失调等病史。

2. 乳食水液等从胃中上涌，经口而出。

3. 常伴嗳腐食臭，恶心纳呆，胃脘胀闷等症。

4. 重症呕吐者，有阴伤液竭之象，如饮食难进，形体消瘦，神萎烦渴，皮肤干瘪，囟门及目眶凹陷，啼哭无泪，口唇干红，呼吸深长，甚至尿少或无尿，神昏抽搐，脉微细欲绝等症。

（二）鉴别诊断

1. *溢乳* 又称漾奶。为小婴儿哺乳后，乳汁自口角溢出，但纳食如常，生长发育不受影响。这是由于小婴儿胃之形气未充，或乳法不当，或贲门括约肌松弛引起，如哺乳过量、过急，吞咽过多空气所致，并非病态。如改进哺乳方法，或随着年龄的增长，可逐渐自愈。

2. *其他疾病* 小儿呕吐可能只是某种疾病的一个症状，如先天性消化道畸形（食管、肛门闭锁）、胃食管反流、贲门失弛缓症、肠套叠、颅脑疾病、药物、食物中毒等，应注意对疾病作鉴别诊断。

急性热病：如感冒、肺炎喘嗽、麻疹、丹痧、痄腮、黄疸、湿温等，有发热及热病的其他热证和各自的特征。外感急惊风除具有心肝之神昏抽搐外，其呕吐系由气机逆升所致，其吐势暴如喷。

外科病：如肠痈多有腹痛拒按、腹硬如板、积聚腹胀等；肠套叠有阵发性腹痛、果酱样血便，可触及腊肠样包块；肠梗阻的呕吐物常含胆汁或粪汁，腹部平片可见液平面。

【辨证思路】

呕吐应以八纲辨证为主，结合脏腑辨证。根据病史、病程、呕吐特点及伴随症状，分清虚、实、寒、热、食积、气郁、外感、内伤等。

1. *辨病性* 主要分辨病证之虚实、寒热。辨虚实，实证呕吐，吐物酸臭，并伴有实象。如伤食吐者，呕吐未消化之乳食，嗳腐吞酸，伴脘腹胀满，舌苔白厚；外感呕吐者，多伴有发热、脘闷及外邪性质所决定的症状；胃热吐者，呕吐频繁、食入即吐、吐物酸臭，伴舌红苔黄；肝气犯胃证，呕吐呈发作性，呕吐酸水或嗳气频频，伴精神郁闷；惊恐呕吐证，呕吐清涎，伴惊惕不安。虚证呕吐，吐势缓、呕吐量少，无臭，并伴有气虚、阴虚症状。如胃气虚或虚寒证，食久方吐、乳食少化，伴面色少华、神倦、腹不胀或腹满喜按、纳差便溏，舌淡；胃阴亏虚证，时有干呕，口干舌红少津。

辨寒热，如食久方吐，吐物清冷味淡，夹不消化食物者，多为脾胃虚寒；若热病之后，时作干呕，口干咽燥者，则属胃阴亏虚。

当然，虚、实、寒、热之间并非一成不变。实证失于调治，可转化为虚证；虚证复受外邪、食积、气郁等所伤又可致虚实夹杂。寒吐日久化热，可变为热吐；热吐久不愈也可伤阳而形成寒热错杂之证。

2. 辨病位　小儿呕吐多由胃本身病变引起，但亦有其他脏腑影响所致。故当辨别胃内、胃外，外邪、乳食、胃寒、胃热、胃阴亏虚所致者，属胃内因素所致；肝气犯胃及惊恐呕吐，属胃外因素所致。

3. 辨证候转变　如外邪、乳食等因素引起的实证呕吐，可致成胃虚，从而转为实中夹虚、虚中夹实，甚或虚证。虚证呕吐，在病程中可夹内生诸邪，如内寒、内湿、食滞、气滞等可致成虚中夹实证，致使病情缠绵。

除注重证候间的虚实夹杂、相兼外，尚应辨别有无气液、气血耗伤之证，及有无向疳证、血虚转化之趋向，有无阴竭阳脱之变。小儿因体属稚阴稚阳，如暴吐不止，津液大伤，气随液脱，可致阴竭阳脱，发生厥逆虚脱变证；如久吐不止，脾胃虚损，气血耗伤，则可延为疳证、血虚。

【治疗】

呕吐病机总属胃失和降，胃气上逆，所以，和胃降逆法是呕吐的基本治疗原则。但是，小儿呕吐因其病因复杂，病情传变迅速，临证时，应同时审因论治，辨明病因以治本，包括祛邪、消导、清热、镇惊、疏肝解郁及补虚。

本病辨治时须紧紧抓住胃失和降、气逆于上这一病机关键，拟定以和胃降逆为主。小儿呕吐的总病机为胃失和降、气逆于上，故临床上首先要辨别胃内、胃外因素引起的。胃内因素实证系邪、食客阻，积热内蕴，内生诸邪（湿、火、瘀）引起胃之通降受其阻塞、伤损，加之胃气驱邪食外出，胃气上逆所致；虚证系胃气虚则受纳、通降失司，气虚而上逆，或胃阴虚则不得润降，胃失和降所致。胃外因素系肝气犯胃或气机逆乱夹胃气上逆。因此在审证求因的基础上，胃内因素引起者当以和胃降逆为主，虚证者当佐用润降、益气诸法，胃外因素引起者当以疏肝或降气为主，佐用和胃法。重视证候之间的虚实转化及相兼夹。各证均以和胃降逆为总则，并同时注意饮食调护，方能标本兼治。伴有阴竭阳脱之变证者，应及时给予液体疗法救治。

止吐法主要适用于纯虚证或呕吐一症急重时，当适可而止，若因误食毒物、药物引起呕吐者，切忌盲目止吐，应立即采用洗胃或灌肠等方法帮助患儿将有毒之物尽快排出，以挽救生命。

一、中医治疗

（一）分证论治

1. 外感呕吐

证候：起病急骤，呕吐频作、吐势较重，发热或轻或重。风寒之邪致发者，可见舌质淡、苔薄白，吐物稀薄，经表而表未解者兼有恶寒、头身不适，表解者可有里实寒证如溲清便溏、手足不温、脘腹胀痛；暑邪引起者，多发于长夏，吐物酸臭，脘闷口渴、苔黄溲黄；湿邪引起者，可有身重神困、泛恶苔腻；秽浊之邪引起者，可见突然呕吐、闷乱。

治法：祛邪和胃降逆。

主方：风寒湿所致之呕吐，治以疏风散寒化湿、和胃降逆，选用藿香正气散（《太平惠民和剂局方》）加减。

常用药：方中用苏叶、白芷、生姜疏风散寒、兼解表；陈皮、制半夏、藿香、厚朴化湿行气、和胃降逆，茯苓、白术健脾祛湿。

加减：若表寒已解，以里寒为主者可用正气天香散（《证治准绳》引刘河间方）加减；若湿邪较著者，可加白豆蔻、丁香以芳香化湿。

暑邪所致者，治以祛暑清热、和胃降逆，方选王氏连朴饮（《温热经纬》）加减，方中用黄连芳香化浊、清热祛暑、下气降逆；佐以金银花、连翘清热祛暑，厚朴、陈皮、制半夏、代赭石降逆和胃止呕。

感受秽浊之邪而呕吐、胸闷、心慌者，治以辟秽解毒，方选玉枢丹（《百一选方》），方中用麝香芳香开窍、行气止痛，山慈姑清热解毒、消肿散结；大戟、千金子霜、雄黄、朱砂一为直下开泄气机，一为辟秽解毒，一为消肿散结。

常用中成药：藿香正气滴丸、藿香正气水。

2. 伤食吐

证候：呕吐物多为酸臭不化之乳食或乳块，恶心、嗳腐吞酸，口气臭秽，不思乳食，脘腹胀满闷窒，大便秘结或泻下酸臭不消化之物，舌苔白厚或腻，指纹紫滞。

治法：消食导滞，和中降逆。

主方：消乳散（《证治准绳》）或保和丸（《丹溪心

法》)加减。

常用药:神曲、麦芽、香附、砂仁、陈皮、制半夏、藿香。

常用药:山楂、神曲、麦芽、枳实、莱菔子、陈皮、制半夏。

加减:频繁呕吐者,可加少许生姜汁以降逆止吐;若舌红苔黄厚、食滞化热者,加胡黄连、竹茹、黄芩;若大便秽臭或干结者,加大黄;若面白舌淡者,可加灶心土、丁香温胃止呕;腹胀重加枳实、焦槟榔、大腹皮理气行滞除胀;因食鱼、蟹而吐者,加生姜、紫苏解毒;因肉食而吐者,重用焦山楂消肉食之积;因米食而吐者加用谷芽;因面食而吐者重用莱菔子消面食之积。

常用中成药:保和丸、四磨汤口服液。

3. 胃热气逆

证候:呕吐频作,食入即吐、吐物酸臭,身热烦躁、面赤唇红,大便臭秽或秘结,小便短黄,舌质红、苔黄,脉滑数,指纹紫滞。

治法:清热和胃,降逆止呕。

主方:黄连温胆汤(《六因条辨》)加减。

常用药:黄芩、黄连、枳实、陈皮、半夏、竹茹、茯苓、麦冬。

加减:若夹食滞者,加山楂、神曲、麦芽;若胃热较盛而见身热、汗出、脉洪者,加生大黄以泄热;若兼有舌红少苔等胃阴不足者,去茯苓、黄连,加石斛、天花粉;大便秘结,脘腹胀满加生大黄,或合大承气汤通腑泄热;呕吐频繁加生代赭石降逆止呕。

如胃热久吐,胃阴耗伤,胃失润降,致呕吐反复或时作干呕,口干咽燥,不欲进食,大便干结,舌红少苔,脉细数,方选益胃汤(《温病条辨》)加石斛、竹茹、天花粉、炙枇杷叶滋阴养胃,降逆止呕。久病体虚,气阴不足,胃中虚热上逆呕哕者,可选橘皮竹茹汤(《严氏济生方》)或竹叶石膏汤(《伤寒论》)。

常用中成药:牛黄清胃丸。

4. 惊骇吐证

证候:多发生于暴受惊恐之后,呕吐清涎,哭闹不安,睡卧不宁或睡卧惊惕,面色乍青乍白,舌象无明显改变,指纹青紫。

治法:安神定惊,降逆止呕。

主方:定吐丸(《医宗金鉴》)加减。

常用药:全蝎、茯神、远志、丁香、制半夏。

加减:若指(趾)蠕动或屈指如数者,加龙骨、牡蛎、钩藤;若兼有心经有热而见舌红、烦躁者,加黄连、竹叶;若兼心气不足而见气短、舌淡者,加党参、黄芪;若兼心阴虚者,加麦冬、炒枣仁、柏子仁。

常用中成药:琥珀抱龙丸。

5. 肝气犯胃

证候:呕吐酸水,或嗳气频频,每因情志刺激加重,胁肋胀满,精神郁闷,易怒多啼,舌质红、苔薄腻,脉弦,指纹紫。

治法:疏肝理气,降逆止呕。

主方:解肝煎(《景岳全书》)加减。

常用药:白芍、苏叶、郁金、节菖蒲、厚朴、陈皮、制半夏。

加减:若气逆较甚嗳气频作者,加旋覆花、代赭石、柴胡;胸胁胀痛加柴胡、川楝子、郁金;肝火犯胃烦躁呕吐,用左金丸(《丹溪心法》)合四逆散(《伤寒论》);火热伤阴,加北沙参、石斛;呕吐苦水者,加柴胡、黄芩、竹茹;若气虚神怯者加定志丸(《太平惠民和剂局方》)。

常用中成药:舒肝丸。

6. 胃虚寒吐

证候:起病缓慢,病程较长,食久方吐或朝食暮吐、暮食朝吐,吐物多为清稀涎水或夹消化不彻底的残食、不酸不臭、量少、时发时止,伴面色少华,精神倦怠,手足不温,纳少不化,或腹痛绵绵,大便溏薄,小便清长,舌质淡、苔薄白,脉虚无力,指纹淡红。

治法:温中散寒,和胃止呕。

主方:丁萸理中汤(《医宗金鉴》)加减。

常用药:干姜、丁香、吴茱萸、陈皮、制半夏、党参、白术。

加减:若脘痞虚胀者,加广木香、青皮;若夹食滞而见脘腹胀满者,加山楂、神曲、鸡内金;若四末不温、呕吐清涎明显者,加肉桂、白豆蔻、砂仁;若便溏者,加山药、茯苓;腹痛绵绵,四肢欠温,加肉桂、高良姜。

常用中成药:香砂养胃丸。

7. 胃阴亏乏

证候:呕吐时作,以干呕为主,有时吐物中有少量食物黏液,反复发作,伴胃脘嘈杂,饥不欲食,口燥咽干,大便干结,舌红欠润、少苔,脉象细数。

治法:滋阴益胃,降逆止呕。

主方:益胃汤(《温病条辨》)加减。

常用药:沙参、麦冬、玉竹、天花粉、枇杷叶、山药、白扁豆。

加减:若热病胃燥者,可伍用五汁饮(《温病条辨》);若大便干燥者,可加生地黄、玄参、瓜蒌仁以润燥通便、降逆止呕；若气阴两伤兼见多汗气短者，加党参、大枣、生姜、制半夏以益气降逆。

(二)药物外治

1. 复方丁香开胃贴，取药粒1枚置于神阙穴上，再贴胶膏。1日1次。用于外感风寒证，脾胃虚寒证。

2. 小儿暖脐膏由小茴香、肉桂、炮姜、吴茱萸、白胡椒、橘核、荔枝核、川楝子、人工麝香等药物组成。具有散寒止痛作用。适用于小儿胎寒、肚腹疼痛、积聚痞块、疝气偏坠、虚寒泻痢、胃寒腹胀。用法，将膏药加温软化后贴于小儿肚脐下，5小时后取下，如有粘肉现象用膏药蘸取或用棉签蘸食用油擦去即可。

3. 大蒜5个，去皮捣烂，吴茱萸(研末)10g。共拌匀，揉成壹角钱硬币大小的药饼，外敷双足心。1日1次。用于外感风寒证，脾胃虚寒证。

4. 大葱、胡椒、吴茱萸各适量，共捣烂，炒热敷于脐部，纱布覆盖，胶布固定。每日1次。用于外感风寒证，脾胃虚寒证。

5. 胡椒10g，绿茶3g，酒曲2个，葱白20g。共捣成糊状，分贴于中脘、膻中、期门穴。每日1次，每次6～12小时。用于肝气犯胃证。

(三)推拿疗法

1. 运板门，清补脾土，运内八卦，揉中脘，分腹阴阳，揉足三里，横纹推向板门，顺时针方向摩腹。用于伤食吐证。

2. 清胃，清大肠，退六腑，清天河水，运内八卦，推天柱骨，推下七节骨。用于胃热气逆证。

3. 补脾经，揉外劳宫，推三关，揉中脘，横纹推向板门，推天柱骨。用于胃虚寒吐证。

4. 揉小天心，清肝经，掐五指节，分手阴阳，补脾经，运内八卦，横纹推向板门。用于肝气犯胃证。

(四)针灸疗法

1. 体针　取中脘、足三里、内关。热盛加合谷，寒盛加上脘、大椎，食积加下脘，肝郁加阳陵泉、太冲。实证用泻法，虚证用补法。1日1次。

2. 耳针　胃、肝、交感、皮质下、神门。每次2～3穴，强刺激。1日1次。

二、西医治疗

(一)一般治疗

呕吐重者可暂时禁食6～8小时，少量多次给予含糖口服液。婴儿禁食后给予母乳或稀牛乳，3～4日后恢复正常乳量，液量不足时加含糖口服液。幼儿及儿童禁食后，渐予半流质饮食，3～4日后渐恢复正常饮食。

(二)对症治疗

可临时给予苯巴比妥、普鲁卡因、甲氧氯普胺、氯丙嗪等药物。严重呕吐者可给予多潘立酮栓每次1～2枚，每日2～3次。亦可应用H_2受体阻滞药，西咪替丁每天20～40mg/kg，分2～4次口服或静脉点滴。重度呕吐常有脱水、电解质、酸碱平衡紊乱，应静脉补液，以纠正脱水。

【预防与护理】

一、预　防

1. 新生儿、婴儿哺乳不宜过急，以防空气吞入；哺乳后，将小儿竖抱，轻拍背部至打嗝，使吸入的空气排出，然后再让其平卧。

2. 小儿乳食物宜清淡、营养丰富，定时、定量，忌恣食生冷、肥甘、煎炸、炙煿、辛辣的食物、饮料等。

二、护　理

1. 呕吐时取坐位或侧卧位，以防呕吐物吸入气管。呕吐较轻者，可进少量易消化流质或半流质食物；较重者应暂禁食，用少许生姜汁滴入口中，再用少量米汁内服。

2. 服用中药时宜少量多次频服，以不引起呕吐为度。药液可浓缩，冷热适中。呕吐重者，可用中药保留灌肠，必要时补液治疗。

(侯树平)

第四节　腹　痛

腹痛是小儿时期常见的一种病证，临床以胃脘以下、脐周及耻骨以上部位疼痛为主要特征。

腹痛作为一种临床症状，病因复杂繁多，可见于多种疾病中。发病亦无明显的季节性，任何年龄都可发生。腹痛的性质、部位、程度、病期及伴随症状均对病因的鉴别有重要意义，但是由于儿童尤其新生儿及婴幼儿，无法用语言表述或叙述不准确，为诊断带来一定的困难，容易造成漏诊、误诊，因此必须仔细观察、认真甚至反复查体、结合物理化学检查做出正确的判断与处理，以免贻误病情。

常见的引起儿童腹痛的疾病有：全身性疾病及腹外器官疾病，如败血症、过敏性紫癜、荨麻疹、腹型癫痫、扁桃体炎、大叶性肺炎、心肌炎、急性感染性多发性神经根炎、铅中毒等；腹部器官的器质性疾病，如阑尾炎、胰腺炎、肝炎、胆道疾病、肠梗阻、肠套叠、腹膜炎、急性肾盂肾炎、泌尿系结石等；功能性腹痛，主要为再发性腹痛，占腹痛患儿总数的50%～70%。本节所讨论的腹痛以功能性腹痛为主，其他类型腹痛在明确病因针对性治疗的基础上，参考本节内容辨证论治。

【历史沿革】

腹痛之名始于《素问・举痛论》。《诸病源候论・小儿杂病诸候・腹痛候》将小儿腹痛作为病症进行论述，曰："小儿腹痛，多由冷热不调，冷热之气与脏腑相击，故痛也，其热而痛者，则面赤，或壮热，四肢烦，手足心热是也。冷而痛者，面色或青或白，甚者乃至面黑，唇口爪皆青是也。"《小儿药证直诀・脉证治法》将腹痛分为积痛、虫痛、胃冷虚之证；明《证治准绳・幼科・腹痛》对小儿腹痛的病因、症状、分类等论述更为完善；《幼幼集成・腹痛证治》从三焦及虚实辨证，认为"上焦者痛在膈上，此胃脘痛也；中焦者痛在中脘、脾胃间病也；下焦者，痛在脐下，肝肾病也""察其可按者为虚，拒按者为实，久病者多虚，暴病者多实，得食稍减者为虚，胀满畏食者为实，痛徐而缓，莫得其处者为虚，痛剧而坚，一定不移者为实……"。婴幼儿腹痛多表现为无故啼哭，如《古今医统・腹痛》说："小儿腹痛之病，诚为急切，凡初生二三个月及一周之内，多有腹痛之患，无故啼哭不已或夜间啼哭之甚，多是腹痛之故，大都不外寒热二因。"

【病因病机】

小儿腹痛病因复杂，但无论外感还是内伤，均可致气机不畅，血行受阻，不通而痛。病初多以实证为主，若素体虚弱或病久致脏腑虚损者，可呈现虚实夹杂或虚多实少之证。

1. *腹部中寒*　小儿脏腑娇嫩，形气未充，寒温不知自调，若衣被单薄，腹部受寒，或过食生冷寒凉，邪客胃肠，致寒凝气滞，不通则痛，故发腹痛。

2. *乳食积滞*　小儿脾常不足，易为乳食所伤，若喂养不当，或暴饮暴食致乳食停聚中焦，脾胃运化失常，气机不畅而出现腹胀、腹痛。

3. *胃肠热结*　乳食停滞，日久化热，或恣食肥甘辛热之品，胃肠积滞，或感受外邪，入里化热，均致热结阳明，腑气不通而成腹痛。

4. *脾胃虚寒*　小儿稚阳未充，若先天禀赋不足，素体阳虚，或过用寒凉损伤脾胃，或病后体质虚弱，中阳不振，寒自内生，脏腑经脉失于温煦，气机不利，血脉凝滞，而出现腹痛。

5. *瘀血内阻*　因跌打损伤，或术后腹内经脉损伤，瘀血内留；或久病不愈，瘀阻脉络，均可导致气机不利，血运受阻而腹痛。

综上，腹痛的病因有外感、伤食、正虚、情志及外伤等，病位在脾和六腑，病机关键为气滞，病性有寒热之分，虚实之变。

西医学认为，引起小儿腹痛的病因复杂，以腹部脏器病变为主，包括脏器炎症、弥漫性腹膜炎、管腔梗阻、穿孔破裂、功能性肠痉挛等；非腹腔脏器病变包括扁桃体炎、气管炎、肺炎、癫痫、铅中毒等。

【临床表现】

一、症　状

1. *起病急缓*　急性腹痛以外科疾病多见，慢性腹痛及再发性腹痛以内科疾病多见。若慢性腹痛转为持续性疼痛或疼痛突然加剧应考虑急腹症的情况。

2. *腹痛性质*　钝痛多由腹腔器官肿胀被膜牵拉引起，如肝脾大；隐痛多见于急性胃肠炎、溃疡病等；阵发性绞痛见于肠道或胆道蛔虫，急性出血性坏死性小肠炎、肠套叠等；持续剧烈腹痛见于胃肠穿孔及腹膜炎；小婴儿多表现为哭闹不安、拒食、表情痛苦。

3. *腹痛部位*　固定性压痛对确定病变部位更有意义，不固定腹痛常见于肠道病变，同时应考虑腹外疾病的放射痛或牵涉痛。如阑尾炎早期疼痛可在脐周或上腹，以后转移至右下腹；右上腹痛见于肝胆、膈下病变及右侧胸膜炎、肋间神经炎、心功能不全；上中腹痛见于胃、十二指肠、胰腺、急性出血性小肠炎、肠系膜淋巴结炎；左上腹疼痛见于急性胰腺炎、脾大、左侧胸膜炎、左侧肋神经炎；脐周痛见于肠炎、新生儿肠痉挛、食物过敏、肠蛔虫、急性出血性坏死性肠炎、结核性腹膜炎、肠系膜淋巴结炎、心包疾病；右下腹痛见于阑尾、回肠、疝等病变；左下腹痛见于结肠、顽固性便秘、疝病变；弥漫性疼痛见于腹膜炎、肠穿孔或梗阻、大网膜病变，不定位疼痛见于中毒性、代谢性、过敏性疾病，结缔组织疾病，功能性病变。

4. 腹痛诱因　消化不良、胃扩张、急性胃肠炎、急性胰腺炎常有过度饮食或不洁饮食史；肠套叠常与突然改变饮食有关；胆绞痛常与进食肥腻食物有关；药物性腹痛常有服药史。

5. 伴随症状　起病即有发热提示为炎症性病变；先腹痛后发热多为继发感染；伴咳嗽和(或)气促可见于上呼吸道感染并发肠系膜淋巴结炎、大叶性肺炎、心力衰竭；疾病早期伴呕吐，次数不多，为胃内容物见于腹内脏器或全身炎症；高位肠梗阻呕吐早，幽门以上梗阻呕吐物为胃内容物，十二指肠壶腹以下梗阻呕吐物含胆汁；低位肠梗阻呕吐出现晚，呕吐物带粪臭；溃疡病呕吐物带血；腹痛后无排便、排气同时呕吐频繁或明显腹胀应考虑肠梗阻；伴吐蛔虫见于肠蛔虫病；伴腹泻者多为肠炎；伴果酱样大便或深红色黏液便见于肠套叠；伴红豆汤样大便见于急性出血性坏死性肠炎；伴尿频尿急尿痛提示泌尿系统感染；伴血尿提示泌尿系结石；伴有皮肤紫癜、瘀斑、关节痛和(或)关节肿胀，应考虑过敏性紫癜；伴有皮疹应注意结缔组织疾病；伴黄疸见于肝胆系统的炎症或梗阻性疾病；伴有肌无力可见于卟啉病。

二、体格检查

1. 精神状态　面部表情常提示疼痛的程度。感染中毒症状明显或存在水电解质平衡紊乱者可见精神萎靡；肠梗阻患儿多见烦躁不安、辗转难卧；变动体位使腹痛加剧呈强迫体位者提示病变累及腹膜。

2. 腹部查体　视诊：腹式呼吸受限提示腹膜炎；全腹膨隆提示低位肠梗阻、肠麻痹、弥漫性腹膜炎；上腹膨隆见于高位肠梗阻；中上腹饱满见于急性胃扩张；局部不对称的膨隆见于闭襻性肠梗阻、肠扭转；右上腹梨形包块并随呼吸上下移动见于胆囊肿大；不规则固定包块见于腹膜肿瘤；可移动包块多为蛔虫性肠梗阻；腹部见胃、肠型及蠕动波提示肠梗阻。触诊：腹部平坦、腹肌柔软、无压痛及反跳痛，或按压后腹痛反而减轻，考虑内科性疾病；腹肌紧张、压痛及反跳痛提示腹腔内脏器炎症已波及腹膜壁层，其中急性胃肠穿孔后腹部呈板状腹，胰腺炎时腹肌为轻到中度肌紧张，腹腔出血时一般无明显肌紧张。但婴幼儿尤其营养不良或重度毒血症及全身衰竭患儿，即使腹膜炎，腹肌仍可柔软，无压痛及反跳痛。腹部压痛明显的部位常是病变部位，如急性阑尾炎麦氏点有压痛。触及肿块见于炎症性包块、肿大的胆囊、粘连的肠管、肠套叠、肿瘤等。叩诊：肝浊音界缩小、消失提示胃肠穿孔或高度肠胀气；移动性浊音提示腹水、内出血、腹膜炎症渗出液。听诊：肠鸣音活跃见于急性肠炎、消化道出血等；肠鸣音亢进、气过水声、金属音提示机械性肠梗阻；肠鸣音减弱或消失提示肠麻痹，常见于腹膜炎。

3. 其他部位查体　应注意皮肤有无皮疹、出血点、黄疸及贫血貌，皮肤弹性、温度及有无休克表现；咽部有无充血渗出；心肺查体注意有无大叶性肺炎、胸膜炎、心力衰竭；直肠指诊对肠套叠、急性阑尾炎、盆腔炎症、肿物等有重要帮助；还应注意四肢关节及脊柱有无畸形、肿胀，神经系统有无异常体征。

【辅助检查】

1. 血、尿、便常规　血常规及分类对炎症性病变有较大帮助；便常规有助于肠道感染、肠套叠、消化道出血的诊断；大便找虫卵可以明确肠道寄生虫病；尿常规、尿比重增高提示脱水，糖尿、尿酮体、脓尿、血尿、血红蛋白尿、卟啉尿均有重要的诊断价值。

2. 特殊检查　血、尿淀粉酶增高对胰腺炎诊断具有决定性意义；红细胞沉降率、血培养对炎症性病变有帮助；肝酶、血浆蛋白含量、凝血功能、胆红素、血糖、血氨测定协助判断肝功能受损程度；电解质、血尿素氮和肌酐、尿培养用于肾脏疾病的检测。

3. 腹部超声　超声作为首选的疾病包括阑尾炎、胆道结石、肠套叠、肾结石、腹部外伤。

4. 腹部X线摄片　通过卧位、立位X线平片观察肠腔充气情况判断是否存在肠梗阻；立位X线平片观察膈肌下游离气体判断是否存在胃肠穿孔；钡餐、钡灌肠可以协助诊断溃疡病、回肠远端憩室炎、炎症性肠病、息肉等；空气灌肠可协助诊断并治疗肠套叠。

5. 腹部CT　可明确肠梗阻、肠穿孔、腹膜炎等诊断，但因其对儿童的潜在损害应慎重选择。

【诊断与鉴别诊断】

一、诊　断

腹痛的病因十分复杂，对腹痛的诊断应遵循：①首先判断是否存在腹痛。小婴儿如抱起后号哭可停止，一般可排除剧烈腹痛；较大儿童，如可以进食、睡眠、游戏，无面色改变多表示腹痛不重；如双腿蜷曲、双手捧腹多表示腹痛剧烈。②判断腹痛来源于腹腔内病变还是腹腔外病变。如腹外病变常伴有其他系统的症状、体征。③应进一步明确病变的部位(来自哪个器官)、性质(炎症、梗阻、套叠、扭转、绞窄、破裂、穿孔、功能障碍)及病因。④应考虑腹部病变有无外科或妇科情况。如急性腹痛部位局限、固定,压痛明显,伴腹膜刺激症状;或急骤起病、疼痛剧烈,持续超过3小时,诊断不明,经内科处理症状无改善的;或先有腹痛,后有发热;或先腹痛,后呕吐频繁,不伴腹泻,尤其出现不排便、不排气、进行性腹胀;或腹部触及肿块;青春期女孩出现急性下腹痛,伴月经失常,阴道分泌物异常、阴道出血等,应请相关科室会诊。

二、鉴别诊断

1. 全身性疾病及腹部外器官疾病产生的腹痛　除腹痛外,有相应系统或器官病变的特征表现。如呼吸系统疾病所致者常有咳嗽、扁桃体红肿,肺部啰音等;心血管系统疾病引起者常有心悸、头晕、心音异常、心电图异常等;癫痫引起的腹痛常反复发作,脑电图异常,服抗癫痫药有效;血液系统疾病所致者常有贫血、血常规及骨髓象异常;铅中毒所致者有指甲、牙齿染黑色,查血铅明显增高等。

2. 腹部器质性病变　腹痛持续,体征较固定,只要病变存在,腹痛亦存在,并可因肠蠕动或暂时肠痉挛使腹痛加剧。若因炎症引起者,如急性阑尾炎、病毒性肠炎、细菌性痢疾、急性坏死性肠炎等,大便及血常规检查有助诊断;若梗阻而致者,如肠套叠、嵌顿性腹股沟斜疝,有腹痛、腹胀和梗阻现象,全腹压痛,腹肌紧张,肠鸣音消失,X线可助诊断;若胆道蛔虫、肝炎、胆囊炎、胆石症等肝胆疾病引起者,常有右上腹压痛,肝功能及B超可助诊断;泌尿系疾病引起者,常有腰痛、下腹痛、尿道刺激症状,尿检及X线可助诊断;对少女出现下腹痛须注意有无卵巢囊肿扭转、痛经等。腹部器质性病变可能急需外科手术治疗者,称为急腹症。

3. 功能性腹痛　腹痛常突然发作,持续时间不长,可自行缓解;以脐周为主,疼痛可轻可重;反复腹部检查无压痛、紧张、肿物、肠型等明显异常体征,肠鸣音正常;无伴随的病灶器官症状;有反复发作的特点,每次发作时症状相似。此类腹痛多由单纯的胃肠痉挛引起。如消化不良、肠蠕动紊乱、过敏性肠痉挛等。

【辨证思路】

腹痛辨证主要为识轻重,辨病位,辨病因,辨病性。

1. 识轻重　一般体质好,病程短,稍加调理即愈者为轻证,如腹痛乳食积滞证;体质弱,病程较长,正气虚,长时间调理方能见效者病情较重,如脾胃虚寒证;腹痛暴急,疼痛剧烈,变化迅速,伴有腹胀、便血、高热、谵语,甚至大汗淋漓,四肢厥冷,脉微欲绝之虚脱证候,则病情危重,有生命危险。

2. 辨部位　一般脐周痛多与虫、积有关;胃脘及脐部以上疼痛多属乳食积滞;右侧少腹痛多为肠痈;脐下腹痛多见脾胃虚寒。

3. 辨病因　腹部中寒所致者,常有着凉受寒病史,腹痛遇寒痛甚;属乳食积滞者,多有乳食不节史,见嗳腐吞酸,呕吐不食,脘腹胀满;属血瘀而致者,常有跌仆损伤手术史,腹部刺痛,痛有定处,局部满硬;因气滞者,多有情志失调病史,腹部胀痛,痛无定处,时痛时止等。

4. 辨病性　腹痛阵发,得温则减多属寒;遇热痛甚多属热;久痛喜按、得食稍减者为虚;暴痛拒按、食后痛剧者为实;胀满疼痛,按之痛甚为乳食积滞;痛如针刺、固定不移为血瘀;痛时走窜为气滞。

腹痛证候,常相互转化,互相兼夹。如寒痛反复发作,可郁而化热;热痛日久不愈,可转为虚寒,形成寒热错杂证;气滞可致血瘀,血瘀易可致气滞;实痛日久,易损耗正气,转为虚证;虚痛不愈,气血运行无力,亦可出现瘀、滞,从而形成虚实夹杂证,因此临床必须仔细辨识。

【治疗】

腹部器官器质性病变、全身性疾病及腹部以外器官疾病引起的腹痛应针对病因治疗为主。腹部器官功能性病变引起的腹痛,以理气止痛为基本治则,根据不同病因分别治以温经散寒、消食导滞、通腑泄热、温中补虚、活血化瘀等法。除内治法外,还可配合针灸、推拿、外治等方法。

一、中医治疗

(一)分证论治

1. 腹部中寒

证候:腹痛阵作,疼痛较剧,得温则缓,遇寒痛甚,甚则额出冷汗,唇色紫暗,手足不温,或伴吐泻,小便清长,舌质淡红,苔白滑,脉沉弦紧,指纹红。

治法:温中散寒,理气止痛。

主方:养脏汤(《医宗金鉴》)加减。

常用药:木香、丁香、当归、川芎、肉桂、生姜、白芍、甘草。

加减：若恶心呕吐加竹茹、藿香；腹痛剧加延胡索、川楝子；腹泻加肉豆蔻、炮姜。

2. 乳食积滞

证候：腹部胀满疼痛，按之痛甚，不思乳食，嗳气酸腐，矢气频作，大便酸臭，或腹痛欲泻，泻后痛减，或呕吐酸馊，夜卧不安，舌苔厚腻，脉沉滑，指纹紫滞。

治法：消食导滞，和胃止痛。

主方：香砂平胃散(《医宗金鉴》)加减。

常用药：香附、苍术、陈皮、厚朴、砂仁、山楂、六神曲、麦芽、枳壳、甘草。

加减：腹胀甚加莱菔子；腹痛甚加元胡、川楝子；大便秘结去苍术，加大黄。

3. 胃肠热结

证候：腹痛拒按，遇热痛剧，面赤唇红，烦躁不安，渴喜冷饮，手足心热，尿赤便秘，舌质红，苔黄燥，脉滑或数，指纹紫滞。

治法：通腑泄热，行气止痛。

主方：大承气汤(《伤寒论》)加减。

常用药：大黄、芒硝、枳实、厚朴、芦根、甘草。

加减：腹胀甚加木香、莱菔子；口渴甚加天花粉、石斛；口干、舌红少津者去芒硝，加生地黄、麦冬、玄参。

4. 脾胃虚寒

证候：腹痛绵绵，时作时止，喜温喜按，面白神倦，四肢不温，乳食减少，或食后腹胀，大便稀溏，舌淡苔白，脉沉缓，指纹淡红。

治法：温中补虚，缓急止痛。

主方：小建中汤(《伤寒论》)合理中汤(《伤寒论》)加减。

常用药：党参、白术、干姜、桂枝、白芍、甘草、大枣、饴糖。

加减：唇舌色淡加黄芪、当归；手足逆冷加附子、肉桂；便溏加山药、薏苡仁；食少纳呆加苍术、六神曲。

5. 气滞血瘀

证候：腹痛有定处，多为刺痛，腹痛拒按，经久不愈，或腹有癥瘕积块，推之不移，面色晦暗，舌质紫暗或有瘀点，脉涩或指纹紫滞。

治法：活血化瘀，消癥止痛。

主方：少腹逐瘀汤(《医林改错》)加减。

常用药：小茴香、干姜、延胡索、当归、川芎、没药、肉桂、蒲黄。

加减：胀痛明显加川楝子、乌药；腹有包块加三棱、莪术、穿山甲。

(二)中成药

1. 藿香正气口服液(丸)　用于腹部中寒证。

2. 保和丸　用于乳食积滞证。

3. 附子理中丸　用于脾胃虚寒证。

4. 元胡止痛片　用于气滞血瘀证。

(三)中医外治法

1. 鸡内金、六神曲、麦芽、山楂、砂仁、丁香等研末，姜汁调成膏状，敷于神阙穴，每日一次，每次6～12小时，3～5天为1个疗程。用于腹痛乳食积滞证。

2. 淡豆豉、生姜、葱白各适量，切细，加青盐炒烫，装入布袋热熨肚腹疼痛处，每日1～2次，每次20分钟。用于腹部中寒、脾胃虚寒证。

(四)推拿疗法

揉按中脘，分推腹阴阳，摩腹，清补脾经，运八卦等，每次20～40分钟，每日1～2次。适用于腹痛各型。

(五)针灸疗法

取足三里、合谷、中脘为主。寒重加灸神阙，食积加内庭，呕吐加内关，一般用3～5cm长毫针，快速进针，平补平泻，捻转或提插。年龄大的儿童可留针15分钟。

二、西医治疗

腹痛的处理原则是：密切观察，对症处理，病因治疗。

1. 一般处理　如退热，纠正水、电解质及酸碱平衡等。若伴休克、脱水、酸中毒应迅速处理。并密切观察病情发展情况，判断是否有外科急腹症表现。

2. 对症治疗　在未明确病因之前禁用止痛药物，若诊断已明确，腹痛难以耐受者，可适当给予镇痛药。

3. 病因治疗　腹痛原因明确后可根据病因进行治疗。确诊为外科急腹症有手术指征者，应在一般情况稳定后立即行手术治疗。

【预防护理】

1. 注意气候变化，及时增减衣物，避免感受外邪，防止腹部受凉。

2. 避免暴饮暴食，勿多食生冷，避免餐后剧烈运动或玩中进食。

3. 根据病因，给予相应饮食调护。

4. 寒性腹痛者应热服汤药，热性者则冷服，伴呕吐者可少量多次服用。

5. 腹痛明显或持续者，应及时就诊，以免耽搁和贻误病情。

（张喜莲）

第五节 泄 泻

泄泻是以大便次数增多，粪质稀薄或如水样为主症的一种小儿常见的脾胃系统疾病。一般以大便溏薄而势缓者为泄，大便清稀如水而直下者为泻。

本病一年四季均可发病，尤以夏秋两季为多。发病年龄以婴幼儿为主，6个月至2岁的小儿发病率最高。本病轻者预后良好，重者极易伤津耗液，导致气阴两伤，甚至出现阴竭阳脱之危候；若久泻迁延不愈者，常可导致疳证，或慢惊风。

本病相当于西医学腹泻病，是小儿仅次于呼吸道感染后的第二类常见多发病。根据病因，小儿腹泻病大致分为感染性腹泻（包括病毒、细菌、真菌、原虫等）和非感染性腹泻（包括食饵性腹泻、症状性腹泻、过敏性腹泻及其他腹泻）。中医药治疗小儿泄泻有着十分丰富的经验，尤其是在病毒感染性腹泻及非感染性腹泻病的防治上，具有较明显的优势。

【历史沿革】

早在《黄帝内经》已有多种泄泻的记载，如《素问·生气通天论》："春伤于风，邪气留连，乃为洞泄"，《素问·阴阳应象大论》曰："清气在下，则生飧泄""湿胜则濡泻""春伤于风，夏生飧泄"，提出感受风、寒、暑、湿、热等外邪和饮食不节均可导致泄泻。本病在汉唐时代称为"下利"，宋代以后则统称为"泄泻"，《小儿药证直诀·五脏病》记载："脾病，困睡，泄泻，不思饮食"，明确指出小儿泄泻病位在脾。《医宗必读·泄泻》则指出："统而论之，脾土强者，自能胜湿，无湿则不泄，故曰：湿多成五泄。若土虚不能制湿，则风寒与热，皆得干之而为病"，阐明了泄泻的病因病机关键为脾虚湿盛。

金元时期，《丹溪治法心要·泄泻》提出治疗泄泻"惟分利小水，最是长策"。明代《景岳全书·泄泻》进一步阐发了分利小水的治疗学说："凡泄泻之病，多由水谷不分，故以利水为上策""水谷分则泻自止""治泻不利小水，非其治也。然小水不利，其因非一，而有可利者，有不可利者，宜详辨之"，强调的分利治法的宜忌，其辨证的观点对后世影响很大。《医宗必读·泄泻》总结出九种治疗泄泻的方法：淡渗、升提、清凉、疏利、甘缓、酸收、燥脾、温肾、固涩，后世对泄泻的治疗大多不离其左右。

【病因病机】

小儿泄泻的原因主要有感受外邪、伤于饮食、脾胃虚弱与脾肾阳虚，其病位在脾胃。小儿脾胃薄弱，易于受损，若脾胃受伤，则水谷不化，精微不布，清浊不分，合污而下，而成泄泻。正如《幼幼集成·泄泻证治》所说："泄泻之本，无不由于脾胃。盖胃为水谷之海，而脾主运化，使脾健胃和，则水谷腐化而为气血，以行荣卫。若饮食失节，寒温不调，以致脾胃受伤，则水反为湿，谷反为滞，精华之气不能输化，乃致合污下降，而泄泻作矣"。

1. *感受外邪* 小儿脏腑薄弱，藩篱不密，卫外不固，极易为外邪所袭，外感风、热、寒、暑诸邪常与湿邪相合而致泻。脾为阴土，喜燥而恶湿，湿热之邪，蕴结脾胃，困阻中焦，下注大肠，传化失职，则泄泻作也。暑热之邪，伤人最速，易耗气伤津，故每致热迫大肠，骤成暴泻。若调护失宜，腹受风寒，客于脾胃肠道，寒凝气滞，中阳被困，运化失职，则泄泻清稀，粪多泡沫；风寒郁阻，气机不得宣通，常见肠鸣腹痛。如《幼幼新书·水谷泻》云："夫小儿水谷利者，由寒温失宜，乳哺不节，或当风解脱，血气俱虚，为风冷所伤，留连在于肌肉，因其脾胃不和，大肠虚弱，风邪入于肠胃，肠胃既虚，不能制于水谷，故变为下利也。

2. *内伤乳食* 小儿脾常不足，运化力弱，乳食不知自节，由于调护失宜，乳哺不当，饮食失节或过食生冷瓜果及不消化食物，皆能损伤脾胃。脾伤则运化功能失职，清浊不分，并走大肠，发生泄泻。

3. *脾胃虚弱* 小儿素体脾虚，或久病迁延不愈，或用药攻伐过度，皆能使脾胃虚弱。胃弱则腐熟无能，脾虚则运化失职，水谷不化，精微不布，脾失升清，气虚下陷，而致泄泻。

4. *脾肾阳虚* 先天禀赋不足，久病久泻，脾虚及肾，每致肾阳不足，命门火衰，则脾失温煦，阴寒内盛，便下澄澈清冷，完谷不化，洞泄不禁。

此外，若情志不舒，所欲不遂，情志失调，则肝气郁结，横逆犯脾，肝脾不和，气机被遏，脾失健运。脾之清阳不升，浊阴不降，则脘满腹痛；脾运失度，清浊混杂，并走大肠而成肝木乘脾之泄泻。而过用苦寒之品、各种抗生素、化学治疗药物等，最易攻伐正气、损伤脾胃，导致泄泻不止，药毒伤脾已成为引起小儿泄泻的不可忽视的重要病因。

总之，小儿泄泻病位在脾胃，基本病机为脾虚湿盛。由于小儿稚阳未充、稚阴未长，患泄泻后较成年人更易于损阴伤阳发生变证。重症患儿，泻下过度，易于伤阴耗气，出现气阴两伤，甚则阴伤及阳，导致阴竭阳脱的危重变证。若久泻不止，脾气虚弱，肝旺而生内风，可成慢惊风；脾虚失运，生化乏源，气血不足以荣养脏腑肌肤，久则形成疳证。

小儿腹泻病发病与体质因素、感染因素、消化功能紊乱等有关。近年来细菌性感染所致腹泻显著下降，3岁以下儿童腹泻的主要病原是轮状病毒。

【临床表现】

一、一般症状

1. 轻症　起病可急可缓，大便次数增多，每日数次至十余次。大便稀，有时有少量水，黄色或黄绿色，可有少量黏液。每次量不多，常见白色或淡黄色小块。偶有呕吐或溢乳，食欲不振，可有低热，精神尚好，无明显脱水及全身中毒症状。

2. 重症　常急性起病，也可由轻型加重转化而成。每日大便十次至数十次，食欲低下，常伴呕吐，有较明显的脱水、电解质紊乱及全身中毒症状，如发热、烦躁、精神萎靡、嗜睡甚至昏迷、休克。

二、脱水和电解质紊乱

1. 脱水　分轻、中、重3度。①轻度脱水：精神稍差，面色略苍白，皮肤稍干但弹性尚好，眼窝和前囟稍凹陷，小便较平时略少。②中度脱水：精神萎靡或烦躁不安，皮肤苍白、干燥、弹性较差，眼窝和前囟明显凹陷，哭时泪少，口唇黏膜干燥，四肢发凉，尿量明显减少。③重度脱水：精神萎靡、淡漠，皮肤发灰或有花纹，弹性极差，眼窝和前囟深陷，眼闭不合，哭无泪，口唇发绀、黏膜极干燥，四肢厥冷，血压不易测出，尿极少或无尿。

2. 酸中毒　精神萎靡，呼吸深长，呈叹息状；严重者呼吸增快，甚至昏迷。新生儿或小婴儿常表现为嗜睡、面色苍白、拒食、衰弱等。

3. 低钾血症　精神萎靡，肌张力低，第一心音低钝，腹胀、肠鸣音减弱或消失，腱反射减弱。

【辅助检查】

1. 粪便常规检查　大便显微镜检查，有助于病因和病原学诊断。

2. 粪便培养　对确定病原有重要意义，需多次培养，提高阳性检出率。

3. 酶联免疫吸附试验　可诊断轮状病毒肠炎和其他病毒性肠炎。

4. 血白细胞计数和分类　病毒性肠炎白细胞总数一般不增高，细菌性肠炎白细胞总数可增高，杆状核＞10%有助于细菌感染的诊断。

5. 血培养　对细菌性肠炎有诊断意义。

6. 血生物化学检查　腹泻较重的患儿，应及时检查血pH、二氧化碳结合力、碳酸氢根、血钠、血钾、血氯、血渗透压等，对诊断及治疗均有重要意义。

7. 其他　对迁延性和慢性腹泻者，必要时做乳糖、蔗糖或葡萄糖耐量试验，呼气氢试验，结肠镜检查，选择性血管造影和CT等检查。

【诊断与鉴别诊断】

一、诊断要点

1. 有乳食不节、饮食不洁，或感受时邪的病史。

2. 大便次数增多，粪质稀薄。

3. 重症泄泻，可见小便短少，高热，烦渴，神萎，皮肤干瘪，囟门凹陷，目眶下陷，啼哭无泪，口唇樱红，呼吸深长，腹胀等症。

4. 根据病程，分为急性腹泻（病程＜2周）、迁延性腹泻（病程2周～2个月）和慢性腹泻（病程＞2个月）。

二、鉴别诊断

本病主要与痢疾相鉴别，其要点在于大便的性状及伴随症状。

痢疾系因邪毒积滞肠腑，脂膜血络受伤所致，病位主要在肠胃。痢疾亦有大便溏薄，便次增多症状，但粪便多混有黏冻脓血，或血便，或果酱样大便，并伴有腹痛、里急后重症状；腹部检查左下腹有压痛；粪便常规检查有脓细胞（每高倍视野15个以上）、红细胞和吞噬细胞，大便培养可有痢疾杆菌生长，或可查到阿米巴滋养体。

泄泻是以稀便、水样便、蛋花汤样便为主，可以有少许黏液，但若出现黏冻脓血或血便伴里急后重之症，则当以痢疾论治。

【辨证思路】

本病以八纲辨证为主，结合脏腑辨证，注意辨别常证与变证。

1. 辨常证　重在辨寒、热、虚、实。辨证时注意审查病因，大便的性状则是辨证的重要依据，同时要注意观察精神、食欲、发热、口渴、腹痛、腹胀、小便异常等。

按病程长短、起病缓急可分为暴泻、久泻，暴泻多属实，久泻多属虚或虚中夹实。湿热泻便次多，便下急迫，色黄褐，气秽臭，或见少许黏液，舌苔黄腻；风寒泻大便清稀多泡沫，臭气轻，腹痛重，伴外感风寒症状；伤食泻有伤食史，纳呆腹胀，大便稀溏夹白色乳凝块或未消化食物残渣，气味酸臭，或如败卵，腹痛则泻，泻后痛减；脾虚泻大便稀溏或烂糊，色淡不臭，多于食后作泻，时轻时重，进难消化食物泄泻加重，腹痛喜按；脾肾阳虚泻病程更长，大便澄澈清冷，完谷不化，阳虚内寒证象显著。

2. 辨变证　重在辨阴、阳。若精神不振、皮肤干燥，小便短赤，前囟、眼眶凹陷，唇红，舌红少津，脉细数为气阴两伤证，属重症；精神萎靡，尿少或无，四肢厥冷，面色苍白或青灰，表情淡漠，脉细欲绝，为阴竭阳脱证，属危证。

【治疗】

泄泻的治疗，以运脾化湿为基本法则。运脾法调和脾胃，扶助运化，以恢复脾主运化的生理功能，具有补不壅滞、消不伤正的特点；化湿法则包括芳香化湿、淡渗利湿、苦温燥湿、清利湿热等，使湿邪或化消于无形，或从水道而去。

实证以祛邪为主，针对病因不同，分别给予清热利湿，消食导滞，疏风解表等法。虚证以扶正为主，根据脏腑虚损的不同，进行健脾益气，温补脾肾，固涩止泻治疗。泄泻变证，气阴两伤者，治以益气养阴、酸甘敛阴；阴竭阳脱者，当立即挽阴回阳、救逆固脱。同时配合小儿推拿、针灸、敷贴等外治疗法，并注意合理饮食、预防及纠正脱水。

一、中医治疗

(一)分证论治

常证

1. 风寒泻

证候：大便清稀，色淡夹泡沫，臭味不甚，便前腹痛肠鸣，常伴恶寒发热，鼻塞流涕。舌淡红苔白，脉浮，指纹淡红。

治法：疏风散寒，运脾化湿。

主方：藿香正气散(《太平惠民和剂局方》)加减。

常用药：藿香、紫苏叶、白芷、半夏、陈皮、茯苓、苍术、厚朴、大腹皮、桔梗、甘草。

加减：腹胀加木香、枳壳；腹痛加白芍、延胡索；纳呆食少加六神曲、山楂；尿少加车前子、泽泻。

常用中成药：藿香正气水。

2. 湿热泻

证候：大便水样，泻势急迫，量多次频，气味秽臭，腹痛阵作，或大便夹有黏液、肛门红赤、发热，烦躁口渴，恶心呕吐，小便短黄。舌质红，苔黄腻，脉滑数，指纹紫。

治法：清热利湿。

主方：葛根黄芩黄连汤(《伤寒论》)加减。

常用药：葛根、黄芩、黄连、马齿苋、地锦草、甘草。

加减：热重于湿加白头翁、连翘；湿重于热加薏苡仁、车前子；腹胀满加厚朴、木香；呕吐加藿香、半夏。

常用中成药：葛根芩连丸。

3. 伤食泻

证候：大便次数增多，夹有乳块或不消化的食物残渣，腹痛欲泻，泻后痛减，大便酸臭或如败卵，嗳气酸馊，食少或拒食，矢气频频臭秽，夜寐欠安，舌苔厚腻或黄垢，脉滑数，指纹紫滞。

治法：消食化滞，运脾止泻。

主方：保和丸(《丹溪心法》)加减。

常用药：山楂、六神曲、莱菔子、半夏、茯苓、陈皮、连翘、鸡内金。

加减：呕吐者加竹茹、砂仁；大便稀水样加苍术、车前子；大便不爽加厚朴、枳壳；腹痛较重加白芍、木香。

常用中成药：保济口服液、保济丸。

4. 脾虚泻

证候：大便稀溏，多于食后作泻，色淡不臭，反复发作，时轻时重，面色萎黄，食欲不振，神疲倦怠，舌淡苔白，脉细弱，指纹淡。

治法：健脾益气，运脾止泻。

主方：七味白术散(《小儿药证直诀》)加减。

常用药：党参、茯苓、白术、藿香、木香、葛根、山药、甘草。

加减：苔腻加佩兰、薏苡仁；食少腹胀加六神曲、麦芽、厚朴。也可用参苓白术散加减。

5. 脾肾阳虚泻

证候：久泻不愈，大便清稀，澄澈清冷，完谷不化，或伴脱肛，形寒，肢冷，面白无华，精神萎靡，睡时露睛，舌淡苔白，脉沉细，指纹色淡。

治法：健脾温肾，固涩止泻。

主方：附子理中汤(《太平惠民和剂局方》)合四神丸(《内科摘要》)加减。

常用药：附子、人参、白术、干姜、补骨脂、肉豆蔻、诃子、五味子、甘草。

加减：脱肛加黄芪、升麻；久泻不止加石榴皮、赤石脂、禹余粮。

小儿长期腹泻，证属脾肾阳虚者，在治疗时不必阳虚证候毕现才用温补脾肾之法，此时患儿已经病情深重，变化最速，而一般药力已难以迅速起效。只要患儿病程迁延，一般健脾益气固涩药疗效欠佳，热象已去，阳虚征象见一二主症，就应及时给予温阳之品，如红参、炮姜、灶心土、煨益智仁、砂仁、肉桂、炙诃子、制附子之类。

常用中成药：附子理中丸。

6. 肝郁脾虚证

证候：大便稀溏或如水样，情绪紧张或抑郁恼怒时泄泻加重，泻后痛减；常伴有肠鸣腹痛或腹胀坠感，胸胁胀闷，纳呆，嗳气，呕恶等症；舌质淡红，苔薄白，脉弦。

治法：疏肝理气，运脾化湿。

主方：痛泻要方(《景岳全书》)合四逆散(《伤寒论》)加减。

常用药：防风、白术、白芍、陈皮、柴胡、枳实、甘草。

加减：腹胀不适加木香、乌药；胃纳呆滞，舌苔腻，加藿香、苍术。

变证

1. 气阴两伤

证候：泻下无度，神萎不振，四肢乏力，眼眶、囟门凹陷，皮肤干燥，心烦不安，啼哭无泪，口渴引饮，小便短少，甚则无尿，唇红而干。舌红少津，苔少或无苔，脉细数。

治法：益气养阴。

主方：人参乌梅汤(《温病条辨》)加减。

常用药：太子参、茯苓、乌梅、莲子、山药、甘草。

加减：久泻不止加诃子、禹余粮；口渴引饮加天花粉、石斛。也可用连梅汤(《温病条辨》)加减。

2. 阴竭阳脱

证候：泻下不止，便稀如水，次频量多，精神萎靡，表情淡漠，面色青灰或苍白，四肢厥冷，哭声微弱，气息低微，舌淡，苔薄白，脉细微欲绝。

治法：回阳固脱。

主方：参附龙牡救逆汤(《中医方剂临床手册》)加减。

常用药：红参、附子、龙骨、牡蛎、干姜、白术、甘草。

加减：尿少无泪加麦冬、五味子；四肢厥冷，大汗淋漓，即予参附注射液静脉滴注。本证病情危重，应中西医结合治疗。

(二)其他疗法

1. 推拿疗法

常用手法如下：

(1)清大肠、清板门、清补脾土、退六腑、拿肚角、推上七节骨、按揉足三里，治疗实证泄泻。

(2)补脾土、补大肠、推上三关、摩腹、推上七节骨、捏脊，治疗虚证泄泻。

2. 敷贴疗法

(1)常用穴位：中脘、神阙、天枢、脾俞等。

(2)常用药物：五倍子、干姜、吴茱萸、丁香、肉桂等，一般选用2～4味药物，共研细末，调敷穴位。

3. 针灸疗法

(1)体针：主穴取足三里、中脘、天枢、脾俞。配穴取内庭、气海、曲池。呕吐加内关，上脘，腹胀加下脘。实证用泻法，虚证用补法。

(2)灸法：取足三里、中脘、神阙。艾灸或隔姜灸。用于脾虚泻、脾肾阳虚泻。

4. 穴位注射

(1)常用穴位：足三里。

(2)常用药物：黄芪注射液、维生素 B_6、山莨菪碱(654-2)、维丁胶性钙等。

二、西医治疗

(一)预防脱水

从腹泻一开始，即口服足够的液体以预防脱水。可给予低渗口服补液盐(Oral Rehydration Salts，ORS)、米汤或清洁饮用水；母乳喂养婴儿应继续母乳喂养，并增加喂养频次、延长单次喂养时间。建议在每次稀便后给予补充一定量液体：2岁以下50～100ml，2岁以上100～200ml，直至腹泻停止。

(二)纠正脱水

1. 口服补液　适用于轻至中度脱水，采用低渗ORS液。轻度脱水50ml/kg，中度脱水80～100ml/kg，4～6小时少量多次服完；4小时后根据患儿脱水纠正情况调整补液方案。

2. 静脉补液　适用于严重呕吐、腹泻，伴中、重度脱水的患儿，实施过程中需做到：三定(定量、定性、定速)、三先(先盐后糖、先浓后淡、先快后慢)及

二补(见尿补钾、防惊补钙)。第 1 天补液如下:

(1)定量:补充累积损失量、继续损失量及生理需要量。轻度脱水为 90～120ml/kg;中度脱水为 120～150ml/kg;重度脱水为 150～180ml/kg。先按 1/2 量至 2/3 量给予,余量视病情决定取舍。营养不良、肺炎、心肾功能损害者及学龄期小儿补液总量应酌情减 1/4～1/3。

(2)定性:先盐后糖,先浓后淡。低渗性脱水补给 2/3 张液、等渗性脱水补给 1/2 张液、高渗性脱水补给 1/5～1/3 张液。如临床上判断脱水性有困难时,可按等渗性脱水补给。

(3)定速:先快后慢。补液总量的 1/2 应在头 8～12 小时补完,输入速度为 8～12ml/(kg·h);余下液体于 12～16 小时补完,约 5ml/(kg·h)。重度脱水时用 2∶1液或生理盐水 20ml/kg 于 30～60 分钟输入快速扩容。在补液过程中,每 1～2 小时评估一次患者脱水情况,如无改善,则加快补液速度;婴儿在 6 小时后、较大儿童在 3 小时后重新评估脱水情况,选择适当补液的方案继续治疗。

(4)纠正酸中毒:一般输入的液体中多含有碱性溶液,脱水纠正后轻度的酸中毒可随之纠正。若酸中毒严重,则应根据临床症状及血气测定结果补充碱性溶液。

(5)补钾:有尿或来院前 6 小时内有尿者即应及时补钾。轻度低钾可口服氯化钾 200～300mg/(kg·d);重度低钾血症应静脉补钾,总量为 100～300mg/(kg·d),均匀分配于全日静脉补液中,浓度不能超过 0.3%,每日补钾时间不应少于 8 小时。低钾血症须连续补钾 4～6 天或以上。

(6)补充其他电解质:出现惊跳、手足搐搦症状时,可用 10%葡萄糖酸钙 5～10ml 加等量 10%葡萄糖溶液稀释后缓慢静脉注射;钙剂治疗无效时,应检查血清镁,低镁血症时可用 25%硫酸镁每次 0.1ml/kg,深部肌内注射,每日 2～3 次,症状消失后停用。

(三)药物治疗

急性水样便腹泻多为病毒性或产肠毒素性细菌感染,常规不使用抗菌药物,如分离出特异病原菌者,根据药敏试验选用。可适当选用微生态调节药、肠黏膜保护药。急性腹泻病患儿能进食后即予以补锌治疗,6 个月龄以上,每天补充含元素锌 20mg,6 个月龄以下,每天补充元素锌 10mg,共 10～14 天。

【预防护理】

1. 提倡母乳喂养,避免在夏季断乳,改变饮食种类。适时适量添加辅食,合理喂养,乳食勿过饱,勿进难消化食物。

2. 讲究饮食卫生,饭前便后要洗手,食具要消毒。

3. 注意气候变化,及时添减衣被,避免受暑或着凉。

4. 做好泄泻患者的隔离治疗及粪便消毒。

5. 避免长期滥用抗生素,防止菌群失调导致的泄泻。

6. 病室空气新鲜流通,温度要适宜。

7. 控制饮食,适当减少乳食,若伴频繁呕吐者应暂禁食 6～8 小时,随病情好转,逐渐恢复少量易消化的食物。初愈后应注意调摄饮食。

8. 注意观察大便次数与性状的改变,注意尿量、皮肤弹性、精神状态等情况的变化,预防脱水的发生。

(许　华)

第六节　便　秘

便秘指大便干燥坚硬,秘结不通,排便时间间隔延长,或虽有便意但排出困难的一种病证。西医学的儿童功能性便秘属于本病范畴。

本病可发生于任何年龄,一年四季均可发病。由于排便困难,部分小儿可发生食欲不振,睡眠不安,或可由于便时努力,引起肛裂、脱肛或痔疮。若便秘长期未能得到适宜治疗,尚可影响患儿生长发育及身心健康。

【历史沿革】

《黄帝内经》称便秘为"后不利""大便难",认为与脾受寒湿侵袭有关。汉·张仲景则称便秘为"脾约""闭""阴结""阳结",并创立了麻子仁丸、厚朴三物汤等多首名方沿用至今。小儿便秘在古籍文献中,多数被称为"大便不通"。隋·巢元方《诸病源候论·小儿杂病诸候·大便不通候》认为:"小儿大便不通者,腑脏有热,乘于大肠故也"。《幼科铁镜·大便不通》则认为本病既有"肺与大肠有热,热则津液少而便闭"者,又有"血虚燥滞不通者",治法方药皆不同。明·万全《育婴家秘》对小儿便秘论述较为全面,提出"大便鞕结须直下,亦有诸般不可攻”，应辨其虚实缓急，分别选用汤、丸、散剂及外治疗法等治之，所列方药皆切合实用。

【病因病机】

小儿便秘常见病因有饮食失调、情志失和、燥热内结、气血亏虚，病位在大肠。《素问·灵兰秘典论》曰：“大肠者，传道之官，变化出焉”，便秘的病机关键在于大肠传导失常。

1. 饮食失调　小儿脾常不足，乳食不知自节，若喂养不当，饥饱失常，或过食辛辣香燥、油煎炙煿、生冷肥甘之品，或偏食挑食等，皆可损伤脾胃，致运化失常，乳食停滞中焦，久而成积，积热蕴结而致肠腑传导失常，引起便秘。

2. 燥热内结　温热病后，余热留恋，或肺热下移大肠，或过用辛温药物，或恣食炙煿辛辣之物，伤津耗液；或胎热素盛，肠道燥热等，均可导致肠胃积热，耗伤津液，燥热内结，肠道干涩，传导不利，粪质干燥坚硬，难于排出而便秘。正如《诸病源候论·小儿杂病诸候·大便不通候》所说：“脾胃为水谷之海，水谷之精华化为血气，其糟粕行于大肠。若三焦五脏不调和，热气归于大肠，热实，故大便燥涩不通也”。

3. 情志失和　小儿肝常有余，若所欲不遂，情志不舒，肝气郁结，气机郁滞；或情绪紧张，气机郁结；或久坐不动，气机不利，均可致腑气郁滞，通降失常，糟粕内停，不得下行，而致便秘。

4. 气血亏虚　小儿脏腑娇嫩，形气未充，若禀赋不足，气亏血少，或进食过少，气血生化乏源，或吐衄便血，或壮热大汗，或因病过用发汗、通利、燥热之剂，耗气损阴伤津，致身体虚弱，气血虚衰。气虚则脾胃运化传导无力，血虚则津液不足以滋润大肠，均可致大便下行不利，糟粕难行而致便秘。

总之，便秘是由于多种原因引起大肠传导功能失常所致，病位在大肠，与脾、胃、肺、肝、肾等脏腑功能失调密切相关。脾主运化，若脾虚失运，糟粕内停，则大肠失于传导；胃与肠相连，若胃热炽盛，下传大肠，燔灼津液，燥屎内结；肺与大肠相表里，肺热肺燥，下移大肠，则肠燥津枯，大便干硬；肝主疏泄，若肝气郁滞，失于疏泄，则腑气不通，气滞不行；肾司二便，若肾阴不足，则肠失濡养，便干难行，若肾阳不足，则温煦无权，大肠传运无力，大便不通。

西医认为，儿童功能性便秘病因较为复杂，可能与饮食不足、食物成分不当、肠道功能异常、胃肠动力异常、遗传因素、精神因素、胃肠激素分泌和调控异常及某些代谢因素、药物作用等有关。

【临床表现】

一、大便性状及排便异常

1. 大便次数减少，排便时间间隔延长，每周排便≤2 次。

2. 大便干燥坚硬成团块状，秘结不通，或虽有便意但排出困难，常需泻药协助排便。

3. 排便疼痛、费力，憋便。婴幼儿表现为排便尖叫、哭闹，年长儿表现为踮起脚尖、双腿僵直、背向前屈、双手紧紧抓住身边家具或物品，半蹲着使劲抖动身体。有时由于粪便擦伤肠黏膜而使粪块表面附着少量血液或黏液。长期便秘者，坚硬便块形成致使直肠扩张或粪块嵌塞，最后因液体绕过粪块流出而致大便失禁。

4. 肛门指诊时可触及直肠内存在大量粪便团块，或有大块粪便堵塞厕所史。有大量粪便潴留，或粪便潴留有关姿势：患儿收缩肛门括约肌或收缩大腿内侧肌群，交叉下肢、站立不动，不让粪便排出；或习惯性背向前，走路撅着屁股，呈现一种夹着大便的姿势。

二、伴随症状

常有精神、食欲缺乏、头晕、乏力、烦躁、口苦口臭、睡眠不安、腹部胀痛等不适。因摄食不足可导致营养不良，又进一步加重便秘形成恶性循环。新生儿及婴幼儿主要有易激惹、食欲减退和(或)早饱，一旦大量粪便排出，以上症状可很快消失。

【辅助检查】

1. 直肠肛管测压　可见直肠肛管区域存在不同程度的动力学异常。

2. X 线检查　腹平片可发现粪便潴留证据；腹部侧位片(腰骶椎正侧片)可检查骶骨发育有无异常和椎体畸形；胃肠钡餐和钡灌肠检查，可评估胃肠运动功能及有无梗阻性疾病。

3. 结肠传输时间测定　可了解结肠的运动和排空时间，判定是否存在结肠慢传输和出口梗阻，并可评价便秘患者对各种疗法的疗效。

【诊断与鉴别诊断】

一、诊断要点

1. 有排便疼痛或费力史。

2. 大便干燥坚硬，秘结不通，或虽有便意但排出困难。

3. 排便时间间隔延长，每周排便≤2次。

4. 直肠内存在大量粪便团块，或有大量粪便潴留史或有与粪便潴留有关姿势。

至少出现上述2条以上症状，新生儿及4岁以下婴幼儿持续1个月以上，儿童/青少年(4－18岁)持续2个月以上。

二、鉴别诊断

1. 先天性巨结肠　小儿先天性肠道畸形，主要表现为胎粪排出延迟，顽固性腹胀便秘，呈进行性加重；常有营养不良，食欲不振，高度腹胀；肛肠指检有空虚感或裹手感；钡剂灌肠X线检查显示近直肠-乙状结肠处狭窄，上段结肠异常扩大。

2. 肛裂　肛管皮肤破裂形成梭形裂口或溃疡，以排便时刀割样疼痛，便时出血为特点，反复发作。患儿常因疼痛而忍便，长期忍便则会出现大便干结形成便秘。

【辨证思路】

1. 审病因　仔细询问病史，辨别是否存在饮食不足、食物成分不当，或因情志失调等精神因素引起，是否由于生活不规律和缺乏按时排便习惯训练所致，以及是否服用影响脾胃运化、大肠传导功能的药物等。

2. 辨虚实　实证多为乳食积滞、燥热内结、气机郁滞所致，粪质干燥坚硬，常伴腹胀拒按，口苦口臭，口腔溃疡，睡眠不安等症状。虚证多因气血亏虚，失于濡养，传导无力所致。病程较长，粪质不甚干结，但欲便不出或便出不畅，腹胀喜按，常伴神疲乏力，面白无华等虚证表现。

3. 辨寒热　热证便秘多有面赤身热，口干，尿黄，腹胀腹痛，舌红苔黄等症状。寒证便秘常见四肢不温，面色青白，喜温恶寒，小便清长，舌淡苔白等表现。

【治疗】

本病的治疗，实证当合理运用下法，如《育婴家秘·治大便》云："夫饮食之物，有入必有出也。苟大便不通，宜急下之，使旧谷去而新谷得入也。然有实秘者，有虚秘者，临病之时，最宜详审。如形实，气实，脉实，又能食者，有可下之症，则下之"，常用清热通导、疏肝理气、消积导滞等法，但应注意"中病即止，不可过也"。虚证以扶正治本为主，宜缓下、润下，多用健脾益气、滋阴养血、润肠通便、温阳益肾等法。结合运用推拿、针灸等外治疗法，可提高疗效。同时，必须注意调整不合理的饮食结构，建立良好的排便习惯。

一、中医治疗

(一)分证论治

1. 乳食积滞

证候：大便干结，排便困难，腹胀满疼痛，不思乳食，或恶心呕吐，手足心热，心烦，睡眠不安，小便短黄，舌红苔黄厚，脉沉有力，指纹紫滞。

治法：消积导滞，清热通便。

主方：枳实导滞丸(《内外伤辨惑论》)加减。

常用药：大黄、枳实、黄芩、黄连、六神曲、白术、茯苓、莱菔子。

加减：腹胀痛加大腹皮、香附；积滞化热加连翘、胡黄连；伤乳加麦芽；呕恶加藿香、竹茹。

2. 燥热内结

证候：大便干硬，排出困难，甚至秘结不通，面红身热，口干口臭，或口舌生疮，腹胀腹痛，小便短赤，舌质红，苔黄燥，脉滑数，指纹紫滞。

治法：清热导滞，润肠通便。

主方：麻子仁丸(《伤寒论》)加减。

常用药：麻子仁、大黄、枳实、厚朴、苦杏仁、芍药。

加减：口干舌燥加生地黄、玄参；口舌生疮加胡黄连、淡竹叶；大便干结坚硬者，加芒硝；腹胀痛加木香、槟榔。温热病后，津液耗伤者，也可用增液承气汤加减。

3. 气机郁滞

证候：大便闭涩，嗳气频作，肠鸣矢气，胸胁痞闷，腹中胀痛，舌质红，苔薄白，脉弦，指纹滞。

治法：疏肝理气，导滞通便。

主方：六磨汤(《证治准绳》)加减。

常用药：木香、乌药、沉香、大黄、槟榔、枳实、郁金。

加减：气郁日久化火，口苦咽干加黄芩、栀子、龙胆；嗳气频作，加旋覆花、紫苏子；恶心呕吐去槟榔，加厚朴、半夏；胸胁痞满加瓜蒌、香附；腹胀腹痛加青皮、莱菔子；气郁寡言加柴胡、白芍、合欢皮。

4. 气血亏虚

证候：粪质干结，或并不干硬，虽有便意，但努挣乏力，难于排出；汗出气短，便后疲乏，神倦懒言，面白无华，唇甲色淡，头晕心悸，健忘，多梦，舌淡，苔白，脉弱，指纹淡。

治法：补气养血，润肠通便。

主方：黄芪汤(《太平惠民和剂局方》)合润肠丸

(《沈氏尊生书》)加减。

常用药:黄芪、陈皮、火麻仁、党参、白术、当归、生地黄、桃仁、枳壳、蜂蜜。

加减:气虚较甚加人参;气虚下陷脱肛重用黄芪,加升麻、柴胡,或用补中益气汤;头晕耳鸣,面白唇淡,血虚症状明显者,加何首乌、枸杞子、阿胶,或以四物汤加味;心悸健忘加酸枣仁、柏子仁。

(二)其他疗法

1. 中成药

(1)枳实导滞丸:用于乳食积滞证。

(2)麻仁丸:用于燥热内结证。

(3)逍遥丸:用于气机郁滞证。

(4)补中益气丸:用于气虚不运证。

(5)润肠丸:用于血虚津亏证。

2. 针灸疗法

(1)体针:主穴取大肠俞、天枢、支沟、上巨虚。燥热内结加合谷、曲池;气机郁滞加中脘、行间;气血虚加脾俞、胃俞。实证用泻法,虚证用补法。

(2)耳穴压丸:常用穴为直肠下段、大肠、便秘点。

3. 推拿疗法

(1)清大肠、退六腑、清补脾土、运内八卦、摩腹、按揉足三里、推下七节骨。用于实证便秘。

(2)补脾土、推肾水、清大肠、推上三关、摩腹、捏脊。用于虚证便秘。

4. 敷贴疗法　大黄予细末,装瓶备用,每次取3g,用温水调成饼状贴于脐部神阙穴,用胶布或纱布固定。用于实证便秘。

二、西医治疗

儿童功能性便秘,应根据便秘轻重、病因和类型进行个体化综合治疗。

1. 建立合理的饮食　调整饮食结构,是治疗儿童便秘的重要方法。饮食应侧重于膳食纤维的摄入。

2. 增加活动量,足量饮水　适当的运动亦能促进肠道运动,是缓解便秘的重要手段之一,足量饮水能预防粪便干结。

3. 加强排便训练,坚持良好的排便习惯　行为调整和规律性如厕习惯是治疗便秘的重要部分。

4. 心理行为治疗　大多数症状较轻而心理应激源不明显患者的心理行为问题干预,包括教育、排便训练、生物反馈治疗等内容。少数与心理疾病共病,症状顽固者,应由心理医师制定完整的心理治疗方案,选择适当药物等作为辅助治疗。

5. 生物反馈治疗　可运用于能理解医生的指导并配合治疗(一般要求年龄6岁以上),能自主收缩肛门外括约肌,有一定的直肠感觉的患儿。

6. 药物治疗　儿童便秘可使用泻药,但一般仅使用容积型泻药,如麦麸和聚乙二醇等,但应避免使用刺激性泻药,以防影响患儿肠道功能。某些微生态制剂也有可缩短移行运动复合波的周期,同时促进结肠传输的作用。有粪便嵌塞者,可选用开塞露。

【预防护理】

1. 注意合理的饮食结构,纠正不良的进食习惯。婴儿应适时添加辅食,幼儿应多吃蔬菜、水果,适当补充粗粮,并足量饮水。

2. 增加活动量,避免少动久坐、久卧。

3. 避免情志刺激,保持精神舒畅。

4. 加强排便训练,坚持良好的排便习惯。

(许　华)

第七节　胃　炎

胃炎是指由各种有害因素引起的胃黏膜或胃壁炎性改变的一种疾病。胃炎是小儿的一种常见病,根据病程分急性胃炎和慢性胃炎两种,其发病率在各种胃病中占首位,且有逐年增多的趋势,因内镜检查技术在儿科应用的日渐普及,使本病的诊断水平不断提高。

急性胃炎是各种因素引起的胃黏膜急性炎症,多为继发性。可因严重感染、休克、缺血缺氧和其他危重疾病所致的应激反应引起。误服有毒物质和腐蚀剂,摄入受细菌及其毒素污染的食物,服用胃黏膜的药物,食物过敏,情绪波动,精神紧张和变态反应等均能引起胃黏膜的急性炎症。

慢性胃炎是胃黏膜被有害因子长期反复作用致损伤的结果。小儿慢性胃炎中以浅表性胃炎最常见。病因可能与感染(其中幽门螺杆菌感染是主要原因),胆汁反流、长期服用刺激性食物和药物,精神神经因素、全身慢性疾病影响,环境、遗传因素有关。

【历史沿革】

胃炎属中医学“胃脘痛”范围。“胃脘痛”之名最早记载于《黄帝内经》，如《灵枢·邪气脏腑病形》指出：“胃病者，腹(䐜)胀，胃脘当心而痛。”唐宋以前文献多称胃脘痛为心痛，直至金元时代，《兰室秘藏》首立“胃脘痛”一门，使胃脘痛区分于心痛，成为独立的病证。此后，明清时代提出了胃痛的治疗大法，如《医学正传·胃脘痛》曰：“古方九种心痛，……详其所由，皆在胃脘，而实不在于心也。”“气在上者涌之，清气在下者提之，寒者温之，热者寒之，虚者培之，实者泻之，结者散之，留者行之。”《医学真传·心腹痛》还指出了要从辨证去理解和运用“通则不痛”之法，书中说：“夫通者不痛，理也。但通之之法，各有不同。调气以和血，调血以和气，通也；下逆者使之上行，中结者使之旁达，亦通也；虚者助之使通，寒者温之使通，无非通之之法也。”若以恶心呕吐为主，按“呕吐”论治。呕吐的病名最早见于《黄帝内经》，并对其发生的原因论述甚详。汉·张仲景在《金匮要略》中，对呕吐的治疗阐述详尽，制定了行之有效的方剂，如小半夏汤、大半夏汤、生姜半夏汤、吴茱萸汤、半夏泻心汤和小柴胡汤等。若以呕血、便血为主，按“血证”论治。

【病因病机】

本病以胃脘部隐痛或胀痛，伴嗳气、反酸、食欲不振为主要临床表现。中医学认为，病因是寒邪犯胃、饮食伤胃(饮食过量、过食生冷、过食肥甘厚味、饥饱失常)、情志不畅(恼怒伤肝、忧思伤脾)、劳逸过度、体虚久病等引起。胃气阻滞，不能受纳腐熟水谷，胃气上逆则见呃逆、嗳气、呕吐等。嗜食辛辣或情志所伤，气郁化火，伤阴耗液，胃阴不足，失于濡养可致口干舌燥、便秘等。久病必虚，久病必瘀，气虚血虚，气滞血瘀，故见胃脘部痛有定处，或呈胀痛、刺痛。总之本病基本病机是本虚标实，虚实夹杂，一般而言，其初期邪气所伤，中焦枢机不利，脾胃升降失常，食、湿、气、热郁于中焦，病多在气分，以实为主，实中兼虚。晚期则脾胃受伤，化源不足而致气血阴阳不足。

【临床表现】

1. 急性胃炎　起病急，轻者仅有食欲不振、腹痛、恶心、呕吐，重者可出现呕血、黑粪、脱水、电解质及酸碱平衡紊乱。感染者常伴发热等全身中毒症状。

2. 慢性胃炎　以反复发作、无规律性的腹痛为常见症状，疼痛常出现于进食中或餐后，多位于上腹部、脐周，少数部位不固定，轻者为间歇性隐痛或钝痛，重者为剧烈绞痛。常伴有食欲不振、恶心、呕吐、腹胀，可影响营养状况及生长发育。如有胃黏膜糜烂出血者伴呕血、黑粪。

【辅助检查】

1. X 线胃肠钡餐检查　多无阳性发现，难以确诊。

2. 胃电图(EGG)　近年来，胃电图临床研究发展很快，该检查无损伤，适合于 4 岁以上患儿的初检，对不适应(或拒绝)胃镜、X 线检查者有较大的临床意义。

3. 胃镜检查　可确诊。以胃窦部炎症为多见。

4. 病原学检查——幽门螺杆菌检查　胃黏膜细胞培养直接涂片或尿素酶试验、免疫学检测。

【诊断与鉴别诊断】

一、诊　断

1. 病史及发病特点　患儿突发明显的上腹部疼痛、恶心呕吐、食欲减弱等症状，根据病前有暴食和(或)饮食不洁食物史、服药史及严重的应激状态，不难作出诊断。

2. 辅助检查　少数症状不明显而有上消化道大出血者，应紧急做胃镜检查以明确诊断，X 线钡餐及胃电图检查亦可辅助诊断。

二、鉴别诊断

1. 消化道溃疡　儿童期溃疡临床表现的症状多不典型，可出现无规律的上腹和脐周痛，而不伴有嗳气、反酸等症，病程超过 1 个月的应做消化道钡餐，必要时胃镜检查可明确诊断。

2. 复发性腹痛　与慢性胃炎相似的腹痛有肠痉挛、肠蛔虫症、胆道蛔虫及胆道痉挛等，经驱虫、解痉等治疗不愈者，可行 X 线或胃电图、胃镜检查，以明确诊断。

3. 病毒性肝炎　以食欲不振、恶心、呕吐等症状为主要表现者，还应与急、慢性病毒性肝炎相鉴别。肝炎患者除上述症状外，常有明显的乏力、黄疸、肝脾大伴疼痛，也可有持续性的右上腹痛。肝功能异常可资鉴别。

4. 急性肠系膜淋巴结炎　常发生于儿童及少年，大多在上呼吸道感染的同时或之后发生。由于肠系膜末端以回肠附近最多，因此腹痛常见于右下腹，有时放射作痛于脐周附近。局部有压痛，但无肌紧张及反跳痛。

【辨证思路】

采用八纲辨证。实证多痛急而拒按，多因乳食积滞、寒邪犯胃、胃有积热、肝气犯胃所致；虚证多痛缓而有休止，痛而喜按，多由脾胃虚寒所致。

【治疗】

基本原则为理气和胃止痛。根据辨证，分治以消食导滞、温散寒邪、清热消积、疏肝理气、温中健脾等，使气机宣通，通则不痛。

一、中医治疗

(一)分证论治

1. 乳食积滞证

证候：胃脘胀痛，疼痛拒按，嗳腐吞酸，甚则呕吐，呕吐物多酸臭，吐后矢气痛减。舌质红，苔厚腻，脉滑紧。

治法：消食导滞止痛。

主方：保和丸(《丹溪心法》)加减。

常用药：山楂、神曲、半夏、茯苓、陈皮、连翘、莱菔子。

加减：腹胀甚，加枳实、砂仁、槟榔；便秘：加大黄、枳实；呕吐甚，加藿香、紫苏梗、生姜。伤乳用消乳丸加减。

2. 寒气犯胃证

证候：胃脘冷痛，遇寒痛甚，得温痛减，口和不渴，纳少便溏。舌淡苔白，脉弦紧。

治法：散寒理气止痛。

主方：良附丸(《良方集腋》)加减。

常用药：高良姜、香附。

加减：加用吴茱萸、陈皮，兼见风寒表证，可加用香苏散；兼见纳呆或呕吐，加枳实、神曲、半夏。

3. 胃有积热证

证候：胃脘灼痛，胸腹痞满，口黏食少，甚者呕吐，口干尿赤。舌质红，苔黄腻，脉滑数。

治法：清热理气止痛。

主方：三仁汤(《温病条辨》)加减。

常用方药：杏仁、薏苡仁、白蔻仁、滑石、通草、竹叶、厚朴、半夏。

加减：若胃脘痛甚者，可加延胡索、枳壳、陈皮；湿热均盛者，加茵陈、蒲公英、黄芩；口黏食少者，加藿香、佩兰、焦山楂。

4. 肝气犯胃证

证候：胃脘胀痛连胁，胸闷，嗳气频作，大便不畅，每因情志因素则痛作或痛甚，舌边尖红，苔薄白，脉弦。

治法：疏肝理气止痛。

主方：柴胡疏肝散(《医学统旨》)加减。

常用药：陈皮、柴胡、枳壳、芍药、香附、川芎、炙甘草。

加减：腹胀甚者，可加青皮、郁金、木香、佛手；痛甚加甘松、川楝子、延胡索；嗳气频作，可加沉香、半夏、旋覆花。

5. 脾胃虚寒证

证候：胃脘隐痛，绵绵不断，喜温喜按，得食痛减，泛吐清水，面色无华，神疲乏力，手足不温，大便溏薄。舌淡苔白，脉虚弱或沉缓。

治法：温中健脾止痛。

主方：黄芪建中汤(《金匮要略》)加减。

常用药：黄芪、白芍、炙甘草、桂枝、生姜、大枣、饴糖。

加减：泛酸，可加吴茱萸、海螵蛸、瓦楞子；呕吐清水，加干姜、陈皮、半夏、茯苓。

(二)中成药

1. 保济口服液，每次5～10ml，日服2～3次。

2. 小儿化食丸，每服1丸，日服2次。

3. 藿香正气水，每次5～10mg，日服2次。

(三)针灸疗法

1. 针灸　取中脘、内关、足三里、肠俞、大肠俞穴。实证用泻法，强刺激；虚证用补法。针后亦可加灸法或拔火罐。

2. 耳针　选胃区、神门区、交感区。

3. 灸法　取中脘、足三里、脾俞、胃俞穴，用艾卷灸15分钟左右，以虚弱、寒凝证为佳。

(四)推拿疗法

推脾土，推大肠，揉板门，揉外劳，揉按中脘，按足三里等。

(五)外治疗法

1. 涂抹剂　用棉球蘸“天津止痛灵”涂抹于胃痛区，涂抹范围应略大于痛区，有镇痛效果。

2. 外贴膏药　用“大连止痛膏”贴在胃痛部位，可获温通活血止痛之效。

二、西医治疗

1. 幽门螺杆菌相关性胃炎的治疗　多采用联合用药，可试用枸橼酸铋钾(每天6～8mg/kg，分3次服，4～6周为1个疗程)、阿莫西林(每日50mg/kg，分3～4次，4周为1个疗程)、甲硝唑(每日25～30mg/kg，分3次，2～4周为1个疗程)、呋喃唑酮(每日5～10mg/kg，分3次，1周后减量至每日2.5

～5mg/kg，每日 1 次，1 周为 1 个疗程）。或口服庆大霉素每日 1 万 U/kg，亦可提高 Hp 的清除率，促进活动性胃炎的消散。但应注意小儿血清铋的浓度，过量可引起神经系统毒副作用，宜慎用。

2. 抑制胃酸　①H_2 受体拮抗药：西咪替丁每日 10～15mg/kg，雷尼替丁每日 1～3mg/kg，分 2 次或睡前服。不作常规用药，对于腹痛明显者可选用，疗程 2～4 周。②抗酸药：氢氧化铝凝胶、硫酸镁。③胃泌素拮抗药：丙谷胺，每次 0.1mg/kg，每天 2～3 次，较少单独使用。

3. 增强胃肠动力药　如上腹饱胀，可口服多潘立酮（吗丁啉），每次 0.3mg/kg。

4. 增强胃黏膜防卫能力药　枸橼酸铋钾，剂量同前；硫糖铝每日 10～20mg/kg，分 4 次服。另十六角蒙脱石等亦可服用。

【预防护理】

胃炎系一种良性、慢性疾病，大多数患者预后良好。大部分浅表性胃炎去除病因后都可恢复正常，但亦有小部分可发展为萎缩性胃炎，成人中也有 2%～3%发展为胃癌，故仍应从儿童期开始积极地预防本病的发生。

1. 饮食预防　以定时定量饮食和吃易消化的食物为主，少食多餐，防止过饥过饱，过食生冷刺激性食物，避免暴饮暴食。如果家庭中有明确的幽门螺杆菌感染者，应实行分餐制，以防止交叉感染。

2. 精神预防　学生生活起居要有规律性，保证充足的睡眠和休息，不能让孩子过于疲劳。学习考试过于紧张时，应消除忧虑与紧张不安的情绪。

（闫慧敏）

第八节　厌　食

厌食是指小儿较长时期食欲不振，甚至厌恶进食的病症，多与脾胃受纳、运化功能失调有关。不合理的喂养、乳食不节等导致脾胃虚弱，如不及时治疗，往往会影响小儿的营养状态与正常的生长发育。厌食发生无明显的季节差异，但夏季暑湿当令，易于困遏脾气，使症状加重。厌食由脾运胃纳失司而致，一般预后良好。但长期不愈者会气血不充，易于感受外邪，合并贫血，或缓慢消瘦，逐渐转为疳证。

【历史沿革】

古代医学文献中无小儿厌食病名，多归为“脾胃病”“饮食”“疳证”“阳明病”等条目论述。宋代·刘昉第一次将其作为独立病症引入儿科疾病，并将其命名为“乳食不下”；宋代·王执中撰《针灸资生经》曰：“不能食”“食不下”“不化”；清代·张璐《张氏医通》名为“不能食”“恶食”“饥不能食”；清代·叶桂《临证指南医案》曰“不食”。1980 年以来，国内陆续有辨证治疗的报道，高等医学院校教材《中医儿科学》（1985 年版）正式确立其病名。

【病因病机】

胃司受纳，脾主运化，脾胃调和，方能知饥欲食，食而能化。《灵枢·脉度》曰：“脾气通于口，脾和则口能知五谷矣。”小儿脏腑娇嫩，脾常不足，多种原因均可影响脾胃的正常运纳功能，产生厌食。常见病因有以下几类。

1. 饮食不节，喂养不当　家长缺乏喂养知识，盲目投以甘肥厚味，如过食糖类、煎炸、黏腻、炒香食物，或滥服补品，损伤脾气。也有因婴儿期未按期添加辅食，断乳后不能适应普通饮食；或小儿生活无规律，进食不按时，贪吃零食，饮食偏嗜，饥饱无度，均可造成脾胃损伤。

2. 多病久病，损伤脾胃　小儿患泄泻、肺炎、传染病等，或伤及脾气，或耗损胃阴，病后未能及时调理，脾运胃纳失健，可造成长期厌食。

3. 先天不足，后天失调　先天不足的婴儿脾胃薄弱，往往出生之初便不欲吮乳，若后天又失于精心护养，脾胃虚怯，则食欲难以增进。

4. 情绪变化，思虑伤脾　儿童心怀惊惧，或变换环境，或家长对其要求过高，多加限制，均能使其情志抑郁，气机不畅，形成厌食。

本病病变脏腑在脾胃，发病机制在脾运胃纳的失常。由于病因、病程、体质的差异，证候又有偏于脾胃运化功能的失调和偏于脾胃气阴的虚弱。脾运功能失健者，常因饮食喂养不当，或湿浊困遏脾气，脾阳失于舒展，运化失职，胃纳因而不佳。偏虚者往往病程较长，或素体不足，脾气虚弱，运化无力，或胃阴亏损，濡润失职，以至不思进食。本病一般属于脾胃轻证，证候表现多与脾胃失调有关，影响其他脏腑较少。运化功能失健与脾气、胃阴不足证，又可相互转化。偏虚者偶因多食，形成积滞，则虚中夹实；脾运失健者失于调治，久病转虚，日久也可演变为疳证。

【临床表现】

以厌恶进食为主要临床症状。其他症状也以消化功能紊乱为主，如嗳气恶心，强迫进食或多食后脘腹作胀，甚至呕吐，大便不调，面色欠华，形体偏瘦等。亦有不少患儿除厌食外，其他症状很少。若患儿形体显著消瘦，则已转为疳证。

【辅助检查】

1. 实验室检查D-木糖吸收排泄率降低。

2. 尿淀粉酶降低。

3. 血、头发的锌、铜、铁等多种微量元素含量低。

【诊断与鉴别诊断】

一、诊　断

食欲减退或消失，厌恶进食，食量显著少于同年龄正常儿童。病程持续在2个月以上，排除其他疾病，如慢性泄泻、病毒性肝炎、结核病、慢性肾小球肾炎等。

诊断要点：①有喂养不当、病后失调、先天不足或情志失调史。②长期食欲不振，厌恶进食，食量明显少于同龄正常儿童。③面色少华，形体偏瘦，但精神尚好，活动如常。④除外其他外感、内伤慢性病。

二、鉴别诊断

1. *食积*　乳食停积中脘所致，除食欲不振，不思饮食外，伴见嗳气酸腐，大便酸臭，烦躁多啼，脘腹胀满疼痛等症，有伤食病史。厌食患儿不思进食，所进甚少，故多无腹胀疼痛等症。

2. *疳病*　有食欲不振，但亦有食欲亢进或嗜食异物者；其形体明显消瘦，病可涉及五脏，出现烦躁不安或萎靡不振，以及舌疳、眼疳、疳肿胀等兼证。厌食则多形体正常，或略瘦，未至羸瘦程度，为脾之本脏轻症，一般不涉及他脏。

3. *疰夏*　亦有食欲不振，发病有季节性，有“春夏剧，秋冬瘥”秋凉后转愈，伴全身倦怠乏力，大便溏薄，或有身热、苔厚腻等。

【辨证思路】

厌食患儿一般症状不多，辨别证候重在问诊及望诊。如初生时是否为胎怯；喂养史中有无哺喂不当，饥饱不均；既往史中曾患过哪些疾病，追寻发病与以上病史的联系，可以明确病因。辨证分型侧重从脾胃症状结合全身表现来分析，若嗳气、恶心、苔腻、多食后脘腹作胀呕吐、形体尚可者，多属脾运失健；食而不化、大便偏稀、伴面黄形瘦、多汗易感者，多属脾胃气虚；食少饮多、大便干结、伴面色萎黄、皮肤不润者，多属胃阴不足。患儿症状少，辨证困难时，舌象可作为重要辨证依据。脾运失健者舌质多正常，苔腻，湿浊重者为厚腻；食滞重者为垢腻。偏气虚者舌淡而少津，苔薄白；偏阴虚者舌红而少滓，苔少或花剥。

厌食患儿一般症状不多，辨证要区别以运化功能改变为主，还是脾胃气阴不足之象已现。脾运失健证除厌食主症外，其他症状不多，无明显虚象。脾胃气虚证伴面色少华、形体偏瘦等气虚证象；脾胃阴虚证伴口舌干燥、食少饮多等阴虚征象。若因症状不多而辨证困难时，可重点从舌象分析证候。

辨病史：厌食患儿症状不多，要问出生是否胆怯，喂养史中有无喂养不当，饥饱不均。既往史中，曾患哪些疾病，教育方法是否妥当，追寻发病与以上因素的联系，可以明确病因。

辨证候：若嗳气、恶心、苔腻、多食后脘腹作胀呕吐、形体尚可者，多属脾运失健；食而不化、大便偏稀、伴面色萎黄、精神萎靡，多汗易感者，多属脾胃气虚；食少饮多、大便干结、伴面色萎黄、皮肤不润者，多属胃阴不足。

辨舌象：脾运失健者舌质多正常，苔腻、湿浊重者为厚腻；食滞重者为垢腻。偏气虚者舌淡而少津，苔薄白；偏阴虚者舌红而少津，苔少或花剥。

【治疗】

厌食治疗原则以和为贵，以运为健。宜以轻清之剂解脾气之困，拨清灵脏气以恢复转运之机，俾使脾胃调和，脾运复健，则胃纳自开。脾运失健者，当以运脾开胃为主法，若兼湿滞、食积，须用燥湿、消食之剂。但是化湿勿过用苦寒攻伐，消食不过用克削通导，总须顾其正气，勿伤其正。偏虚证者，当用补益，又忌用呆补，应补不碍滞，以患儿脾胃能够运化为度。若用养阴，更须注意清补而不可滋腻。同时在药物配伍中时时顾及调脾兼以和胃，补益佐以助运，方中常配疏理气机、消食醒胃、化湿宽中运脾药物。

一、中医治疗

(一)分证论治

1. *脾运失健*

证候：厌恶进食，食不知味。常伴嗳气泛恶，胸闷脘痞，大便不畅，若迫食或偶然多食则脘腹胀满，苔多白腻或微黄。

治法：调和脾胃，运脾开胃。

主方：不换金正气散(《太平惠民和剂局方》)加减。

常用药：苍术、陈皮、佩兰、藿香、半夏、枳壳、神曲、鸡内金、麦芽等。

加减：若时在夏至以后，暑湿困阻者，酌加青蒿、大豆黄卷、荷叶；热象明显者，加黄芩、生薏苡仁、六一散；脘痞腹胀者，加莱菔子、木香；苔厚腻者，加厚朴、草豆蔻。食滞中阻，用曲麦枳术丸加减，常用药：神曲、山楂、枳实、槟榔、苍术、香附、茯苓、谷芽等。乳积者，加麦芽、砂仁；食积化热者，加连翘、胡黄连。偶然多食引起脘腹胀满时，应暂时控制进食。

2. 脾胃气虚

证候：以不思进食，形体偏瘦为主。常兼面色少华，精神不振，食少便多，大便入水易散，夹未消化物，舌体胖嫩，舌淡，苔薄白等。部分患儿易于出汗，易罹外感。

治法：健脾益气，佐以助运。

主方：异功散(《小儿药证直诀》)加减。

常用药：党参、茯苓、白术、甘草、扁豆、陈皮、砂仁、山楂、神曲。

加减：苔腻，大便稀者，白术易苍术，加薏苡仁；大便稀溏者，加煨姜、益智仁；汗多易感者，加牡蛎、黄芪、防风、浮小麦；情志抑郁者，加柴胡、郁金、川芎。本证病程较久，需坚持较长时间服药，并配合饮食调理，方可见效。

3. 胃阴不足

证候：以纳谷呆钝，食少饮多为主。常兼面色萎黄，皮肤失润，大便偏干，小便黄短，舌偏红少津，苔少或花剥。部分患儿烦闹少寐，手足心热。

治法：益胃养阴。

主方：养胃增液汤(验方)加减。

常用药：沙参、山药、玉竹、麦冬、石斛、乌梅、白芍、甘草、香橼皮、谷芽、麦芽。

加减：脾气不足者，加太子参、茯苓、扁豆；大便干结者，加火麻仁、郁李仁；口渴烦躁者，加天花粉、胡黄连、芦根；手足心热，夜寐不宁者，加牡丹皮、酸枣仁、地骨皮。

(二)中成药

1. 小儿香菊丸，每服 1 丸，1 日 2～3 次。用于脾失健运证。

2. 小儿健脾丸，每服 1 丸，1 日 2 次。用于脾胃气虚证。

(三)针灸疗法

1. 艾灸足三里，每日 1 次。用于脾胃气虚证。

2. 刺四缝常规消毒后刺出血，3 日后重复 1 次。用于脾运失健证。

3. 耳压法取王不留行子，用胶布粘贴于一侧耳的脾、肾、神门、皮质下等穴。4 日后换另一侧。

(四)推拿疗法

1. 食滞伤脾推补脾穴 5 分钟，揉一窝风 3 分钟，分阴阳 2 分钟，逆运内八卦 3 分钟，推四横纹 4 分钟，推清天河水 1 分钟。

2. 脾气虚弱推补脾穴 5 分钟，推补肾水 5 分钟，推清板门 5 分钟，逆运内八卦 3 分钟，推四横纹 2 分钟，清天河水 1 分钟。

3. 外感内伤推补肾水 5 分钟，推清板门 5 分钟，揉小天心 3 分钟，揉一窝风 3 分钟，逆运内八卦 3 分钟，推四横纹 4 分钟，推清补脾 5 分钟，推清天河水 2 分钟。

二、西医治疗

(一)病因治疗

由疾病引起者，应针对原发病治疗。对由精神因素引起者，应针对具体情况，例如劝说家长放弃强迫进食，培养良好的厨艺与食品多样化等。

(二)饮食调理

饮食宜清淡且易消化，少吃油腻食物。少吃零食、餐前不吃糖果、冷饮等杂食，不过多饮水，按时聚餐。要有一定量主食，菜肴荤素兼顾。不过分注意和强调孩子每餐饮食量。不在进餐时责骂、批评孩子。当孩子积极主动进餐时给予表扬。

(三)药物疗法

1. 助消化药　胰酶、胃蛋白酶、多酶片或复合维生素 B。

2. 泻药　便秘者，可用乳果糖口服通便。

3. 促进胃肠动力药　多潘立酮(吗丁啉)每次 0.3mg/kg，每日 3～4 次，在餐前 15～30 分钟服用。

【预防护理】

一、预　防

掌握对儿童正确的喂养方法，饮食起居按时、有度，夏季不过食冷饮。按照儿童年龄，给予品种多样、营养丰富、容易消化的食品，婴儿期按时添加辅食。

对先天不足的新生儿加强护理，注意保暖，预防感染，及早哺喂，尽量采用母乳喂养。患肺炎、腹泻等疾病造成食欲不振者，在病情好转后要及时调理，恢复期饮食数量与质量的增加渐次进行，胃纳不振者予调脾开胃治疗。

注意孩子的情志变化，防止忧思惊恐损伤脾胃。生活环境变化时，要逐步适应。若系青春期少年片面理解减肥而不适当节食者，应宣传有关知识，使之正确对待。

二、护　理

要纠正患儿贪吃零食或偏食挑食，饮食不按时，无定量的不良习惯。少进甘肥厚味、生冷干硬食物，不能滥服补品、补药。食物不要过于精细，应鼓励多吃蔬菜及粗粮，增加食物的品种，菜肴讲究色、香、味，促进食欲。

加强精神护理，让患儿保持良好的情绪。对患儿既不要百依百顺，也不要打骂，不要对其学习、生活等方面提出不切实际的过高要求。更不要强迫进食，使之形成思想负担。

（闫慧敏）

第九节　积　滞

积滞是指小儿由于内伤乳食，停聚中焦，积而不化，气滞不行所形成的一种肠胃疾病。以不思乳食，腹部胀满，食而不化，嗳腐呕吐，大便酸臭或便秘为特征。一般预后良好，但少数患儿因积久不消，迁延失治，影响小儿营养及生长发育，形体日渐羸瘦，可转化为疳证。

【历史沿革】

《素问·痹论》曰："饮食自倍，肠胃乃伤。"说明饮食不节可以损伤胃肠。《诸病源候论》有"宿食不消候"及"伤饱候"的记载，其病因病理及证候与积滞相似。书中说："小儿宿食不消者，脾胃土故也。小儿乳哺饮食，取冷过度，冷气积于脾，脾胃则冷，胃为水谷之海，脾气磨而消之，胃气和调，则乳哺消化，若伤于冷，则宿食不消。"又说："小儿食，不可过饱，饱则伤脾，脾伤不能磨消于食，令小儿四肢沉重，身体苦热，面黄腹大是也。"指出嗜食生冷和饮食过饱可致脾胃损伤，受纳运化失常，形成宿食不消等证候。《小儿药证直诀》有"食不消""胃气不和""积痛"等记载，其症状与积滞极为相似，并指出"食不消""胃气不和"为脾胃虚寒，立益黄散治疗；"积痛"为食积不化，气滞不行，治疗"当磨积"。这些论述对积滞的辨证论治影响深远。至《婴童百问·第四十九问》中始有"积滞"一名，其说："小儿有积滞，面目黄肿，肚热胀痛，复睡多困，酷啼不食，或大便闭涩，小便如油，或便利无禁，粪白酸臭，此皆积滞也"。并分为"乳积""食积""气积"三类论治。《幼幼集成》对食积的原因、病机及证治论述相当深刻，对积滞的虚实夹杂证，认为"积因脾虚"，治疗要"消补并行"，不可妄攻。

【病因病机】

小儿脾常不足，各种原因均易影响脾胃的正常运纳升降功能，从而导致积滞。

1. 乳食壅积　小儿乳食不知自节，饥饱不知自调，若喂养不当，或贪吃过量，或过食肥甘生冷及难以消化食物，可损伤脾胃。脾胃受伤，受纳运化失职，升降失调，乳食停滞，积而不消，乃成积滞。

2. 积滞化热　小儿过食肥甘生冷油腻等难以消化之物，致乳食积滞。而乳食中阻，湿邪易停，积滞内停，蕴而生热。湿热困脾，脾气壅遏，又使肝气疏泄不畅，气郁化热。肝脾气郁，升降失调，食物消化不全，乃成积滞。内生湿热，外蕴肌肤可生疱疹瘙痒，下注大肠可成下利赤白。若不及时治疗，积热上蒸肺胃，消灼津液，脾胃虚损，亡津耗液，可发展成疳证。

3. 脾胃虚寒　小儿素体脾虚不足，或因病后失调，脾气虚损，或过用寒凉攻伐之药令脾胃虚寒，则脾胃运化之力薄弱，若乳食不当则致停蓄不消，多形成虚中夹实的积滞。《诸病源候论·宿食不消候》指出："宿食不消，由脏气虚弱，寒气客于脾胃之间，故使谷不化也。宿谷未消，新谷又入，脾气既弱，故不能磨之，则经宿而不消也。"《幼幼集成·伤食证治》指出："小儿之怯弱者，脾胃素虚，所食原少，或因略加，即停滞而不化，此乃脾虚不能消食。"又说："脾虚不运则气不流行，气不流行则停滞而为积。"以上论述，说明脾胃虚寒是积滞形成的内在原因。

【临床表现】

不思乳食，食而不化，脘腹胀满，嗳气酸腐，大便溏薄或秘结酸臭为特征。

【诊断与鉴别诊断】

一、诊断要点

（1）有伤乳、伤食史。

(2)以不思饮食、食而不化，脘腹胀满，嗳气酸腐，大便溏泄或便秘，气味酸臭为特征。

(3)可伴有烦躁不安，夜间哭闹或呕吐等症。

(4)大便化验检查，可见不消化食物残渣、脂肪滴。

二、鉴别诊断

1. 厌食　长期食欲不振，厌恶进食，一般无脘腹胀满、大便酸臭等症。

2. 疳病　该病以形体消瘦，精神萎靡或烦躁和饮食异常为主要表现，以虚证为主，而食积以实证居多，但积久可以成疳。

3. 臌胀　该病以腹部外形胀大如鼓为特征，按之腹皮急，病在大腹，多为无形气滞或有形水湿潴留；食积则是有形乳食积于中焦致腹部胀满。

【辨证思路】

积滞主证为不思乳食，食而不化，嗳吐酸腐乳食，大便不调，形体瘦弱，腹部胀满等。辨证时宜先分辨乳滞、食滞。小儿乳滞，见于乳哺婴儿，呕吐乳片，腹部胀满，不思乳食，大便酸臭，并有乳食不节病史。小儿食滞，呕吐酸腐及不消化食物，脘腹胀满，纳呆厌食，大便臭秽，并有伤食病史。然后辨明证候的寒热虚实。《证治准绳·腹痛》指出："按之痛者为积滞，不痛者为里虚。"此乃辨别积滞虚实的要点，但临证时还须四诊合参较为全面。患儿肚热腹胀，按之疼痛，夜烦口渴，大便臭秽，小便黄赤，舌红，苔黄腻，指纹紫滞，为实证热证；腹冷而胀，喜按喜温，面色白或萎黄，神疲乏力，不思乳食，大便溏薄，气味腥酸，小便清长，唇舌淡白，苔白腻，脉细弱，指纹淡滞，为虚证寒证；若两者兼有，为虚实夹杂证。

【治疗】

对于积滞的治疗方法，《幼幼集成·伤食证治》曰："乳食停滞，中焦不化而成病者……便宜损之，损之者，谓姑止之勿与食也，使其自运。经谓伤之轻者，损谷则愈矣；损之不减，则用胃苓汤以调之；调之不减，则用保和丸以导之，导之不去，则攻下之""若积因脾虚，不能健运药力者，或消补并行，或补多消少，或先补后消，洁古所谓养正而积自除"。说明了积滞轻证，不需服药，只需节制饮食，病情可以自愈；积滞重证，则要用药物调理、消导，若仍不愈，还要考虑攻下之法。此为积滞实证的具体治法。至于脾虚积滞，宜消补并施，并根据是以脾虚为主还是积滞为主的不同，分别采用以补为主或以消为主的治法。积滞停留的部位不同，治法也不同。一般积在胃之上口者吐之；在胃之下口者消之；腹痛痞胀，按之益痛者下之；下后仍痛，按之则止者补之。常用的治疗原则有消食导滞法：用于乳食积滞，而脾胃不很虚弱者。消导清热法：用于积滞化热者。攻下积滞法：用于积滞较重，腹胀痛拒按，大便秘结者。消中兼补法：乃消中兼补，能消导积滞而不伤脾胃，用于食滞兼脾虚者。补中兼消法：以健脾为主，消积为辅，以达到"养正而积自除"，用于脾胃虚弱而有积滞者。

一、中医治疗

(一)分证论治

1. 乳食壅积

证候：伤乳积滞者，则呕吐乳片，口中有乳酸味，不欲吮乳，腹满胀痛，大便酸臭；伤食积滞者，则呕吐酸馊食物残渣，腹部胀痛拒按，烦哭不宁，不思饮食，大便臭秽，腹痛欲便，便后痛减，或伴低热，苔腻，脉弦滑，指纹多紫滞。

治法：消乳化食，和中导滞。

主方：乳积者选消乳丸(《证治准绳》)加减。

常用药：神曲、麦芽、砂仁、香附、陈皮、炙甘草。

加减：腹痛夜啼者，加木香；热盛泄泻，肛门周围红肿者，加黄连少许；湿盛腹胀，苔腻者，加苍术、厚朴、藿香；大便结者，加枳实、莱菔子、冬瓜仁。

食积宜保和丸(《丹溪心法》)加减。

常用药：山楂、神曲、莱菔子、半夏、茯苓、陈皮、连翘。

加减：腹痛甚者，加槟榔、厚朴、枳实。寒积伤中者，以理中汤加木香、香附、神曲、麦芽等；乳食积滞必有气机不畅，需兼以顺气。胸中不宽者，用川椒、薤白；脐腹周围不适者，宜香附、青皮、木香；胸胁苦闷者，加柴胡。积滞消除后，可用健脾和胃之药调理。

2. 积滞化热

证候：脘腹胀满，胸胁苦闷，面黄恶食，扪手足心及腹部有灼热感，或午后发热，或时寒时热，面部时而潮红，心烦易怒，夜不安寐，夜睡易醒，自汗，盗汗，好翻动，蹬被，口苦，口干，大便臭秽，或时溏时结，或下利赤白，或皮肤出现疮疹瘙痒，舌红，苔黄腻，脉滑数，指纹紫滞。

治法：消积导滞，清热化湿。

主方：枳实导滞丸(《内外伤辨惑论》)加减。

常用药：大黄、枳实、神曲、茯苓、白术、泽泻。

加减：热偏盛者，加黄芩、黄连；湿偏盛者，合平胃散加藿香、草豆蔻；脾胃湿热者，泻黄散加枳实、槟榔；肝胆湿热者，龙胆泻肝汤加茵陈、麦芽；下利赤白者，加白头翁、秦皮、木香、白芍；夜寐不安，头汗蒸蒸，加栀子、连翘、莲子心、夜交藤、生石膏。

3. 脾虚夹滞

证候：面色萎黄，困倦无力，不思乳食，食则饱胀，腹满喜按，或呕逆不化，大便溏薄，或夹有乳食残渣，唇舌淡白，苔白腻，脉沉细弱，指纹多淡红。

治法：消补兼施。病有“二虚一实，治虚为主，兼治其实”；病有“二实一虚，治实为主，兼治其虚”。偏虚还是偏实，决定消补的主次。

主方：偏虚者，用健脾丸（《证治准绳》）加减。

常用药：党参、白术、陈皮、枳实、麦芽、山楂肉、神曲。

加减：呕吐者，加半夏、生姜、丁香；寒凝气滞腹痛者，加干姜、桂枝、木香、白芍；脾虚明显者，用香砂六君子汤（《古今名医方论》）；寒甚者，用理中汤。偏实者，用大安丸（《丹溪心法》），常用药：神曲、茯苓、半夏、陈皮、连翘、莱菔子、麦芽、白术。

（二）中成药

1. 化积口服液，每服 5～10ml，1 日 2～3 次。用于乳食内积证。

2. 枳实导滞丸，每服 2～3g，1 日 2～3 次。用于积滞较重，郁而化热者。

3. 清热化滞颗粒，每服，1－3 岁者 1 袋，4－7 岁者 2 袋，8－14 岁者 3 袋，1 日 3 次。用于积滞化热证。

4. 小儿香菊丸，每服 2～3g，1 日 2～3 次。用于脾虚夹虚证

（三）针灸疗法

1. 针刺足三里、中脘、大肠俞、气海、脾俞、胃俞。用于脾虚积滞。

2. 针刺四缝穴，能健脾消积。用于脾虚夹滞型积滞。

（四）推拿疗法

1. 捏脊疗法。

2. 推拿疗法实证：推板门，清大肠，揉板门，揉按中脘，揉脐，按揉足三里各 50 次，下推七节 50 次，配合捏脊。虚证：补脾土，运水入土，下推七节，揉板门，揉中脘，揉外劳宫，揉足三里各 50 次，配合捏脊。

（五）外治疗法

1. 桃仁、杏仁、栀子各等份研末，加冰片、樟脑各少许。每次 15～20g，用鸡蛋清调拌成糊状，干湿适宜，敷双侧内关穴，用纱布包扎，不宜过紧。24 小时后解去，每隔数天用 1 次。用于烦躁易怒，好哭，时有低热，日轻夜重的乳食壅积型积滞患儿。

2. 伤于冷食及难化食物的患儿，可用生姜、紫苏捣烂炒热，布包熨胸腹部，冷则再炒再熨。或以生姜、紫苏煎浓汤置浴盆中，令患儿趁热坐汤内，用手揉其胸腹，并以热汤淋之。食积腹胀特甚者，用芒硝放草纸内，外以布包之，扎于脐上。

3. 玄明粉 3g，胡椒粉 0.5g，研细放入脐中，外盖消毒塑料纸或纱布，胶布固定，每日 1 次。用于乳食积滞型积滞而便秘者。

【预防护理】

乳食宜定时定量，不宜过饥过饱。不宜过食生冷、肥甘油腻之品，应选择易消化和富有营养的食物，纠正偏食、吃零食等不良习惯。要掌握小儿的正常饮食规律，随年龄的增长逐渐供给相应的辅食，特别在断母乳前后更宜注意。

（闫慧敏）

第十节　疳　证

疳证是由喂养不当，或多种疾病影响，导致脾胃受损，气液耗伤，而形成的一种慢性病证。临床以形体消瘦，面色无华，毛发干枯，精神萎靡或烦躁不安，饮食异常为特征。西医学称之为蛋白质-热量营养不良，表现为进行性消瘦，皮下脂肪减少，生长发育迟缓或停滞，皮下水肿，各系统器官功能低下。常并发营养性贫血、佝偻病、多种维生素缺乏、各种感染等。

本病无明显季节性，好发于 5 岁以下小儿，尤以婴幼儿多见。随着医疗卫生条件改善及生活水平提高，其发病率明显下降。本病经及时治疗、合理调护，多数预后良好，若病程迁延，易出现兼证，影响小儿生长发育。

【历史沿革】

疳之病名，始见于《诸病源候论·虚劳病诸候·虚劳骨蒸候》：“蒸盛过伤，内则变为疳，食人五

脏”“久蒸不除，多变成疳”，指出疳乃内伤久病，蒸盛耗伤所致，病可涉及五脏。嗣后历代医家多有阐发，对疳证的认识也不断完善。归纳前人之说，可作两种解释：一是“疳者甘也”，言其病因，指小儿因恣食肥甘厚味，损伤脾胃，形成疳证；二是“疳者干也”，言其病机和主证，是指由于脾胃受损，气血津液干涸，而导致形体干瘪羸瘦。《小儿卫生总微论方·五疳》：“小儿疳疾，乃与大人痨瘵相似，故亦名疳痨。大人痨者，因肾脏虚损，精髓衰枯，小儿疳者，因脾脏虚损，津液消亡”。《幼幼集成·诸疳证治》：“夫疳之为病，亦小儿恶候。十六岁以前，其病为疳；十六岁以上，其病为痨。皆真元怯弱，气血虚衰之所致也。究其病源，莫不由于脾胃。盖胃者，水谷之海也。……有二、三岁后，谷肉果菜，恣其饮啖，因而停滞中焦，食久成积，积久成疳；复有因取积太过，耗损胃气，或因大病之后，吐泻疟痢，乳食减少，以致脾胃失养。二者虽所因不同，然皆总归于虚也”。疳证的命名和分类，历代医家也认识不一，有以五脏分，如肝疳、心疳、脾疳、肺疳、肾疳；有以病因分，如食疳、蛔疳、哺乳疳等；有以病位分，如眼疳、鼻疳、口疳等；有以病证分，如疳泻、疳嗽、疳肿胀等；有以病情分，如疳气、疳虚、疳极、干疳等。目前临床一般是结合病程和病情，将疳证分为疳气、疳积、干疳三类证候及其他兼证。

近10年来，中医学对小儿疳证的认识不断深入，治疗方法日益丰富，对疳证的药效学及机制研究表明，疳证患儿与脾虚有关，存在胃肠道分泌、吸收和运动功能障碍，免疫功能低下，微量元素缺乏等，调理脾胃中药通过改善上述环节对小儿疳证有较好的治疗效果。

【病因病机】

因喂养不当、疾病影响或先天禀赋不足，导致脾胃受损，气液耗伤，气血生化无源，脏腑肌肉、四肢百骸失于濡养而成。

一、喂养不当

包括乳食太过和乳食不及两方面。小儿时期“脾常不足”，若乳食无度，过食肥甘厚味、生冷坚硬难化之物，或妄投滋补食品，以致食积内停，损伤脾胃，积久不愈，影响气血化生而成疳证。若因母乳不足，或断乳过早，或未及时添加辅食，或偏食、挑食，则致气血生化乏源，不能濡养全身，日久成疳。喂养不当是疳证最常见的病因。

二、疾病影响

小儿长期吐泻，或病后失调，或失治、误治，药物损伤，或感染肠道虫证，导致脾胃受损，津液耗伤，气血亏损，肌肉消灼，形体羸瘦，而成疳证。

三、禀赋不足

若因早产，或低体重、双胎、多胎，或孕母多病，或药物损伤胎元，均致先天禀赋不足，脾胃功能薄弱，水谷精微摄取不足，而形成疳证。

疳证日久，气血虚衰，必累及其他脏腑而出现诸多兼证。如脾病及肝，肝血不足，肝之精气不能上荣于目，可兼“眼疳”；脾病及心，心火内炽，循经上炎，可兼“口疳”；脾病及肺，肺气受损，可兼“肺疳”；脾病及肾，肾精不足，可兼“骨疳”；脾病日久，中阳不振，水湿泛溢，可兼“疳肿胀”；脾虚气不摄血，血溢脉外，皮肤可见紫斑瘀点；甚则脾气衰败，元气耗竭，可致阴阳离绝之危候。

疳证病位在脾胃，病机为脾胃虚损，气液耗伤。临床表现因病程不同而有轻重之分。初起病情尚轻，形体消瘦不著，表现脾胃失和之证，称为疳气；中期脾胃受损严重，积滞内停，生化乏源，表现脾虚夹积证候，称为疳积；后期脾胃衰败，化源枯竭，气血津液干涸，全身极度虚羸，称为干疳。

西医认为该病是由长期营养素摄入不足，消化吸收功能障碍，急慢性疾病的影响，消耗过大等因素造成的蛋白质-热能营养不良。常伴有各种器官功能紊乱和其他营养素缺乏。临床上常分为三个类型：如以能量供应不足为主，表现为体重明显减轻、皮下脂肪减少者称为消瘦型；如以蛋白质供应不足为主，表现为水肿者称为水肿型；介于两者之间者为消瘦-水肿型。

【临床表现】

一、症状和体征

体重不增甚至减轻。皮下脂肪层不充实或完全消失。其消减的顺序依次为腹部，其次为胸、背、腰部，然后上肢、下肢、臀部，最后额、颈、颏及面颊部。皮下脂肪大量消失时，皮肤变得干燥、苍白、皱褶、松弛，失去弹性，腹部可见肠型。肌肉发育不良，肌张力低下。运动功能发育迟缓，智力落后，体温降低。初期往往多哭烦躁，继则变为呆钝，对周围环境不感兴趣。初期食欲尚佳，继则低下乃至消失，常有呕吐及腹泻或常便秘。患儿免疫力低下，易患并发症，最常见为腹泻、肺炎及各种感染。

二、并发症

1. 营养性贫血　由于营养不良常伴有铁、叶酸、维生素 B_{12}、蛋白质等营养物质缺乏，故常合并营养性缺铁性贫血、营养性巨幼红细胞性贫血或两者兼有。

2. 各种维生素及微量元素缺乏　尤以维生素A、B及C缺乏较常见。严重营养不良常伴铁、锌、铜、硒缺乏，尤以锌缺乏明显。营养不良期间维生素D缺乏症状不明显，但当疾病恢复、生长发育加快时可出现症状。

3. 感染　易继发支气管肺炎、腹泻、结核病、中耳炎、尿路感染及败血症等各种感染。其中婴儿腹泻，常为营养不良的诱因，又可加重营养不良，形成恶性循环。

4. 自发性低血糖　迁延不愈的患儿有时可突然发生自发性低血糖，表现为体温不升，面色灰白，神志不清，脉搏缓慢乃至呼吸暂停，但无抽搐，若不及时静脉注射葡萄糖溶液，可因呼吸暂停而死亡。

【辅助检查】

1. 血浆清蛋白浓度降低　为其特征性改变，某些快速转变的血浆蛋白水平降低具有早期诊断价值。如视黄醇结合蛋白、前白蛋白、转铁蛋白等。

2. 血浆胰岛素生长因子1降低　营养不良患儿在身高体重等体格发育指标尚未改变之前已下降，且不受肝功能的影响，被认为是蛋白质营养不良早期诊断灵敏可靠的指标。

3. 血浆必需氨基酸与非必需氨基酸相关的比值下降　可出现氨基酸尿，血浆牛磺酸含量明显降低，也可作为早期诊断指标。

4. 多种血清酶活性降低　如淀粉酶、胆碱酯酶、转氨酶、碱性磷酸酶等。

5. 血糖水平降低　呈糖尿病型耐量曲线，血清胆固醇水平降低。

6. 微量元素含量降低　如血清铁、锌、硒、铜、镁等均低，尤以血锌在重度营养不良降低显著。

【诊断与鉴别诊断】

一、诊　断

1. 有先天禀赋不足，长期喂养不当或病后失调等病史。

2. 形体消瘦，面色不华，毛发稀疏枯黄，饮食异常，大便不调，或脘腹膨胀，烦躁易怒，或精神不振，或喜揉眉擦眼，或吮指磨牙。

3. 体重低于正常同龄儿平均值15%以上。

4. 实验室检查：血红蛋白及红细胞减少；疳肿胀者，血清总蛋白大多在45g/L以下，血清白蛋白常在20g/L以下。

5. 病情分级：轻度（即Ⅰ度营养不良），体重低于正常值15%～25%；中度（即Ⅱ度营养不良），体重低于正常值25%～40%；重度（即Ⅲ度营养不良），体重低于正常值40%以上。

二、鉴别诊断

1. 厌食　本病由喂养不当，脾胃运化功能失调所致，以长期食欲不振，厌恶进食为主证，无明显消瘦，精神尚好，病在脾胃，不涉及他脏，一般预后良好。

2. 积滞　本病以不思乳食，食而不化，脘腹胀满，大便酸臭为特征。无形体消瘦。

【辨证思路】

本病有主证、兼证之不同，主证重在辨别轻、重，应以八纲辨证为主；兼证应分清所累及脏腑，宜以脏腑辨证为纲。同时还应注重辨别病因。

1. 辨轻重　主要根据病程长短及临床表现辨别。初期症见面黄发疏，食欲欠佳，形体略瘦，大便不调，易发脾气，此时病尚轻浅，未涉他脏，称为疳气；病情进展，形体明显消瘦，肚腹膨隆，烦躁多啼，夜卧不宁，此为脾胃虚弱、积滞内停、虚实夹杂之疳积；病情进一步发展，形体极度消瘦，貌似老人，不思食，腹凹如舟，精神萎靡，为脾胃衰败，津液消亡之干疳，此期极易发生脱证，危及生命。

2. 辨兼证　以脏腑辨证为主。若伴口舌生疮，五心烦热，或吐舌弄舌等症者，称为心疳；伴目生云翳，干涩夜盲，畏光流泪，目赤多眵等症者，称为肝疳；伴潮热咳嗽，气喘痰鸣，久咳不愈等症者，称为肺疳；伴发育迟缓，鸡胸龟背，解颅肢软等症者，称为肾疳。

【治疗】

本病以健脾益气为基本治则，根据疳证的不同阶段，采取不同的治法。疳气以和为主，疳积以消为主，或消补兼施，干疳以补为主。出现兼证者，则应结合主证，随症治之。此外，合理补充营养，纠正不良饮食习惯，积极治疗各种原发疾病，对本病康复也至关重要。

一、中医治疗

(一)分证论治

1. 主证

(1)疳气

证候:形体略瘦,面色少华,毛发稀疏,食欲不振,精神欠佳,急躁易怒,大便或溏或秘,舌质淡,苔薄微腻,脉细,指纹淡紫。

治法:启脾助运,化湿和中。

主方:资生健脾丸(《先醒斋医学广笔记》)加减。

常用药:人参、白术、茯苓、山药、薏苡仁、藿香、陈皮、砂仁、黄连、山楂、麦芽、豆蔻。

加减:腹胀明显加枳实、木香;性情急躁,夜卧不宁加莲子心、胡黄连;大便稀溏加炮姜、肉豆蔻;大便秘结加火麻仁、决明子。

(2)疳积

证候:形体明显消瘦,面色萎黄无华,四肢枯细,肚腹膨胀,甚则青筋暴露,毛发稀疏如穗,精神不振或易烦躁激动,夜卧不宁,或伴吮指磨牙,揉眉挖鼻,食欲不振或多食多便,大便酸臭,舌质淡红,苔腻,脉沉细,指纹紫滞。

治法:消积理脾,消食导滞。

主方:肥儿丸(《医宗金鉴》)加减。

常用药:人参、茯苓、白术、胡黄连、黄连、麦芽、六神曲、山楂、芦荟、使君子、甘草。

加减:腹胀明显加枳实、木香;大便秘结加火麻仁、郁李仁;烦躁不安加栀子、莲子心;多食易饥加连翘、黄芩;口渴喜饮加石斛、天花粉;嗜食异物,揉眉挖鼻,或吮指磨牙,或大便下虫,加苦楝皮、榧子;腹部青筋暴露,胁下痞块加丹参、穿山甲。

(3)干疳

证候:形体极度消瘦,面呈老人貌,皮肤干瘪起皱,面色无华,毛发干枯,精神萎靡,啼哭无力,腹凹如舟,不思食,大便稀溏或便秘,舌质淡嫩,苔少,脉细弱,指纹淡红。

治法:补益气血,以复化源。

主方:八珍汤(《正体类要》)加减。

常用药:当归、川芎、熟地黄、白芍、人参、白术、茯苓、甘草。

加减:面色㿠白,四肢欠温,大便溏薄者,去熟地黄、当归,加肉桂、炮姜;夜寐不安加五味子、首乌藤;舌干红,无苔加乌梅、石斛;不思食加陈皮、砂仁;面色苍白,呼吸微弱,四肢厥冷,脉微欲绝者,应急服参附龙牡救逆汤,并采取中西医结合抢救。

2. 兼证

(1)眼疳

证候:两目干涩,畏光羞明,眼角赤烂,目睛失泽,甚至黑睛混浊,白睛生翳,夜间视物不清。

治法:养血柔肝,滋阴明目。

主方:石斛夜光丸(《原机启微》)加减。

常用药:石斛、人参、茯苓、麦冬、熟地黄、生地黄、枸杞子、菟丝子、菊花、决明子。

加减:夜盲者加服羊肝丸。

(2)口疳

证候:口舌生疮,甚或口腔糜烂,秽臭难闻,面赤唇红,烦躁哭闹,惊惕不安,夜卧不宁,小便短黄,或吐舌、弄舌。

治法:清心泻火,滋阴生津。

主方:泻心导赤散(《医宗金鉴》)加减。

常用药:黄连、淡竹叶、生地黄、滑石、玉竹、石斛、甘草。

(3)疳肿胀

证候:足踝浮肿,甚则全身浮肿,按之凹陷难起,四肢欠温,小便不利。

治法:温阳运脾,利水消肿。

主方:真武汤(《伤寒论》)加减。

常用药:附子、白术、茯苓、白芍、生姜。

加减:水肿明显加防己、泽泻、黄芪。

(二)中成药

1. 肥儿丸　用于疳气证及疳积轻证。

2. 小儿香橘丹　用于疳积证。

3. 十全大补丸　用于干疳证。

4. 冰硼散　用于口疳证。

(三)外治疗法

1. 芒硝、大黄、栀子、苦杏仁、桃仁各 6g。共为细末,加面粉适量,用鸡蛋清、葱白汁、醋、白酒各少许,调成糊状,敷于脐部。1 日 1 次,连用 3～5 日。用于疳积证。

2. 莱菔子适量研末,用水调和,外敷于神阙,1 日 1 次,7 日为 1 个疗程。用于疳积证。

(四)推拿疗法

1. 补脾经,补肾经,运八卦,揉板门,足三里,胃俞,摩腹。用于疳气证。

2. 补脾经,清胃经、心经、肝经,捣小天心,揉中脘,分推手阴阳。用于疳积证。

3. 补脾经、肾经,揉板门,推四横纹,揉中脘,摩腹,揉二马,按揉足三里。用于干疳证。

上述方法，每日1次，每次20～30分钟，7～10天为1个疗程。

4. 捏脊，患儿俯卧，裸露背部。捏脊部位为脊柱及其两侧，医者用两拇指桡侧面置尾骶部皮肤，示、中指前与拇指相对用力捏起皮肤，双手分别捻动向前推移到大椎穴止。重复3遍后，再每捏3把，将皮肤提起1次，直至大椎穴，如此反复3遍。每日1次。可用于疳气、疳积证。

（五）针灸疗法

1. 主穴取中脘、足三里、四缝；配穴取脾俞、胃俞。脘腹胀满，加刺四缝；烦躁不安，夜眠不宁，加神门、内关。中等刺激，不留针。每日1次，7日为1个疗程。用于疳气证、疳积轻症。

2. 刺四缝疗法：四缝穴位于示指、中指、环指及小指四指中节。局部消毒后，用三棱针或粗毫针针刺四缝穴约一分深，刺后用手挤出黄白色黏液，每日1次，直到针刺后不再有黄白色黏液挤出为止。用于疳气、疳积证。

二、西医治疗

中重度营养不良的死因常为水和电解质紊乱、感染、心力衰竭和低血糖，应予以紧急治疗。首先应处理危及生命的并发症：如严重腹泻、自发性低血糖、各种感染、电解质紊乱及各种维生素缺乏。严重贫血可少量多次成分输血，低蛋白血症可输白蛋白。

1. 一般治疗　祛除病因：详细找出患病原因，积极治疗原发疾病是治疗本病的首要措施。加强护理：居室应空气新鲜，阳光充足，环境整洁，睡眠宜充足，适度活动，并设法增进食欲。

2. 调整饮食　应根据患儿的具体情况合理地安排饮食。原则上应由少量到多量，由流食到软食、普食，由单一到多种循序渐进，切忌贪多求快。轻度营养不良儿供给热量可从每日80～100kcal/kg开始；中度营养不良儿供给热量可从每日60～80kcal/kg开始；重度营养不良儿的热量可从每日40～60kcal/kg开始，直至正常生理需要量。食物的选择，以易消化吸收又含有高热量与高蛋白质的食物为宜。此外应给予充足的维生素和矿物质，可多采用各种谷类、蔬菜、水果等，不足时应加服各种维生素制剂、微量元素及钙片等。

3. 促进消化与代谢功能　可给予各种消化酶帮助消化。营养不良时常伴维生素及微量元素缺乏，口服维生素B及C可促进消化代谢。有维生素A、D缺乏症状者，可给予维生素A、D制剂。食欲极度低下且血锌降低者，可口服1%硫酸锌，以促进食欲，改善代谢。有营养性贫血时应辅以铁剂、叶酸及维生素B_{12}。

【预防护理】

一、预　防

1. 提倡母乳喂养，合理添加辅食。

2. 纠正不良饮食习惯，注意营养平衡及饮食卫生。

3. 合理安排小儿生活起居，保证充足睡眠，坚持户外活动。

4. 定期测量体重，如发现体重增长缓慢、不增或减轻，应尽快查明原因，及时予以纠正。

二、调　护

1. 对重症疳证患儿要注意观察面色、精神、饮食、二便、哭声等情况，防止发生危症。

2. 病情较重的患儿要加强全身护理，防止压疮、口疳、眼疳等并发症的发生。

（虞坚尔）

第十一节　营养性缺铁性贫血

营养性缺铁性贫血，是由于体内铁元素缺乏致使血红蛋白合成减少而引起的一种小细胞低色素性贫血。多见于婴幼儿，尤以6个月至2岁最常见。临床表现因贫血程度不同而异，轻者可无自觉症状，中度以上者可出现头晕乏力、纳呆、烦躁等症，并有不同程度的面色苍白、指甲口唇和睑结膜苍白。

本病属于中医学“血虚”“萎黄”“虚劳”等病的范畴。如长期贫血、脏腑失养、抗病力弱、易生他病。

【历史沿革】

《黄帝内经》已对本病与脾胃的关系有所认识，如《素问·脉要精微论》曰：“脾脉搏坚而长，其色黄，当病少气”。《灵枢·决气篇》：“血脱者，色白夭然不泽，其脉空虚”。《诸病源候论·小儿杂病诸候·羸瘦候》：“夫羸瘦不生肌肤，皆为脾胃不和，不能饮食，故血气衰弱，不能荣于肌肤”，认为脾胃是产生贫血的根本原因。唐代《外台秘要》进一步指出脾胃损伤是产生贫血的根本原因，如“脾劳虚损，消瘦，四肢不举，毛悴色夭。”宋代《普济本事方》提出用“紫金丹”治疗“食劳气黄，遍身黄肿”；元代《卫生宝鉴》用“枣矾丸”治疗“食劳黄”。

现代研究证实，健运脾胃法可改善胃肠功能，增加消化液的分泌和消化酶的活性，增强胃肠平滑肌的蠕动能力，提高胃肠黏膜对营养物质和铁剂的吸收。“紫金丹”的主要成分为胆矾，所含硫酸铜有明显的刺激骨髓造血作用；“枣矾丸”的主要成分为绿矾，其化学成分硫酸亚铁是治疗缺铁性贫血的有效药物。

【病因病机】

病因主要与先天禀赋不足，后天喂养不当及他病影响有关。基本病机为脾肾虚弱，精血生化不足。

1. 禀赋不足，精血亏虚　孕母体弱，气血不足，或孕期调护不当，摄入不足，或早产、多胎，胎元受损等，均可致孕母精血化生不足，导致胎儿禀赋不足，影响生长发育。先天肾精不足、精血亏虚而发生本病。

2. 喂养不当，损伤脾胃　小儿生长发育迅速，所需营养物质较为迫切，若母乳不足，或未及时添加辅食，或偏食少食，则致精微乏源，无以化生气血，而成贫血。

3. 罹患他病，气血耗伤　大病久病之后，气血耗伤，或病后失调，脾胃虚弱，或饮食不洁，感染诸虫，耗伤气血，或外伤失血过多或长期小量失血，皆致精血津液无以化生，而成本病。

总之，本病为血虚之证，病位主要在脾肾，可涉心肝，脾虚不能化生气血，肾虚不能填精生血，血虚不荣为其主要病理基础。

西医认为该病由于先天储铁或铁摄入量不足、小儿对铁需要量增加或肠道吸收障碍、铁的丢失过多等因素致铁元素缺乏而引起。具有血清铁蛋白、血清铁和转铁蛋白饱和度降低、总铁结合力增高等铁代谢异常的特点。

【临床表现】

起病缓慢，开始常有烦躁不安或精神不振，不爱活动，食欲减退；继而皮肤黏膜逐渐苍白，以口唇和甲床等处明显，易疲乏，不爱活动；食欲减退，常有异食癖，可有呕吐、腹泻，或出现口腔炎、舌炎等；精神不振，注意力不集中，记忆力减退，严重者可出现智力减低等；年长儿可自诉头晕，眼前发黑等症状；贫血严重者，心率增快，心脏扩大，易发生感染，肝、脾和淋巴结轻度肿大。

【辅助检查】

1. 血常规　血红蛋白降低比红细胞数减少明显，呈小细胞低色素性贫血。外周血涂片见红细胞大小不等，以小细胞为多，中央淡染区扩大。红细胞平均容积（MCV）＜80fl，平均血红蛋白（MCH）＜26pg，平均血红蛋白浓度（MCHC）＜31%，红细胞宽度（RDW）升高。网织红细胞数正常或轻度减少。白细胞、血小板无改变。

2. 骨髓象　呈增生活跃，以中、晚幼红细胞增生为主。各期红细胞均较小，细胞质少，染色偏蓝，显示胞质成熟程度落后于胞核。

3. 铁代谢　骨髓涂片用亚铁氰化钾（普鲁士蓝反应）染色后，在骨髓小粒中无深蓝色的含铁血黄素颗粒，在幼红细胞内铁小粒减少或消失，铁粒幼细胞少于0.15；血清铁蛋白降低（＜12μg/L）；血清铁降低（＜8.95μmol/L），总铁结合力升高（＞64.44μmol/L），转铁蛋白饱和度降低（＜15%）。人可溶性转铁蛋白受体（sTfR）浓度超过8mg/L。

4. 红细胞内卟啉代谢　游离原卟啉（FEP）＞0.9mmol/L（全血），血液锌原卟啉（ZPP）＞0.96mmol/L（全血），FEP/Hb（血红蛋白）＞4.5mg/gHb。

【诊断与鉴别诊断】

一、诊　断

1. 有铁供给不足、吸收障碍或慢性失血等病史。

2. 发病缓慢，皮肤黏膜逐渐苍白或苍黄，以口唇、口腔黏膜及甲床最为明显，神疲乏力，食欲减退。年长儿有头晕等症状。部分患儿可有肝脾肿大。

3. 实验室检查

（1）外周血常规：血红蛋白＜110g/L，MCHC＜31%，MCV＜80fl，MCH＜26pg。网织红细胞数正常或轻度减少。

（2）骨髓象：红细胞系增生活跃，以中、晚幼红细胞为主，各期红细胞体积均较小，胞质少，染色偏蓝；粒细胞系及巨核细胞系一般正常。

（3）铁代谢：血清铁蛋白＜12μg/L，FEP＞

0.9μmol/L，血清铁＜10.7μmol/L，总铁结合力＞62.7μmol/L，转铁蛋白饱和度＜15%。

4. 铁剂治疗有效。

二、病情分度

1. *轻度*　血红蛋白6个月至6岁，90～110g/L；6岁以上90～120g/L。红细胞(3～4)×10^{12}/L。

2. *中度*　血红蛋白60～90g/L；红细胞(2～3)×10^{12}/L。

3. *重度*　血红蛋白30～60g/L；红细胞(1～2)×10^{12}/L。

4. *极重度*　血红蛋白＜30g/L；红细胞＜1×10^{12}/L。

三、鉴别诊断

1. *婴儿生理性贫血*　胎儿出生后至2～3个月红细胞数和血红蛋白量逐渐降低，出现的轻度贫血，多为正细胞、正色素性贫血。一般无临床症状，为自限性经过，3个月后红细胞数和血红蛋白含量缓慢增加，逐渐恢复正常。

2. *再生障碍性贫血*　是由多种原因引起的骨髓造血功能低下或衰竭导致的一种全血细胞减少综合征，临床以贫血、出血、感染等为特征。外周血常规检查呈全血细胞减少，网织红细胞数减少。骨髓象三系造血细胞明显减少，非造血细胞增多。

3. *维生素B_{12}缺乏性贫血*　多于出生6个月以后发病。一般皮肤呈蜡黄色，可有轻度黄疸、睑结膜、口唇、指甲等处明显苍白。头发细、黄且稀疏。患儿还可出现反应迟钝、运动发育迟缓，甚至出现头身、手足震颤等。血常规：呈大细胞性贫血。外周血涂片见红细胞大小不等，以大细胞为多，易见嗜多色性和嗜碱点彩红细胞，可见巨幼变的有核红细胞，中性粒细胞呈分叶过多现象。MCV＞94fl，平均血红蛋白(MCH)＞32pg，网织红细胞、白细胞、血小板计数常减少。骨髓细胞学检查：呈增生明显活跃，以红细胞增生为主，粒、红系统均出现巨幼变，表现为胞体变大，核染色质粗而松、副染色质明显。中性粒细胞胞质空泡形成，核分叶过多。巨核细胞的核有过度分叶现象。根据临床表现、血常规和骨髓细胞学检查可诊断，有条件时测定血清维生素B_{12}水平可进一步协助确诊。

4. *营养性混合性贫血*　是由于饮食中同时缺乏铁和维生素B_{12}、叶酸等造血物质所致。其表现兼具两种贫血特点，因缺乏铁和维生素B_{12}、叶酸何者为主而不同。病程发展上，可先有缺铁性贫血的一般症状，而后合并巨幼红细胞贫血的表现。如皮肤呈蜡黄色，并有显著的神经系统症状。血常规和骨髓细胞学检查的改变也具有两者的特点，由于两者的混合程度不同，可以见到多种多样的变异。一般常见的为红细胞大小相差悬殊，重症者异形红细胞极多见，并可见低色素性或明显中空的大红细胞。偶见有核红细胞。网织红细胞正常。粒细胞与血小板可有巨幼红细胞性贫血的改变。血清维生素B_{12}、叶酸水平可协助确诊。

【辨证思路】

本病的辨证主要以气血阴阳辨证及脏腑辨证为主，应首分轻重，继辨脏腑。

1. *辨轻重*　主要根据临床表现及实验室检查判断病情轻重。

2. *辨脏腑*　食少纳呆，体倦乏力，大便不调，病位在脾；腰腿酸软，畏寒肢冷，发育迟缓，病位在肾；心悸心慌，夜寐欠安，语声不振，病及于心；头晕目涩，潮热盗汗，爪甲枯脆，病及于肝。

【治疗】

由于本病以虚证为主，因此，补其不足，培其脾肾，化生气血是治疗本病的基本治则。脾胃为气血生化之源，故脾胃虚弱证当以健脾生血为主；其他各证处方遣药时也要注意顾护脾胃，补而不滞，不可一味滋补。同时，要纠正不良饮食习惯，合理安排饮食，积极消除病因，才能收到明显的治疗效果。

一、中医治疗

(一)分证论治

1. *脾胃虚弱*

证候：面色苍黄，唇淡甲白，神疲乏力，食欲不振，肌肉松弛，大便不调，舌质淡，苔白，脉细无力，指纹淡红。

治法：健运脾胃，益气养血。

主方：六君子汤(《世医得效方》)加减。

常用药：党参、白术、茯苓、陈皮、半夏、大枣、甘草。

加减：纳呆加山楂、谷芽、鸡内金；便秘加当归、柏子仁、火麻仁；便溏食物不化加干姜、吴茱萸、山药；腹胀加槟榔、木香；反复外感合玉屏风散。

2. *心脾两虚*

证候：面色萎黄或苍白，唇淡甲白，发黄稀疏，时有头晕，心悸，夜寐不安，气短懒言，体倦乏力，食欲不振，注意力涣散，舌质淡红，脉细弱，指纹淡红。

治法：补脾养心，益气生血。

主方：归脾汤(《正体类要》)加减。

常用药：白术、当归、茯苓、黄芪、龙眼肉、远志、酸枣仁、木香、甘草、人参。

加减：血虚明显加鸡血藤、白芍；纳呆便溏去当归，加苍术、陈皮、焦山楂；心悸、夜寐不安加柏子仁、酸枣仁；活动后多汗加浮小麦、煅牡蛎。

3. 肝肾阴虚

证候：面色苍白，爪甲色白易脆，毛发枯黄，发育迟缓，头晕目涩，盗汗，烦躁失眠，四肢震颤，舌质淡，苔少或光剥，脉细数，指纹淡紫。

治法：滋养肝肾，调补精血。

主方：左归丸(《景岳全书》)加减。

常用药：熟地黄、山药、枸杞子、山茱萸、牛膝、菟丝子、鹿角胶、龟甲胶。

加减：潮热盗汗加地骨皮、鳖甲、白薇；发育迟缓加紫河车、益智仁；眼目干涩加石斛、夜明砂；四肢震颤加白芍、钩藤、地龙。

4. 脾肾阳虚

证候：面色㿠白，爪甲苍白，发黄稀少，精神萎靡，畏寒肢冷，气少懒动，纳呆便溏，或完谷不化，形体消瘦或浮肿，发育迟缓，舌质淡，苔白，舌体胖嫩，脉沉细无力，指纹淡。

治法：温补脾肾，填精养血。

主方：右归丸(《景岳全书》)加减。

常用药：熟地黄、山药、山茱萸、枸杞子、鹿角胶、菟丝子、杜仲、当归、肉桂、附子。

加减：大便溏泄去熟地黄，加白术、炮姜、肉豆蔻；下肢浮肿加薏苡仁、茯苓、猪苓。若冷汗肢厥脉微，阳气欲脱则急予参附龙牡救逆汤。

(二)中成药

1. 小儿生血糖浆　用于贫血各证。

2. 健脾生血颗粒　用于脾胃虚弱证、心脾两虚证。

3. 小儿升血灵　用于脾胃虚弱证、心脾两虚证。

4. 复方阿胶浆　用于心脾两虚证。

(三)推拿疗法

推补脾经，推三关，补心经，分手阴阳，运内八卦，揉足三里，摩腹，揉血海，捏脊。每日 1 次，10 天为 1 个疗程，每疗程后休息 3～5 天继续治疗。

(四)针灸疗法

取膈俞、足三里、隐白、三阴交为主穴，配气海、命门。采用补法，每日针 1 次，针后加灸。10 天为 1 个疗程。亦可单用灸法。

二、西医治疗

1. 一般治疗　合理喂养，增加富含铁质、维生素 C 和蛋白质的食物，保证充足睡眠，预防感染。对重症贫血患儿尤应加强护理，注意卧床休息，保护心脏功能。

2. 病因治疗　及时查明，祛除病因是治疗贫血的关键。

3. 铁剂治疗　铁剂是治疗缺铁性贫血的有效制剂，若无特殊原因，应采用口服法给药。二价铁盐容易吸收，为首选。常用制剂有硫酸亚铁(含铁 20%)，富马酸亚铁(含铁 30%)，葡萄糖酸亚铁(含铁 11%)。口服铁剂以元素铁计，一般为每日4.5～6mg/kg，分 3 次服用为宜。最好于两餐之间服药，同时服用维生素 C 能促进铁的吸收。治疗约 2 周后，血红蛋白相应增加，症状随之好转，但应继续服用铁剂至血红蛋白达正常水平后 2 个月左右再停药，以补足铁的贮存量。如疗效不满意，可选择注射铁剂治疗。

4. 输血治疗　对重症贫血，可予输血，以尽快改善贫血状态。贫血越重，一次输血量应越小，速度亦越慢，以免引起或加重心功能不全。

【预防护理】

一、预　防

1. 加强孕期、哺乳期母亲的营养和疾病防治，合理膳食，保证婴儿健康。

2. 提倡母乳喂养，及时添加营养丰富、富含铁剂的辅食；早产儿、低体重儿宜于 1～2 个月即给予铁剂预防。

3. 养成良好的饮食习惯，注意膳食合理搭配。

4. 及时治疗各种原发病，谨慎用药。

二、护　理

1. 加强患儿生活调理，讲究卫生，注意休息，随气候变化及时增减衣物，避免各种感染。

2. 饮食宜富含营养，易于消化，多食含铁丰富且吸收率高的食品，饮食有节，避免饱食过餐。

3. 重度贫血患儿要加强护理，卧床休息，减少活动，密切观察病情变化，早期发现虚脱、出血等危症，以及时抢救。

(虞坚尔)

第十二节　再生障碍性贫血

再生障碍性贫血(简称再障)是由多种原因、多种发病机制导致的造血干细胞和骨髓微环境严重损伤,而出现的骨髓造血功能衰竭的疾病。临床主要表现为骨髓造血功能低下,全血细胞减少和贫血、出血、感染等。依据其发病急缓,病情轻重及骨髓受损程度等情况,临床分为急性再障和慢性再障。本病发病率高,目前尚无特效药治疗。中医学无再障病名的记载,因再障以贫血、出血、感染为临床特点,多将急性再障归属于中医学"急劳""髓枯""发热"等范畴,而将慢性再障归属于中医学"虚劳""血虚""虚损""血证"等范畴。

【历史沿革】

早在《黄帝内经》中即提出了血的化生与虚劳的概念。《灵枢·决气篇》曰:"中焦受气取汁。变化而赤,是谓血。"血液来源于水谷的精气,通过脾胃的生化输布,注之于脉,化而为血。《黄帝内经》云:"精气内夺则积虚成损。积损成劳。"脾胃运化输布功能失司,水谷精微之气受损,可影响血液的生成,转为"血虚"诸证。《素问·上古天真论》曰:"肾者主水,受五脏六腑之精而藏之。"将"血虚"的根本归为肾的虚损。《诸病源候论·血病诸候·九窍四支出血候》中对"血证"的病因做了归纳:"凡荣卫大虚,腑脏伤损,血脉空竭,因而恚怒失节,惊忿过度,暴气逆溢,致腠理开张,血脉流散也,故九窍出血,喘咳而上气逆,其脉数有热,不得卧者死。"《医学正传·医学或问》也指出:"盖虚劳之证,必始于肾。"

目前,国内外学者公认本病主要与造血干细胞损伤、骨髓造血微环境异常、免疫功能紊乱等因素有关。近年来研究表明:免疫异常是慢性再障发病机制中的主要环节,免疫抑制治疗(IST)与同胞供者骨髓移植(BMT)为慢性再障标准疗法。中药治疗慢性再障,其治愈率和好转率逐年有显著提高。现代药理研究发现,中药可以调控骨髓造血因子水平;中药能促进造血干细胞的修复与增殖,减少造血干细胞凋亡。某些中药具有调节造血微环境的作用。

【病因病机】

再障以脾肾亏虚为本,感受毒邪为标,以脾肾二脏功能失调为主要表现;以精气内夺为病理基础,以虚为主;病位在肾(髓),与五脏有关。

1. *感受毒邪*　平素肾精不足,脾胃亏虚,一旦感受毒邪,毒邪持续,或过强,或乘虚而入骨髓,炼精血为痰,精不化血,气血生化乏源,而见虚象;气血津精亏损,气不摄血而致出血。可见鼻衄、齿衄、紫斑、呕血、便血诸出血证候。

2. *气血两虚*　气血乃构成人体和维持人体生命活动的物质基础,气虚摄血无力,血液妄行脉外,见诸血证。脾为气血生化之源,脾气不足、脾虚则气血生化乏源。肾主骨生髓,藏精纳气,髓不生血,则营血不荣五脏六腑、四肢百骸。

3. *气滞血瘀*　根据"久病在络""虚久必瘀"的中医学理论,若病情反复,日久脾肾更亏,气虚推行无力,气滞不行,气血瘀阻;或阴血亏耗,虚热内生,扰动营血,血溢络伤,瘀血内结,最终形成血瘀为标,脾肾两虚,气血不足、气滞不行为本之证。

4. *脾肾亏虚*　中医学认为血液的生成与脾肾两脏有密切关系,脾损则水谷不能化生精微,气血来源不足。肾为生命之本,元阴元阳之室,肾精是肾阴肾阳的物质基础,肾精失充,骨髓空虚,肾阴肾阳随即偏颇。肾阳虚则不能温养脏腑,肾阴亏则不能滋养脉络,"阴损及阳""阳损及阴",阴精亏损则阳气生化乏源,阳气虚衰则阴精化生不足,"孤阴不生,独阳不长",最终导致阴阳俱虚,精血难以再生,故产生严重的贫血症状。

甚则日久精血虚衰,骨髓枯竭,卫外不固,邪毒乘虚而入,故病程中常反复发生感染性发热,最后导致正不胜邪,阴竭于内,阳脱于外,阴阳两虚,气血大衰,甚则阴阳离决,精神乃绝。

西医学认为该病有原发性和继发性之分,原发性发病原因不明,继发性发病原因与药物、化学毒物、放射线、病毒及细菌等感染有关。该病发病机制亦未完全阐明。

【临床表现】

一、急性型再障

起病急,进展迅速,常以出血和感染性发热为首起及主要表现。病初贫血常不明显,但随着病程发展,呈进行性进展。几乎均有出血倾向,60%以上有内脏出血,主要表现为消化道出血、血尿、眼底出血(常伴有视力障碍)和颅内出血。皮肤、黏膜出血广泛而严重,且不易控制。病程中几乎均有感染性发热,常在口咽部和肛门周围发生坏死性溃疡,从而导致败血症。肺炎亦很常见。感染和出血互为因果,使病情日益恶化,1 年内死亡率较高。

二、慢性型再障

起病缓慢,以贫血为首起和主要表现;出血多限于皮肤黏膜,且不严重;可并发感染,但常以呼吸道为主,容易控制。若治疗得当,坚持不懈,不少患者可获得长期缓解以至痊愈,但也有部分患者迁延多年不愈,甚至病程长达数十年,少数到后期出现急性再障的临床表现,称为慢性再障急变型。

以上两型共有体征均有贫血面容,睑结膜及甲床苍白,皮肤可见出血点及紫癜,贫血重者,心率增快,心尖区常有收缩期吹风样杂音,一般无肝脾肿大。

【辅助检查】

1. *血常规*　全血细胞减少,贫血为正细胞正色素性。

2. *骨髓细胞学检查*　急性型呈多部位增生减低或重度减低,三系造血细胞明显减少,非造血细胞增多。慢性型不同部位穿刺骨髓象不一致,可以增生不良到增生活跃,但至少有一个部位增生不良;如增生良好,须有巨核细胞减少。

3. *骨髓活体组织检查(活检)*　骨髓活检可提高再障诊断的正确性,显示造血组织出现不同程度的萎缩,造血细胞/脂肪细胞比例下降,巨核细胞减少。

4. *放射性核素骨髓扫描*　可反映全身功能性骨髓分布,显示正常骨髓部位的放射性摄取低下甚至消失。

5. *其他*　造血祖细胞培养,集落形成减少;$CD34^+$细胞,流式细胞仪检测显示该类细胞明显减少。

【诊断与鉴别诊断】

一、诊断(2001 年中华医学会儿科学分会血液病学组制定)

1. 全血细胞减少,网织红细胞绝对值减少(如两系减少,其中必须有血小板减少)。

2. 一般无脾大。

3. 骨髓检查显示至少一部位增生减低或重度减低(有条件者应做骨髓活检等检查)。

4. 除外其他引起全血细胞减少的疾病,如阵发性睡眠性血红蛋白尿、骨髓增生异常综合征、急性白血病等。

5. 一般抗贫血药物治疗无效。

临床应进一步分型诊断急性型再障或慢性型再障。

二、临床分型

1. *急性型再障(重型再障Ⅰ型,SAA-Ⅰ型)*

(1)临床表现:起病急,进行性贫血,常伴严重感染、出血。

(2)血象检查:除血红蛋白进行性下降外,须具有下列 3 项中的 2 项:①网织红细胞<1%,绝对值$<15\times10^9/L$。②白细胞明显降低,中性粒细胞绝对值$<0.5\times10^9/L$。③血小板$<20\times10^9/L$。

(3)骨髓细胞学检查:多部位增生减低,三系造血细胞明显降低,非造血细胞明显增多,淋巴细胞增多(>70%);骨髓小粒中非造血细胞明显增多。

2. *慢性型再障(CAA)*

(1)临床表现:起病慢,病情进展缓慢,贫血轻度或中度,感染和出血较轻。

(2)血象检查:网织红细胞、白细胞、血小板 3 项中至少有 2 项减低(包括血小板减少)。

(3)骨髓细胞学检查:两至三系细胞减低(巨核细胞系必须减低),淋巴细胞增多(>30%)。骨髓小粒中非造血细胞增多。

3. *重型再障Ⅱ型(SAA-Ⅱ型)*　此型为慢性型再障病情加重,网织红细胞、白细胞、血小板减低,与急性型再障相似。

三、鉴别诊断

1. *低增生性急性白血病*　多见于老年人,病程缓慢或急进,肝、脾、淋巴结一般不肿大,外周呈全血细胞减少,未见或偶见少量原始细胞。骨髓灶性增生减低,但原始细胞百分比已达白血病诊断标准。

2. *溶血性贫血*　溶血性贫血是由于各种原因导致红细胞寿命缩短,红细胞破坏加速,而骨髓造血增强但不足代偿红细胞消耗所致的一组贫血。临床主要表现为贫血、黄疸,甚至可发生溶血危象。急性溶血性贫血短期内在血管内大量溶血。起病急骤,临床表现为严重的腰背及四肢酸痛,伴头痛、呕吐、寒战,随后高热、面色苍白和血红蛋白尿、黄疸。严重者出现周围循环衰竭和急性肾功能衰竭。

慢性溶血性贫血临床表现有贫血、黄疸、脾大。长期高胆红素血症可并发胆石症和肝功能损害。慢性重度溶血性贫血时，长骨部分的黄髓可以变成红髓。儿童时期骨髓都是红髓，严重溶血时骨髓腔可以扩大，X线摄片示骨皮质变薄，骨骼变形。髓外造血可致肝、脾大。实验室检查有红细胞破坏增多或血红蛋白降解、红细胞代偿性增生和红细胞缺陷寿命缩短。有实验室检查依据及贫血症状，即可诊断溶血性贫血。

3. 纯红细胞再生障碍性贫血　溶血性贫血的再障危象和急性造血停滞，可见全血细胞减少，起病急，有明确诱因，去除后可自行缓解，后者骨髓细胞学检查中可出现巨原红细胞。慢性获得性纯红再障如有白细胞和血小板轻度减少，需注意和慢性再障作鉴别。

4. 巨幼红细胞性贫血　因缺乏维生素 B_{12} 或叶酸或两者同时缺乏所引起的一种大细胞性贫血。多见于6个月至2岁婴幼儿，起病缓慢，主要临床特点是贫血，神经精神症状，实验室检查红细胞数减少比血红蛋白降低明显，红细胞胞体变大，骨髓中出现巨幼红细胞，用维生素 B_{12} 或叶酸治疗有效。

【辨证思路】

本病根据证候特点，主要辨标本缓急及脏腑病位。

1. 辨标本缓急　急性再障发病急，进展迅速，短期内出现严重贫血、出血与感染三大证候，慢性再障起病和进展大多缓慢，除贫血为主要症状外，出血多不严重，感染也较轻。

2. 辨脏腑病位　本病的发生与发展与五脏虚损有关，尤当责之于脾肾。脾虚生化无源，肾虚精血枯竭是本病之根本原因。若出现血行缓慢而瘀滞时当责之于心气虚损，鼓动无力；频频感染发热者当责之于肺卫失固，邪毒入侵；出血不止，散漫无羁者又当责之于肝失所藏，阴虚火旺，脾不统血。

【治疗】

本病的治疗应紧抓“标本虚实”，做到急则治其标，缓则治其本。急性再障首先要解除出血与感染，应采用清热解毒、凉血止血法为主以治其标，稳定后再补益脾肾、滋养气血以治其本，或标本兼顾，固本与解毒并进。慢性再障重在补肾填精，壮骨生髓；小儿“肾常虚”，补肾之时要善于阴中求阳，阳中求阴。骨髓为化血之源，壮骨生髓，化生血液，临床多用补肾温阳之剂；病程日久多见血瘀病机，治疗之时可适当加入活血化瘀药物，瘀血去则新血生；后期阴阳两虚，气血大衰，宜急补元阳、速救亡阴。因小儿脾常不足，可予健脾药物鼓舞中气，滋养化源。本病若属慢性，需长期坚持治疗，不可半途而废。

一、中医治疗

（一）分证论治

1. 热毒炽盛

证候：起病急骤，持续高热，汗出热不退，口渴烦躁，口腔溃疡，齿衄鼻衄，皮下大片紫癜，尿血、便血、心悸气短、面色苍白、神疲乏力，舌淡无津，苔黄腻，脉浮数无根。

治法：清热泻火，凉血解毒。

主方：犀角地黄汤（《脉因证治》）加减。

常用药：水牛角、生地黄、赤芍、牡丹皮、黄连、大青叶、蒲公英、金银花、连翘、玄参。

加减：若出现肺炎喘嗽者，用麻杏石甘汤，腹痛泄泻者用葛根芩连汤。感冒咳嗽者加桑叶、菊花、金银花、连翘；痰中带血者加阿胶；呕血者加藕节炭；大便出血者加地榆、槐花炭，小便出血者加小蓟、大蓟、白茅根。

2. 气血两虚

证候：面色苍白或萎黄，口唇爪甲淡白，神疲乏力，心悸气短，头晕眼花，少寐，或齿衄、鼻衄，舌质淡，苔薄滑，脉虚细。

治法：补益气血，壮骨生髓。

主方：人参养荣汤（《三因极一病证方论》）加减。

常用药：党参、黄芪、当归、白术、熟地黄、白芍、陈皮、茯苓、麦冬、五味子、鸡血藤、川芎、甘草、红枣。

加减：血小板明显减少，出血较著者，加仙鹤草、三七、花生衣、血余炭等，红细胞明显减少者酌加阿胶，血白细胞降低明显者加鸡血藤、虎杖、补骨脂、鹿角胶。若见动则发热者多为气虚所致，可用补中益气汤。

3. 气滞血瘀

证候：心烦口渴，衄血，呕血，尿血，便血，周身大片瘀斑，甚则呕吐嗜睡，或昏迷谵妄，舌紫暗，苔焦黄，脉细涩。

治法：活血化瘀，补益气血。

主方：通窍活血汤（《医林改错》）加减。

常用药：桃仁、红花、川芎、赤芍、当归、丹参、生地黄、丹皮、玄参。

加减：若高热昏迷者，吞服安宫牛黄丸。

4．脾肾亏虚

(1)脾肾阳虚

证候：形寒肢冷，面色皖白，食少便溏，舌体胖大边有齿痕，苔白滑，脉沉弱。

治法：温壮肾阳，化生阴精。

主方：温阳益精汤(经验方)。

常用药：熟地黄、鹿角胶、补骨脂、肉苁蓉、巴戟天、当归、肉桂、黄芪。

加减：血虚者加阿胶、何首乌、紫河车，夜尿频者加菟丝子、覆盆子，血红细胞久不升者，加用活血之品，如桃仁、红花、赤芍，以祛瘀生新。

(2)肾阴虚衰

证候：手足心热，潮热盗汗，口渴思饮，尿黄，舌边尖红，苔薄少津或少苔，脉细数。

治法：滋阴补肾，填精益髓。

主方：大菟丝子丸(《太平惠民和剂局方》)加减。

常用药：菟丝子、制何首乌、巴戟天、枸杞子、桑葚、女贞子、黄精、熟地黄。

加减：潮热颧红、盗汗甚者加青蒿、鳖甲、白薇、地骨皮，感受外邪高热者加金银花、连翘、蒲公英，气虚者加黄芪、玉竹，出血明显者加茜草、阿胶、仙鹤草、白及、白茅根等。

(3)阴阳两虚

证候：面色苍白，口唇爪甲淡白，倦怠乏力，腰膝瘦软，头晕耳鸣，自汗，时有畏寒肢冷，或五心烦热，盗汗，皮下紫斑，齿鼻出血，舌质淡，苔虚弱细微。

治法：培补阴阳，滋填精髓。

主方：右归饮(《景岳全书》)加减。

常用药：熟地黄、何首乌、枸杞子、山茱萸、山药、鹿角胶、仙茅、淫羊霍、补骨脂、肉苁蓉、肉桂。

加减：虚热明显者加青蒿、地骨皮、鳖甲，出血不止者加三七、阿胶、仙鹤草，精血大损者，兼服龟鹿二仙膏。

变证：阴竭阳脱。

证候：本证为疾病的晚期。高热面苍，出血不止，或神昏瘫痪，或汗出肢凉，舌苔淡白，脉微细。

论治：回阳固脱，急补气血。

主方：生脉散(《医学启源》)、独参汤(《千金翼方》)、龟鹿二仙胶(《医方集解》)加减。

常用药：人参、附子、肉桂、麦冬、五味子、阿胶、鹿角胶、龟甲。

(二)中成药

1．再障生血片　用于气血两虚证。

2．乌鸡白凤丸　用于气血两虚证。

3．河车大造丸　用于肾阴虚衰证。

(三)单方验方

牛骨髓、生山药各250g，冬虫夏草、胎盘粉各30g，蜂蜜250g，共捣，入瓷罐，再置锅中炖30分钟，每次2汤匙，1日2次。用于肾阴虚衰证。

(四)针灸疗法

1．灸法　取大椎、脾俞、肝俞、关元、曲池、气海、足三里、地机、血海，每次5～6穴，每穴灸3～5壮，或悬针15分钟左右，1日1次，15次为1个疗程。

2．耳针　皮质下、肾上腺、肝、肾、脾、肠、内分泌、脊柱，每次3～4穴，1日1次，10日为1个疗程。

(五)饮食疗法

1．牛骨髓、精猪肉、红枣肉各60g，熬膏，每次1汤匙，1日2次。用于气血两虚证。

2．羊肉粥：羊骨1000g，粳米或糯米50g，细盐少许，葱白2茎，生姜3～5片，煮食。用于肾阳虚衰证。

二、西医治疗

1．治疗原则　早诊断、早治疗，分型治疗，重点防治出血和感染，维持血红蛋白在一定水平。

2．治疗方案

(1)急性再障(重型再障-Ⅰ型)：进展快，死亡率高，免疫抑制治疗或同种异体骨髓移植治疗作为首选方案，可以挽救约60%的患儿。

(2)慢性再障：进展较缓，主要治疗方案是积极的支持治疗，雄性激素使用，中医、中药治疗，病情加重时试用免疫抑制药治疗。

(3)慢性重型再障(重型再障-Ⅱ型)：治疗选择参照急性再障。

3．免疫抑制药治疗　多种免疫抑制药的联合应用，疗效与造血干细胞移植相当。常用免疫抑制药包括抗淋巴细胞球蛋白(或抗胸腺细胞球蛋白)、环孢素、大剂量丙种球蛋白、大剂量甲泼尼龙、大剂量环磷酰胺等。

4．同种异体造血干细胞移植(All-SCT)　是治疗重型再障的首选方案之一，前提是尽可能找到与患儿组织相容性抗原(HLA)相合的供体。All-

SCT具体实施方案等可查阅相关专著，总体有效率70%以上。

5. 其他支持或传统治疗方法

(1)造血干细胞生长因子：可以刺激再障患者体内残存的造血干细胞生长，是可选用的积极治疗药物，如粒细胞集落刺激因子(G-CSF)、粒单集落刺激因子(GM-CSF)、促红细胞生成素(EPO)、促血小板生成因子(TPO)等，因疗效不能持久且价格昂贵，主要作为上述治疗的辅助和支持治疗。

(2)雄性激素：有刺激造血的作用。可选用的药物有安特尔、美雄酮、斯坦唑醇、丙酸睾酮等。此类药物起效慢，主要不良反应为肝损害、多毛、声音变粗等男性化表现。主要用于慢性再障，也可作为急性再障联合应用药物之一。

【预防护理】

一、预　防

1. 加强营养，锻炼身体，增强体质。

2. 积极预防感染，如流行性感冒、水痘、麻疹、病毒性肝炎、如已被传染，应及时治疗，尽快控制。

3. 对造血系统有损害的药物，如氯霉素、环磷酰胺、阿糖胞苷等，应慎用，必须用时定期检查血象。

4. 尽可能避免接触化肥、染料和杀虫农药等。

二、护　理

1. 严重贫血和出血明显者，应多卧床休息，少活动，以免出血加重。对于白细胞低者要严格隔离。

2. 鼻衄者可令其仰卧头低位，鼻额部置冷毛巾和冰袋，或向鼻中隔方向压迫鼻翼止血。

3. 做好口腔护理，可先予银花甘草汤漱口，然后在溃疡处敷锡类散。

4. 密切观察患儿生命体征。

(虞坚尔)

第十三节　肠道寄生虫病

蛔虫病

蛔虫病是感染蛔虫卵引起的小儿常见的肠道寄生虫病，临床以脐周疼痛，时作时止，饮食异常，大便下虫，或粪便镜检有蛔虫卵为主要特征。本病无明显的季节性。农村感染率高于城市，这与粪便污染和卫生习惯不良有密切关系。小儿由于脾胃薄弱，未养成良好的卫生习惯，故感染率高于成年人，尤多见于3－10岁的儿童。蛔虫又称"蚘虫""蛕虫""长虫"。成虫寄生于人体小肠，劫夺水谷精微，妨碍正常的消化吸收，轻者可无症状，或仅见脐周时有疼痛；重者久则耗伤小儿气血，面黄体瘦，形成蛔疳；由于蛔虫具有游走、扭曲成团、钻孔等特点，可引起许多并发症，如蛔厥(胆道蛔虫症)、虫瘕(蛔虫性肠梗阻)，严重者可危及生命。

【历史沿革】

我国古代对于肠道虫证的记载很早，《素问·咳论》曰："胃咳之状，咳而呕，呕甚则长虫出"。《金匮要略·趺蹶手指臂肿转筋阴狐疝蛔虫病脉证治》提出："蛔厥者，乌梅丸主之。"对于蛔虫寄生于肠腑及其产生的并发症已有明确论述。后代则在此基础上，不断丰富了对于蛔虫病的认识及治疗方法。《小儿药证直诀·虫痛》："心腹痛，口中沫及清水出，发痛有时，安虫散主之"。《景岳全书·诸虫》所说："或由湿热，或由生冷，或由肥甘，或由滞腻，皆可生虫……然以数者之中，又惟生冷生虫为最"，指出乱吃生冷不洁之物为蛔虫病发生最常见的病因。《幼幼集成·虫痛证治》："小儿虫痛，凡脾胃怯弱者，多有此症。其攻虫取积之法，却又未可常用。及取虫之后，速宜调补脾胃。或集成肥儿丸，或乌梅丸，或六君子汤多服之，以杜虫之复生"。

现代研究表明，误食感染性蛔虫卵，蛔虫卵进入小肠，胚蚴破壳而出后，侵入肠壁静脉，经血管移行于肝、心、肺，再经咽喉吞下，在小肠内发育为虫。成虫寄生于肠道而产生本病的一系列病理变化。

实验研究表明，用使君子驱治蛔虫，感染的虫卵转阴率为68.9%～86%，加服泻药硫酸镁可提高驱虫效果。用药理研究方法分析中药驱虫的药理作用方面取得了成果，对蛔虫病的并发症如蛔厥、虫瘕等的临床救治亦进行了较多的研究，创立了多种疗法结合的治疗方法，大大提高了蛔虫病急症的救治水平。

【病因病机】

蛔虫病的发生，主要是通过各种途径吞入了感染性蛔虫卵所致。蛔虫病患者是主要的传染源，其传染途径是生吃未经洗净且附有感染性虫卵的食物，或用感染的手取食物，虫卵也可随飞扬的尘土被吸入咽下。其病位主要在脾胃、肠腑。缺乏良好卫生习惯的小儿，双手接触不洁之物后，吮吸手指，或食用未清洗干净的生冷瓜果，或饮用不洁之水，以致食入虫卵，进入胃肠，引发本病。此外，饮食不节，过食生冷肥甘，损伤脾胃，积湿成热或素体脾胃虚弱，均可为蛔虫滋生创造有利条件。

1. *虫踞肠腑*　蛔虫成虫寄居肠内，频频扰动，致肠腑不宁，气机不利。小肠盘曲于腹内中部，故腹痛多发生在脐周，虫静则疼痛缓解。蛔虫扰动胃腑，脾胃气机升降失司，胃气上逆，则见呕恶、流涎；蛔虫上窜，随胃气上逆，形成吐蛔。虫踞肠腑，劫取水谷精微，损伤脾胃，脾失健运，胃滞不化，可见患儿饮食不养肌肤，面色不华或萎黄，甚至肚腹胀大，四肢瘦弱，而成蛔疳。虫聚肠内，脾胃失和，内生湿热，熏蒸于上，可见患儿烦躁多啼、夜寐不安、龂齿、嗜食异物、身发斑疹等症。

2. *虫窜胆腑*　蛔虫好动而尤喜钻孔，当受到某些刺激，如寒温不适或食糜异常，使蛔虫受扰，易在肠中窜动，最常见为蛔虫钻入胆道而发生蛔厥。虫体阻塞胆道，气机不利，疏泄失常，表现为右上腹部剧烈绞痛，伴有呕吐，或为胆汁，或见蛔虫，甚则肢冷汗出，形成蛔厥之证。

3. *虫聚成瘕*　虫性喜团聚，若大量蛔虫壅积肠中，互相扭结，聚集成团，可致肠道梗塞不通，形成虫瘕。肠腑气机阻塞，不通则痛，故腹痛剧烈，腹部扪之有条索状物；胃失通降，浊气上逆，则见恶心呕吐；腑气不降，肠失传导则大便不通。

总之，本病的发生是由吞入蛔虫卵，在小肠内发育成虫，虫踞肠中，劫取精微，扰乱气机，发为本病；甚至钻孔，结团，形成蛔厥、虫瘕重证。

成虫寄生于人体小肠，可引起蛔虫病，幼虫能在人体内移行引起内脏移行症或眼幼虫移行症。由于蛔虫具有游走、扭曲成团、钻孔等特点，除对肠黏膜易造成机械性损伤及毒性作用外，还可引起许多并发症，严重者可危及生命。

【临床表现】

一、症状和体征

1. *幼虫移行引起的症状*　可出现发热、咳嗽、哮喘、血痰以及血中嗜酸性粒细胞比例增高等临床征象。严重感染时，幼虫可侵入脑、肝、脾、肾、甲状腺和眼，引起相应临床表现。

2. *成虫引起的症状*　轻者无任何症状，大量蛔虫感染可引起食欲不振、恶心、呕吐，以及间歇性脐周疼痛等表现。虫体的异种蛋白可引起荨麻疹、皮肤瘙痒、血管神经性水肿，以及结膜炎等症状。

二、并发症

1. *胆道蛔虫病*　为最常见的并发症，成年人与儿童较多，儿童发病率占总数18.7%～38.3%，但患者以青壮年为多，女性较男性略多。临床起病急骤。上腹或右上腹突然发生阵发性、钻孔性绞痛，可放射至右侧肩背部，致使患者辗转不安。腹痛程度较胆石症引起者更为强烈，常伴有恶心、呕吐；蛔虫全部钻入胆管后腹痛可稍缓解，在胆管内死亡后腹痛可消失，故腹痛与蛔虫活动有关。约半数患者吐出蛔虫，腹部体征无腹肌紧张，仅在剑突下偏右有局限性压痛点。绝大多数患者蛔虫可自动从胆管退出，仅极少数患者需外科手术治疗。

胆道蛔虫病患者如果腹痛等症状不缓解，则提示有并发胆道细菌性感染，尤其蛔虫全部钻入肝外或肝内胆管后可引起化脓性胆管炎与蛔虫性肝脓肿，患者出现发热、局部腹膜刺激征，肝脏进行性肿大与压痛，白细胞显著增多等。可并发大肠埃希菌败血症与中毒性休克。个别病例并发胆道大量出血，出现便血或兼有呕血等症状。

2. *蛔虫性肠梗阻*　多见重度感染的儿童患者。由于大量蛔虫在小肠内相互缠结成团而致机械性阻塞，大多为不完全性肠梗阻。临床上起病急骤，有阵发性腹痛，位于脐周，伴频繁呕吐，常吐出胆汁与蛔虫，腹胀明显，约半数患儿可见肠型与蠕动波，腹部柔软。约70%患儿可扪及条索状肿块，有活动性绳索感。腹部X线平片可见多数液平面与肠充气。由于患儿呕吐与厌食常发生脱水与代谢性酸中毒，蛔虫性肠梗阻如时间过长肠壁循环障碍、缺血、坏死可并发肠穿孔、肠坏死与肠扭转。蛔虫进入腹腔，可发生弥漫性腹膜炎如不及时手术，病死率较高。

3. *蛔虫性腹膜炎*　蛔虫可从小肠或阑尾穿孔进入腹腔，穿孔一般很小，故极少数患者有气腹存在。临床上表现为亚急性腹膜炎，有腹痛、腹胀、全腹压痛等症状，但腹肌痉挛不明显。腹腔穿刺液中有时可发现虫卵。手术时可见蛔虫并有许多灰白色粟粒状虫卵肉芽肿结节。

【辅助检查】

由于蛔虫产卵量大，采用直接涂片法，查1张涂片的检出率为80%左右，查3张涂片可达95%。

对直接涂片阴性者，也可采用沉淀集卵法或饱和盐水浮聚法，检出效果更好。

【诊断与鉴别诊断】

一、诊　断

1. 可有吐蛔、排蛔史。

2. 反复脐周疼痛，时作时止，腹部按之有条索状物或团块，轻揉可散，食欲异常，形体消瘦，可见挖鼻、咬指甲、睡眠磨牙、面部白斑。

3. 合并蛔厥、虫瘕，可见阵发性剧烈腹痛，伴恶心呕吐，甚或吐出蛔虫。蛔厥者，可伴有畏寒发热，甚至出现黄疸。虫瘕者，腹部可扪及虫团，按之柔软可动，多见大便不通。

4. 大便病原学检查，应用直接涂片法或厚涂片法或饱和盐水浮聚法检出粪便中蛔虫卵，即可确诊，但粪检未查出虫卵者也不能排除本病。

5. 蛔虫移行时，白细胞总数增高，嗜酸粒细胞明显增高；肠蛔虫证时，嗜酸性粒细胞仅轻度增高。

二、鉴别诊断

1. 食积腹痛　脘腹部胀满、疼痛、拒按，腹痛欲泻，泻后痛减，伴其他积滞证候，有饮食不节史。

2. 中寒腹痛　腹痛阵发，得温则舒，伴小便清长，大便稀溏，食欲不振等症。

【辨证思路】

1. 辨腹痛部位　本病以六腑辨证为纲。疼痛以脐周痛为主，时作时止，无明显压痛多为肠虫症；疼痛以剑突下右上腹为主，呈阵发性剧烈绞痛，痛时肢冷汗出，常伴有呕吐胆汁或蛔虫多为蛔厥痛；疼痛以脐周为主或满腹痛，并有阵发性加剧，按之可及条索状或团状包块，伴有剧烈呕吐，大便不通多为虫瘕。

2. 辨轻重　一般蛔虫病属轻证，蛔厥、虫瘕属重证。

【治疗】

本病以驱蛔杀虫为基本治则，辅以调理脾胃之法。具体应用当视患儿体质强弱、病情急缓区别对待。体壮者，当先驱虫，后调脾胃；体弱者，驱虫扶正并举；体虚甚者，应先调理脾胃，继而驱虫。如病情较重，腹痛剧烈，或出现蛔厥、虫瘕等并发症者，根据蛔虫“得酸则安，得辛则伏，得苦则下”的特性，予酸、辛、苦等药味，以安蛔止痛，同时或其后择机驱虫。

一、中医治疗

（一）分证论治

1. 蛔虫证

证候：脐周疼痛，时作时止，按之无明显压痛或有条索感；或不思食，或嗜食、异食；重者形体消瘦，面色萎黄，肚腹胀大，青筋显露；大便不调或便下蛔虫，或粪检见蛔虫卵。

治法：驱蛔杀虫，调理脾胃。

主方：使君子散（《医宗金鉴》）加减。

常用药：使君子、芜荑、苦楝子、槟榔、乌梅、甘草。

加减：腹胀满，大便不畅加大黄、青皮、玄明粉；腹痛明显加川楝子、延胡索、木香；呕吐加竹茹、生姜。

驱虫之后，用异功散或参苓白术散加减，调理脾胃。

虫积日久，脾虚胃热，可用攻补兼施之肥儿丸，杀虫消积，调理脾胃。

2. 蛔厥证

证候：有肠蛔虫证症状。突然腹部绞痛，弯腰屈背，辗转不宁，肢冷汗出，恶心呕吐，常吐出胆汁或蛔虫，腹部绞痛呈阵发性，疼痛部位在右上腹或剑突下，疼痛可暂时缓解减轻，但又反复发作，重者腹痛持续而阵发性加剧，可伴畏寒发热，甚至出现黄疸，舌淡或红，苔白或腻或黄，脉弦或紧或数。

治法：安蛔定痛，继之驱虫。

主方：乌梅丸（《伤寒论》）加减。

常用药：乌梅、细辛、椒目、黄连、黄柏、干姜、附子、桂枝、当归、党参。

加减：疼痛剧烈加木香、枳壳；便秘腹胀加大黄、玄明粉、枳实；湿热壅盛，胆汁外溢出现黄疸去干姜、附子、桂枝等温燥之品，酌加茵陈、栀子、黄芩、大黄。若确诊为胆道死蛔，不必先安蛔，可直接予大承气汤加茵陈利胆通腑排蛔。若并发肝脓肿，甚至腹腔蛔虫，经药物治疗无效者，应及时手术治疗。

3. 虫瘕证

证候：有肠蛔虫病史，突然出现脐周或右下腹阵发性剧痛、腹胀、呕吐，或吐出蛔虫，腹泻或大便不通，腹部扪及质软、无痛的、可移动的条索状或团状包块。病情持续不缓解者，腹部发硬，有压痛和肠鸣音，舌苔白或黄腻，脉滑数或弦数。

治法：通腑散结，驱虫下蛔。

主方：驱蛔承气汤(《急腹症方药新解》)加减。

常用药：大黄、玄明粉、枳实、厚朴、乌梅、椒目、使君子、苦楝皮、槟榔。

早期先考虑药物治疗，疼痛缓解后予驱虫治疗；若完全梗阻，出现腹硬、压痛、腹部闻及金属样肠鸣音或气过水声，应及时手术治疗。

(二)中成药

1. 乌梅丸　用于蛔虫证寒热错杂者和蛔厥证。

2. 化虫丸　用于肠蛔虫病，湿热重者。

3. 肥儿丸　用于虫积腹痛，体质虚弱者。

4. 使君子丸　用于肠蛔虫证。

(三)单方验方

1. 使君子仁：文火炒黄嚼服。每岁 1～2 粒，最大剂量不超过 20 粒，晨起空腹服之，连服 2～3 日。服时勿进热汤热食。平素大便难排者，可于服药后 2 小时以生大黄泡水服，以导泻下虫。用于驱蛔。

2. 鹤虱丸：南鹤虱 180g，吴茱萸 150g，陈皮 120g，桂心 90g，槟榔 120g。捣筛，蜜和为丸，如梧桐子大。每服 20 丸，蜜汤下，每日 2 次，渐加至 30 丸，以虫出为度。用于蛔虫腹痛。

3. 椒目 6g，豆油 150ml。油烧开后入椒目，椒目以焦为度，去椒目喝油，分 1～2 次喝下。用于虫瘕证。

(四)针灸疗法

1. 迎香透四白、胆囊穴、内关、足三里、中脘、人中。强刺激，泻法。用于蛔厥证。

2. 天枢、中脘、足三里、内关、合谷。强刺激，泻法。用于虫瘕证。

(五)推拿疗法

1. 按压上腹部剑突下 3～4cm 处，手法先轻后重，一压一推一松，连续操作 7～8 次，待腹肌放松时，突然重力推压一次，若患儿腹痛消失或减轻，表明蛔虫已退出胆道，可停止推拿。如使用 1～2 遍无效，不宜再用此法。用于蛔厥证。

2. 用掌心以旋摩法顺时针方向按摩患儿脐部，手法由轻到重。如虫团松动，但解开较慢，可配合捏法帮助松解。一般经过 30～40 分钟按摩后，虫团即可开解，腹痛明显减轻，梗阻缓解。用于虫瘕证。

(六)外治疗法

新鲜苦楝皮 200g，全葱 100g，胡椒 20 粒。共捣烂如泥，加醋 150ml，炒热，以纱布包裹，置痛处，反复多次，以痛减为度。用于蛔虫腹痛。

二、西医治疗

(1)阿苯达唑(丙硫咪唑、肠虫清)：2 岁以上儿童，1 次顿服 400mg，如需要，10 日后重复 1 次。2 岁以下小儿禁用。有蛋白尿、化脓性皮炎、癫痫，以及各种急性疾病者，不宜使用本品。

(2)甲苯达唑(甲苯咪唑)：1 次顿服 200mg，或每次 100mg，每日 2 次，连服 3 日。2 岁以下小儿禁用。

(3)枸橼酸哌嗪(驱蛔灵)：每日 100～150mg/kg，最大量不超过 3g，分 2 次口服，连服 2 日。有肝、肾功能不良及癫痫史者禁用。

(4)枸橼酸乙胺嗪(海群生)：每日 8～10mg/kg，分 3 次口服，连服 5 日。用于肺蛔虫症。

【预防护理】

一、预　防

1. 开展卫生宣传工作，养成良好的卫生习惯，不饮生水、不吃未清洗干净的蔬菜瓜果，勤剪指甲，不吮手指，做到饭前便后洗手，以减少虫卵入口的机会。

2. 做好粪便管理，切断传染途径，保持水源及食物不受污染，减少感染机会。

二、护　理

1. 饮食宜清淡，多食易消化食物，少食辛辣、炙煿及肥腻之品，以免助热生湿。

2. 服驱虫药宜空腹，服药后要注意休息，多饮水和保持大便通畅，注意服药后反应及排便情况。

3. 密切观察蛔虫病的并发症，及时采取处理措施。蛔厥时，口服食醋 60～100ml，有安蛔止痛作用。

蛲虫病

蛲虫病是由蛲虫寄生于人体肠道所致的小儿常见的肠道寄生虫病，临床以肛门周围、会阴部皮肤瘙痒及睡眠不安为特征。因蛲虫虫体小色白，形细小如线头，故又称“线虫”。西医学亦称之为蛲虫病。本病无明显的季节性。蛲虫卵对外界的抵抗力强，易于传播，患者是唯一的传染源。感染方式主要通过肛门—手—口直接感染，或人群之间相互传播，在幼儿园等集体机构或家庭中，容易造成反复感染，互相传播。无论儿童、成年人均可感染发病，以2—9岁儿童感染率最高，尤以集体儿童机构易流行。蛲虫的寿命不超过2个月，如果无重复感染可自行痊愈。因此，本病强调预防为主，防治结合，杜绝重复感染，否则药物治疗也难奏效。

【历史沿革】

《诸病源候论·九虫候》："蛲虫，至细微，形如菜虫。……居胴肠"。首次提出蛲虫的命名。《圣济总录·蛲虫》："蛲虫甚微细，若不足虑者。然其生化众多，攻心刺痛，时吐清水，在胃中浸蚀不已，日加羸瘦，……蛲虫咬人下部痒"。

【病因病机】

蛲虫病的发生，是由于吞入有感染性的蛲虫卵所致。雌虫夜间在肛门周围排卵，刺激皮肤作痒，小儿用手抓瘙时，沾染虫卵，若再吮手指或用手摄取食物，虫卵被吞入胃肠；也可通过被蛲虫卵污染的衣服、被褥、玩具或尘埃直接或间接进入胃肠道，并在小肠下段及大肠内发育成虫。若虫卵在肛门口孵化，幼虫爬入肛门，侵入大肠，而造成逆行感染。雌虫排卵后大多死亡，但有的也可再返回肛门或侵入邻近的阴道、尿道等器官。

蛲虫寄生肠道，出现脾胃受损，运化失司，湿热内生等一系列病理改变。虫体每晚移行于肛门，湿热下注，而致肛门奇痒、尿频、尿急或遗尿；若湿热上扰心神，则烦躁、睡眠不宁；蛲虫扰动，气机不利，可见恶心、腹痛；虫积日久，夺取水谷精微，损伤脾胃，则见纳食减少，气血不足，无以滋养肌肤，则面黄肌瘦，神疲乏力。

蛲虫成虫寄生于人体肠道。当人熟睡时，肛门括约肌较松弛，雌虫即从肛门爬出，大量产卵。

【临床表现】

约有1/3的蛲虫感染者无症状，部分蛲虫感染可引起局部和全身症状，当雌虫爬到肛门周围排卵时可引起肛周和会阴皮肤剧烈瘙痒，以夜间为甚，伴睡眠不安。局部皮肤可发生皮炎和继发感染。全身症状有恶心、呕吐、腹泻、腹痛、食欲不振等胃肠激惹现象，还可见噩梦、失眠、不安、过度兴奋等精神症状。蛲虫偶可异位寄生其他器官和侵入邻近器官而引起阑尾炎、阴道炎、盆腔炎及腹膜炎等。外周血见嗜酸性细胞增多。

【辅助检查】

因蛲虫一般不在人体肠道内产卵，所以粪便检查虫卵的阳性率极低，故诊断蛲虫病常采用透明胶纸拭子法或棉签拭子法，于清晨解便前或洗澡前检查肛周。此法操作简便，检出率高。若首次检查阴性，可连续检查2～3天。此外，如发现患儿睡后用手抓挠肛门时，即可查看肛周有无成虫。

【诊断与鉴别诊断】

一、诊　断

1. 轻者仅有肛门瘙痒，以夜间为甚；重者肛门及会阴部奇痒，并有睡眠不安、烦躁、恶心、呕吐、腹痛、腹泻、食欲不振、遗尿等症。

2. 夜间患儿入睡后1～3小时观察肛周皮肤皱褶处有无白色小线虫；直接从肛门周围皮肤皱褶处采集标本，或清晨起床前用透明胶纸紧压肛周部位粘取虫卵，胶面平贴于玻片上在显微镜下观察虫卵，需反复多次检查可提高阳性率。

二、鉴别诊断

肛门湿疹：有肛周作痒，白天、夜间均有症状，局部有红疹点，其他部位也可有红疹点，但肛周找不到蛲虫成虫。

【辨证思路】

本病主要辨别轻重，病初多属实证，轻者多无明显症状，仅有肛周瘙痒；重者蛲虫较多，湿热内生，则肛周及会阴奇痒，睡眠不安，伴烦躁、夜惊、遗尿、食欲不振、恶心、腹痛。蛲虫偶可异位寄生其他器官和侵入邻近器官，而引起阑尾炎、阴道炎、盆腔炎及腹膜炎等。若病程较久，耗伤气血，也可导致脾胃虚弱，但一般证候较轻。

【治疗】

本病以驱虫止痒为基本治则，常内服、外治相结合。蛲虫常居于直肠和肛门，故外治法很重要，外治多采用直肠给药和涂药法。对病久脾胃虚弱者，在驱虫、杀虫时，应注意调理脾胃。本病要重视预防，如能控制重复感染可不药而愈。

一、中医治疗

（一）分证论治

证候：轻者仅有肛门瘙痒，睡眠不安；重者除肛门瘙痒外，可见烦躁，夜寐不安，尿频、遗尿，或肛门周围湿疹、糜烂，日久食欲不振，恶心、呕吐，腹痛，面黄肌瘦，神疲乏力，舌淡，苔白，脉细。

治法：杀虫止痒，结合外治疗法。

主方：驱虫粉（验方）加减。

常用药：使君子、生大黄8∶1比例配方，共为细末。每次剂量0.3g×（年龄＋1），每日3次，饭前1小时吞服，每日总量不超过12g，疗程为7天。此后每周服药 1～2 次，可防止再感染。外用蛲虫膏（含百部、0.2%甲紫）于每晚睡前涂搽肛门；亦可用生百部 30g，浓煎至 30ml，每晚做保留灌肠，连续 10 天。

加减：食欲不振，恶心呕吐，面黄体瘦可配合七味白术散或参苓白术散等治疗。

（二）中成药

追虫丸：用于蛲虫证。

（三）外治疗法

1. 植物油（豆油、菜油）适量擦肛门皱襞周围，每日 2～3 次。有润滑皮肤、止痒、杀虫作用。

2. 百部 50g，苦参 25g。共研细末。加凡士林调成膏状，每晚睡前用温水洗肛门后涂药膏，连用 7 天。用于杀虫止痒。

3. 百部 20g，蛇床子 15g，煎汤外洗肛门。每日 1 次，连用 2～3 次，有止痒杀虫作用。

4. 百部 150g，苦楝皮 60g，乌梅 9g。加水适量，煎煮取汁 20～30ml，保留灌肠，连续 3 天为 1 个疗程。用于驱杀蛲虫。

5. 苦楝根皮 20g，鹤虱 15g，蛇床子 15g，百部 15g，野菊花 15g，甘草 5g。加水煮沸 3～5 分钟，坐浴熏洗，每晚睡前 1 次。有祛湿消炎，止痒杀虫作用。

二、西医治疗

（1）恩波吡维铵（扑蛲灵）：每次 5mg/kg，睡前 1 次顿服，必要时 2～3 周后重复治疗。服后大便可染成红色，为药色所致。用于驱虫。

（2）阿苯达唑（丙硫咪唑）：每次 200～400mg，1 次顿服。为防止再感染，服药后间隔 1～2 周再服 100～200mg。2 岁以下小儿禁用。用于驱虫。

【预防护理】

一、预　防

1. 加强卫生宣教，普及预防蛲虫感染的知识，切断传染途径，特别是群居儿童更应注意。

2. 注意个人卫生，养成良好的卫生习惯，饭前洗手，勤剪指甲，纠正吮手的不良习惯。

二、护　理

1. 患儿被褥及内衣裤应勤洗换，用开水洗烫煮沸，玩具等物品可用 0.5%碘液消毒，以杀死虫卵。

2. 每天用温水给患儿清洗肛门会阴，穿满裆裤，防止小儿用手搔抓肛门。

（薛　征）

■参考文献

[1] 汪受传，虞坚尔. 中医儿科学[M]. 3 版. 北京：中国中医药出版社，2012：106-108.

[2] 沈晓明，王卫平. 儿科学[M]. 7 版. 北京：人民卫生出版社，2010：232-233.

[3] 罗笑容，许尤佳. 中西医结合儿科学[M]. 2 版. 北京：科学出版社，2008：82-83.

[4] 马融，韩新民. 中医儿科学[M]. 2 版. 北京：人民卫生出版社，2012：45.

[5] 桂永浩. 小儿内科学高级教程[M]. 北京：人民军医出版社，2011：35.

[6] 中华医学会儿科学分会消化学组，中华医学会儿科学分会感染学组，《中华儿科杂志》编辑委员会. 儿童腹泻病诊断治疗原则的专家共识. 中华儿科杂志，2009，47(8)：634-636.

[7] 陈洁. 儿童功能性胃肠病的罗马Ⅲ诊断标准[J]. 中国实用儿科杂志，2007，22(1)：1.

[8] 张树成，王维林，曲日斌，等. 中国北方五市儿童功能性便秘症状学诊断标准的初步研究. 中华胃肠外科杂志，2010，13(9)：656.

[9] 汪受传. 中医儿科学[M]. 2 版. 北京：中国中医药出版社，2007.

[10] 万力生，邱静宇. 中医儿科诊疗思维[M]. 北京：人民军医出版社，2010.

[11] 熊磊，常克. 中西医临床儿科学[M]. 北京：中国医药科技出版社，2012.

[12] 叶礼燕. 儿科辨病专方治疗[M]. 北京：人民卫生出版社，2000.

[13] 虞坚尔. 中西医结合儿科学[M]. 北京：人民卫生出版社，2012.

第7章

心肝系病证

第一节　夜　啼

夜啼是指婴儿经常夜间啼哭不眠、阵发或持续，甚则通宵达旦，但白天如常为特征的病证。多见于新生儿及6个月以内的小婴儿。病程长者，不仅使小儿自己长久不得安宁、影响身心健康，也使患儿父母不得安宁、影响工作和学习。

啼哭是婴儿的一种本能反应，新生儿及婴儿常以啼哭表达自己的要求和痛苦，另外啼哭也是婴儿时期一种良好的呼吸运动，适量啼哭有利于婴儿的生长发育。小儿夜间啼哭有的属生理现象，有因某种不适，亦是各种病态的表现。正常健康小儿哭声清亮而长，并有泪液，无其他症状表现，属于生理现象。当婴幼儿有各种不适时，如饥饿或过饱、口渴、衣着过暖、包扎过紧、困睡、尿布潮湿等，可引起啼哭不止，当解除了原因后，啼哭自然停止。啼哭亦是某些疾病的表现形式之一，各种疾病引起的，一般日夜均可啼哭，并有相应的临床表现，同时重症夜啼可能是某些严重病证的早期反映，须密切观察其变化，诚如《幼科释谜·啼哭原由症治》："务观其势，各究其情，勿云常事，任彼涕淋。"

本节主要讨论婴儿夜间不明原因的反复啼哭。由于伤乳、发热或其他疾病引起的啼哭，应当审因论治，不属于本证范围。

【历史沿革】

我国早在《诸病源候论》《颅囟经》等医著中对本病已有记载。如《诸病源候论·小儿杂病诸候·夜啼候》云："小儿夜啼者，脏冷故也。"并对夜啼的鉴别亦有一定的认识，如《育婴家秘·啼哭》中指出："小儿啼哭，非饥则渴，非痒则痛，为父母者，必诚求之，渴则饮之，饥则哺之，痛则摩之，痒则抓之，其哭止者，中其心也，如哭不止，当以意度"。《幼幼集成·夜啼证治》也指出"凡夜啼见灯即止者，此为点灯习惯，乃为拗哭、实非病也。"

人的寤寐由心神控制，而自然界、人体阴阳的正常运作是心神调节寤寐的基础，阳入于阴是寐的条件。正如《灵枢·营卫生会篇》："阴阳相贯，如环无端……营卫之行不失其常，故昼精而夜瞑"；清·林珮琴《类证治裁·不寐》亦云："阳气自动而之静，则寐；阴气自静而之动，则寤"。总之，凡影响阳入于阴和神不安宅的因素都会成为夜啼的病因。《灵枢·大惑论》："卫气不得入于阴，常留于阳……不得入于阴则阴气虚，故目不瞑矣。"《诸病源候论·小儿杂病诸候·夜啼候》所云："夜阴气盛，与冷相搏则冷动，冷动与藏气相并，或烦或痛，故令小儿夜啼也。"

目前中医学对小儿夜啼的研究，侧重在辨证论治原则指导下的内服药物、针灸疗法、推拿疗法、敷贴疗法等的临床疗效观察，体现了治疗手段多样化和发展简易有效疗法的趋势。

【病因病机】

1. 脾寒气滞　脾寒气滞是导致夜啼的常见病因。由于孕母素体虚寒、恣食生冷、胎禀不足、脾寒内生。或因护理不当、腹部中寒，或用冷乳哺食。小儿为稚阴稚阳之体，五脏属阴，脾为至阴、喜温而恶寒，夜属阴；脾经虚寒，或中寒邪，入夜则脾之阴寒甚，或寒冷凝滞、气机不利，或寒凝阳郁、阳不能入于阴而致夜啼；日属阳，故脾之阴寒得阳则缓。

2. 心经积热　若孕母脾气急躁，或平素恣食香燥炙煿之物，或过服温热药物，蕴蓄之热遗于胎儿；出生后将养过温，受火热之气熏灼，均令体内积热。胎禀火伏热郁，心火旺盛，心主火属阳，日属阳，夜属阴；至夜阴气盛而阳气衰，阳衰则无力与伏热、灯火相搏，而内扰心神，则心神不安，故入夜不寐烦躁而啼哭不宁，日属阳，阳衰得阳则缓，加之彻夜啼哭之后，阳气耗损而日间精神不振，故白天入寐；夜间心火复亢，故入夜又啼。周而复始，循环不已。

3. 惊恐伤神　小儿神志发育未臻完善，心藏神而主惊，小儿神气怯弱，智慧未充，虚神得阳(昼)则安，若卒见异常之物，或闻特异声响，常致心神被扰，甚至暴受惊恐。惊则伤神，恐则伤志，入夜更致虚神不安，神志不宁，寐中暴惊而啼。

总之，寒凝阳郁而啼，热则烦而啼，惊则神不安而啼，故寒、热、惊为本病之主要病因病机。

【临床表现】

婴儿难以查明原因的入夜啼哭不安，时哭时止，或每夜定时啼哭，甚则通宵达旦，而白天如常。夜啼是指入夜啼哭不移的病证，但白天安静，全身一般情况良好。

【辅助检查】

临证必须详细询问病史，仔细进行体格检查，必要时辅以有关实验室检查，排除外感发热、口疮、肠套叠、寒疝等疾病引起的啼哭。

【诊断与鉴别诊断】

(一)诊断要点

临床上诊断夜啼病证时必须首先排除拗哭及饥饿、口渴、尿布潮湿等引起的非病态的生理性啼哭，最后排除发热、积滞、咳喘、吐泻、口疮、聤耳、肠结、盘肠气痛、惊风等引起的夜啼症状。因此，在诊断夜啼病证时必须强调排除诊断。

(二)鉴别诊断

1. 生理性啼哭　又称之为拗哭，小儿夜间若哺食不足或过食，尿布潮湿未及时更换，环境及衣被过冷或过热，襁褓中夹有硬件异物等，均可引起婴儿不适而啼哭，采取相应措施后则婴儿啼哭即止。有些小婴儿因不良习惯而致夜间啼哭，如夜间开灯而寐之拗哭，摇篮中摇摆方寐、怀抱方寐、边走边拍方寐的习惯等，《幼幼集成·夜啼证治》："凡夜啼见灯火即止者，此为点灯习惯，乃为拗哭，实非病也"。注意纠正不良习惯后啼哭可以停止。这类啼哭均为生理性哭闹，哭时声调一致，余无其他症状。

2. 病理性啼哭　中枢神经系统疾病，如新生儿中枢神经系统感染或颅内出血，常有音调高、哭声急的"脑性尖叫"声；消化系统疾病，如各种肠道感染或消化不良时，可由肠痉挛引发腹部阵痛，哭声呈阵发性，时发时止，昼夜无明显差异；急腹症时可引起突然嚎叫不安，伴面色苍白、出汗等症状；佝偻病及手足搐搦症患儿常好哭、烦闹不安；营养不良小儿常好哭，但哭声无力；其他常见病如感冒鼻塞、重舌、疝气、口腔炎、疱疹性咽峡炎、中耳炎、皮肤感染、蛲虫感染等，亦可伴有夜间哭闹。

【辨证思路】

本病辨证重在辨别寒热虚实。确认夜啼无直接病因者，方可根据发病季节、起病诱因等分析可能的致病因素进行辨证。根据哭声的强弱、持续时间、兼症的属性来辨别寒热虚实。哭声响亮而长为实，哭声低弱而短为虚；哭声绵长、时缓时急为寒，哭声响亮、延续不休为热，哭声惊怖、骤然发作为惊。婴儿夜啼以实证为多，虚证较少。辨证要与辨病相结合，不可将他病引起的啼哭误作夜啼，延误治疗。

【治疗】

按病机之寒热虚实，分别施以温清补泻。因脾脏虚寒者，治以温脾散寒；因心经积热者，治以清心导赤；因惊恐伤神者，治以镇惊安神。

夜啼治疗除按照其病机调整脏腑虚实寒热，使脏气安和、血脉调匀，气血循行有度，昼夜阴阳交替有序，势必安然入睡。临证以祛除病因，调理脏腑功能为主，一般不必多用镇惊安神之品，自然达到不安神而神自宁之目的。幼婴服药困难者，也可先使用简易的外治疗法。

(一)分证论治

1. 脾脏虚寒

证候：啼哭时哭声低弱，时哭时止，四肢欠温，吮乳无力，胃纳欠佳，大便溏薄，小便色清，面色青白，唇色淡红，舌苔薄白，指纹多淡红。

治法：温脾散寒。

主方：乌药散(《小儿药证直诀》)合匀气散(《医宗金鉴》)加减。

常用药：乌药、高良姜、炮姜、砂仁、陈皮、木香、香附、白芍、甘草、桔梗。

加减：大便溏薄加党参、白术、茯苓、益智仁健脾益气；时有惊惕加蝉蜕、钩藤、龙骨祛风镇惊；哭声微弱，胎禀怯弱，形体羸瘦者，可酌用附子理中汤(《三因极一病证方论》)治之，以温壮元阳。

常用中成药：异功散、附子理中丸。

2. 心经积热

证候：啼哭时哭声较响、见灯尤甚、寤寐烦扰，哭时面赤唇红，烦躁不宁，身暖多汗，大便秘结，小便短赤，舌尖红，苔薄黄，指纹多紫。

治法：清心导赤，泻火安神。

主方：导赤散(《小儿药证直诀》)加减。

常用药：生地黄、竹叶、通草、甘草梢、灯心草。

加减：大便秘结而烦躁不安者，加生大黄以泻火除烦；腹部胀满而乳食不化者，加麦芽、莱菔子、神曲以消食导滞；热盛烦闹者加黄连、栀子以泻火除烦。

3. 惊恐伤神

证候：夜间突然啼哭，似见异物状，神情不安，时作惊惕，紧偎母怀，面色乍青乍白，哭声时高时低，时急时缓，舌象正常，脉数，指纹色紫。

治法：定惊安神，补气养心。

主方：远志丸(《严氏济生方》)加减。

常用药：远志、石菖蒲、茯神、龙齿、人参、茯苓。

加减：睡中时时惊惕者，加钩藤、菊花以息风镇惊；喉有痰鸣，加僵蚕、矾郁金化痰安神，也可用琥珀抱龙丸(《活幼心书》)以安神化痰。

(二)药物外治

1. 艾叶、干姜粉适量。炒热，用纱布包裹，熨小腹部，从上至下，反复多次。用于脾脏虚寒证。

2. 丁香、肉桂、吴茱萸各等量。研细末，置于普通膏药上，贴于脐部。用于脾脏虚寒证。

3. 灯心草烧灰，适量。涂乳上，让婴儿吮乳时吸吮。用于心经积热证。

(三)推拿疗法

1. 分阴阳，运八卦，平肝木，揉百会、安眠(翳风与风池连线之中点)。脾寒者补脾土，揉足三里、关元；心热者泻小肠，揉小天心、内关、神门；惊恐者清肺金，揉印堂、太冲、内关。

2. 按摩百会、四神聪、脑门、风池(双)，由轻到重，交替进行。患儿惊哭停止后，继续按摩2～3分钟。用于惊恐伤神证。

(四)针灸疗法

1. 艾灸　将艾条燃着后在神阙周围温灸，不触及皮肤，以皮肤潮红为度。每日1次，连灸7日。用于脾脏虚寒证。

2. 针刺　取穴中冲，不留针，浅刺出血。用于心经积热证。

【预防与护理】

一、预　防

1. 要注意防寒保暖，但勿衣被过暖。

2. 孕妇及乳母不可过食寒凉及辛辣热性食物。

3. 勿受惊吓，睡眠前勿看电视、听音响，不要大声喧哗。

4. 不要将婴儿抱在怀中睡眠，不通宵开启灯具，减少夜间哺乳次数，养成良好的睡眠习惯。

二、护　理

1. 注意保持周围环境安静祥和，检查衣服被褥有无异物，以免刺伤皮肤。

2. 婴儿啼哭不止，要注意寻找原因，若能除外饥饿、过饱、闷热、寒冷、虫咬、尿布浸渍、衣被刺激等，则要进一步做系统检查，以尽早明确诊断。

(侯树平)

第二节　病毒性心肌炎

病毒性心肌炎是指病毒感染心肌后，通过对心肌细胞产生直接损伤和(或)通过自身免疫反应引起的心肌细胞坏死、变性和间质炎性细胞及纤维素渗出过程。以心悸、心前区不适、乏力、多汗、气短、头晕、面色苍白，心电图及早期心肌酶异常为特征。本病发病率呈逐年递增趋势，发病年龄集中于3—10岁小儿。春秋两季多发。常继发于呼吸道和消化道感染之后。本病表现多样，症状程度相差悬殊，轻者可无任何临床表现，重者可出现心律失常、心力衰竭、心源性休克而危及生命。也有少数迁延数月或数年，演变为扩张型心肌病，表现为心脏扩大、心功能减低等。

【历史沿革】

本病属中医学风温、心悸、怔忡、胸痹、虚劳等范畴。《小儿药证直诀·脉证治法》："心主惊……虚则卧而动悸不安。"《婴童百问·慢惊》："心藏神而恶热，小儿体性多热，若感风邪，则风热搏于脏腑，其气郁愤，内乘于心，令儿神志不宁，故发为惊。若惊甚不已，则悸动不宁，是为惊悸之病。"说明本病与正气不足、感受邪毒有密切关系。

【病因病机】

中医学认为，本病内因责之于素体正气不足，外因责之于风温邪毒侵袭。

一、正气亏虚

小儿肺脏娇嫩，卫外不固，易遭风热、湿热时邪侵袭。心脾不足，正气无力抗邪，外邪由表及里，首犯肺卫，中蕴肠胃，内舍于心。肺脾不足，水津代谢不利，酿湿生痰；心气不足，血行不畅，鼓动无力，瘀阻脉络，痰瘀互结，心脉失养。若天禀不足，病初即可见心阳欲脱之危证。

二、感受邪毒

春秋之季，风气当令，气候变化较大，风为百病之长，易挟温热邪毒。小儿禀赋不足，或邪毒势盛，则易感邪而发。邪毒可由表及里，亦可直中心阳，使心脉受损。其中，风温、湿热最为多见。

本病以感受邪毒为发病主因，瘀血、痰浊为病变中的病理产物，病初常见邪实正虚，虚实夹杂的证候，后期则以正气亏虚，心之气阴不足为主。病位在心。病机关键为邪毒犯心，心之气血阴阳受损。初期多以外感症状首发，如发热、鼻塞、流涕、咽红、咳嗽，或见呕吐、腹泻，继之表现为心悸、疲乏、胸闷、气短等，症状可迁延不愈或反复发作。部分病例初期即可出现心阳暴脱之变证。

西医对本病的发病机制尚未完全阐明。目前认为主要与病毒直接损伤心肌，或病毒触发机体免疫反应损伤心肌细胞有关。也有研究显示具有遗传易感性的患儿容易发病。

【临床表现】

1. *前驱感染病史*　起病前常有呼吸道或消化道感染等病毒感染史。

2. *典型症状*　包括心悸、胸闷胸痛、心前区不适、乏力、多汗、气短、头晕、面色苍白、腹痛、恶心、呕吐等。

3. *重症表现*　①心力衰竭：呼吸急促或困难，肺底部可闻及细湿啰音，肝脏增大，水肿。②心源性休克：四肢发凉、脉搏细弱、血压下降、面色青灰。③严重心律失常：突然晕厥，或意识完全丧失，可伴有抽搐、二便失禁。听诊表现为心动过速或过缓。

4. *其他*　慢性起病者常表现为心脏扩大、心功能减低或心力衰竭。

【辅助检查】

1. *X线胸片*　心脏大小正常或不同程度增大。

2. *心电图*　①窦性心动过速。②ST-T改变：ST段偏移，T波平坦、双向或倒置。③心律失常：期前收缩，室上性或室性心动过速、房颤或房扑，窦房或房室传导阻滞等。④其他：QRS波群低电压（新生儿除外），Q-T间期延长及异常Q波。

3. *超声心动图*　急性心肌炎常见非特异性的节段性室壁运动异常，或一过性心室壁肥厚；慢性心肌炎可表现类似扩张性心肌病改变，心腔扩大，心室收缩功能减低。

4. *心肌酶谱*　一般以血清肌酸激酶（CK-MB）活力与CK总活性之比≥6%作为心肌损伤的特异性指标。CK-MB定量分析≥5ng/ml为阳性，提示心肌损伤。

5. *心肌肌钙蛋白*　血中肌钙蛋白T（cTnT）或肌钙蛋白I（cTnI）水平明显升高。

6. *抗心肌抗体*　抗肌球蛋白抗体、抗肌凝蛋白抗体、抗线粒体腺苷酸转移酶抗体、抗心肌G蛋白偶联受体抗体、抗β_1受体抗体等阳性支持心肌炎诊断。

7. *心内膜心肌活体组织检查*　是诊断病毒性心肌炎的金指标。

【诊断与鉴别诊断】

一、临床诊断依据

1. 心功能不全、心源性休克，或心脑综合征。

2. 心脏扩大（X线、超声心动图具有之一）。

3. 心电图改变：以R波为主的2个或2个以上主要导联（Ⅰ、Ⅱ、aVF、V_5）的ST-T改变持续4天以上伴动态变化，窦房、房室传导阻滞，完全性右或左束支阻滞，成联律、多形、多源、成对或并行性期前收缩，非房室结及房室传导折返引起的异位心动过速，低电压及异常Q波。

4. CK-MB升高或cTnI、cTnT阳性。

二、病原学诊断依据

1. *确诊指标*　自患儿心内膜、心肌、心包（活体组织检查、病理学检查）或心包穿刺液检查，发现以下之一者可确诊心肌炎由病毒引起。

(1)分离到病毒。

(2)用病毒核酸探针查到病毒核酸。

(3)特异性病毒抗体阳性。

2. *参考依据*　有以下之一者结合临床表现可考虑心肌炎系病毒引起。

(1)自患儿粪便、咽拭子或血液中分离到病毒，且恢复期血清同型抗体滴度较第一份血清升高或降低4倍以上。

(2)病程早期患儿血中特异性 IgM 抗体阳性。

(3)用病毒核酸探针自患儿血中查到病毒核酸。

三、确诊依据

1. 具备临床诊断依据 2 项,可临床诊断为心肌炎。

2. 同时具备病原学诊断依据之一,或者发病同时或发病前有病毒感染的证据者,可临床诊断为病毒性心肌炎。

3. 凡不具备确诊条件,但临床怀疑为心肌炎时,可作为"疑似心肌炎"给予必要的治疗,并长期随诊。在院外随诊过程中,根据病情变化,确诊或排除心肌炎。

4. 应排除风湿性心肌炎、中毒性心肌炎、先天性心脏病、结缔组织病及代谢性心肌损害、甲状腺功能亢进症、原发性心肌病、原发性心内膜弹力纤维增生症、先天性房室传导阻滞、心脏自主功能异常、β 受体功能亢进及药物引起的心电图改变。

四、分　期

1. 急性期　新发病,症状及检查阳性发现明显且多变,一般病程在半年以内。

2. 迁延期　临床症状反复出现,客观指标迁延不愈,病程多在半年以上。

3. 慢性期　进行性心脏增大,反复心力衰竭或心律失常,病情时轻时重,病程在 1 年以上。

五、鉴别诊断

1. 风湿性心脏病　多有发热、关节炎等风湿热病史,心脏表现以心脏瓣膜,尤其二尖瓣和主动脉瓣受累为主,心电图 P-R 间期延长最常见,抗溶血性链球菌 O 多升高。

2. 先天性心脏病　多出生后即发现器质性心脏杂音和(或)发绀,超声心动图可发现心脏结构改变。

3. 心包炎　心电图显示肢导低电压,超声心动图发现中到大量心包积液。

【辨证思路】

病毒性心肌炎的辨证主要根据证候虚实以及病情轻重加以区分。

一、辨 虚 实

实证者,多为发病初期,病程较短,以邪热、瘀证为著,表现为发热,咳嗽痰多,咽红,心悸胸痛,舌红,苔黄或舌暗有瘀点;虚证者,多为疾病恢复期或慢性期,病程较长,心之气血阴阳皆可受损,出现相应的证候表现,可见心悸气短、神疲乏力、多汗懒言、面色不华、舌淡、少苔或剥苔。若素体虚弱,正不胜邪,正虚邪恋,早期或迁延期也可见虚实夹杂之证,当根据具体表现和邪正关系加以辨别。

二、辨 轻 重

神志清楚,活动自如,面色红润,脉实有力者,病情较轻;若烦躁不安,或昏不识人,气促吸微,面色苍白,大汗淋漓,四肢厥冷,口唇青紫,脉微欲绝或频繁结代者,病情危重。

【治疗】

中医方面,根据临床特点,首先要辨明疾病的轻重缓急,以及证候的虚实。此外,也可以采取辨证与辨病相结合,或采取分期论治的原则,将本病分为急性期、迁延期、恢复期、慢性期 4 期论治。本病治疗原则为调和气血、扶正祛邪,根据不同阶段邪正的性质和关系,可辨证采用清热解毒、活血化瘀、利湿化痰、温振心阳、益气复脉之法。西医方面,以休息、抗病毒、改善心肌营养及对症处理为主。

一、中医治疗

(一)分证论治

1. 风热犯心

证候:发热恶风,或不发热,鼻塞流涕,头痛咽痛,咳嗽有痰,心悸,气短,胸闷胸痛,乏力多汗,舌红,苔薄黄,脉浮数无力或结代。

治法:疏风清热,解毒护心。

主方:银翘散(《温病条辨》)加减。

常用药:金银花、连翘、淡竹叶、荆芥、苦参、淡豆豉、薄荷、桔梗、芦根、黄芩、甘草。

加减:邪热炽盛,加黄芩、生石膏、栀子清热泻火;咳嗽有痰,加杏仁、贝母止咳化痰;胸闷胸痛,加丹参、瓜蒌皮、郁金化痰散瘀;心悸,脉结代,加五味子、生地黄、柏子仁养心安神;汗多,加煅龙骨、煅牡蛎潜阳敛阴。

2. 湿热侵心

证候:恶寒发热,身重肢酸,恶心呕吐,腹痛腹泻,心悸,憋闷,乏力,苔黄腻,脉濡数。

治法:清热利湿,解毒透邪。

主方:葛根芩连汤(《伤寒论》)加减。

常用药:葛根、黄芩、黄连、半夏、木香、板蓝根、莲子心、淡竹叶。

加减:胸闷憋气,加瓜蒌皮、枳壳宽胸散结;心悸,心烦,加栀子、茯苓清热养心;呕吐腹泻,加木香、白扁豆、车前子理气化湿。

3. 痰瘀互阻

证候:胸闷气短,心悸,头晕,胸痛叹息,时欲呕恶,咳嗽痰多,舌紫暗,苔厚腻,脉滑或结代。

治法:化痰散瘀,通痹复脉。

主方:瓜蒌薤白半夏汤(《金匮要略》)合失笑散(《重修政和经史证类备用本草》)加减。

常用药:瓜蒌、薤白、制半夏、远志、石菖蒲、蒲黄、五灵脂、延胡索。

加减:胸闷胸痛,加丹参、郁金散瘀止痛;痰浊化热,加黄连、栀子清热化痰;睡眠不宁者,加夜交藤、合欢皮养心安神。

4. 心阳虚脱

证候:心悸头晕,胸闷气短,动则更甚,神疲乏力,面色苍白,自汗肤冷,四肢不温,甚者突然面色青灰、冷汗淋漓,四肢厥冷,口唇及指(趾)青紫,呼吸微弱,苔白,脉细弱而数,或脉微欲绝。

治法:温振心阳,强心复脉。

主方:桂枝甘草龙骨牡蛎汤(《金匮要略》)加减。

常用药:桂枝、熟附子、人参、黄芪、龙骨、牡蛎、甘草。

加减:形寒肢冷,加干姜温阳散寒;心悸咳喘,不能平卧,下肢浮肿,以真武汤合五苓散加减温阳利水;苍白乏力,动则气喘,不能平卧,自汗肤冷,可配合参附汤静脉滴注益气温阳;阳气暴脱者,应配合西医积极抢救。

5. 正虚邪恋

证候:神疲乏力,胸闷叹气,心悸气短,时有低热,纳呆食少,自汗盗汗,易患感冒,感冒后症情加重,舌偏红或偏淡,苔薄白,脉细软或结代。

治法:扶正祛邪。

主方:黄芪桂枝五物汤(《金匮要略》)加减。

常用药:黄芪、桂枝、白芍、生姜、大枣。

加减:心悸明显,加龙齿、琥珀安神宁心;低热盗汗,加麦冬、地骨皮、白薇养阴清热;心烦少寐,加五味子、酸枣仁养心安神;反复感冒,加太子参、防风、白术补气固表。

6. 气阴两虚

证候:心悸不宁,活动后尤甚,少气懒言,神疲倦怠,头晕目眩,自汗盗汗,烦热口渴,夜寐不安,舌光红,脉细数或结代。

治法:补益气阴,养心复脉。

主方:生脉散(《医学启源》)合炙甘草汤(《伤寒论》)加减。

常用药:人参、麦冬、五味子、炙甘草、茯神、阿胶、生地黄、火麻仁。

加减:自汗盗汗,加黄芪、浮小麦补气敛汗;心慌神疲,加当归、酸枣仁、五味子补血安神。

7. 心脾两虚

证候:心悸不安,面色少华,头晕目眩,短气乏力,自汗便溏,纳差厌食,舌淡红,苔白,脉缓或结代。

治法:调理脾胃,益气复脉。

主方:四君子汤(《圣济总录》)合桂枝加龙骨牡蛎汤(《金匮要略》)加减。

常用药:党参、白术、茯苓、桂枝、白芍、生龙骨、生牡蛎、炙甘草、大枣。

加减:体虚多汗,加黄芪、浮小麦补气敛汗;血虚明显,加归脾汤补益心脾;脾胃阴虚,加益胃汤养阴生津。

8. 心肾阳虚

证候:心悸怔忡,神疲乏力,畏寒肢冷,面色苍白,头晕多汗,甚则肢体浮肿,呼吸急促,舌质淡胖或淡紫,脉细无力或结代。

治法:温阳利水,益气宁心。

主方:真武汤(《伤寒论》)加减。

常用药:熟附子、茯苓、赤芍、白术、桂枝、生姜、人参、丹参、泽泻。

加减:气虚乏力,加党参(或人参)、黄芪补元气;肢体浮肿,加猪苓、防己利水消肿;悸动喘息,加葶苈子、苏子、白芥子泻肺平喘;表里俱寒,加麻附细辛汤辛温散寒。

(二)中成药

1. 生脉注射液　用于气阴两虚。

2. 参附注射液　用于心阳虚弱。

3. 丹参注射液　用于痰瘀互阻证或夹瘀各证。

4. 宁心宝胶囊　用于恢复期、迁延期,心律不齐、期前收缩者。

(三)针灸疗法

1. 体针　主穴取心俞、巨阙、间使、神门、血海,配穴取大陵、膏肓、丰隆、内关。用补法得气后留针30分钟,隔日1次。

2. 耳针　取心、交感、神门、皮质下,隔日1次。

或用王不留行子压穴,用橡皮膏固定,每日按压2～3次。

二、西医治疗

(一)休息

卧床休息是心肌炎最重要的治疗。可以减轻心脏负荷、减少心肌耗氧量。急性期至少卧床休息3～4周。有心功能不全或心脏扩大者更应强调绝对卧床休息3个月。

(二)抗病毒治疗

对病毒血症阶段的早期患儿或心肌活体组织检查证实有病毒复制的患儿,可选用抗病毒治疗。常规选用干扰素、利巴韦林、更昔洛韦等。

(三)改善心肌营养与代谢药物

1. 大剂量维生素C 每次100～200mg/kg,1日1次,2～4周为1个疗程。

2. 其他 如辅酶Q_{10}、1,6-二磷酸果糖、磷酸肌酸等也可选用。

(四)免疫抑制药

肾上腺皮质激素类

(1)泼尼松:1～2 mg/(kg·d),1日3次,2～4周后逐渐减量,至8周左右减至0.3mg/(kg·d),维持2～3个月再逐渐减量。

(2)甲泼尼龙:10～30mg/(kg·d),于1～2小时静脉滴注,连用3天,然后逐渐减量改为口服泼尼松。

(3)大剂量丙种球蛋白:2g/kg,于2～3天静脉滴注。

(五)对症治疗

(1)控制心力衰竭:一般病例用地高辛口服,饱和量用常规2/3量。心力衰竭不重,发展不快者,可用每日口服维持量法。急性心力衰竭时可加用利尿药,但应注意预防低钾血症。

(2)抢救心源性休克:及时使用血管活性药物,如多巴胺、多巴酚丁胺、氨力农、米力农等。

【预防护理】

1. 注意休息,急性期至少休息到热退后3～4周。避免过度疲劳,不宜做剧烈活动。

2. 多接触阳光,天气变化时注意增减衣服,防止感冒发生。

3. 饮食宜清淡和富有营养,忌食过于肥甘厚腻及辛辣之品。

(王素梅)

第三节 注意力缺陷多动障碍

注意力缺陷多动障碍又称儿童多动症。是指智力正常或基本正常的小儿,表现出与年龄不相称的注意力不集中,不分场合的过度活动,情绪冲动、任性,自控能力差,并有认知障碍和学习困难的一组综合征。本病起病于7岁以前,症状可持续至青春期或成年期,我国报道学龄儿童患病率为3%～5%,男孩发病较多,男女发病比例为4～9∶1。常伴有人际关系差、自我评价低下、可共患其他精神障碍,影响正常学习生活。

【历史沿革】

本病在古代医籍中未见专门记载,根据其神思涣散、多语多动、冲动不安,可归入"脏躁""躁动"证中,由于患儿智力接近或完全正常,但活动过多、注意力不集中而导致不同程度的学习困难,故与"健忘""失聪"证有关。

【病因病机】

本病病因主要与先天禀赋不足、产伤外伤瘀滞、后天护养不当、情绪意志失调密切相关。

一、先天禀赋不足

父母健康状况欠佳、母亲孕期多病、精神调养失宜等,致使胎儿先天不足,肝肾亏虚,精血不充,脑髓失养,元神失藏。

二、产伤外伤瘀滞

因产伤(早产、难产、窒息等)或其他外伤,导致患儿气血瘀滞,痰浊内阻,经脉流行不畅,心肝失养而神魂不宁。

三、后天护养不当

过食辛热炙煿,则心肝火炽;过食肥甘厚味,则酿生湿热痰浊;过食生冷,则损伤脾胃。病后失养,脏腑受损,气血亏虚,均可导致心神失养,阴阳失调,而出现心神不宁,注意力涣散和多动。

四、情绪意志失调

小儿为稚阴稚阳之体,肾精未充,肾气未盛。

由于生长发育迅速，阴精相对不足，致阴不制阳，阳盛则动。小儿年幼，情绪未稳，心神怯懦，若教育不良，过分溺爱，或过于严厉，经常责骂打罚，可致患儿脏腑失调，气血失和，则心神不定，躁动不安，冲动任性，失忆善忘。

本病病位主要在心、肝、脾、肾三脏。病机关键为阴阳失衡，阴虚阳亢，阳动无制。小儿五脏虚实的生理特点也是本病的发病基础。小儿脾肾不足，心肝有余。脾在志为思，脾常不足，则神思涣散；肾主骨生髓，通于脑，肾虚髓减则动作笨拙，智力不开；肾阴不足，不能涵养肝木，则肝阳亢动，而现急躁、易怒、冲动、多动等；湿热酿痰，痰火扰心，心火有余，则心烦多动、多语冲动、注意力不集中；脑为髓海，颅脑损伤，则瘀血阻窍，精血不荣，髓海失养，而见记忆力差。

神经生物化学研究提示去甲肾上腺素、多巴胺和5-羟色胺在多动障碍中也起关键作用。神经影像学研究发现本病患者存在大脑额叶功能减退，表现为工作记忆、情绪控制、动机控制等执行功能方面障碍。本病危险因素主要包括：母孕期吸烟酗酒、儿童铅暴露、家庭关系不和睦、教育方式简单粗暴、过度保护与缺乏温暖、父母文化和经济水平低下等。

【临床表现】

1. 注意缺陷　是多动障碍的核心症状之一，主要表现为主动注意的缺陷，如听课时容易走神；做作业不能全神贯注、拖拖拉拉；经常丢失学习或生活用品。

2. 活动过多　是多动障碍的另一核心症状，主要表现为活动量和活动内容明显增多，如过分不安宁、小动作多、不能静坐、话多、喧闹。

3. 冲动性　表现为容易激惹、行为冒失、不怕危险、不顾后果。

4. 其他　常伴有学习困难、成绩下降、情绪不稳、易怒焦虑、对立违抗等。

【辅助检查】

部分患儿存在脑电图表现异常，但无特异性诊断价值。

【诊断与鉴别诊断】

一、诊　断

1. 起病于7岁以前，症状持续存在超过6个月。

2. 主要表现为注意缺陷和(或)活动过度，必须出现在学校、家庭等1个以上场合。

3. 可存在学习困难，品行问题。

4. 排除症状是由情绪障碍、精神发育迟滞、儿童精神分裂症等其他障碍所致。

二、鉴别诊断

1. 正常活泼儿童　表现为好动行为与年龄发育水平、兴趣爱好和环境相符合，在需要安静的时候可以安静下来。

2. 品行障碍　表现为违反与年龄相应的社会规范和道德准则的行为，行为带有明显破坏性和反社会行为，如打架、偷盗、说谎、逃学、破坏和攻击行为等。

3. 精神发育迟滞　常有冲动、攻击行为、多动等表现，但详细了解患儿生长发育史，会发现患儿有语言、运动等发育迟滞，智力测试IQ在70以下，社会能力普遍性低下等。

4. 多发性抽动症　以运动、言语和抽搐为特点的综合征。表现为头部、躯干、四肢肌肉抽动，喉中发出奇特鸣叫声或有骂人语言。

【辨证思路】

本病以脏腑、阴阳辨证为纲，实质为虚证，亦有标实之状，临床多见虚实夹杂之证。

一、辨 脏 腑

在肝者，易于冲动，好动不静，容易发怒，常不能自控；在心者，注意力不集中，情绪不稳定，多梦烦躁；在脾者，兴趣多变，做事有头无尾，言语冒失；在肾者，脑失精明，学习记忆欠佳，或有遗尿、五心烦热等。

二、辨 阴 阳

阳亢有余者，动作过多，冲动任性，急躁易怒；阴静不足者，注意力不集中，自我控制差，情绪不稳，神思涣散。

【治疗】

中医方面，以调和阴阳为治疗原则。重在补不足、泻有余，阴平阳秘，精神乃治。病程中有痰浊、痰火、瘀血等兼证，则佐以化痰、清热、祛瘀等治法，可配合针灸推拿等疗法。西医方面，多采取综合治疗，包括药物治疗、父母培训、心理治疗和学校教育等。

一、中医治疗

(一)分证论治

1. 肝亢风动

证候：多动难静，急躁易怒，多动任性，难以抑制，神思涣散，注意力不集中，或有记忆力下降，学习成绩低下，或有遗尿，腰酸乏力，或有两颧潮红、五心烦热、盗汗、少寐多梦、大便秘结，舌质红，少苔或无苔，脉细数或弦细。

治法：益肾填精，平肝息风。

主方：杞菊地黄丸（《医级》）加减。

常用药：熟地黄、山茱萸、山药、枸杞子、菊花、牡丹皮、白蒺藜、青龙齿、远志、龟甲。

加减：夜寐不宁，加酸枣仁、五味子、琥珀养心安神；学习困难，记忆力差，加菖蒲、远志开窍益智；烦躁不安，加紫贝齿、珍珠母、栀子清心平肝；口渴便秘，午后潮热，加玄参、知母、白芍养阴清热。

2. 心脾两虚

证候：神思涣散，头晕健忘，思维迟钝，多动而不暴躁，言语冒失，做事有头无尾，神疲乏力，睡眠不实，食欲不振，大便溏泻，面色不华，舌淡苔白，脉细弱。

治法：补益心脾，养血安神。

主方：归脾汤（《济生方》）合甘麦大枣汤（《金匮要略》）加减。

常用药：炙甘草、党参、白术、黄芪、当归、大枣、龙眼肉、淮小麦、茯神、酸枣仁、远志。

加减：思想不集中，加益智仁、龙骨养心敛神；夜寐不安，加五味子、夜交藤养血安神；记忆力差，动作笨拙，舌苔厚腻，加半夏、陈皮、九节菖蒲化痰开窍。

3. 痰火内扰

证候：多动多语，烦躁不宁，冲动任性，难以制约，兴趣多变，注意力不集中，胸中烦热，喉间痰多，夜寐不安，纳少口苦，小便黄赤，大便秘结，舌质红，苔黄腻，脉滑数。

治法：清热泻火，化痰宁心。

主方：黄连温胆汤（《六因条辨》）加减。

常用药：半夏、陈皮、枳实、茯苓、胆南星、天竺黄、竹茹、黄连、牡丹皮、连翘、石菖蒲、郁金、珍珠母。

加减：烦躁易怒，加钩藤、龙胆草平肝泻火；食欲不振，胸闷恶心，加莱菔子、谷麦芽、苏梗行气消积助运；大便秘结，加礞石、玄明粉、生大黄泻火通便。

4. 瘀血阻窍

证候：神思涣散，注意力不集中，学习困难，多动不安，冲动任性，毛发不荣，青筋显露，舌质偏暗或有瘀点，舌下脉络瘀阻，脉沉涩，或细涩、结代。

治法：活血化瘀，开窍益智。

主方：血府逐瘀汤（《医林改错》）加减。

常用药：当归、川芎、赤芍、桃仁、红花、生地黄、枳壳、石菖蒲、郁金、生龙骨、生牡蛎、甘草。

加减：夜寐不安，加酸枣仁、珍珠母养心安神；神思涣散，记忆力差，加远志、益智仁安神益智；髓海不足，脑失所养，加鹿角胶、熟地黄、枸杞子填精益髓；新血不生、经络失养，加三七、丹参、鸡血藤养血活血；活动过多，加钩藤、全蝎、蜈蚣平肝息风。

（二）中成药

1. 静灵口服液　用于肝肾阴虚证。

2. 人参归脾丸　用于心脾两虚证。

3. 当归龙荟丸　用于痰火内扰证。

4. 血府逐瘀丸　用于瘀血阻窍证。

（三）针灸疗法

1. 体针　主穴取内关、太冲、大椎、曲池，配穴取百会、四神聪、隐白、神庭、心俞、肾俞等。捻转进针，用泻法，不留针，每日 1 次或隔日 1 次，10 次为 1 个疗程。

2. 耳针　取心、肾、肝俞、神门、交感、脑点。浅刺不留针，1 日 1 次，10 天为 1 个疗程。或用王不留行压穴，取穴同上。

（四）推拿疗法

补脾经，揉内关、神门，按揉百会，摩腹，按揉足三里，揉心俞、肾俞、命门、捏脊。擦督脉、膀胱经第一侧线。

二、西医治疗

（一）一般治疗

帮助父母正确关注儿童行为、制订切实可行的行为目标，促进积极的亲子沟通。以认知行为治疗为主，实施过程中综合采用阳性强化、自我指导等行为技术，针对患儿危害最明显、最急于解决的问题或最容易解决的问题着手。提高老师对本病的正确理解，给予恰当的教育方式，增强患儿的自信和自尊，营造良好的学习环境。

（二）药物治疗

1. 中枢神经兴奋药　哌甲酯速释片 5～40mg/d，分 2～3 次顿服；哌甲酯控释片 18～54mg/d，早餐后 1 次吞服。适用于 6 岁以上患儿。

2. 盐酸托莫西汀　有效剂量 0.8～1.2mg/(kg·d)，早餐后 1 次吞服。用药宜从 10mg/d 开始，每 7 日调整 1 次剂量。适用于 6 岁以上患儿。

【预防护理】

1. 避免难产、早产、剖宫产、新生儿窒息、颅脑外伤等。

2. 合理喂养及饮食，保证患儿营养，多食水果及新鲜蔬菜，尽量控制含色素、香精、糖精、防腐剂的食品及饮料。

3. 保证患儿有规律地生活，创造良好的家庭环境，培养良好的生活习惯。

4. 家长和老师要体谅关心患儿，鼓励患儿的进步，教育切忌简单粗暴，不惩罚、打骂孩子。

5. 帮助患儿树立信心，培养学习兴趣，给孩子以良好的教育和正确的心理指导。

6. 加强管理，正确引导，谨防攻击性、破坏性、危险性行为的发生。

（王素梅）

第四节　儿童抽动症

儿童抽动症是指肌肉或肌群出现突发性固定或游走的不自主、无目的的重复收缩。主要表现为单一部分或多部位的反复的、不随意的、快速、重复刻板的肌肉运动或发声。本病是神经精神障碍性疾病，是儿科神经系统的常见病之一。2—12岁为发病高峰，以学龄儿童为主，男童多见，男女比约为3∶1。本病可使患儿学习功能、人际关系和情绪状态受到不同程度损害。

【历史沿革】

古代文献无本病的专有病名，但类似的症状描述较多。如《黄帝内经》中阐述“诸风掉眩，皆属于肝”“诸转反戾，皆属于热”。宋·钱乙《小儿药证直诀·肝有风甚》记载：“凡病或新或久，皆引肝风，风动而止于头目，目属肝，风入于目，上下左右如风吹，不轻不重，儿不能任，故目连扎也”。明·王肯堂在《证治准绳·幼科》记载：“水生肝木，木为风化，木克脾土，胃为脾之腑，故胃中有风，瘛瘲渐生。其瘛疭症状，两肩微耸，两手下垂，时腹动摇不已，名曰慢惊”。另外，诸如“肝风证”“慢惊风”“瘛疭”“筋惕肉瞤”“胞轮振跳”等病症的论述也与本病相关。近年来，中西医将本病称为“多发性抽动症”或“抽动障碍”。

【病因病机】

本病发生与感受外邪、先天禀赋不足、饮食不当、情志失调密切相关。

1. 感受外邪，引触肝风　小儿脏腑娇嫩、肌肤柔弱、寒温不知自调，易为外邪所干。风为百病之长，常夹杂其他邪气侵袭人体，入里化热，耗气伤血。风气通于肝，外风内行，热极生风，风阳鼓动，发为风病。风性主动，肝主筋，风病之症多以筋肉瞤动为特点。

2. 先天禀赋不足　小儿素体盛衰很大程度与孕母生理状态、生活方式有关。脏腑器官发育成形有赖于父母先天之精的供养，如果来源不足或调摄不当，致脏腑发育异常、脑髓百骸不充，则很有可能影响儿童智力和行动的发育。

3. 饮食不节，后天失养　小儿脾常不足，运化能力薄弱，加之饮食不能自节，父母喂养不当，常常会损伤脾胃。脾失健运，运化无力，水谷不化，聚湿生痰，伏于体内；脾虚肝旺，内风挟痰，流窜周身，痹阻经络，筋脉失养，可出现口面和躯干部肌肉抽动不宁的表现。

4. 情志失调，五志过极　小儿为稚阴稚阳之体，形气未充、神气怯弱，易为外界刺激而干扰脏腑正常生理功能。暴受惊吓而致神伤气乱，使心无所倚、神无所归；思虑过度而致心脾损伤，心气亏虚、运化不利；小儿所愿不遂，娇宠纵容，稍有不顺，则易恼怒，致肝气郁结，疏泄失职，郁久化火，热极生风，致肝风内动，风阳上扰清窍，出现肢体和头面部肌肉抽动。

本病病位主要在肝，可累及脾、心、肺、肾。病机关键为肝失疏泄，肝风内动。肝体阴而用阳，喜条达而主疏泄，主藏血，为风木之脏，若肝失藏血，疏泄失司，则易郁而化热、血虚生风，而成肝风内动之象。肝郁乘脾，脾失运化，痰湿内生，痹阻窍络，致筋脉失养。肝血不足，心失所养，心神不宁，或聚液成痰，痰火胶结，内扰心神。肝肾同源，肾阴虚亏，水不涵木，虚风内动。木火刑金，循经上逆，痹阻咽喉。诸上因素，常可相互影响而致病。

现代医学认为，本病与多种因素相关，主要包括遗传因素、神经生物化学改变、自身免疫、环境应激等。家系研究显示抽动症的一级亲属中，患病风险高于普通人群，且与常染色体遗传有关。部分抽动症患者中枢多巴胺代谢水平及多巴胺转运体水平升高。A族溶血性链球菌感染后产生的抗链球菌抗体，通过交叉免疫反应，造成基底核炎性改变使本病反复难愈。

【临床表现】

1. 不自主的眼、面、颈、肩、腹及上下肢肌群快速抽动，以固定方式重复出现，无节律性，入睡后消失。抽动时可伴随异常发音，如咯咯、吭吭、咳声、呻吟声或粗言秽语。

2. 抽动能受意志短暂遏制，可暂时不发作。

3. 本病呈慢性过程，有明显波动性，常由感冒诱发或加重。

【辅助检查】

多无特殊异常，脑电图正常或非特异性异常。智力测试基本正常。

【诊断与鉴别诊断】

一、诊　断

目前多采用《美国精神疾病诊断与统计手册》第4版修订本(DSM-Ⅳ-TR)：

1. 短暂性抽动障碍

(1)一种或多种运动性和(或)发声性抽动。

(2)一天发作多次，常每天发作，病程至少4周，但不超过1年。

(3)既往无慢性抽动障碍或Tourette综合征(TS)病史。

(4)18岁以前发病。

(5)排除其他因素，如某些药物(如兴奋药)或内科疾病(如亨廷顿舞蹈病或病毒感染后脑炎)所致抽动。

2. 慢性抽动障碍

(1)一种或多种运动性和(或)发声性抽动，但在病程中不同时出现。

(2)一天发作多次，常每天发作，如有间歇期一般不超过3个月，病程超过1年。

(3)18岁以前发病。

(4)排除其他因素所致抽动。

3. Tourette综合征(TS)

(1)病程中具有多种运动性抽动及一种或多种发声性抽动，同时或交替出现。

(2)一天发作多次，常每天发作，如有间歇期一般不超过3个月，病程超过1年。

(3)抽动的部位、次数、频率、强度和复杂性随时间而变化。

(4)18岁以前发病。

(5)排除其他因素所致抽动。

二、鉴别诊断

所有诊断均应排除抗精神病药物所引起的急性运动障碍及小舞蹈症、肝豆状核变性、癫痫性肌阵挛等脑器质性病变所引起的抽动。

1. 小舞蹈症　发病年龄相近，多与风湿感染有关。临床表现为舞蹈样运动异常，肌张力降低，无发声抽动。实验室检查抗“O”增高，红细胞沉降加快。抗风湿治疗有效，病程呈自限性。

2. 肝豆状核变性　系常染色体隐性遗传的铜代谢障碍。表现为锥体外系症状、肝损害和其他精神症状，检查可见角膜K-F色素环，血清铜蓝蛋白降低等特征。

3. 癫痫　癫痫失神发作有时可表现为类似抽动的症状，虽然有时可根据有无意识丧失加以鉴别，但对于意识短暂的患者，鉴别仍较为困难，需行脑电图检测加以判断。

【辨证思路】

本病重在辨脏腑、虚实。根据病程长短、临床表现加以判断。病程短或新发者，多属实证；病程长或反复发作者，多属虚证或虚实夹杂。

1. 辨虚实　抽动频繁有力，发声响亮，伴烦躁易怒，便干、舌红、脉实者，多为实证；抽动无力，发声较低，伴倦怠乏力，便溏、舌淡、脉虚者，多为虚证。

2. 辨脏腑　眨眼摇头、烦躁易怒者，病位在肝；夜寐不实，心烦不宁，秽语连连者，病位在心；抽动无力，纳少厌食，疲乏懒言者，病位在脾；摇头扭腰，肢体抖动，手足心热者，病位在肾；体弱易感，喉出怪声，而后抽动者，病位在肺。

【治疗】

中医方面，根据辨证特点，实证以平肝息风，豁痰定抽为主；虚证以滋肾补脾，柔肝息风为主，虚实夹杂治当标本兼顾，攻补兼施，可配合针灸等治法综合处理。西医方面，多以药物治疗为主，并联合心理、行为治疗。

一、中医治疗

(一)分证论治

1. 肝亢风动

证候：频发皱眉挤眼，张口搐鼻，摇头耸肩，抬臂踢腿等不自主动作，抽动有力，或口出秽语，高声喊叫，常伴烦躁多动，冲动易怒，面红耳赤，便干溲赤，舌红苔黄，脉弦数或滑数。

治法：平肝息风，泻火定抽。

主方：千金龙胆汤（《备急千金要方》）加减。

常用药：龙胆、钩藤、柴胡、黄芩、桔梗、芍药、茯苓、甘草、蜣螂、大黄。

加减：抽动明显，加全蝎、蜈蚣、生龙骨息风止痉；喉有异声，加胆南星、天竺黄化痰清热；咽红发痒，加山豆根、玄参、板蓝根清利咽喉。

2. 痰热扰动

证候：起病较急，肌肉抽动见于头面、躯干、四肢等部位，喉中发声，吭吭不断，甚或秽语骂人，伴烦躁口渴，喉中痰鸣，睡眠多梦，舌质红，苔厚腻或黄，脉弦滑。

治法：清热化痰，息风止抽。

主方：黄连温胆汤（《六因条辨》）合礞石滚痰丸（《泰定养生主论》）加减。

常用药：黄连、黄芩、青礞石、石菖蒲、郁金、半夏、陈皮、枳实、胆南星、生龙骨、牡蛎、钩藤、甘草等。

加减：痰火较重，便秘难解，加大黄、芒硝泻火通便；痰阻气滞，血脉瘀阻，加丹参、红花、地龙活血化瘀通络；痰阻气滞，经气不通，项背强直不适，加葛根、鸡血藤、伸筋草解痉通络；心神不宁，夜寐不安，加琥珀、珍珠粉宁心安神。

3. 脾虚肝旺

证候：面黄体瘦，精神不振，脾气乖戾，夜睡不安，胸闷作咳，喉中声响，皱眉眨眼，嘴角抽动，肢体动摇，发作无常，纳少厌食，舌质淡，苔白或腻，脉沉滑或沉缓。

治法：扶土抑木，调和肝脾。

主方：十味温胆汤（《世医得效方》）加减。

常用药：党参、茯苓、陈皮、半夏、胆南星、枳实、远志、钩藤、白芍、石决明、甘草。

加减：痰热甚者，去半夏，加黄连、黄芩、瓜蒌皮清热化痰；纳少厌食，加神曲、麦芽调脾开胃；抽动明显者，加天麻、僵蚕平肝息风。

4. 阴虚风动

证候：形体消瘦，两颧潮红，五心烦热，性情急躁，口出秽语，挤眉眨眼，耸肩摇头，肢体震颤，睡眠不宁，大便干结，舌质暗红，苔少或光剥，脉细数。

治法：滋水涵木，柔肝息风。

主方：大定风珠（《温病条辨》）加减。

常用药：龟甲、鳖甲、牡蛎、生地黄、阿胶、鸡子黄、麦冬、麻仁、白芍、甘草。

加减：肺阴受损，金鸣异常，喉发异声，加桑白皮、玄参、桔梗养阴清热，宣肺利咽；心神不定，惊悸不安，加茯神、钩藤、炒枣仁养心安神；血虚失养者，加何首乌、潼蒺藜、天麻养血柔肝。

（二）中成药

1. 当归龙荟丸　用于肝亢风动证。

2. 琥珀抱龙丸　用于痰热扰动证。

3. 归脾丸　用于心脾两虚证。

4. 杞菊地黄丸　用于阴虚风动证。

（三）针灸疗法

1. 体针　主穴太冲、风池、百会。配穴印堂、迎香、四白、地仓、内关、丰隆、神门。

2. 耳针　皮质下、神门、心、肝、肾，每次选2～3穴。耳穴埋针，每周2次。每日可按压2～3次，每次5分钟。

（四）推拿疗法

推脾土，揉脾土，揉五指节，运内八卦，分手阴阳，推上三关，揉涌泉、足三里。

二、西医治疗

（一）一般治疗

注意合理安排日常生活和活动，避免过度兴奋、紧张和疲劳。引导患儿进行健康有益的文体活动。加强生活习惯训练或主动注意力训练等。严重病例，如严重精神、行为障碍及自伤、伤人行为者应加强监护或住院治疗。有链球菌感染者可用青霉素治疗有利于病情缓解、减少复发。

（二）药物治疗

1. 氟哌啶醇　一般治疗量2～8mg/d，分2～3次口服。

2. 匹莫齐特　起始剂量0.5～1mg/d，清晨顿服，每3～5天逐渐增大剂量，有效剂量一般3～6mg/d。

3. 硫必利　每次50～100mg，分2～3次口服，最大剂量为600mg/d。

4. 阿立哌唑　6岁以内起始剂量2.5mg/d，每周加量2.5mg/d，目标剂量5～10mg/d；6－10岁起始剂量5mg/d，每周加量2.5～5mg/d，目标剂量10～20mg/d；11岁以上起始剂量5～10mg/d，每周加量5mg/d，目标剂量15～30mg/d。1日1次用药。

5. 可乐定　3μg/(kg·d)，分2～3次服用。

【预防护理】

1. 注意围产期保健，孕妇应保持心情舒畅，生活规律，营养均衡，避免造成胎儿发育异常的可能因素。

2. 培养儿童良好的生活习惯，减轻儿童学习负担和精神压力。

3. 加强精神调护，耐心讲解病情，给予安慰和鼓励，避免精神刺激。

4. 合理安排患儿生活及学习。

5. 饮食宜清淡，不进食兴奋性、刺激性的饮料和食物。

（王素梅）

第五节　惊　风

惊风是小儿常见的一种危急重病证，临床以抽搐、昏迷为主要症状。惊风是中医独有的病名，其证候可概括为四证八候，四证即痰、热、惊、风；八候指搐、搦、掣、颤、反、引、窜、视。惊风发作时，常四证混同出现，难以截然分开；八候的出现表示惊风已在发作，但惊风发作时不一定八候均出现。中医将惊风分为急惊风和慢惊风。急惊风起病急暴，八候表现急速强劲，病性属阳属热属实；慢惊风则起病缓，病久中虚，八候表现迟缓无力，病性属阴属寒属虚。慢惊风中若出现纯阴无阳的危重证候，称为慢脾风。

惊风是一种证候，西医学称为惊厥，是由多种原因导致大脑功能暂时性紊乱，引起突然的全身或局部肌肉抽搐，可伴有意识障碍。若惊厥持续时间超过 30 分钟，或频繁惊厥中间无清醒期者，称为惊厥持续状态。惊厥可发生于各年龄阶段，但以婴幼儿为主。婴幼儿大脑发育尚未成熟，皮质脑细胞分化不全，皮质神经抑制性功能不完善，易于兴奋；且神经元树突及髓鞘发育不全，兴奋性冲动易于泛化而产生惊厥。同时与血脑屏障和中枢性免疫系统发育不完善，对病原微生物及毒血症的有效阻止和清除不足，及神经系统电解质紊乱、抑制性和兴奋性神经递质失调、脑细胞能量代谢障碍等有关。多种疾病均可引起惊厥，颅内感染性疾病包括细菌、病毒、寄生虫、真菌等引起的脑膜炎、脑炎等；颅外感染性疾病包括热性惊厥、感染中毒性脑病等；颅内非感染性疾病如癫痫、缺血缺氧性脑病、颅脑损伤、脑血管病、脑发育异常、颅内占位性病变等；颅外非感染性疾病如急性肾炎、遗传代谢性疾病、水电解质酸碱平衡紊乱、窒息、低血糖、中毒等。

【历史沿革】

早在《黄帝内经》就有“诸暴强直，皆属于风”“诸风掉眩，皆属于肝”的描述；唐代以前惊风与痫证混称；宋代《太平圣惠方》始将惊风与痫证区分开来，并有急惊风、慢惊风之称；《幼幼新书》则将慢脾风的病因归为吐泻脾胃虚损，或泻痢日久复用寒凉伤败脾胃，或慢惊不退转成慢脾。治疗方面宋代钱乙倡导“急惊合凉泻，慢惊合温补”；明代张景岳提出“急惊属阳证、实证，当先治其标，后治其本；慢惊属虚，为无阳之证，当专顾脾肾以救元气”；清代夏禹铸认为“疗惊必先豁痰，豁痰必先祛风，祛风必先解热，解热必先祛邪”等。随着时代的发展，惊风的治疗体系得到了不断完善。

急惊风

急惊风来势急骤，以高热、抽风、昏迷为主要表现，痰、热、惊、风四证俱备。

【病因病机】

1. *外感风热*　小儿脏腑娇嫩，形气未充，卫表未固，若冬春之季，气候骤变，风热之邪从口鼻或皮毛而入，热极生风，或热灼津为痰，痰盛动风，发生急惊风。

2. *感受疫毒*　冬春季节感受温热疫毒，不能及时清解，内陷厥阴；或夏季感受暑热疫毒，毒炽气营，蒙蔽心窍，引动肝风；或饮食秽毒，湿热疫毒蕴结肠腑，内扰心肝，均可发为惊风。

3. *暴受惊恐*　小儿形气未充，神气怯弱，若乍见异物，卒闻异声，或不慎跌仆，暴受惊恐，均可致气机逆乱，痰升风动，发为惊风。

总之，小儿急惊风以热、痰、惊、风四证为要素，起病急骤、传变迅速。病因主要包括外感风热、感受疫毒及暴受惊恐；病位主要在心肝；病机关键为邪陷厥阴，蒙蔽心窍，引动肝风。

根据急惊风临床表现，多见于以惊厥伴发热为主的感染性惊厥，部分非感染性惊厥也有急惊风表现，尤其是惊厥的急性发作期。

【临床表现】

1. *典型表现*　发热，体温高低不等，可出现于惊厥前后或惊厥时；突然起病、意识丧失、面部潮红或青紫，头向后仰、眼球固定上翻或斜视、口吐白沫、牙关紧闭、面部或四肢肌肉呈阵挛或强直阵挛抽搐，严重者出现呼吸不整、青紫或大便失禁；持续数秒至数分或更长;伴或不伴嗜睡或昏迷。

2. 特殊类型 ①新生儿惊厥:无定型多变的异常动作,如呼吸暂停、不规则,两眼凝视、阵发性苍白或发绀。②婴幼儿惊厥:有的仅表现为口角、眼角抽动,一侧肢体抽动或双侧肢体交替抽动。③惊厥持续状态:指惊厥持续30分钟或两次发作间歇期意识不能完全恢复者。

【辅助检查】

1. 血、尿、便常规及培养 周围白细胞数及中性粒细胞比例升高提示细菌感染;血培养阳性提示血行感染;原始幼稚细胞增多,提示中枢性白血病的可能;便常规和便培养可明确肠炎、菌痢的诊断;尿常规和尿培养有助于排除尿道感染。

2. 血液生化检查 以排除电解质紊乱及低血糖等。

3. 脑脊液检查 怀疑颅内感染可做常规、生物化学,必要时做涂片染色和培养。

4. 心电图及脑电图检查 怀疑心源性惊厥者可选用心电图,怀疑癫痫者可做脑电图以排除。

5. 颅脑CT及MRI 颅脑影像学以排除中枢神经系统结构性改变。

【诊断与鉴别诊断】

一、诊　断

急惊风诊断以症状为依据,并不困难,关键在于寻找病因,临床应围绕病因进行详细问诊,并结合必要的辅助检查做出明确诊断。

1. 以3岁以下婴幼儿为多,5岁以上少见。

2. 常有感受风热、疫毒或暴受惊恐病史。

3. 临床以高热、抽风、昏迷为主要表现。

4. 有明显的原发疾病,如感冒、肺炎喘嗽、疫毒痢、麻疹、流行性腮腺炎、流行性乙型脑炎等。中枢神经系统感染者,神经系统查体病理反射阳性。

5. 必要时可行血尿便常规及培养、脑脊液、脑电图、脑CT等检查协助诊断。

二、鉴别诊断

急惊风是多种疾病的表现形式,其鉴别诊断关键在于明确病因及疾病,便于针对性治疗和正确判断预后。常见疾病如下:

1. 热性惊厥(febrile seizures,FS) 是小儿时期最常见的惊厥性疾病,发生于热性疾病初期体温骤然升高时,70%以上与上呼吸道感染有关,亦可伴发于出疹性疾病、中耳炎等疾病中。首次发作多于生后6个月至3岁,5岁以后少见。患儿常有热性惊厥家族史,为常染色体显性遗传伴不同外显率。单纯性FS多呈全身强直-阵挛性发作,持续数秒至10分钟,发作后可有短暂嗜睡。一次热程仅有1次发作,发作后除原发疾病表现外,一切恢复正常。在以后发热时可再次或多次FS发作,但复发总次数≤4次。复杂性高热惊厥(complicated febrile seizures,CFS)多呈局灶性发作,持续15分钟以上,24小时内反复多次发作,发作总次数≥5次。CFS患儿若脑电图出现痫性放电,提示癫痫发生的危险性。

2. 中枢神经系统感染 于低龄儿童多见,发病率高,仅次于热性惊厥;除了以发热为表现外,多伴有意识障碍、嗜睡、烦躁、呕吐、昏迷等神经症状;发病年龄、季节与原发病有关;惊厥常呈反复多次,每次持续时间较长,可呈惊厥持续状态;惊厥后中枢神经系统多呈阳性体征。

3. 中枢神经系统慢性感染性疾病 在发热时或疾病的某个阶段可出现惊厥,惊厥只是疾病的一个非特异性症状。可表现为惊厥伴有发热,如缺血缺氧性脑病、宫内感染、特殊病原菌感染等,需结合详细病史、体检、影像学检查。

4. 小儿急性传染病初期及疫苗接种后的惊厥 小儿急性传染病初期(包括病毒性发疹性疾病的前驱期、细菌性痢疾的早期)及疫苗接种后常有的发热和惊厥,必须鉴别是单纯性高热惊厥还是脑炎或脑病。

5. 非中枢性急性严重感染引起的惊厥 是由于高热、急性中毒性脑病及脑部微循环障碍引起脑细胞缺血、组织水肿所致。如败血症、中毒性痢疾、中毒性肺炎等。

【辨证思路】

急惊风辨病和辨证相结合,有助于把握病情的严重程度和阶段,对预后判断的准确性。临床宜首分轻重,继辨病邪,再识痰、热、惊、风之偏重。

1. 辨轻重 惊风发作次数较少,持续时间较短,发作后无感觉、运动及神志障碍者,多属轻症;发作次数较多,或抽搐时间较长,发作后神志不清,或有感觉、运动障碍者,多属重症。

2. 辨病邪 主要根据发病季节、年龄、病史、致病特点、原发病表现等辨别。外感风热者,常见于3岁以下小儿,表现为高热惊厥,多伴风热表证;温热疫毒所致者冬春好发,多有麻疹、流行性腮腺炎等疫病接触史及特征表现;暑热疫毒引起者好发于盛夏，易见邪炽气营表现，常见于流行性乙型脑炎；湿热疫毒多见于夏秋，易阻滞肠腑，直中厥阴，出现神昏抽搐、大便异常，多见于中毒性痢疾；因于惊恐者，常有惊吓病史及惊惕不安、惊叫急啼、胆怯易惊等临床表现。

3. 辨痰、热、惊、风之偏重　痰盛则痰鸣神昏，有痰火、痰浊、痰热的区别；热重则壮热烦渴，有表热、里热区别；惊则惊惕不安，应找致惊之源；风盛则抽搐强直，有外风、内风的区别。

【治疗】

急惊风治疗需审证求因，古人云"见痉止痉，病必不除""只治痉之因而痉自止，不必于痉中求之"。急惊风的主证是痰、热、风、惊，故豁痰、清热、息风、镇惊为其基本治则。然痰有痰火、痰浊，热有表热、里热，风有外风、内风，惊有实证、虚证。因此，豁痰有泻心涤痰、豁痰开窍之别；清热有解肌透表、苦寒泻热之异；治风有疏风和息风之不同；镇惊有平肝镇惊、养血安神之分。治疗中既要重视息风镇惊，又不可忽视原发病的处理，分清标本缓急，辨证结合辨病施治。

一、中医治疗

(一)分证论治

1. 外感风热

证候：起病急，发热，鼻塞，流涕，咳嗽，头痛，烦躁，神昏，抽搐，咽赤，舌质红，苔薄黄，脉浮数，指纹青紫。

治法：疏风清热，息风镇惊。

主方：银翘散(《温病条辨》)加减。

常用药：金银花、连翘、牛蒡子、薄荷、荆芥穗、防风、钩藤、僵蚕、蝉蜕。

加减：高热不退加生石膏、羚羊角粉(冲服)；喉间痰鸣加浙贝母、胆南星；咽喉肿痛，大便秘结加黄芩、大黄；神昏抽搐加水牛角、全蝎、蜈蚣。

2. 温热疫毒

证候：麻疹、流行性腮腺炎等疫病过程中，出现高热不退，头痛呕吐，烦躁口渴，甚则神昏，抽搐，舌质红，苔黄，脉数。

治法：平肝息风，清心开窍。

主方：羚角钩藤汤(《重订通俗伤寒论》)加减。

常用药：羚羊角、钩藤、石菖蒲、川贝母、桑叶、菊花、白芍、僵蚕、栀子。

加减：热重加紫雪丹；昏迷狂躁加安宫牛黄丸；痰盛加天竺黄、胆南星；大便秘结加大黄；抽搐频繁加全蝎、蜈蚣。

3. 暑热疫毒

证候：起病急骤，持续高热，神昏谵语，反复抽搐，头痛项强，呕吐，或嗜睡，或皮肤出疹发斑，口渴便秘，舌质红，苔黄，脉弦数。严重者可发生呼吸困难等危象。

治法：清热祛暑，开窍息风。

主方：清瘟败毒饮(《疫疹一得》)加减。

常用药：生石膏、生地黄、黄连、水牛角、栀子、黄芩、知母、赤芍、玄参、连翘、牡丹皮、羚羊角(研末冲服)、钩藤、僵蚕。

加减：昏迷较甚者，可选用牛黄清心丸、安宫牛黄丸或紫雪丹；大便秘结加大黄、玄明粉；呕吐加半夏、泽泻；皮肤瘀斑加丹参、紫草。

4. 湿热疫毒

证候：持续高热，频繁抽搐，昏迷，谵妄烦躁，腹痛呕吐，大便黏腻或夹脓血，舌质红，苔黄腻，脉滑数。

治法：清热化湿，解毒息风。

主方：黄连解毒汤(《肘后方》)合白头翁汤(《伤寒论》)加减。

常用药：黄连、黄柏、栀子、黄芩、白头翁、秦皮、钩藤、全蝎、赤芍。

加减：呕吐腹痛明显加玉枢丹；大便脓血较重者，可用大黄水煎灌肠；昏迷不醒，反复抽搐者，选用紫雪丹、至宝丹。若出现内闭外脱者，改用参附龙牡救逆汤灌服。

5. 暴受惊恐

证候：平素情绪紧张，胆小易惊，暴受惊恐后出现惊惕不安，身体战栗，喜投母怀，面色乍青乍白，甚则抽搐、神志不清。大便色青，脉律不整，指纹紫滞。

治法：镇惊安神，平肝息风。

主方：琥珀抱龙丸(《活幼心书》)合朱砂安神丸(《内外伤辨惑论》)加减。

常用药：琥珀(冲服)、胆南星、朱砂(冲服)、雄黄、天竺黄、黄连、当归、全蝎、钩藤、石菖蒲。

加减：寐中肢体颤动，惊惕不安加磁石；呕吐加竹茹、半夏；神疲乏力加黄芪、当归、酸枣仁。

(二)中成药

1. 安宫牛黄丸　用于急惊风。
2. 羚羊角粉　用于急惊风。
3. 小儿回春丹　用于急惊风外感风热者。
4. 牛黄镇惊丸　用于急惊风暴受惊恐者。

(三)针灸疗法

1. 体针　急惊风中外感风热者，取穴人中、合谷、太冲、十宣、大椎。以上各穴均施行捻转泻法，强刺激。感受湿热疫毒者，取穴人中、中脘、丰隆、合谷、内关、神门、太冲、曲池，上穴施以提插捻转泻法，留针20～30分钟，留针期间3～5分钟施术1次。暴受惊恐所致者，取穴百会、四神聪、内关、神门，施捻转泻法，留针20分钟。

2. 三棱针　取十宣或十二井点刺出血。

3. 指针　神昏窍闭，牙关紧闭者，用指甲掐人中。

4. 耳针　取心、肝、交感、神门、皮质下，毫针强刺激。

二、西医治疗

惊厥的治疗原则是：①维持生命功能；②控制惊厥发作；③寻找并治疗引起惊厥的病因；④预防惊厥复发。

1. 一般处理　①加强护理，将病儿平放床上，取头侧位。保持呼吸道通畅，必要时抽吸咽部分泌物。发绀者给予吸氧，窒息时人工呼吸。保持环境安静，减少刺激。②控制高热。合理使用降温药物；物理降温可用冷水湿毛巾敷额头，每5～10分钟更换一次，必要时用冰袋放在额部、枕部或颈侧。③注意心肺功能，必要时对症处理。④维持营养及体液平衡。⑤持续惊厥者，为避免发生脑水肿，输入液量及钠量不可过多，必要时予糖皮质激素、甘露醇等治疗。⑥密切观察病情变化，特别是颅内压增高等神经系统体征。

2. 抗惊厥药物　应根据病情选药。若一种药物疗效不满意，需重复应用或与其他药物更替使用时，应注意用药剂量。常用药物：①地西泮（安定），每次0.3～0.5mg/kg，最大量不超过10mg，静脉缓慢注射，注射过程中注意防止呼吸抑制，必要时20分钟重复一次。②苯巴比妥钠，每次8～10mg/kg，肌内注射或静脉注射。③10%水合氯醛每次40～60mg/kg，保留灌肠。④经上述治疗惊厥仍不停止者，必要时可予麻醉药，硫喷妥钠4～5mg/kg静脉缓慢注射，同时必须监测生命体征，并随时做好插管准备。

3. 病因治疗　在积极控制惊厥发作的同时，必须尽快查明引起惊厥的原因，进行祛因治疗。如高热惊厥者，应做降温处理和抗感染治疗；脑炎、脑膜炎所致者，需抗感染治疗等。

4. 预防惊厥复发　惊厥经急救控制后，应继续彻底的病因治疗以预防惊厥复发。如高热惊厥患儿以后再发热时，应及时降温，必要时加用抗惊厥药。

【预防护理】

1. 对于发热患儿，尤其有高热惊厥病史者，要及时控制体温，必要时加服抗惊厥药物。

2. 对于正在发作的患儿，应采取头侧位，保持呼吸道通畅，及时清除鼻腔、口腔分泌物，必要时吸痰；将压舌板用纱布包裹放在患儿上下牙齿之间，防止咬伤舌体；切勿强制按压，以防骨折。

3. 严密监测患儿生命体征，抽搐时间较长者，应给予吸氧。

4. 要积极治疗原发病，防止惊厥反复发作。

5. 按计划免疫接种，预防传染病。

慢惊风

慢惊风来势缓慢，抽搐无力，时作时止，反复难愈，常伴昏迷、瘫痪等症。

【病因病机】

慢惊风多由暴吐、暴泻或久吐、久泻形成。

1. 脾胃虚弱　由于暴吐暴泻，久吐久泻，或他病过用峻厉之品，妄用汗、下致脾胃受损。脾胃虚弱，土虚木贼，肝亢风动，致慢惊风。

2. 脾肾阳虚　胎禀不足，或久吐久泻，或喂养不当，或误用攻伐之品，损伤脾阳，日久及肾，脾肾阳虚，不能温煦筋脉，致慢脾风证。

3. 阴虚风动　外感热病迁延日久，或急惊风后，热邪久羁，阴液亏耗，或他病影响，致肝肾精血不足，筋脉失于濡养，虚风内动而致慢惊风。

总之，小儿慢惊风多由脾胃虚弱，土虚木亢；或脾肾阳虚，失于温煦；或热病伤阴，不能濡养筋脉所致。其病位主要在脾、肾、肝，病性以虚为主。

根据慢惊风的特征表现，主要指西医学中以慢性、反复性惊厥发作性疾病，尤其以惊厥伴无热表现的疾病为主，可见于中枢神经系统、外周神经系统、神经肌肉、突触后相关部位疾病中。

【诊断】

(一)诊断要点

1. 具有反复或长期吐泻、急惊风、佝偻病等病史。

2. 起病缓慢，病程较长。症见面色苍白，嗜睡无神，抽搐无力，时作时止，或两手颤动，筋惕肉瞤，脉细无力。

3. 根据患儿的临床表现，结合血液生物化学、脑电图、脑脊液、头颅 CT 等检查，以明确诊断原发病。

(二)鉴别诊断

主要以无热惊厥为主，不排除部分惊厥前后继发体温改变，需鉴别病种如下。

1. 癫痫　癫痫是多种原因引起的慢性脑功能障碍综合征，具有反复性、发作性、自然缓解、止后如常的特点，有多种发作形式。全身强直-阵挛性发作时表现与急惊风相似，但其他发作如愣神、失张力、痉挛等表现多似慢惊风。动态脑电图检查是诊断癫痫最有价值的方法，还有助于明确发作分类、病灶部位。神经影像学有助于明确发现病灶和病因。

2. 先天性代谢病或水电解质紊乱　表现慢性反复性惊厥，并合并其他脏器功能异常。先天性糖代谢异常，如半乳糖血症、低血糖；先天性脂代谢异常，如脑白质营养不良；先天性氨基酸代谢失调病，如苯丙酮尿症；水电解质紊乱，如低钠血症、低钙血症、低镁血症等。其诊断有赖于遗传代谢筛查或特殊血生化检查。

3. 颅内非感染性疾病所致惊厥　惊厥可急可缓，各年龄均发生，多呈反复性发作，常伴有口眼、意识、运动功能障碍和神经系统异常体征。如颅内出血、脑缺氧、先天性脑发育异常、脑炎及脑膜炎后遗症、脱髓鞘疾病等。

4. 中毒引起惊厥　儿童由于误服药物、毒物或药物过量导致脑中毒，毒物直接作用或中毒所致代谢紊乱、缺氧等间接影响脑功能而惊厥。

【辨证论治】

(一)辨证思路

慢惊风多属虚证，重在辨脏腑，分阴阳。

1. 辨脏腑　以肝脾肾为要。若形神疲惫，面色萎黄，抽搐无力，时作时止，嗜睡露睛，纳呆便溏，病在肝脾；若神萎昏睡，面白肢冷，手足震颤，溲清便溏，舌淡，脉沉微，病在脾肾。

2. 分阴阳　若暴泻久泻之后，手足震颤，伴面白无华，口鼻气冷，额汗不温，四肢厥冷，溲清便溏，舌质淡，苔薄白，脉沉微者，多属阳虚；若急惊风后，肢体拘挛或强直，伴低热虚烦，手足心热，大便干结，舌绛少津，苔少或无苔，脉细数者，多属阴虚。

(二)治疗原则

慢惊风由虚生风，因此在治疗上以补虚为主。古人云：此时若“疗惊则无惊可疗，祛风则无风可祛，祛痰则无痰可祛，解热则无热可解”，宜以补虚为要。临床常用治法有温中健脾、温阳逐寒、育阴潜阳、柔肝息风等。同时需佐以息风开窍，疏风通络，活血化瘀。但虫类药宜暂用不可久用，宜小量不可大剂，配合柔润养血之品，治风先治血，血行风自灭。

(三)分证论治

1. 脾虚肝旺

证候：精神委靡，嗜睡露睛，面色萎黄，纳呆便溏，色带青绿，时有肠鸣，四肢不温，抽搐无力，时作时止，舌质淡，苔白，脉沉细。

治法：温中健脾，缓肝理脾。

主方：缓肝理脾汤(《医宗金鉴》)加减。

常用药：党参、白术、茯苓、陈皮、山药、白扁豆、甘草、白芍、钩藤、干姜、肉桂。

加减：纳呆食少加鸡内金、砂仁。四肢不温，大便稀溏改用附子理中汤加减。

2. 脾肾阳虚

证候：精神委顿，面白无华或灰滞，口鼻气冷，额汗不温，四肢厥冷，溲清便溏，手足震颤，舌质淡，苔薄白，脉沉微。

治法：温补脾肾，回阳救逆。

主方：固真汤(《证治准绳》)加减。

常用药：人参、白术、山药、茯苓、黄芪、附子、肉桂、炮姜、丁香、甘草。

加减：汗多加龙骨、牡蛎、五味子；恶心呕吐加吴茱萸、半夏。

3. 阴虚风动

证候：肢体拘挛或强直，抽搐时轻时重，精神疲惫，形容憔悴，面色萎黄或潮红，五心烦热，易出汗，大便干结，舌质绛少津，苔少或无苔，脉细数。

治法：育阴潜阳，滋水涵木。

主方：大定风珠(《温病条辨》)加减。

常用药：阿胶、生地黄、麦冬、白芍、龟甲、鳖甲、火麻仁、牡蛎、五味子、甘草。

加减：抽搐不止加天麻、乌梢蛇；筋脉拘急，屈伸不利加黄芪、鸡血藤、桑枝。

【其他疗法】

(一)针灸治疗

1. 体针　基本处方：百会、印堂、气海、足三里。脾虚肝旺加脾俞、太冲；脾肾阳虚加脾俞、肾俞、关元；阴虚风动加太溪、太冲、风池。诸穴均用补法。

2. 耳针　交感、神门、皮质下、心、肝、脾，毫针中刺激，或王不留行子贴压。

3. 灸法　取穴大椎、脾俞、命门、关元、气海、百会、足三里。用于脾虚肝亢证、脾肾阳虚证。

（二）推拿疗法

运五经，推揉脾土，揉五指节，运内八卦，分阴阳，推上三关，揉涌泉，揉足三里。

【预防护理】

1. 患儿抽搐发作时，调护同急惊风。

2. 保持居室安静，减少刺激。

3. 居室内经常通风，保持空气新鲜。

4. 长期卧床患儿，应经常变换体位，防止压疮发生。

5. 保证营养，不能吞咽者给予鼻饲。

6. 积极治疗原发病，防止惊风反复发作。

（马　融）

第六节　小儿癫痫

癫痫是由多种原因引起的一种慢性、反复发作性脑部疾病，以脑内神经元反复异常放电引起突然、暂时性脑功能失常，临床出现发作性的意识、运动、感觉、精神或自主神经功能障碍为特征。由于发病原因不同，放电的部位、范围及强度有别，因此临床表现亦复杂多样。一般发作突然、持续短暂、恢复较快，但严重时可呈持续状态。

我国小儿癫痫患病率为0.3%～0.6%。多数癫痫在儿童期发病，很多癫痫仅见于小儿。本病无明显的季节性，但每遇春季癫痫发作易反复或加重。经正规抗癫痫治疗，75%～85%的患儿可获得完全控制，但仍有30%左右患儿对抗癫痫药无效，成为难治性癫痫。另外，癫痫的治疗具有疗程长和影响因素复杂等特点，儿童正处于生长发育期，因此，在控制癫痫发作的同时，应重视并及早干预相关共患病，尤其是对患儿远期预后产生严重不良后果的其他躯体疾病和精神行为障碍，尽可能减少不良反应，努力为患儿争取最佳学习能力和生活质量。

本病中西医均称为"癫痫"。中医之"痫病"或"痫证"属癫痫发作分类中的全面性强直-阵挛发作，民间俗名"羊痫风""羊吊风"，临床以突然仆倒，昏不知人，口吐涎沫，两目上视，四肢抽搐，惊掣啼叫，喉中异声，片刻即醒，醒后如常人为特征。近年来中医药治疗癫痫取得了肯定的疗效，尤其抗癫痫的同时，在改善认知功能、提高生活质量、减少不良反应方面显示出独特的优势。

【历史沿革】

小儿癫痫始载于《五十二病方》，书中论述了"婴儿病痫"的病证特点，并介绍了雷丸药浴的治疗方法。《黄帝内经》首次记载了"胎中受惊"致痫的病因，在此基础上，《诸病源候论》认为"风""惊""食"均可致痫；《普济方》提出"血滞心窍，邪气在心，积惊成痫"；《医学纲目》强调痰气逆乱为本病的病机关键，进一步丰富了小儿癫痫的病因病机学说。治疗方面，《金匮要略》以风引汤"除热瘫痫"，《备急千金要方》用龙胆汤、紫霜丸、镇心丸分别治疗风、痰、惊痫，其后《成方切用》《医林改错》《证治准绳》《幼幼集成》等提出了涤痰汤、通窍活血汤、镇惊丸、集成定痫丸等有效方剂，至今仍在临床中广泛应用。

【病因病机】

小儿癫痫病因包括先天因素、后天因素及促发因素。

1. 先天因素　主要责之于胎禀不足、胎产损伤和胎中受惊。父母体弱多病，或素有癫痫之疾，或孕期失于调护，或胎中受惊，或胎产损伤，均可致胎儿受损，肾精不足，若有所犯，则气机逆乱，发为癫痫。

2. 后天因素　包括顽痰内伏、惊风频发、暴受惊恐和外伤血瘀。

（1）痰浊内伏：历代医家一致认为痰与癫痫关系最密切。痰之所生与脾肾密切相关。小儿"脾常不足"，若饮食所伤或他病影响，使脾胃受损，运化失常，水聚为痰；小儿"肾常虚"，若胎产、他病因素损伤脑髓，肾精亏虚，水泛为痰。痰阻气机升降之路，阴阳之气不相顺接，痰浊上逆，蒙蔽清窍，发为癫痫。

（2）惊风频发：感受外邪，化热化火，生风生痰，风火相煽，痰火交结，发为惊风。惊风频发，未能根除，风痰上扰神明，闭阻经络，可继发癫痫。正如《证治准绳·幼科》言"惊风三发便为痫"。

（3）暴受惊恐：包括先天之惊与后天之惊。先天之惊即胎中受惊；后天之惊与小儿"神气怯弱、元气未充"的生理特点密切相关。若卒闻异声，乍见异物，或不慎跌仆，暴受惊恐，可致气机逆乱，触动伏痰，痰随气逆，蒙蔽清窍，阻滞经络，发为癫痫。

(4)外伤血瘀：若产时受伤或颅脑外伤，损伤血络，致瘀浊阻滞经络，闭塞脑窍，精明失主，筋脉失养则发为癫痫。

3. *诱发因素*　部分患儿癫痫发作有明显的诱因，如感染、疲劳、睡眠不足、过度换气、情志失调、饮食异常、视觉刺激、听觉刺激等均可导致气机逆乱，触动伏痰，痰随气逆，诱发癫痫发作。

本病病位在心肝脾肾，病机为先天禀赋不足或后天调摄失宜致痰浊内生，遇有诱因，则气机逆乱，痰随气逆，蒙蔽清窍，引动肝风，发为癫痫。若癫痫反复发作，日久不愈，可致脏腑虚损。脾虚则痰留难祛，阻滞气机，瘀血内生，痰瘀阻络，蒙蔽清窍，引动肝风，使癫痫发作加重。肾虚则脑髓受损，精亏髓空，脑失所养，痰瘀阻窍，不仅加重癫痫发作，还可引起记忆力、智力、学习能力等下降，发生认知障碍。

西医学根据病因将癫痫分为3类：①特发性(原发性)癫痫：除可能与遗传因素密切相关外，无其他病因可寻。②症状性(继发性)癫痫：由已知的脑部病变或代谢异常引起的癫痫。包括脑发育异常(脑回畸形、灰质异位、神经皮肤综合征等)，脑血管病(血管畸形、颅内出血、血管炎等)，中枢神经系统感染。颅内占位病变(肿瘤、囊肿等)，脑外伤，缺氧性脑损伤，代谢异常、中毒、脑变性疾病等。③隐源性癫痫：疑为症状性癫痫，但尚未找到病因。

【临床表现】

一、小儿癫痫发作分类

根据临床发作的表现及脑电图的改变，癫痫发作可分为不同类型。1981年国际抗癫痫联盟(ILAE)制定了癫痫发作分类方案，将癫痫发作分为局灶性、全面性和其他分类不明的各种发作；1985年以临床发作分类为基础，结合发病年龄、病因及转归等特点，将癫痫和癫痫综合征进行分类；1989年进行了重新修订；2001年又提出新的建议，将癫痫发作分为自限性和持续性两大类，每类中又包括全面性和局灶性发作。局灶性发作中不再分单纯性和复杂性，亦未列自主神经性发作，同时补充了负性肌阵挛、抑制性运动发作等新发作形式，并推出了许多新的癫痫综合征。我国根据1981年ILAE的发作分类，结合自己实际情况简化如下(表7-1)。

表7-1　癫痫发作分类简化表(根据1981年ILAE的发作分类所改编)

1. 局灶性发作(focal seizures)
(1)单纯局灶性发作(simple focal seizures, consciousness not impaired)
①运动性发作(with motor signs)
②感觉性发作(with somatosensory or special-sensory symptoms)
③自主神经性发作(with autonomic symptoms or signs)
④精神症状性发作(with psychic symptoms)
(2)复杂局灶性发作(complex focal seizures, with impairment of consciousness)
(3)局灶性发作转变为全面性发作(focal seizures evolving to secondarily generalized seizures)
2. 全面性(generalized seizures)
(1)强直-阵挛发作(tonic-clonic seizures)
(2)强直性发作(tonic seizures)
(3)阵挛性发作(clonic seizures)
(4)失神发作(absence seizures)
典型失神发作(typical absence seizures)
不典型失神发作(atypical absence seizures)
(5)肌阵挛发作(myoclonic seizures)
(6)失张力发作(atonic seizures)
(7)痉挛发作(spasms)
3. 其他分类不明的各种发作(unclassified epileptic seizures)

二、临床表现

1. 运动性发作　多为一侧肢体、口角、眼睑等部位的抽搐。也可表现为旋转性发作、姿势性发作或杰克逊发作等。

2. 感觉性发作　发作性躯体感觉或特殊感觉异常。如有蚁走感、肢体麻木感等。

3. 自主神经性发作　发作时有腹痛、呕吐、苍白、潮红、出汗等自主神经症状。

4. 精神症状性发作　表现为发作性幻觉、错觉、语言障碍等,多见于复杂局灶性发作过程中。

5. 复杂局灶性发作　有不同程度的意识障碍,常伴有精神症状及反复刻板的自动症,如吞咽、咀嚼、摸索、自言自语等。

6. 强直-阵挛性发作　典型的有强直期、阵挛期及惊厥后期。小儿发作常不典型,表现为突然意识丧失,全身肌肉强直,可有呼吸暂停、面色发绀、双目上视、角弓反张等症状,约数秒至数十秒后出现全身节律性抽搐,持续30秒或更长逐渐停止,可出现尿失禁。发作后常有头痛、嗜睡、乏力等表现。

7. 强直性发作　持续而强烈的肌肉收缩,身体固定于某种特殊体位,如头眼偏斜、角弓反张、呼吸暂停等。

8. 阵挛性发作　肢体、躯干或面部节律性抽动。

9. 肌阵挛发作　某部位或全身肌肉突然快速有力地收缩,引起面部、肢体、躯干或全身突然快速的抽动。

10. 失神发作　典型失神发作起病突然,无先兆,正在进行的活动停止,双目凝视,持续数秒恢复,可继续原来的活动,对发作不能回忆。每天数次至数十次。非典型失神发作起止均缓慢,肌张力改变明显,患儿多有广泛性脑损害。

11. 失张力发作　发作时肌张力突然丧失引起姿势改变,如头下垂、跌倒等。

12. 痉挛发作　表现为点头、弯腰、伸臂、踢腿等动作,持续1～3秒。

以上临床发作形式可单独或两种以上并见。

若一次癫痫发作持续30分钟以上,或反复发作达30分钟以上,期间意识不能恢复者,称为癫痫持续状态。

【辅助检查】

1. 脑电图　是诊断癫痫和确定发作分类最有效的辅助检查。若脑电图中出现棘波、尖波、棘慢波、尖慢波及多棘慢波等痫性放电波,对于癫痫的诊断具有重要的价值。尤其对临床诊断困难的非典型癫痫发作,脑电图检查有时起着决定性作用。但脑电图中发现癫痫样波,还必须结合患者临床是否有癫痫发作方可诊断,而脑电图中未出现癫痫样波也不能排除癫痫的诊断。视频脑电图和动态脑电图对癫痫的诊断和分类意义更大。

2. 影像学检查　CT和MRI可发现脑结构异常,对明确癫痫的病因有重要意义。单光子发射断层扫描和正电子发射断层扫描(PET)可检测脑血流量和代谢率,有利于癫痫灶的定位。

3. 其他　可根据需要选做血生物化学、脑脊液、遗传代谢病筛查、基因检测、染色体检查等。

【诊断与鉴别诊断】

一、诊　断

由于医师很难目睹患儿发作情况,故详细询问病史对诊断癫痫有重要意义,包括发作情况(起病的年龄、发作表现、意识状态、持续时间、发作次数、间隔时间、诊治经过等),患儿母亲孕产史,患儿出生史、生长发育史、既往病史、家族史等。然后进行仔细查体,尤其头面部、皮肤及神经系统的检查;进一步结合脑电图检查判断是否为癫痫发作或癫痫,并确定发作分类;再进一步结合颅脑影像学检查、遗传代谢病筛查、基因检测等手段,寻找可能的病因,为正确地治疗及判断预后提供依据。

二、鉴别诊断

1. 热性惊厥(febrile seizures,FS)　见惊风章节。

2. 屏气发作　多于6—18个月起病,1—2岁发作最频,6岁以后少见。表现为受到某种刺激(如疼痛、痛苦、恐惧、发怒或受到挫折等)后即高声哭叫过度换气,随即屏气、呼吸暂停、口唇发绀、四肢强直,严重时可有短暂意识丧失及四肢阵挛。1分钟左右全身肌肉放松,出现呼吸,神志恢复,亦有短暂发呆或立即入睡者。脑电图检查正常。

3. 晕厥　由多种原因引起的急性广泛性脑供血不足致突然的短暂的意识丧失,跌倒于地,可有摔伤,严重时伴四肢抽动,数秒钟或数分钟后恢复。发作前常有精神刺激等诱因,发作时可先有出汗、苍白和视觉障碍等症状。多见于年长儿,久站后易发。脑电图无痫性放电。

4. 睡眠障碍　如发作性睡病、夜惊、梦游等病。

5. 婴儿手足搐搦症　多见于1岁以内婴儿及佝偻病患儿。发作时神志清楚或短暂丧失。较大婴幼儿和年长儿常表现为腕部弯曲手指伸直，大拇指贴近掌心，查体佛斯特征、陶瑟征可呈阳性。一日可发作多次，一般无发热。实验室检查血钙降低，血磷可正常或略高。脑电图正常。

6. 癔症性发作　可表现为全身肌肉不规则收缩，反复发作，应与癫痫鉴别。但癔症有明显的精神刺激，抽搐动作杂乱无规律，发作皆在有人在场和受到情感刺激时出现，持续数十分钟或数小时，常伴有哭泣和叫喊，不伴意识丧失、二便失禁及撞伤。神经系统及脑电图检查无异常。

7. 其他　如抽动障碍、偏头痛及其他代谢紊乱亦应与癫痫发作相鉴别。

【辨证思路】

癫痫为发作性疾病，发作时表现各种各样，但就诊时常为休止期，表现如常人，给辨证带来了一定的困难。临床可结合患儿发作的病因、诱因、症状、体质及脑电图情况等证候识别。其辨证包括分轻重，辨病因。

1. 分轻重　一般发作次数少、持续时间短、间隔时间长，抽搐轻微，意识障碍程度轻，脑电图轻度异常，颅脑影像学及其他检查无实质性病变者，多属轻症。若起病急骤，抽搐频剧，意识丧失，持续时间长，脑电图异常程度重，或颅脑影像学及其他检查有器质性疾病，正规应用抗癫痫药物发作难以控制者，则属重症。

2. 辨病因　常见的病因有惊、风、痰、瘀、虚。发病前有惊吓史，发作时常伴惊叫、恐惧等精神症状者多属惊痫；若由外感发热诱发，发作时抽搐明显，或伴发热等症者多属风痫；发作以神志异常为主，表现为一过性失神、摔倒，手中持物坠落，并伴痰涎壅盛等症者多属痰痫；有明显的颅脑外伤史，头部疼痛位置较为固定，或女性患儿每月行经前发作，兼见瘀血脉证者多为瘀血痫。癫痫发作日久，或素体脾胃虚弱，见神倦肢疲、纳呆便溏等症者多属脾虚痰伏；若患儿有生长发育迟缓，或癫痫频发，见智力迟钝、记忆力减退、腰膝酸软等症者，多属肾精亏虚。

【治疗】

癫痫的治疗，应分标本虚实，频繁发作者治标为主，着重豁痰息风、开窍定痫。因于惊者予镇惊安神，因于痰者涤痰开窍，因于风者息风止痉，因于瘀者活血化瘀。病久致虚者，以治本为重，或健脾化痰，或益肾填精。癫痫持续状态者须中西医结合抢救治疗。

本病治疗时间较长，一般在临床症状消失后，仍应服药2～3年，如遇青春期可再延长1～2年，同时须结合脑电图等理化检查，恢复正常后方可逐渐停药。切忌骤停抗癫痫药物，以免引起反跳，使发作加重。

一、中医治疗

（一）分证论治

1. 惊痫

证候：发作时惊叫，急啼，惊惕不安，面色乍青乍白，四肢抽搐，神志恍惚或神昏。平素胆小易惊，精神恐惧或烦躁易怒，夜寐欠安。舌淡红，苔白，脉弦滑，指纹青。

治法：镇惊安神。

主方：镇惊丸(《证治准绳》)加减。

常用药：茯神、酸枣仁、朱砂、磁石、石菖蒲、远志、钩藤、天麻、胆南星、半夏、黄连、龙齿。

加减：抽搐频繁加蜈蚣、全蝎、僵蚕；夜惊哭闹加铁落花、琥珀粉(冲服)；头痛加菊花、石决明。

上方朱砂用量一般以每日0.5～1g(冲服)为宜，时间应控制在1个月之内，否则易致汞中毒。全蝎、蜈蚣、僵蚕等动物类药物，水煎加热后可致蛋白凝固影响疗效，宜研末冲服。

2. 痰痫

证候：发作时突然仆倒，瞪目直视，喉中痰鸣或口吐痰涎；意识丧失，或神志恍惚，失神；四肢抽搐，或抽搐不明显；或头痛，腹痛，肢体痛；口黏多痰，胸闷呕恶。舌苔白腻，脉滑。

治法：豁痰开窍。

主方：涤痰汤(《济生方》)加减。

常用药：石菖蒲、胆南星、陈皮、清半夏、枳壳、天麻、川芎、六神曲、朱砂(冲服)、青果、青礞石(先煎)。

加减：头痛加菊花、苦丁茶；腹痛加延胡索、川楝子；呕吐加竹茹、赭石；肢体痛加威灵仙、鸡血藤。表情淡漠、喃喃自语，悲欢无常者加百合地黄汤、甘麦大枣汤。

3. 风痫

证候：发作时突然仆倒，两目上视或斜视，牙关紧闭，口吐白沫，口唇青紫，颈项强直，四肢抽搐，意识丧失。舌质淡红，苔白，脉弦滑。

治法：息风止痉。

主方：定痫丸(《医学心悟》)加减。

常用药：天麻、钩藤、川芎、全蝎、蜈蚣、石菖蒲、胆南星、半夏、青礞石、远志、茯苓、朱砂(冲服)、僵蚕、枳壳。

加减：高热加生石膏、连翘、羚羊角粉(冲服)；大便秘结加大黄、芦荟；烦躁加黄连、栀子、淡竹叶。若因外感风热引起者，可予银翘散化裁。

4. 瘀血痫

证候：多有脑外伤史，反复抽搐，经久不愈；头痛有定处；部分年长女孩每月行经前易发作，平素易胸胁少腹胀满。舌质紫暗或有瘀点，苔少，脉涩，指纹沉滞。

治法：活血息风。

主方：通窍活血汤(《医林改错》)加减。

常用药：桃仁、红花、川芎、赤芍、石菖蒲、天麻、羌活、老葱。

加减：抽搐频繁加全蝎、乌梢蛇；头痛剧烈加丹参、五灵脂；大便秘结加芦荟、火麻仁。若瘀血部位较大，保守治疗效果欠佳者，建议行神经外科治疗。

5. 脾虚痰盛

证候：反复发作，抽搐无力；面色无华，时有头晕，神疲乏力，胸脘痞闷，纳呆便溏。舌质淡红，苔白腻，脉细软，指纹淡红。

治法：健脾化痰。

主方：六君子汤(《世医得效方》)加减。

常用药：党参、白术、茯苓、陈皮、半夏、天麻、钩藤、乌梢蛇、甘草。

加减：大便溏加山药、白扁豆、藿香；纳呆食少加焦山楂、六神曲、砂仁。

6. 肾精亏虚

证候：发作日久不愈，瘛疭抖动；时有头晕，腰膝酸软，四肢不温；可伴智力发育迟滞，记忆力差。舌质淡，苔白，脉沉细无力，指纹淡红。

治法：益肾填精。

主方：河车八味丸(《幼幼集成》)加减。

常用药：紫河车(研粉冲服)、茯苓、生地黄、山药、泽泻、五味子、麦冬、牡丹皮、附子、肉桂。

加减：抽搐频繁加鳖甲、白芍；智力迟钝加鹿茸、益智仁、石菖蒲；大便溏加白扁豆、炮姜。

(二)中成药

1. 医痫丸、羊痫丸　用于风痫。

2. 琥珀抱龙丸、抱龙丸　用于惊痫。

3. 白金丸　用于痰痫。

4. 小儿抗痫胶囊　用于脾虚痰盛证。

(三)针灸疗法

1. 体针　发作期取人中、合谷、内关、涌泉针刺，用泻法；休止期取大椎、神门、心俞、合谷、丰隆针刺，平补平泻法，隔日1次。百会、足三里、手三里灸治，各3壮，隔日1次。

2. 耳针　选穴：胃、神门、皮质下、枕、心。每次选用3～5穴，留针20～30分钟，间歇捻针。或埋针3～7天。

(四)埋线疗法

常用穴：大椎、腰奇、鸠尾。翳明、神明可作为备用穴。每次选2～3穴，埋入医用羊肠线，隔20天1次，常用穴和备用穴轮换使用。

二、西医治疗

(一)病因治疗

对有明确可治性病因(如颅内占位、代谢异常等)所致的症状性癫痫，应及时对因治疗。

(二)合理应用抗癫痫药物

是治疗癫痫的主要手段。

1. 抗癫痫药物使用原则

(1)用药要审时：一旦诊断明确，应尽早予抗癫痫药。对首次发作，症状不重，既往体健，各项检查无异常者，可暂不用药，但应密切观察。

(2)选药应正确：主要根据发作类型选择抗癫痫药(表7-2)。但要考虑患儿个体特点、用药反应、依从性等因素。

(3)联合用药应谨慎：尽量采用单药治疗，避免药物相互作用导致毒性增加；对难治性癫痫，尤其有多种发作形式的患儿，单药不能控制，需联合用药时，必须了解药物相互作用及机制，正确应用。

(4)用药个体化：由于药物代谢及对药物的敏感性存在个体差异，因此用药应从小剂量开始，逐渐增加。

(5)要规律用药：服药宜规律，疗程要足，一般控制发作后还要继续服药2～4年。

(6)停药要缓慢：减药过程一般3～6个月，甚至1～2年。减药过快或突然停药易致再次发作或发作加重；停药后复发者应重新开始抗癫痫药物治疗。

(7)定期复查：定期复查动态脑电图，有条件者监测血药浓度以评价药物治疗效果；定期检测血、尿常规及肝肾功能等以观察药物的不良反应。

2. 抗癫痫药物的选择　抗癫痫药物的选择主要根据发作类型(表7-2)。

表7-2　不同类型癫痫发作的药物选择

发作类型	选用药物
简单部分性发作	CBZ、VPA、PB、PHT、TPM、OXC、PRI
复杂部分性发作	CBZ、OXC、PB、PHT、PRI、TPM、LEV
强直-阵挛性发作	VPA、PB、CBZ、PHT、TPM、LTG、LEV、OXC
强直性发作	CBZ、PB、VPA、LTG、TPM、LEV、PHT
肌阵挛、失张力发作	VPA、CZP、TPM、LTG、ESM、LEV
失神发作	VPA、LTG、ESM、CZP
婴儿痉挛	ATCH、NZP、CZP、VPA、VGB、TPM、维生素 B_6
Lennox-Gastaut 综合征	VPA、CZP、LTG、TMP

3. 常用抗癫痫药物的主要不良反应

丙戊酸(VPA)：食欲增加、肥胖、肝损害等。

卡马西平(CBZ)：皮疹、肝损害、白细胞减少等。

苯巴比妥(PB)：嗜睡、多动、兴奋、皮疹等。

氯硝西泮(CZP)：嗜睡、呼吸抑制、肌肉松弛等。

托吡酯(TPM)：少汗、低热、厌食、体重下降、思维慢、表达困难等。

拉莫三嗪(LTG)：皮疹、困倦、共济失调、胃肠道反应等。

奥卡西平(OXC)：皮疹、低钠血症等。

左乙拉西坦(LEV)：易激惹、乏力等。

(三)手术治疗

药物治疗无效或效差，严重影响患儿日常生活，并具有手术指征者。

(四)其他疗法

如激素、丙种球蛋白、生酮饮食、抗生素、迷走神经刺激术、γ刀等。

(五)癫痫持续状态的治疗

1. 尽快控制发作。①地西泮 0.25～0.5mg/kg 缓慢静脉注射，必要时 20 分钟后可再用；②氯硝西泮每次 0.01～0.06mg/kg；③咪达唑仑 0.1～0.2mg/kg缓慢静脉注射；④苯巴比妥 20mg/kg 分次肌内注射，24 小时后改为维持量 3～5mg/(kg·d)；⑤10%水合氯醛 0.5mg/kg 稀释后灌肠。仍不能控制者，备好气管插管使用麻醉药物。

2. 保持呼吸道通畅。

3. 保护脑、心等重要脏器功能，防治并发症。

4. 积极病因治疗。

5. 发作停止后，立即给予长期抗癫痫药物治疗。

【预防护理】

(一)预防

1. 孕期宜保持心情舒畅，避免精神刺激及跌仆或腹部撞击。

2. 慎防产伤及颅脑外伤。

3. 避免惊恐、抑郁等不良精神刺激。

4. 积极治疗急惊风、小儿暑温、疫毒痢等病证，慎防后遗症。

(二)护理

1. 尽量避免高热、惊吓、紧张、劳累、情绪激动等诱发因素，少看电视，禁止玩电子游戏机等。

2. 注意调摄饮食，不宜过食，忌食牛羊肉、无鳞鱼及生冷油腻等。

3. 嘱患儿不要到水边、火边玩耍，或持刀剪等锐器，以免发生意外。

4. 抽搐时应使患儿保持侧卧位，用纱布包裹压舌板放在上下牙齿之间，促使痰涎流出，呼吸通畅，以免咬伤舌头或发生窒息。并注意切勿强力制止，以免扭伤筋骨。

5. 抽搐后患儿常疲乏入睡，应避免噪声，保证患儿休息，使其正气得以恢复。

（马　融）

第七节　细菌性脑膜炎

细菌性脑膜炎即化脓性脑膜炎(purulent meningitis，以下简称化脑)系由各种化脓菌感染引起的脑膜炎症。许多化脓菌都能引起本病，但 2/3 以上患儿是由脑膜炎球菌、肺炎链球菌和流感嗜血杆菌三种细菌引起。是小儿、尤其婴幼儿时期常见的中枢神经系统感染性疾病。临床以急性发热、惊厥、意识障碍、颅内压增高和脑膜刺激征以及脑脊液脓性改变为特征。随着脑膜炎球菌及流感嗜血杆菌疫苗的接种和诊断、治疗水平不断发展，本病发病率和病死率明显下降。约1/3幸存者遗留各种神经系统后遗症，6个月以下幼婴儿预后更为严重。本病属中医学“温病”“痉病”等范畴。

【历史沿革】

本病属于中医学“温病”“惊风”“痉证”等，“春温”“风温”等有类似症状描述。

【病因病机】

热毒之邪侵袭为发病外因，机体正气不足为发病内因。热毒壅盛，小儿正气亏虚，无力御邪，热毒循经上犯脑窍，发为本病。病位在脑，热毒壅结，腐化成脓。

一、外　感

多因起居不慎，坐卧当风，感受风、寒、湿、热等外邪。风为百病之长，多挟时气而发病。外邪自表侵袭于经络上犯巅顶，清阳之气受阻，阻遏络道，造成气血不畅，脑路不通，蒙蔽清窍，日久而成瘀，瘀而化热，热盛伤津，津液受伤，筋脉失养或热极生风出现抽搐，角弓反张。

二、内　伤

因禀赋不足，阴损及阳，清阳不展而发病；也可因饥饱、劳倦，脾胃虚弱，生化不足不能上荣于脑髓脉络而发病；也可因饮食不节，脾失健运，痰湿内生，上蒙清窍，阻遏清阳。

【临床表现】

一、症状和体征

大多急性起病，部分患儿病前有上呼吸道或胃肠道感染病史。各种细菌所致化脑的临床表现大致相仿，可归纳为感染中毒及急性脑功能障碍症状、颅内压增高及脑膜刺激症状。其临床表现在很大程度上取决于患儿的年龄。由于婴幼儿前囟尚未闭合，骨缝可以裂开，而使颅内压增高及脑膜刺激症状出现较晚，临床表现不典型。

二、并发症

1. 硬脑膜下积液　30%～60%的化脑并发硬脑膜下积液，若加上无症状者，其发生率可高达80%。本症主要发生在1岁以下婴儿。凡经化脑有效治疗48～72小时后脑脊液有好转，但体温不退或体温下降后再升高；或一般症状好转后又出现意识障碍、惊厥、前囟隆起或颅压增高等症状，首先应怀疑本病的可能性。头颅透光检查和CT扫描可协助诊断，但最后确诊仍有赖硬脑膜下穿刺放出积液，同时也达到治疗目的。积液应送常规和细菌学检查。正常婴儿硬脑膜下积液量不超过2ml，蛋白定量小于0.4g/L。

2. 脑室管膜炎　主要发生在治疗被延误的婴儿。患儿在有效抗生素治疗下发热不退、惊厥、意识障碍不改善、进行性加重的颈项强直，甚至角弓反张、脑脊液始终无法正常化，以及CT见脑室扩大时，需考虑本症，确诊依赖侧脑室穿刺，取脑室内脑脊液显示异常。治疗大多困难，病死率和致残率高。

3. 抗利尿激素异常分泌综合征　炎症刺激神经垂体致抗利尿激素过量分泌，引起低钠血症和血浆低渗透压，可能加剧脑水肿，致惊厥和意识障碍加重，或直接因低钠血症引起惊厥发作。

4. 脑积水　炎症渗出物粘连堵塞脑室内脑脊液流出通道，如导水管、第Ⅳ脑室侧孔或正中孔等狭窄处，引起非交通性脑积水；也可因炎症破坏蛛网膜颗粒，或颅内静脉窦栓塞致脑脊液重吸收障碍，造成交通性脑积水。发生脑积水后，患儿出现烦躁不安、嗜睡、呕吐、惊厥发作，头颅进行性增大，骨缝分离，前囟扩大饱满、头颅破壶音和头皮静脉扩张。至疾病晚期，持续的颅内高压使大脑皮质退行性萎缩，患儿出现进行性智力减退和其他神经功能倒退。

5. 各种神经功能障碍　由于炎症波及耳蜗迷路，10%～30%的患儿并发神经性聋。其他如智力低下、癫痫、视力障碍和行为异常等。

除以上常见的并发症外，临床还可有脑脓肿、颅内动脉炎、继发性癫痫发作、休克、DIC等。

【辅助检查】

1. 脑脊液检查　脑脊液检查是确诊本病的重要依据。典型病例表现为压力增高，外观混浊似米汤样。白细胞总数显著增多（$\geq 1000\times10^6/L$），但有20%的病例可能在$250\times10^6/L$以下，分类中性粒细胞为主。糖含量常有明显降低，蛋白显著增高。确认致病菌对明确诊断和指导治疗均有重要意义，涂片革兰染色检查致病菌简便易行，检出阳性率甚至较细菌培养高。细菌培养阳性者应送药物敏感试验。以乳胶颗粒凝集法为基础的多种免疫学方法可检测出脑脊液中致病菌的特异性抗原，对涂片和培养未能检测到致病菌的患者诊断有参考价值。

2. 其他

(1)血培养：对所有疑似化脑的病例均应做血培养，以帮助寻找致病菌。

(2)皮肤瘀点：瘀点找菌是发现脑膜炎双球菌重要而简便的方法。

(3)外周血象：白细胞总数大多明显增高，中性粒细胞为主。但在感染严重或不规则治疗者，又可能出现白细胞总数的减少。

【诊断与鉴别诊断】

一、诊　断

早期诊断是保证患儿获得早期治疗的前提。凡急性发热起病，并伴有反复惊厥、意识障碍或颅内压增高表现的婴幼儿，均应注意本病可能性，应进一步依靠脑脊液检测确立诊断。然而，对有明显颅压增高者，应先适当降低颅内压后再行腰椎穿刺，以防腰椎穿刺后发生脑疝。

婴幼儿和不规则治疗者临床表现常不典型，后者的脑脊液改变也可不明显，病原学检查往往阴性，诊断时应仔细询问病史和详细进行体格检查，结合脑脊液中病原的特异性免疫学检查及治疗后病情转变，综合分析后确立诊断。

二、鉴别诊断

1. 结核性脑膜炎　需与不规则治疗的化脑鉴别。结核性脑膜炎呈亚急性起病，不规则发热1～2周才出现脑膜刺激征、惊厥或意识障碍等表现，或于昏迷前先有脑神经或肢体麻痹。具有结核接触史、PPD阳性或肺部等其他部位结核病灶者支持结核诊断。脑脊液外观呈毛玻璃样，白细胞数多＜500×10^6/L，分类以单核细胞为主，薄膜涂片抗酸染色和结核菌培养可帮助诊断确立。

2. 病毒性脑膜炎　临床表现与化脑相似，感染中毒及神经系统症状均比化脑轻，病程自限，大多不超过2周。脑脊液清亮，白细胞数（10～500）$\times10^6$/L，分类以淋巴细胞为主，糖含量正常。脑脊液中特异性抗体和病毒分离有助诊断。

3. 隐球菌性脑膜炎　临床和脑脊液改变与结核性脑膜炎相似，但病情进展可能更缓慢，头痛等颅压增高表现更持续和严重。诊断有赖脑脊液涂片墨汁染色和培养找到致病真菌。

【辨证思路】

重在辨别病邪浅深，邪正之间的消长转化。年幼、体弱者在热炽时易于出现内闭外脱变证；病延日久，脓毒留连，气血亏耗者，可成邪恋正虚。

【治疗】

本病以清热解毒，消痈祛脓为原则。

一、中医治疗

(一)分证论治

1. 邪在卫气

证候：发热，头痛项强，恶心呕吐，舌质红，苔薄黄，脉浮数或洪数，指纹青紫。

治法：辛凉解表，清气泄热。

主方：银翘散(《温病条辨》)合白虎汤(《伤寒论》)加减。

加减：呕吐明显加竹茹、半夏；里热炽盛重用生石膏，加黄芩、野菊花；头痛剧烈加菊花、钩藤、蔓荆子。

2. 气营两燔

证候：高热持续，头痛剧烈，项强，反复呕吐，口渴唇干，或烦躁谵语，前囟凸起，四肢抽搐，大便干结，小便黄赤，舌红，苔黄，脉弦数，指纹紫滞。

治法：清气凉营，泻火解毒。

主方：清瘟败毒饮(《疫疹一得》)加减。

加减：抽搐频繁加羚羊角、石决明；高热、烦躁、谵语加安宫牛黄丸。

3. 脓毒积脑

证候：高热不退，或稍降复升，头痛不休，昏迷惊厥，颈项强直，囟门凸起，或有失明、耳聋、面瘫、肢体瘫痪等，舌紫绛、苔黄燥，脉滑数或脉微欲绝。

治法：泻火解毒，祛瘀开窍。

主方：清瘟败毒饮(《疫疹一得》)通窍活血汤(《医林改错》)加减。

加减：头痛剧烈，囟门凸起加龙胆草、车前子、牛膝；项强呕吐明显加葛根、半夏、竹茹；视力减退加青葙子、决明子、蔓荆子；运动障碍加桑枝、赤芍、地龙等。

4. 邪恋正虚

证候：低热绵延，或体温时高时低，或不发热，神萎嗜睡，面白，气短乏力，四肢欠温，口渴，自汗或盗汗，舌质红，苔薄白或少苔，脉细无力。

治法：益气养阴，托脓解毒。

主方：托里透脓汤(《医宗金鉴》)加减。

加减：血虚亏耗合四物汤加减；阴伤虚热加青蒿鳖甲汤；阳气虚衰加肉桂、补骨脂、菟丝子。

(二)中成药

1. 安宫牛黄丸　适用于急性期热毒炽盛者。

2. 紫雪丹　适用于急性期抽搐频繁者。

3. 至宝丹　适用于急性期昏迷较重者。

4. 苏合香丸　适用于恢复期、后遗症期痰浊蒙窍,神昏不醒者。

5. 清开灵注射液　适用于急性期各证。

(三)针灸疗法

1. 惊厥者,针刺人中、百会、印堂、合谷、内关、太冲、涌泉。

2. 高热者,针刺曲池、大椎,十宣放血。

3. 呕吐者,针刺内关、气海、足三里。

4. 昏迷着,针刺人中、涌泉、太冲、十宣。

(四)推拿疗法

在恢复期、后遗症期对于关节强直、肢体瘫痪者,用推、揉、运、拿肢体相关经穴和部位,每日1次,每次15~30分钟。

(五)饮食疗法

饮食宜偏凉,无渣。多给清热、凉血的食物,如绿豆汤、百合汤、藕汁、梨汁等。

二、西医治疗

1. 对症和支持治疗

(1)急性期严密监测生命体征,定期观察患儿意识、瞳孔和呼吸节律改变,并及时处理颅内高压,预防脑疝发生。

(2)及时控制惊厥发作,并防止再发。

(3)监测并维持体内水、电解质、血浆渗透压和酸碱平衡。对有抗利尿激素异常分泌综合征表现者,积极控制脑膜炎同时,适当限制液体入量,对低钠症状严重者酌情补充钠盐。

2. 抗生素治疗

(1)用药原则:化脑预后严重,应力求用药24小时内杀灭脑脊液中致病菌,故应选择对病原菌敏感,且能较高浓度透过血脑屏障的药物。急性期要静脉用药,做到用药早、剂量足和疗程够。

(2)病原菌明确前的抗生素选择:包括诊断初步确立但致病菌尚未明确,或院外不规则治疗者。应选用对肺炎链球菌、脑膜炎球菌和流感嗜血杆菌三种常见致病菌皆有效的抗生素。目前主要选择能快速在患者脑脊液中达到有效灭菌浓度的第三代头孢菌素,包括头孢噻肟(ce-fotaxime)200mg/(kg·d),或头孢曲松(ceftriaxone)100mg/(kg·d),疗效不理想时可联合使用万古霉素(vancomycin)40mg/(kg·d)。对β内酰胺类药物过敏的患儿,可改用氯霉素100mg/(kg·d)。

(3)病原菌明确后的抗生素选择:①肺炎链球菌:由于当前半数以上的肺炎球菌对青霉素耐药,故应继续按上述病原菌未明确方案选药。仅当药敏试验提示致病菌对青霉素敏感,可改用青霉素20万~40万U/(kg·d)。②脑膜炎球菌:与肺炎链球菌不同,目前该菌大多数对青霉素依然敏感,故首先选用,剂量同前。少数耐青霉素者需选用上述第三代头孢菌素。③流感嗜血杆菌:对敏感菌株可换用氨苄西林(ampicillin)200 mg/(kg·d)。耐药者使用上述第三代头孢菌素或氯霉素。④其他:致病菌为金黄色葡萄球菌者应参照药敏试验选用乙氧奈青霉素(nefcillin)、万古霉素或利福平等。革兰阴性杆菌者除考虑上述第三代头孢菌素外,可加用氨苄西林或氯霉素。

(4)抗生素疗程:对肺炎链球菌和流感嗜血杆菌脑膜炎,其抗生素疗程应是静脉滴注有效抗生素10~14天,脑膜炎球菌者7天,金黄色葡萄球菌和革兰阴性杆菌脑膜炎应21天以上。若有并发症,还应适当延长。

3. 肾上腺皮质激素的应用　细菌释放大量内毒素,可能促进细胞因子介导的炎症反应,加重脑水肿和中性粒细胞浸润,使病情加重。抗生素迅速杀死致病菌后,内毒素释放尤为严重,此时使用肾上腺皮质激素不仅可抑制多种炎症因子的产生,还可降低血管通透性,减轻脑水肿和颅内高压。常用地塞米松0.6mg/(kg·d),分4次静脉注射。一般连续用2~3天,过长使用并无益处。

4. 并发症的治疗

(1)硬膜下积液:少量积液无须处理。如积液量较大引起颅压增高症状时,应做硬膜下穿刺放出积液,放液量每次、每侧不超过15 ml。有的患儿需反复多次穿刺,大多数患儿积液逐渐减少而治愈。个别迁延不愈者,需外科手术引流。

(2)脑室管膜炎:进行侧脑室穿刺引流,以缓解症状。同时,针对病原菌并结合用药安全性,选择适宜抗生素脑室内注入。

(3)脑积水:主要依赖手术治疗,包括正中孔粘连松解、导水管扩张和脑脊液分流术。

【预防护理】

一、预　防

1. 增强体质,并注意室内通风,减少呼吸道感染。起居有常，动静结合。若劳逸不适则可导致“劳复”。应制定室内与室外活动计划。使气血调和，阴阳平衡。

2. 顺应四时气候变化，采取适当的措施，以适应气候变化的影响。如冬防寒，防风寒袭表；夏防暑，居室内设法降温、防燥等。

二、调　护

1. 密切观察患儿的生命体征。昏迷患儿要注意变换体位，清洁皮肤，防止压疮。

2. 对服用中药困难的患儿，可通过灌肠或鼻饲给药。

3. 由于温病后期常气阴两虚，温邪伤津耗液。根据“虚则补之”原则，饮食上宜滋阴益气，加强营养。但切不可暴饮暴食。按身体恢复的程度，多食易消化的清淡食品，定时定量，合理调配，宜清补不宜滋腻，达到食补之目的。

4. 调畅情志，尽量避免不良刺激，心情愉快，脏腑功能条达，有利于病后早日康复。

（原晓风）

第八节　病毒性脑膜炎

病毒性脑膜炎是儿科常见的由多种病毒引起的急性中枢神经感染性疾病。引起本病的常见病毒主要为肠道病毒、虫媒病毒、巨细胞病毒以及单纯疱疹病毒等，其中肠道病毒最多见，因病毒不同，好发季节，传播途径，流行病史，发病率也有所不同。由于病原体致病性能和宿主反应过程的差异，形成不同类型疾病。若病变主要累及脑膜，临床表现为病毒性脑膜炎；若病变主要影响大脑实质，则以病毒性脑炎为临床特征。由于解剖上两者相邻近，若脑膜和脑实质同时受累，此时称为病毒性脑膜脑炎。本病四季均可发生，偶有小流行。本病病程大多2～3周，病情轻重不等，大多数轻者可自行缓解，并完全恢复；少数危重者呈急性进行性过程，可导致癫痫、肢体瘫痪、智力倒退等后遗症或死亡。本病属中医学“温病”“痉病”等范畴。

【历史沿革】

本病属于中医学“温病”“急惊风”“痉证”等。温病中“暑温”“暴痉”等，有类似症状描述。

【病因病机】

感受病毒时邪是本病发生的主要原因。气候骤变、病毒时邪流行期间，小儿机体抵抗力下降，外邪乘虚侵入发为本病。本病按病程分为急性期、恢复期、后遗症期。急性期病变部位主要在肺、胃、心、肝，恢复期及后遗症期病变部位主要在脾、肝、肾。病理改变为卫气营血传变及热痰风演变。

卫气营血传变：引起本病的病毒时邪属于温热之邪，致病有起病急骤，变化迅速，易化火动风的特点。

痰热风的演变：热、痰、风贯穿本病的始终。

【临床表现】

一、症状和体征

病情轻重差异很大，多急性起病，病前常有呼吸道或肠道症状，表现为发热、头痛、呕吐、精神异常或意识障碍，年长儿会诉头痛，婴儿则烦躁不安，易激惹。以脑炎为主者：烦躁不安、嗜睡、精神错乱等，还常出现昏迷、惊厥、肢体瘫痪，视觉障碍或伴有脑神经麻痹、肌张力增强、巴氏征阳性等锥体束征表现。以脑膜炎为主者：头痛、呕吐较明显，精神异常与意识障碍较轻，可有颈项强直等脑膜刺激征。亦可有脑炎与脑膜炎兼有脑膜脑炎的临床表现。严重者可有脑疝或因脑干受损出现中枢性呼吸衰竭，脑休克等。

二、并发症

常见有肺炎、心肌炎、心包炎及中耳炎等。后遗症有颅神经麻痹、失语、肢体瘫痪、癫痫；性格与精神改变，注意力不集中，不自主小运动，智力减退等亦不少见。

【辅助检查】

1. 脑电图　以弥漫性或局限性异常慢波背景活动为特征，少数伴有棘波、棘-慢综合波。慢波背景活动只能提示异常脑功能，不能证实病毒感染性质。某些患者脑电图也可正常。

2. 脑脊液检查　外观清亮，压力正常或增加。白细胞数正常或轻度增多，分类计数以淋巴细胞为主，蛋白质大多正常或轻度增高，糖含量正常。涂片和培养无细菌发现。

3. 病毒学检查　部分患儿脑脊液病毒培养及特异性抗体测试阳性。恢复期血清特异性抗体滴度高于急性期4倍以上有诊断价值。

【诊断和鉴别诊断】

1. 颅内其他病原感染　主要根据脑脊液外观、常规、生化和病原学检查，与化脓性、结核性、隐球菌脑膜炎鉴别。此外，合并硬膜下积液者支持婴儿化脓性脑膜炎。发现颅外结核病灶和皮肤PPD阳性有助于结核性脑膜炎诊断。

2. Reye综合征　因急性脑病表现和脑脊液无明显异常使两病易相混淆，但依据Reye综合征无黄疸而肝功能明显异常、起病后3～5天病情不再进展、有的患者血糖降低等特点，可与病毒性脑炎鉴别。

【辨证思路】

一、辨热证

表现为发热，需辨表热与里热。初起邪在卫气，表里俱热，以表热为主，发热恶寒，或但热不寒，头痛项强，病情进展，邪入气营，转为里热，高热持续，口渴引饮，病情进一步发展，邪热深伏于里，出现身热起伏，夜热早凉等邪入营血证候。恢复期热证多由实转虚，出现热伤阴津、阴虚发热之低热起伏、五心烦热等。

二、辨痰证

表现为神识异常，需辨有形之痰与无形之痰，痰浊与痰火。有形之痰主证是心神失主，痰浊蒙窍者神志模糊，口噤不语，嗜睡昏迷；痰火扰心者烦躁不安，狂躁谵语，嚎叫哭闹。有形之痰主证是痰壅咽喉，其痰闻之有声、吐之可见，重者与神志异常同见。

三、辨风证

急性期表现为抽搐，需辨外风与内风。外风邪在卫分，症见发热恶寒、头痛无汗、项强抽搐等，抽搐与热势高时出现，持续时间短，一般不超过2次，抽搐后神志清醒。内风邪入气营者，高热不退、烦躁不安、汗出口渴、颈项强直、反复抽搐；邪入营血者，身热夜甚、颈强口噤、神志昏迷、四肢抽搐、甚至角弓反张。恢复期、后遗症期表现为肌力和肌张力异常，属实证者见强直性瘫痪或癫痫发作；属虚证者见肢体不用、肌肉痿软。

【治疗】

本病以清热、豁痰、开窍、息风为基本法则。急性期以解热为先，恢复期及后遗症期以扶正祛邪为要。

一、中医治疗

（一）分证论治

1. 急性期

（1）邪犯卫气

证候：发热恶寒，或但热不寒，头痛项强，无汗或少汗，口渴引饮，恶心呕吐，或见抽搐，神烦不安或嗜睡，舌质红，苔薄白或黄，脉浮数或洪数，指纹青紫。

治法：疏风解表，清热解毒。

主方：银翘散（《温病条辨》）合白虎汤（《伤寒论》）加减。

加减：恶心呕吐加苏梗、竹茹；项强抽搐加葛根、钩藤、僵蚕；腹胀便秘加大黄、瓜蒌，或用凉膈散；嗜睡明显加石菖蒲、郁金。

（2）气营两燔

证候：高热持续，头痛剧烈，呕吐频繁，颈背强直，烦躁谵语，四肢抽搐，喉中痰鸣，唇干渴饮，溲赤便结，舌质红绛，苔黄厚，脉数有力，指纹紫滞。

治法：清气凉营，泻火解毒。

主方：清瘟败毒饮（《疫疹一得》）加减。

加减：头痛剧烈加菊花、僵蚕、蔓荆子、龙胆草；抽搐频繁加羚羊角、钩藤、地龙；高热、烦躁、谵语加安宫牛黄丸；喉间痰鸣，昏迷不醒加天竺黄、胆南星、石菖蒲、鲜竹沥，或礞石滚痰丸。面白肢厥，呼吸不利加独参汤；汗出如珠，脉微欲绝用参附龙牡救逆汤。

（3）邪陷心肝

证候：身热起伏，夜热早凉，四肢抽搐，两目上视，项强口噤，角弓反张，神志昏迷，手足躁扰，甚或神昏狂乱，肢端厥冷，呼吸深浅不匀，舌干绛无苔，脉细数。

治法：清热解毒，息风开窍。

主方：犀角地黄汤（《备急千金要方》）或羚角钩藤汤（《重订通俗伤寒论》）加减。

加减：高热神昏谵语合用安宫牛黄丸；抽搐频繁合用紫雪丹；神昏痰多合用至宝丹。

2. 恢复期、后遗症期

（1）阴虚内热

证候：低热不退，或呈不规则发热，两颧潮红，手足心热，虚烦不宁，时有惊惕，咽干口渴，大便干结，小便短少，舌红少苔或无苔，脉细数，指纹淡紫。

治法：养阴清热。

主方：青蒿鳖甲汤（《温病条辨》）加减。

加减：大便秘结加瓜蒌仁、火麻仁；虚烦不宁加百合、酸枣仁、夜交藤；咽干口渴加北沙参、麦冬、玉竹；惊惕不安加天竺黄、珍珠母。

(2)痰浊蒙窍

证候：神志不清，或耳聋失语、痴呆，吞咽困难，口角流涎，喉间痰鸣，舌质淡，苔厚腻，脉濡滑。

治法：豁痰开窍。

主方：涤痰汤(《奇效良方》)加减。

加减：神志不清合用苏合香丸；喉间痰鸣加鲜竹沥、玄明粉。

(3)气虚血瘀

证候：面色萎黄，身疲肢倦，肌肉痿软无力，肢体不用，舌质淡，苔薄白，脉细弱。

治法：益气养阴，活血通络。

主方：补阳还五汤(《医林改错》)加减。

加减：神疲乏力重加党参、白术；肌肉萎缩加党参、熟地黄、五加皮。

(4)风邪留络

证候：肢体强直瘫痪，或震颤拘挛，关节僵硬，或角弓反张，或癫痫发作，舌苔薄白，脉细弦。

治法：搜风通络，养血舒筋。

主方：止痉散(验方)加减。

加减：角弓反张加葛根、钩藤；癫痫发作加羚羊角、胆南星、天麻、钩藤；阴虚血燥，虚风内动，改用大定风珠加减。

(二)中成药

1. 安宫牛黄丸　适用于急性期热毒炽盛者。

2. 紫雪丹　适用于急性期抽搐频繁者。

3. 至宝丹　适用于急性期昏迷较重者。

4. 苏合香丸　适用于恢复期、后遗症期痰浊蒙窍，神昏不醒者。

5. 清开灵注射液　适用于急性期各证。

(三)针灸疗法

1. 取水沟、大椎、风府、内关、神门、丰隆，针刺，1日1次。用于恢复期痰蒙清窍狂躁不宁者。

2. 取大椎、风池、百会、内关、神门、丰隆，针刺，1日1次。用于恢复期痰蒙清窍痴呆者。

3. 取天突、廉泉、合谷、内庭，针刺，1日1次。用于恢复期痰蒙清窍吞咽困难者。

4. 取哑门、廉泉、通里、合谷、照海、涌泉，针刺，1日1次。用于恢复期痰蒙清窍语言障碍者。

5. 取上肢肩髃、曲池、外关、合谷，下肢环跳、风市、阳陵泉、足三里、委中、丘墟、昆仑，针刺，1日1次。用于恢复期内风扰动上、下肢强直性瘫痪者。

6. 取大椎、手三里、间使、合谷、阳陵泉、悬钟，针刺，1日1次。用于恢复期内风扰动肢体震颤者。

(四)推拿疗法

在恢复期、后遗症期对于关节强直、肢体瘫痪者，用推、揉、运、拿肢体相关经穴和部位，每日1次，每次15～30分钟。

二、西医治疗

本病缺乏特异性治疗。但由于病程自限性，急性期正确的支持与对症治疗，是保证病情顺利恢复、降低病死率和致残率的关键。主要治疗原则包括：

1. 维持水、电解质平衡与合理营养供给　对营养状况不良者给予静脉营养剂或白蛋白。

2. 控制脑水肿和颅内高压　可酌情采用以下方法：①严格限制液体入量；②过度通气，将 $PaCO_2$ 控制于20～25 kPa；③静脉注射脱水剂，如甘露醇等。

3. 控制惊厥发作　可给予止惊药如地西泮、苯妥英钠等。如止惊药无效，可在控制性机械通气下给予肌肉松弛药。

4. 抗病毒药物　阿昔洛韦(aciclovir)，每次5～10mg/kg，每8小时1次；或其衍生物丙氧鸟苷(ganciclovir)，每次5 mg/kg，每12小时1次。两种药物均需连用10～14天，静脉滴注给药。抗病毒药物对单纯疱疹病毒作用最强，对水痘-带状疱疹病毒、巨细胞病毒、EB病毒也有抑制作用。

【预防护理】

一、预　防

1. 积极注射各种减毒疫苗(麻疹、乙脑、风疹等)，保护易感人群，防治病毒感染。

2. 积极消灭蚊虫，有效控制传染源。

3. 积极治疗各种感染性疾病，防止邪毒入脑。

二、护　理

1. 密切观察患儿的病情变化，包括体温、呼吸、脉搏、血压、面色、神志、瞳孔等，以便必要时及时处理。

2. 昏迷、瘫痪患者需经常翻身，拍背，随时吸痰，保持呼吸道通畅；注意患儿皮肤的清洁，防止压疮发生。

3. 对留有后遗症者，可给予功能训练、针灸、按摩、高压氧等康复措施，以促进各种功能的恢复。

(原晓风)

■参考文献

[1]　桂永浩. 小儿内科学高级教程[M]. 北京:人民军医出版社,2011:261,263-265.
[2]　汪受传. 中医儿科学[M]. 北京:中国中医药出版社,2002:130-132.
[3]　江育仁,张奇文. 实用中医儿科学[M]. 上海:上海科学技术出版社,1995:491-494.
[4]　劳慧敏. 李燕宁辨治小儿病毒性心肌炎经验[J]. 江苏中医药,2007,39(6):28-29.
[5]　柳月霞,王亚文. 辨证治疗小儿病毒性心肌炎 63 例[J]. 实用中医内科杂志,2005,19(3):231.
[6]　韩冬华,石宝生. 银翘甘草汤治疗小儿病毒性心肌炎的临床研究[J]. 齐齐哈尔医学院学报,2005,26(12):1407-1408.
[7]　杨絮,常冬梅,甄薇. 辨证治疗小儿病毒性心肌炎 200 例临床疗效观察[J]. 中国初级卫生保健,2008,22(2):90.
[8]　任现志,张建玉,袁斌,等. 益气活血法治疗小儿病毒性心肌炎气虚血瘀证临床观察[J]. 中国中医药信息杂志,2004,11(2):150-151.
[9]　廖若莎,杜淑娟,袁美凤. 养阴护心汤治疗小儿病毒性心肌炎 30 例[J]. 四川中医,2005,23(7):88-89.
[10]　李安源,吕红,韩波. 宁心颗粒治疗小儿病毒性心肌炎 30 例临床观察[J]. 中医杂志,2007,48(2):132-134.
[11]　韩新民. 儿童多动症心肝火旺证探析[J]. 中医儿科杂志,2006,2(1):11-13.
[12]　张映梅. 从小儿脾弱肝旺谈儿童多动症及抽动症[J]. 实用中医药杂志,2005,21(1):55.
[13]　韩新民,朱先康. 安神定志灵治疗儿童多动症 58 例临床观察[J]. 河北中医,2004,12(26):898-899.
[14]　韦政,敖素华. 胡天成治疗小儿多动症经验举隅[J]. 新疆中医药,2002,20(6):53-55.
[15]　张弢. 张士卿教授治疗儿童多动综合征临床经验[J]. 中医儿科杂志,2007,3(3):1-2.
[16]　崔霞,王素梅,吴力群,等. 中西结合治疗儿童多发性抽动症 30 例疗效观察[J]. 中国中医药现代远程教育,2007,5(12):40-43.
[17]　冯兆才,马融. 理脾平肝熄风法治疗小儿多发性抽动症 60 例临床观察[J]. 中医药临床杂志,2007,19(3):257-258.
[18]　朱先康,韩新民,张永春. 息风豁痰法治疗小儿多发性抽动症 30 例[J]. 河北中医,2005,27(2):96-97.
[19]　徐菁. 分期辨治小儿多发性抽动症 32 例[J]. 浙江中医杂志,2008,43(4):229.
[20]　朱先康,韩新民,王敏华,等. "定抽颗粒"治疗小儿多发性抽动症 30 例临床观察[J]. 江苏中医药,2009,41(2):37-38.
[21]　吴力群,王素梅,崔霞,等. 六君子汤合泻青丸加味治疗儿童多发性抽动症临床观察[J]. 四川中医,2006,24(10):81.
[22]　马融,韩新民. 中医儿科学[M]. 2 版. 北京:人民卫生出版社,2012:45.
[23]　王雪峰. 中西医结合儿科学[M]. 北京:中国中医药出版社,2005:161-168.

第8章

肾系病证

第一节　急性肾小球肾炎

急性肾小球肾炎简称急性肾炎，是儿科常见的免疫反应性肾小球疾病，临床以急性起病、水肿、少尿、血尿、蛋白尿及高血压为主要特征。本病有狭义和广义之分。狭义者系指发生于急性溶血性链球菌感染后，称为急性链球菌感染后肾小球肾炎，临床上绝大多数属于此类；广义者则指一组病因及发病机制不一，但均具备上述临床特征的肾小球疾病，常称为"急性肾炎综合征"。总之，可分为感染性或非感染性两类。

本病是小儿时期最常见的一种肾脏疾病，占泌尿系统疾病的53.7%(1982年我国统计)。多发生于3—8岁儿童，2岁以下罕见。男女比例约为2∶1。发病前1—4周多有前驱感染史。轻者除实验室检查异常外，临床无明显症状，重者则并发高血压脑病、心力衰竭及急性肾功能衰竭。多数患儿于发病2～4周消肿，肉眼血尿消失，血压恢复，残余少量蛋白尿，镜下血尿多于6个月内消失，少数迁延1～3年，但其中多数仍可恢复。

【历史沿革】

中医古代文献中无肾炎病名记载，但据其临床表现，多属"水肿""尿血"范畴。如《灵枢·论疾诊尺》说："视人之目窠上微痈，如新卧起状，其颈脉动，时咳，按其手足上，窅而不起者，风水肤胀也。"汉代张仲景在《金匮要略》中论述的风水、皮水的症状及病因，与急性肾炎相类。元代朱丹溪将水肿分为"阳水"及"阴水"两类。《医学入门·水肿论阴阳》进一步阐发了阳水的病因，认为"阳水多外因涉水冒雨，或兼风寒、暑气，而见阳证。""阳兼食毒与疮痍"。《医宗金鉴·幼科杂病心法要诀》进一步指出了本病的病机，如"小儿水肿，皆因水停于肺脾二经。"对于本病的治疗，早在《素问·汤液醪醴论》就有"开鬼门，洁净府"即发汗、利小便的方法，在此基础上，历代又有逐水、清热等多种治法。张仲景《金匮要略》运用麻黄连轺赤小豆汤、越婢汤、越婢加术汤、防己茯苓汤、五苓散等分别治疗风水、皮水、湿邪结肿等水肿证，此后《华氏中藏经》《小儿药证直诀》《济生方》《和剂局方》等提出的有效方剂，至今在急性肾炎的治疗中仍被广泛采用。《证治准绳·幼科》《幼幼集成》提出的水肿"忌盐"的饮食调养，对现代治疗水肿的早期饮食护理，也具有重要指导意义。

【病因病机】

急性肾炎的病因主要有感受外邪与正气不足两个方面。

一、感受外邪

主要为风邪、湿邪和热毒之邪。

风寒或风热袭表，郁遏肺气，肺失宣降，上不能宣发敷布水津，下不能通调水道，风遏水阻，风水相搏，内侵脏腑经络，外泛四肢肌肤，而发为本病之风水肿。

气候、环境潮湿或涉水冒雨，水湿内侵；或饮食不节(洁)均可伤及脾胃，脾失健运，不能升清降浊，水湿停留，溢于四肢，而发为水肿。湿郁化热，则为湿热肿。

皮肤疮疖、丹毒等湿热毒邪，内犯脏腑，肺脾受害，而影响于肾。因肺失通调，脾失健运，肾不能主水，致水液代谢障碍，水湿运行受阻，溢于肌肤，发为热毒肿。

二、正气不足

小儿素体肺脾肾三脏功能不足，尤其是肺脾气虚，是导致急性肾炎重要内因。肺气不足，易感外邪；脾气不足，水湿内生；外邪传肾，致肺脾肾三脏功能失调，通调、运化、开合失司，水液代谢障碍，水湿泛滥则为肿。

可见，本病的病理因素为风、湿、热、毒。本病病位在肺脾肾。肺为水之上源，脾主运化水湿，肾为水脏，司膀胱气化，泌别清浊。三脏共同完成水液的气化和排泄。若六淫之邪外袭，首先犯肺；水湿或湿热毒邪浸淫，每易伤脾；热毒伤肾或脾病及肾，致肺失通调，脾失健运，肾失气化，不能泌别清浊，从而使水湿停聚，泛于肌肤，发为水肿。膀胱血络受伤而见血尿，清浊不分还可见蛋白尿。此外，在本病的早期，若水湿、热毒炽盛，可内陷心肝，蒙闭清阳，致抽搐、昏迷；水气浸淫，上凌心肺，肺气闭阻，伤及心阳，致心悸、咳喘、发绀；水毒内闭，三焦壅塞，开合失司，决渎无权，致少尿、无尿。由此可见，急性肾炎的病位主要在肺脾肾，少数重症可累及心肝。

现代研究证实，感染所介导的肾小球免疫损伤，是急性肾炎发病的重要致病因素，其中以 A 组β溶血性链球菌感染最多见，常见的呼吸道感染、皮肤感染等。其他细菌、多种病毒、原虫、立克次体、真菌、寄生虫等感染均可致病。关于感染后导致肾炎的机制，一般认为是机体对链球菌的某些抗原成分，产生抗体，形成免疫复合物，随血流抵达肾脏，并沉积于肾脏，激活补体，导致肾小球局部免疫病理损伤。

【临床表现】

一、症状和体征

本病在临床上表现轻重悬殊，轻者可无临床症状，但有实验室检查异常。重者临床症状典型，并有严重的并发症。

1. *前驱期和间歇期*　前驱期常为链球菌感染的上呼吸道感染，或皮肤感染，我国北方以前者为主，南方则以后者多见。前驱期至发病期有一无症状间歇期，呼吸道感染者约 10 天(6～14 天)，皮肤感染引起者为 20 天(14～28 天)。

2. *典型临床表现*　水肿：是最常见症状，初见于眼睑及颜面，晨起重，重者波及全身，甚至可伴有胸腔积液、腹水，水肿为不可凹陷性。血尿：约半数患儿有肉眼血尿，通常 1～2 周转为镜下血尿，少数可持续 3～4 周，镜下血尿持续 1～3 个月，可因感染、劳累复发。高血压：见于 30%～80%的病例，一般为轻或中度增高，多数于 1～2 周后下降。

3. *非典型病例表现*　可表现为无症状的亚临床表现、肾外症状性肾炎或类似肾变病综合征等不典型表现。

二、并发症

1. *循环充血状态*　因水钠潴留、血容量扩大、循环负荷过重表现为循环充血、心力衰竭，甚至肺水肿。表现为气急，平卧困难，胸闷，咳嗽，肺底湿啰音，肝大，奔马律等全心功能衰竭症状。

2. *高血压脑病*　血压(尤其是舒张压)急剧升高，出现头痛、精神差或烦躁、呕吐等中枢神经症状。

3. *急性肾功能衰竭*　急性肾炎患儿部分在急性期有不同程度的氮质血症，但仅有少数(不到1%)进展为急性肾功能衰竭。临床分为少尿期、多尿期和恢复期。少尿期：临床表现为少尿或无尿，血尿素氮、血肌酐升高、高血钾、代谢性酸中毒等。多尿期：表现为少尿或无尿持续 3～5 日或 1 周以上，尿量渐渐增多，多尿期持续时间不等，为 5～10 天，部分患者可长达 1～2 个月，可出现低钠血症、低钾血症、血尿素氮、血肌酐升高较前降低。恢复期：肾功能逐步恢复，血尿素氮及肌酐逐渐恢复正常。

【辅助检查】

1. *尿液检查*　肉眼血尿或镜下血尿最常见，红细胞形态多为严重变形红细胞，尚可见到红细胞管型。尿蛋白(＋)～(＋＋)。

2. *血常规*　白细胞计数可正常或增高，红细胞计数及血红蛋白可稍低。

3. *肾功能检查*　血尿素氮、血肌酐升高，血浆蛋白下降。

4. *血补体测定*　肾炎早期血浆总补体及 C3 均明显下降，一般 6～8 周恢复正常。

5. *其他*　抗链球菌溶血素"O"抗体(ASO)可增高，抗脱氧核糖核酸酶 B 或抗透明质酸酶升高，纤维蛋白降解产物(FDP)增多。

【诊断与鉴别诊断】

一、诊断要点

1. *病史*　在本病发病前 7～28 天多有呼吸道

或皮肤感染等链球菌感染或其他急性感染史。大多在急性感染的症状减轻或消退后，才出现肾炎的表现。

2. 临床表现　经1～3周无症状间歇期出现症状。典型病例表现为急性起病，以水肿、血尿、蛋白尿、高血压及尿量减少为特点。浮肿为水肿不可凹陷性，同时可伴有乏力、头晕等全身症状。重症早期可并发高血压脑病、循环充血状态、急性肾功能衰竭。当尿量增加，水肿消退，血压下降，血尿及蛋白尿减少，即标志病程进入恢复期。急性期一般为2～4周。

非典型病例可无水肿、高血压及肉眼血尿，仅发现镜下血尿。

3. 实验室检查　血尿为急性肾炎重要表现，呈肉眼血尿或镜下血尿；尿蛋白一般为“＋”，也可见透明管型和颗粒管型；抗链球菌溶血素“O”抗体(ASO)可增高；血清总补体及C3可一过性明显下降，6～8周恢复正常。

二、鉴别诊断

1. 肾病综合征　简称肾病，是一组由多种原因引起的肾小球滤过膜通透性增加，导致大量血浆蛋白从尿中丢失并引起一系列病理生理改变的临床症候群。临床以大量蛋白尿、低蛋白血症、高脂血症和不同程度的水肿为特征，其中以大量蛋白尿为关键特征。

2. IgA肾病　多于急性上呼吸道感染后1～2天即发生血尿，有时伴蛋白尿，除20％患者可呈急性肾炎综合征外，多不伴水肿及高血压。病情常反复发作。有时需行肾活体组织检查与本病鉴别。

3. 急进性肾小球肾炎　简称急进性肾炎，是一种多种病因引起的综合征，起病与典型的急性肾炎很相似，但临床过程发展急剧，肾功能进行性恶化，终至尿毒症。病理改变主要是在肾小球囊内有广泛新月体形成。急性肾炎综合征表现进行性加重时，应及时行肾活体组织检查与本病相鉴别。

4. 紫癜性肾炎　过敏性紫癜肾炎也可以急性肾炎综合征起病。但其多伴对称性皮肤紫癜、关节肿痛、腹痛、便血等全身及其他系统的典型症状。

5. 急性泌尿系感染　约10％可有肉眼血尿、但多无水肿及高血压，同时多伴有发热及全身感染症状，尿检有大量的白细胞及尿细菌培养阳性为确诊的条件。

【辨证思路】

一、辨识常证

急性肾炎的常证，急性期有风寒证、风热证、热毒证、湿热证及寒湿证；恢复期有阴虚邪恋、气虚邪恋。可根据病史、水肿情况及全身症状来区别。风寒证多见于病程早期，有外感风寒病史，全身皆肿，以眼睑、头面部为甚，伴表寒之象为特点；风热证也多见于起病早期，多有风热感冒史，全身水肿、头面肿甚，多伴表热之象；热毒证多有皮肤疮疖痈肿病史，全身肿，多伴口苦、口渴、心烦、便秘、舌红苔黄等内热证候；湿热证则多见于急性期水肿减轻或水肿持续阶段，以头身困重、脘闷纳呆、口苦口黏、大便不爽、苔黄腻等湿热中阻之证为主要表现；寒湿证多见于素体虚弱或久居水湿环境者，水肿以肢体或下半身为著，伴身重困倦、脘闷纳呆、舌淡苔白等证候。阴虚邪恋以头晕乏力、手足心热、舌红苔少为主要证候；气虚邪恋则以倦怠乏力、纳少便溏、自汗舌淡为特征。

二、辨识轻重

轻型一般以风寒证、风热证、热毒证、湿热证及寒湿证等常证的证候表现为主，其水肿、尿量减少及血压增高多为一过性，经治多能痊愈。重证则为全身严重浮肿，持续尿少、尿闭，并可在短期内出现邪陷心肝、水凌心肺、水毒内闭等危急证候。此为变证，需及时抢救。

【治疗】

急性肾炎的治疗，急性期以祛邪为主，宜宣肺利水，清热凉血，解毒利湿；恢复期则以扶正兼祛邪为要，并应根据正虚与余邪孰多孰少，确定补虚及祛邪的比重，若纯属正气未复，则宜用补益为法。对于变证，应根据证候分别采用平肝息风，清心利水；泻肺逐水，温补心阳；通腑降浊为主。必要时应配合西医综合抢救治疗。

一、中医治疗

(一)分证论治

急性期

1. 常证

(1)风寒证

证候：水肿自眼睑开始迅速波及全身，以头面部为著，皮色光亮，按之随手而起，尿少色赤，伴微恶风寒或发热，骨节酸痛，鼻塞流涕，咳嗽，舌淡苔薄白，脉浮紧。

治法：疏风散寒，通阳利水。

主方：麻黄汤（《伤寒论》）合五苓散（《伤寒论》）加减。

常用药：麻黄、杏仁、防风、桂枝、茯苓、猪苓、泽泻、白术、车前子等。

加减：咳嗽气喘，加葶苈子、前胡、射干、百部等；外寒证明显、骨节酸楚疼痛，加羌活、苏叶；血压升高明显，去麻黄，加钩藤、牛膝、夏枯草；风寒兼有郁热，可用越婢加术汤合四苓散加减。汗出恶风，小便不利，身重，水肿不退，此卫气已虚，宜用防己黄芪汤加减以益气祛风利水。

（2）风热证

证候：急性起病，头面眼睑水肿，伴发热，汗出，口干或渴，咽喉肿痛，尿少而赤，舌质红，苔薄黄，脉滑数或浮数。

治法：疏风清热，利水消肿。

主方：银翘散（《温病条辨》）合越婢汤（《金匮要略》）加减。

常用药：金银花、连翘、牛蒡子、桔梗、白茅根、车前草、生麻黄、生石膏、泽泻、甘草等。

加减：咽红咽痛明显，加冬凌草、山豆根、黄芩；高热口渴，重用生石膏加芦根；头痛加钩藤、菊花；心烦加栀子、淡豆豉；水肿较重加四苓散以利水消肿；血尿严重加大小蓟、茜草、仙鹤草以凉血止血。

本证风热蕴结于咽喉者，可用玄麦甘桔汤合银翘散加减以疏风清热、利咽解毒。本证之发热恶寒、咽喉不利、大便秘结、表里俱实者，也可选用防风通圣散，以疏风解表，泄热通便。

（3）热毒证

证候：皮肤疮毒或咽喉肿烂，全身水肿，尿少色赤，口苦口渴，心烦，或有发热，便秘，舌红苔黄，脉滑数或浮数。

治法：清热解毒，利湿消肿。

主方：五味消毒饮（《医宗金鉴》）加减。

常用药：金银花、野菊花、紫花地丁、蒲公英、白花蛇舌草、黄芩、白茅根、玉米须、土茯苓等。

加减：水肿明显加浮萍、猪苓、泽泻清热利湿；血尿重者加小蓟饮子以凉血止血；疮毒糜烂加苦参、黄柏、苍术；皮肤湿疹加苦参、白鲜皮、地肤子；大便秘结加生大黄、芒硝；咽喉肿烂加山豆根、马勃、射干等。

（4）湿热证

证候：头面肢体水肿，轻重不一，小便短赤，头身困重，汗出而黏，脘闷纳呆，口苦口黏，大便溏而不爽，舌红苔黄腻，脉沉数。

治法：清热利湿，凉血止血。

主方：黄芩滑石汤（《温病条辨》）合小蓟饮子（《丹溪心法》）加减。

常用药：黄芩、滑石、猪苓、白蔻仁、小蓟、炒蒲黄、淡竹叶、当归、栀子。

加减：小便赤涩加白花蛇舌草、石韦、金钱草；头痛眩晕加钩藤、菊花、石决明；皮肤疮毒去白蔻仁，加五味消毒饮；口苦口黏，加茵陈、龙胆草、薏苡仁。

（5）寒湿证

证候：全身水肿，以肢体及腰以下肿著，伴身重困倦，脘闷纳呆，小便短少混浊，舌淡苔白腻，脉沉缓。

治法：通阳利水，渗湿消肿。

主方：五苓散（《伤寒论》）合五皮饮（《中藏经》）加减。

常用药：白术、桂枝、茯苓皮、猪苓、泽泻、桑白皮、大腹皮、陈皮、生姜皮等。

加减：上半身肿甚而咳喘者，加麻黄、杏仁、紫苏子、厚朴宣肺平喘；脘闷腹胀，去桑白皮，加厚朴、川椒、防己；身寒肢冷，脉沉迟加附子、干姜温阳利水。

2. 变证

（1）邪陷心肝

证候：全身水肿，突然抽搐，伴头痛眩晕，烦躁不安，视物模糊，口苦，恶心呕吐，尿短赤，舌质红，苔黄，脉弦数。

治法：平肝泻火，清心利水。

主方：龙胆泻肝汤（《医方集解》）合羚角钩藤汤（《通俗伤寒论》）加减。

常用药：龙胆草、黄芩、栀子、白芍、生地黄、泽泻、车前草、羚羊角粉（冲服）、钩藤、菊花、竹叶。

加减：大便秘结加生大黄、芒硝；头痛眩晕较重加夏枯草、石决明；恶心呕吐加半夏、生姜，昏迷抽搐可加服牛黄清心丸或安宫牛黄丸。

（2）水凌心肺

证候：全身明显水肿，突然频咳气急，胸闷心悸，不能平卧，烦躁不宁，面色苍白，口唇指青紫，舌质暗红，舌苔白腻，脉沉细无力。

治法：泻肺逐水，宁心安神。

主方：己椒苈黄丸（《金匮要略》）加减。

常用药：防己、椒目、葶苈子、大黄、泽泻、桑白皮、茯苓皮、车前子、人参。

加减：若见面色灰白，四肢厥冷，汗出脉微，是心阳虚衰之危象，应急用参附龙牡救逆汤回阳固脱。

(3)水毒内闭

证候：全身水肿，尿少或尿闭，色如浓茶，头晕头痛，恶心呕吐，嗜睡，甚则昏迷，舌质淡胖，苔垢腻，脉象滑数或沉细数。

治法：通腑降浊，解毒利尿。

主方：温胆汤(《世医得效方》)合附子泻心汤(《伤寒论》)加减。

常用药：姜半夏、陈皮、茯苓、竹茹、胆南星、黄连、生大黄、车前子、制附子、枳实等。

加减：呕吐频繁，先服玉枢丹辟秽止呕，不能进药者，可以上方浓煎成 100～200ml，待温，做保留灌肠，每日 1～2 次；昏迷惊厥加用安宫牛黄丸或紫雪丹化液鼻饲。

恢复期

(1)阴虚邪恋

证候：水肿已消，或偶有反复，伴乏力头晕，手足心热，腰酸盗汗，或有反复咽红，舌红苔少，脉细数。

治法：滋阴补肾，兼清余热。

主方：知柏地黄丸(《医宗金鉴》)合二至丸(《证治准绳》)加减。

常用药：生地黄、山萸肉、山药、牡丹皮、泽泻、茯苓、知母、黄柏、女贞子、旱莲草等。

加减：血尿日久不愈加仙鹤草、小蓟、茜草凉血止血；舌质暗红，加参三七、琥珀以化瘀止血；反复咽红，加玄参、山豆根、牛蒡子清热利咽。

(2)气虚邪恋

证候：水肿已消，身倦乏力，面色萎黄，纳少便溏，自汗出，易于感冒，舌淡红苔白，脉缓弱。

治法：健脾化湿。

主方：参苓白术散(《太平惠民和剂局方》)加减。

常用药：党参、茯苓、白术、山药、砂仁(后下)、白扁豆、薏苡仁、黄芪、陈皮、甘草等。

加减：血尿持续不消，可加三七、当归养血化瘀止血；舌质淡暗或有瘀点，加当归、丹参、红花、桃仁活血化瘀。

(二)中药成药

1. 银黄口服液　用于急性期风热及热毒证。

2. 肾炎清热片　用于急性期风热、热毒、湿热等证。

3. 肾炎消肿片　用于急性期寒湿证，也可用于恢复期气虚邪恋证。

4. 六味地黄丸　用于恢复期肾阴不足者。

5. 知柏地黄丸　用于恢复期阴虚邪恋证。

6. 麦味地黄丸　用于恢复期肺肾阴虚证。

7. 清开灵注射液　用于急性期热毒证或邪陷心肝证。

8. 二至丸　用于恢复期血尿不愈者。

(三)药物外治

1. 麻蒜外敷方　紫皮大蒜 1 枚，蓖麻子 60 粒。共捣糊状，分两等份，分别敷于双腰部及足心，外用纱布包扎固定，敷 1 周为 1 疗程，每周换 1 次。用于急性期各型水肿。

2. 三鲜消肿方　鲜老丝瓜皮、鲜冬瓜皮、鲜玉米须各 30g，共捣烂，外敷于脐部，上盖塑料膜，外用胶布固定，每天换药 1 次。用于急性期水肿。

3. 沐浴法　羌活、麻黄、苍术、柴胡、紫苏梗、防风、荆芥、牛蒡子、柳枝、忍冬藤、葱白各适量。加水煮上药，待药液煎至适量取出令其降至 40℃ 时沐浴，汗出即可，每日 1 次。

(四)针灸疗法

1. 体针　取肺俞、列缺、合谷、阴陵泉、水分、三焦俞。针刺，均用泻法。咽痛配少商，面部肿甚配水沟，血压高配曲池、太冲。

2. 耳针　从肾、脾、膀胱、交感、肾上腺、内分泌等耳穴中每次选 2～3 穴，轻刺激，刺后可埋针 24 小时，每日 1 次，10 次为 1 疗程。

(五)推拿疗法

1. 急性期　平肝经，清肺经、胃经、脾经、小肠经，退六腑。介质用滑石粉。

2. 恢复期　平肝经，清补肾经、脾经，揉二马，清小肠。气虚者介质用葱或姜汤，阴虚者介质用滑石。

二、西医治疗

(一)高血压脑病

1. 中医治法

(1)药物治疗：见本节变证“邪陷心肝”。

(2)针刺：风池、行间、侠溪、太冲、十宣等穴。

2. 西医治法

(1)快速降压：硝普钠 5～20mg 溶于 100ml 葡萄糖液内静脉点滴，初期慢速，后据血压情况调整其速度。

(2)抗惊厥：可选地西泮，每次 0.3mg/kg，总量不超过10mg，静脉注射。

(3)快速利尿：利尿药可用呋塞米每次1～2mg/kg，稀释后缓慢静脉推注。

(4)保持呼吸道通畅，及时给氧。

(二)急性充血性心力衰竭

1. *中医治法*　以生脉注射液20～40ml加入葡萄糖液中静滴，每日1次。

2. *西医治法*　治疗重点是纠正水钠潴留、恢复血容量，故一般不用加强心肌收缩的洋地黄类药物，应采取下列措施：

(1)快速利尿：呋塞米每次1～2mg/kg，稀释后缓慢静脉推注。

(2)降压：必要时可用酚妥拉明或用硝普钠静脉滴注，以减轻心脏前后负荷。

(3)如限钠水摄入与利尿仍不能控制心力衰竭时，需采用腹膜透析，以迅速缓解循环过度负荷。

(三)急性肾功能衰竭

1. *中医治法*　见本章节"水毒内闭"。

2. *西医治疗*

(1)少尿期：严格限制水分入量，"量入为出"；并注意纠正高钾血症、低钠血症、代谢性酸中毒，注意纠正心力衰竭。

(2)多尿期：纠正低钾血症，注意补充水和钠，控制感染，并根据情况可选择血透或腹透。

【预防护理】

一、预　防

1. 锻炼身体，提高抗病能力。

2. 避免呼吸道感染，注意保持皮肤及口腔清洁，预防疮毒及口腔疾病发生。

3. 及时彻底治疗呼吸道、皮肤、口腔、中耳等各部位感染。

二、护　理

1. 病初应注意休息，尤其水肿、尿少、高血压明显者应卧床休息2～3周。3个月内应避免剧烈活动。

2. 水肿期及血压增高者，应限制盐和水摄入，高度水肿和明显高血压时，应忌盐，严格限水。

3. 急性期，尤其有水肿、尿量减少者，应限制蛋白质摄入。氮质血症者，优质蛋白质摄入量每日0.5g/kg，以减轻肾脏排泄负担。

4. 尿少尿闭时，应限制高钾食物。

5. 水肿期应每日准确记录尿量、入水量和体重，以掌握水肿增减情况。

（丁　樱）

第二节　肾病综合征

肾病综合征简称肾病，是一组由多种原因引起的肾小球滤过膜通透性增加，导致大量血浆蛋白从尿中丢失并引起一系列病理生理改变的临床综合征。临床以大量蛋白尿、低蛋白血症、高脂血症和不同程度的水肿为特征。可分为原发性、继发性和先天性三种类型，其中原发性肾病占90%以上，为本节主要论述内容。根据临床特点又将原发性肾病分为单纯型和肾炎型两类；按病理变化分微小病变性、膜性肾病、局灶节段硬化、系膜增生、膜增生性肾炎等。我国儿童以单纯型肾病多见，微小病变型居多。本病是小儿时期常见的一种肾脏疾病，多发于2－8岁小儿，其中3－5岁为发病高峰。其发病率男性显著高于女性。本病属中医学"水肿"范畴。

【历史沿革】

早在《黄帝内经》中即有水肿病证特点的论述，并指出"诸湿肿满，皆属于脾"的病机特点；元代朱丹溪则将水肿归纳为"阳水""阴水"两类，肾病水肿多属于阴水范畴。其特点为水肿明显，病程较长，且反复发作，虚证、寒证居多。

【病因病机】

小儿禀赋不足、久病体虚、外邪入里，致使肺脾肾三脏亏虚是本病发生的主要原因。

一、禀赋不足

小儿先天禀赋不足，素体虚弱或母孕期感染邪毒或父母患有此疾遗传于子，均可致生后肺脾肾三脏亏虚，尤其是脾肾二脏虚弱，运化、气化功能失常，封藏失职，精微外泄，水液停聚而发为本病。《诸病源候论·水病诸候》指出："水病无不由脾肾虚所为。脾肾虚则水妄行，盈溢肌肤而令周身肿满。"《幼幼集成·肿满证治》亦指出："一身尽肿者，或胎禀不足……。"

二、久病体虚

原有他疾，失治误治，致脏腑亏损，正气愈伤，肺脾肾功能虚弱，精微不得输布吸收与封藏，水湿失于运化而发为本病。如《临证指南医案·肿胀》指出："大病之后，因脾肺虚弱，不能通调水道；因心火克金，肺不能生肾水，以致小便不利，因肾经阴亏，……内发者为不足，即为阴水。"

三、外邪入里

感受外邪，入里内侵肺脾肾三脏是小儿肾病发作或复发的最常见诱因。其中以外感风邪（风寒或风热）、湿、热、热毒最多见。

外感风寒或风热，内伤于肺，使肺气虚弱，失于宣发肃降、通调水道，致水液运行障碍，发为水肿，或使原有水肿复发或加重。皮肤不洁，热毒内归；或外阴不洁，湿热之邪侵入下焦，伤及膀胱及肾，均可耗劫阳气真阴，使原已不足的肺脾肾愈亏，而发为本病或使原有病情复发或加重。正如《景岳全书·肿胀》说："凡水肿等证，乃肺脾肾三脏相干之病。盖水为至阴，故其本在肾；水化于气，故其标在肺；水惟畏土，故其制在脾。今肺虚则气不化精而化水，脾虚则土不制水而反克，肾虚则水无所主而妄行"。

原发性肾病的病因尚不明确。单纯型肾病可能与T细胞免疫功能紊乱有关，肾炎型肾病可能与体液免疫功能异常有关，某些类型的肾病可能与基因缺陷或突变有关。

【临床表现】

一、症状和体征

起病缓慢，各种感染可诱发。水肿可轻可重，呈凹陷性水肿，严重者可出现浆膜腔积液，腹部及大腿内侧皮肤可出现紫纹，尿少，尿中泡沫明显增多，可以伴有乏力、食欲下降、腹泻等症。

二、并发症

1. *感染*　感染是最常见的并发症及引起死亡的主要原因，也是病情反复和（或）加重的诱因和先导，并可影响激素的疗效。本证易发生感染的原因有：①体液免疫功能低下（免疫球蛋白自尿中丢失、合成减少、分解代谢增加）；②常伴有细胞免疫功能和补体系统功能不足；③蛋白质营养不良、水肿致局部循环障碍；④常同时应用皮质激素、免疫抑制药等。临床上常见的有呼吸道感染、泌尿道感染、皮肤感染和原发性腹膜炎等。

2. *高凝状态及血栓栓塞*　肾病时体内凝血和纤溶系统可有如下变化：①纤维蛋白原增高；②血浆中第Ⅴ、Ⅷ凝血因子增加；③抗凝血酶Ⅲ下降；④血浆纤溶酶原的活性下降；⑤血小板数量可增加，其黏附性和聚集力增高，结果可导致高凝状态，并可发生血栓栓塞并发症，其中以肾静脉血栓形成最为常见。出现腰痛，水肿、蛋白尿加重。

3. *电解质紊乱和低血容量*　因血浆白蛋白低下、血浆胶体渗透压降低，加之部分患儿长期不恰当忌盐，当有较急剧的体液丢失（如吐、泻、大剂量利尿药应用、大量放腹水等）时即可出现程度不等的血容量不足的症状，如直立性低血压、肾前性氮质血症，甚至出现休克。部分患儿可出现血电解质紊乱，如低钠血症、低钾血症、低钙血症。

除以上常见的并发症外，临床还可有甲状腺功能低下、肾上腺皮质危象、肾小管功能障碍、急慢性肾功能衰竭、蛋白质营养不良、生长发育迟缓等。

【辅助检查】

1. *尿液检查*　尿蛋白定性多在（＋＋＋）以上，24小时尿蛋白定量≥50mg/kg，并持续2周以上，肾炎型肾病时尿中可见红细胞。

2. *血液检查*　血清总蛋白降低，血浆白蛋白＜25g/L。血浆胆固醇＞5.7mmol/L，三酰甘油升高，部分患儿可出现电解质紊乱，患儿红细胞沉降率多增快。肾功能一般正常，水肿少尿期可有暂时性氮质血症。

3. *免疫学指标*　IgG水平下降，IgA也可降低；肾炎型肾病时可见补体下降。

4. *凝血检查*　大多数患儿存在高凝状态，血浆纤维蛋白原增加，血D-dimer升高，尿纤维蛋白降解产物（FDP）增高。

5. *肾穿刺活体组织检查*　小儿原发性肾病综合征多以单纯型肾病激素敏感者多见，故初治患者一般不需肾活体组织检查。但对于临床足量激素常规治疗4周无效者，或激素部分效应、激素依赖、多次复发者，或伴有明显血尿，或持续性氮质血症，血清补体持续下降者，可行肾穿刺明确病理类型以指导治疗。

【诊断与鉴别诊断】

一、诊　断

参照2008年中华医学会儿科学分会肾脏病学组《儿童常见肾脏疾病诊治循证指南》进行诊断和临床分类。

1. *诊断标准*

(1)大量蛋白尿：1周内3次尿蛋白定性(+++)～(++++)，或随机或晨尿尿蛋白/肌酐(mg/mg)≥2.0；24小时尿蛋白定量≥50mg/kg。

(2)低蛋白血症：血浆白蛋白低于25g/L。

(3)高脂血症：血浆胆固醇高于5.7mmol/L。

(4)不同程度的水肿。

以上4项中以(1)和(2)为诊断的必要条件。

2. 临床分型

(1)根据临床表现分型。单纯性肾病：具备上述四大特征。肾炎性肾病：除单纯性肾病四大特征外，还具有以下四项之一或多项者：①明显血尿。尿中红细胞>10个/HP(见于2周内3次离心尿标本)，并证实为肾小球源性血尿者。②高血压持续或反复出现，学龄儿童血压>17.3/12kPa(130/90mmHg)，学龄前儿童血压>16.0/10.7kPa(120/80mmHg)，并排除激素所致者。③肾功能不全。并排除由于血容量不足等所致。④持续低补体血症。

(2)按糖皮质激素(简称激素)反应分型。激素敏感型：以泼尼松足量2mg/(kg·d)或60 mg/(m^2·d)治疗≤4周，尿蛋白转阴者。激素耐药型：以泼尼松足量治疗>4周，尿蛋白仍阳性者。激素依赖型：对激素敏感，但连续2次减量或停药2周内复发者。

(3)肾病复发与频复发。复发：连续3天，晨尿蛋白由阴性转为(+++)或(++++)或24小时尿蛋白定量≥50 mg/kg或尿蛋白/肌酐(mg/mg)≥2.0。频繁复发：指肾病病程中半年内复发≥2次，或1年内复发≥3次。有人把激素依赖、激素耐药和频繁复发的肾病综合征称为难治性肾病。

二、鉴别诊断

1. 急性肾小球肾炎　急性肾小球肾炎与肾病均以水肿及尿检异常为主要特征。但肾病以大量蛋白尿为主，伴低蛋白血症及高胆固醇血症，其水肿多为指凹性。急性肾炎则以血尿为主，不伴低蛋白血症及高胆固醇血症，其水肿多为紧张性。

2. 乙肝病毒相关性肾炎　乙肝病毒相关性肾炎(简称HBV相关性肾炎)是指宿主感染乙型肝炎病毒后造成免疫损伤而引起的肾小球病变。本病可发生于任何年龄，儿童发病率明显高于成年人，男性明显高于女性。本病临床上起病方式隐匿，约半数可无自觉症状，多数在尿检时发现血尿或蛋白尿。部分患儿以肾炎综合征为主，也有表现为肾病综合征者。晚期以肾功能不全为主要表现。儿童肝脏自觉症状多不明显，约半数患者可有肝大或肝功能异常。HBV相关性肾炎的确诊依赖肾活检，诊断依据包括：①血清乙肝病毒标志物阳性；②除其他肾小球疾病外，多数表现为肾病综合征，少数表现为蛋白尿和血尿。③肾小球中有1种或多种HBV抗原沉积。④肾脏病理改变：绝大多数为膜性肾炎，少数为膜增生性肾炎和系膜增生性肾炎。

HBV相关性肾炎表现为肾病综合征者，其与原发肾综合征的鉴别仍主要依赖肾活检有HBV抗原沉积。

3. IgA肾病　IgA肾病是一种常见肾小球疾病，多见于年龄较大儿童和青年，男女之比约为2∶1。其特点是肾活体组织检查免疫荧光检查在肾小球系膜区和(或)毛细血管襻有以IgA为主的免疫球蛋白沉积，以血尿、蛋白尿为主要临床表现。IgA肾病临床表现多样，临床上又可分为：孤立性血尿型、孤立性蛋白尿型、血尿和蛋白尿型、急性肾炎型、肾病综合征型、急进性肾炎型、慢性肾炎型。

4. 营养性水肿　严重的营养不良与肾病均可见指凹性水肿，小便短少，低蛋白血症。但肾病有大量蛋白尿，而营养性水肿无尿检异常，且有形体渐消瘦等营养不良病史。

5. 心源性水肿　严重的心脏病也可出现水肿，以下垂部位明显，但呈上行性加重，有心脏病病史及心衰症状和体征而无大量蛋白尿。

6. 肝性腹水　肾病水肿严重时可出现腹水，此时应与肝性腹水相鉴别。肝性腹水以腹水为主，其他部位无明显水肿或仅有轻度水肿，有肝病史而无大量蛋白尿。

【辨证思路】

一、辨别标本

临证中首先要区别本证与标证，明辨标本虚实，权衡孰轻孰重。

肾病的本证以正虚为主，有肺脾气虚、脾虚湿困、脾肾阳虚、肝肾阴虚及气阴两虚。可根据病史、水肿情况及全身症状来区别。肺脾气虚多有反复感冒史，且多因外感而诱发水肿，以面目为甚，以自汗出，纳呆便溏，乏力为主要证候；脾虚湿困多见于病程早期或水肿持续阶段，其水肿以肢体为著，全身以面黄、胸闷腹胀、纳呆便溏等脾虚证候为主；脾肾阳虚则以高度水肿为主，常伴胸腔积液、腹水，全身以神疲畏寒、四肢不温等阳虚外寒证候为主；肝肾阴虚则多见于素体阴虚，尤其长期足量用激素之后，其水肿较轻或不肿，以面色潮红、头晕、烦躁、舌红无苔为主证；气阴两虚多见于病程较久或反复发作或长期、反复用激素后，水肿多较轻或无水肿，既有易外感之气虚证，又有口干咽燥、手足心热、舌红苔少之阴虚证。

肾病之标证以邪实为患，有外感、水湿、湿热、血瘀及湿浊之分。其外感以感受风邪（风寒或风热）为多，以发热、恶风、咳嗽、流涕、咽红咽痛等为主症。水湿则以明显水肿或胸腔积液、腹水为特征。湿热壅滞于上焦，以皮肤疮毒为主；中焦湿热以口黏口苦、口干不欲饮、脘闷纳差、苔黄腻为特点；下焦湿热多见小便短赤、灼热涩痛不利等证。瘀血除见面色晦暗，唇舌紫暗，舌有瘀点，脉弦涩等证外，还可结合血液流变学检测指标来判断。

二、分期辨证

激素诱导缓解期，由于大剂量激素应用，患者会出现兴奋、烦躁、多毛、痤疮、盗汗、食欲亢进等表现，多属肝肾阴虚，阴虚火旺所致，此时宜加用知母、黄柏、夏枯草等养阴清热；激素维持期患者常表现为乏力、多汗、容易感冒、五心烦热等，多为气阴不足型，宜加用黄芪、党参、麦冬、熟地黄等益气养阴；激素拖尾治疗后期，由于激素应用较久，下丘脑-垂体-肾上腺皮质轴受抑制，多表现为脾肾阳虚，可加用肉苁蓉、巴戟天等温补肾阳。

三、辨识难易

肾病有难易之分。难易主要根据其病理分型、对药物（包括激素）的反应、病程及复发情况来识别之。易治者，多为单纯型、药物反应敏感、病程短，治疗后短期未反复或未复发者；难治者则多为药物反应不敏感，病程较长，或治疗后仍频繁反复及复发者。

【治疗】

肾病的治疗原则应紧扣“本虚标实”之病机，以扶正培本为主，重在益气健脾补肾、调理阴阳，同时注意配合宣肺、利水、清热、化瘀、化湿、降浊等祛邪之法以治其标。在具体治疗时应掌握各个不同阶段，解决主要矛盾。如水肿严重或外邪湿热等邪实突出时，应先祛邪以急则治其标；在水肿、外邪等减缓或消失后，则扶正祛邪、标本兼治或继以补虚扶正为重。总之，应据虚实及标本缓急，确定扶正与祛邪孰多孰少。

乙型病毒相关性肾炎也属于中医学的“水肿”，其中医病机演变与肾病综合征相类，临床可参考辨治。但乙型病毒相关性肾炎存在湿热蕴毒、结于肝胆，故在临床辨证论治基础上酌加凌霄花、龙胆草、虎杖、青黛、蒲公英及柴胡等清利肝胆、利湿解毒，可取的良效。

一、中医治疗

（一）分证论治

本证

1. 肺脾气虚

证候：全身水肿，面目为著，小便减少，面黄身重，气短乏力，纳呆便溏，自汗出，易感冒，或有上气喘息、咳嗽，舌淡胖，苔薄白，脉虚弱。

治法：益气健脾，宣肺利水。

主方：防己黄芪汤（《金匮要略》）合五苓散（《伤寒论》）加减。

常用药：黄芪、白术、防己，茯苓、泽泻、猪苓、桂枝。

加减：水肿明显，加五皮饮，如生姜皮、陈皮、大腹皮；伴上气喘息、咳嗽者加麻黄、杏仁、桔梗；常自汗出而易感冒者应重用黄芪，加防风、牡蛎；同时伴有腰脊酸痛，可酌加五味子、菟丝子、肉苁蓉。

2. 脾虚湿困

证候：肢体泛肿，面色萎黄，倦怠乏力，纳少便溏，小便短少，或兼腹胀、胸闷、四肢欠温，舌淡胖，苔薄白，脉沉缓。

治法：益气健脾，化湿利水。

主方：防己茯苓汤（《金匮要略》）合参苓白术散（《太平惠民和剂局方》）。

常用药：黄芪、人参（或党参）、防己、桂枝、茯苓、白术、山药、薏苡仁、砂仁、甘草。

加减：水肿明显，尿量少可加生姜皮、大腹皮、车前子；腹胀胸闷者加厚朴、槟榔；脘闷纳呆者加枳壳、木香、陈皮；四肢欠温者加制附片；便溏腹泻者，桂枝改为肉桂。

3. 脾肾阳虚

证候：全身明显水肿，按之深陷难起，腰腹下肢尤甚，面白无华，畏寒肢冷，神疲倦卧，小便短少不利，可伴有胸腔积液、腹水，纳少便溏，恶心呕吐，舌质淡胖或有齿痕，苔白滑，脉沉细无力。

治法：温肾健脾，化气行水。

主方：偏肾阳虚：真武汤（《伤寒论》）合黄芪桂枝五物汤（《金匮要略》）加减。

常用药：制附子、干姜、黄芪、茯苓、白术、桂枝、猪苓、泽泻。

偏脾阳虚：实脾饮（《证治准绳·类方》）加减。

常用药：白术、厚朴、木瓜、木香、草果、大腹子、茯苓、干姜、制附子、炙甘草。

加减：肾阳虚偏重者加用淫羊藿、仙茅、巴戟天、杜仲等；偏脾阳虚者酌加黄芪、党参等；水湿重加五苓散，药用桂枝、猪苓、泽泻等；若兼有咳嗽胸满气促不能平卧者，加用己椒苈黄丸，药用防己、椒目、葶苈子等；兼有腹水者，加黑白二丑、带皮槟榔。在温阳利水的同时，可加用木香、槟榔、大腹皮、陈皮、沉香等助气化、利小便。

4. 肝肾阴虚

证候：水肿或重或轻，头痛头晕，心烦躁扰，口干咽燥，手足心热或有面色潮红，目睛干涩或视物不清，痤疮，失眠多汗，舌红苔少，脉弦细数。

治法：滋阴补肾，平肝潜阳。

主方：知柏地黄丸（《景岳全书》）加减。

常用药：地黄、山药、山茱萸、牡丹皮、茯苓、泽泻、知母、黄柏、女贞子、旱莲草。

阴虚火旺者，也可用生地黄、女贞子、枸杞子、地骨皮、知母、龟甲、鳖甲、泽泻、玄参为基本方加减治疗。

虚阳上扰，见有高血压者，可用六味地黄丸加珍珠母、菊花、女贞子、旱莲草、生龙牡、茺蔚子等药治疗。

阴竭肝风内动者，治以三甲复脉汤加减，以育阴潜阳、平肝息风。

加减：肝阴虚突出者，加用沙参、沙苑子、菊花、夏枯草；肾阴虚突出者，加枸杞子、五味子、天冬；阴虚火旺者重用生地黄、知母、黄柏；有水肿者加车前子等。

5. 气阴两虚

证候：面色无华，神疲乏力，汗出，易感冒，或有水肿，头晕耳鸣，口干咽燥或长期咽痛，咽部暗红，手足心热。舌稍红，苔少，脉细弱。

治法：益气养阴，化湿清热。

主方：六味地黄丸（《小儿药证直诀》）加黄芪。

常用药：黄芪、生地黄、山茱萸、山药、茯苓、泽泻、牡丹皮。

加减：气虚证突出者重用黄芪，加党参、白术；阴虚偏重者加玄参、怀牛膝、麦冬、枸杞子；阴阳两虚者，应加益气温肾之品，如仙灵脾、肉苁蓉、菟丝子、巴戟天等以阴阳双补。

标证

1. 外感风邪

证候：发热，恶风，无汗或有汗，头身疼痛，流涕，咳嗽，或喘咳气急，或咽痛乳蛾肿痛，苔薄脉浮。

治法：外感风寒者辛温宣肺祛风；外感风热者辛凉宣肺祛风。

主方：外感风寒：麻黄汤（《伤寒论》）加减。

常用药：麻黄、桂枝、杏仁、连翘、牛蒡子、蝉蜕、僵蚕、桔梗、荆芥。

外感风热：银翘散（《温病条辨》）加减。

常用药：金银花、连翘、薄荷、牛蒡子、荆芥、蝉蜕、僵蚕、柴胡、桔梗。

加减：无论风寒、风热，如同时伴有水肿者，均可加五苓散；乳蛾肿痛者，加板蓝根、山豆根、冬凌草。若出现风寒闭肺用小青龙汤（《伤寒论》）或射干麻黄汤（《金匮要略》）加减，属风热闭肺用麻杏石甘汤（《伤寒论》）加减。

2. 水湿

证候：全身广泛水肿，肿甚者可见皮肤光亮，可伴见腹胀水鼓，水聚肠间，辘辘有声，或见胸闷气短，心下痞，甚有喘咳，小便短少，脉沉。

治法：一般从主证治法。伴水鼓、悬饮者可短期采用补气健脾、逐水消肿法。

主方：防己黄芪汤（《金匮要略》）合己椒苈黄丸（《金匮要略》）加减。

常用药：黄芪、白术、茯苓、泽泻、防己、椒目、葶苈子、大黄等。

加减：如脘腹胀满加大腹皮、厚朴、莱菔子、槟榔；胸闷气短，喘咳者加麻黄、杏仁、苏子、生姜皮、桑白皮等；若水鼓、悬饮，胸闷腹胀，大小便不利，体气尚实者，可短期应用甘遂、牵牛子攻逐水饮。

3. 湿热

证候：皮肤脓疱疮、疖肿、疮疡、丹毒等；或口苦口黏，口干不欲饮，脘闷纳差等；或小便频数不爽、量少、有灼热或刺痛感、色黄赤混浊、小腹坠胀不适；或有腰痛、恶寒发热、口苦便秘；舌红苔黄腻，脉滑数。

治法：上焦湿热宜清热解毒燥湿；中焦湿热宜清热化浊利湿；下焦湿热宜清热利水渗湿。

主方：上焦湿热。五味消毒饮（《医宗金鉴》）加减。

常用药：金银花、菊花、蒲公英、紫花地丁、天葵子、黄芩、黄连、半枝莲等。

中焦湿热。甘露消毒丹（《医效秘传》）加减。

常用药：黄芩、茵陈、藿香、厚朴、白蔻仁、滑石、薏苡仁、木通、猪苓等。

下焦湿热。八正散(《太平惠民和剂局方》)加减。常用药：木通、车前子、萹蓄、滑石、栀子、连翘、黄柏、金钱草、半枝莲、大黄等。

4. 血瘀

证候：面色紫暗或晦暗，眼睑下发青、发黯，皮肤不泽或肌肤甲错，有紫纹或血缕，常伴有腰痛或胁下有癥瘕积聚，唇舌紫暗，舌有瘀点或瘀斑，苔少，脉弦涩。

治法：活血化瘀。

主方：桃红四物汤(《医宗金鉴》)加减。

常用药：桃仁、红花、当归、生地黄、丹参、赤芍、川芎、党参、黄芪、益母草、泽兰等。

加减：尿血者选加仙鹤草、蒲黄炭、旱莲草、茜草、三七；瘀血重者加水蛭、三棱、莪术；血胆固醇过高，多从痰瘀论治，常选用泽泻、瓜蒌、半夏、陈胆星、生山楂；若兼郁郁不乐，胸胁胀满，腹胀腹痛，嗳气呃逆等气滞血瘀症状，可选加郁金、陈皮、大腹皮、木香、厚朴以行气活血。

5. 湿浊

证候：纳呆，恶心或呕吐，身重困倦或精神萎靡，水肿加重，舌苔厚腻，血尿素氮、肌酐增高。

治法：利湿降浊。

主方：温胆汤(《世医得效方》)加减。

常用药：半夏、陈皮、茯苓、生姜、姜竹茹、枳实、石菖蒲等。

加减：若呕吐频繁者，加代赭石、旋覆花；若舌苔黄腻、口苦口臭者，可选加黄连、黄芩、大黄；若肢冷倦怠、舌质淡胖者，可选加党参、淡附片、吴茱萸、姜汁黄连、砂仁等；若舌苔白腻者，选加苍术、厚朴、生薏苡仁。

(二)中成药

1. 雷公藤多苷片　适用于肾病各个证型。

2. 肾康宁片　用于肾阳虚弱，瘀水互结证。

3. 六味地黄丸　用于肝肾阴虚证。

(三)针灸疗法

1. 体针　取肾俞、脾俞、太溪、足三里、三阴交、气海、水分。针刺，均用补法。灸法各三壮。隔日1次，7次为1个疗程。

2. 耳针　选穴：脾、肾、皮质下、肾上腺、膀胱。每次取2～3穴，双侧，用中等刺激，留针30分钟，或埋皮内针24小时，隔日1次，10次为1个疗程。

(四)推拿疗法

1. 脾肾阳虚者，补肾3分钟，揉二马2分钟，揉丹田2分钟，揉神阙2分钟，推三关2分钟。

2. 肝肾阴虚者，平肝2分钟，补肾2分钟，揉二马2分钟，揉三阴交2分钟。

(五)外治疗法

1. 逐水散　甘遂、大戟、芫花各等量，共碾成极细末。每次1～3g置脐内，外加纱布覆盖，胶布固定，每日换药1次，10次为1个疗程，用于脾虚湿困证。

2. 利水方　商陆100g，麝香1g，葱白或鲜姜适量。将商陆研极细末，每次取药末3～5g葱白1茎，捣融成膏，再加凉开水适量，调成糊状，取麝香粉0.1g，放入神阙穴内，再将调好的药糊敷在上面，盖以纱布，胶布固定。每天换药1次，7天为1个疗程。用于脾肾阳虚证。

(六)饮食疗法

1. 饮食宜忌　①有水肿和高血压时，给予低盐或短暂无盐饮食。②尿少病例应限制入水量。③适量补充维生素D和钙剂。④蛋白质和热量需要按同龄儿童正常需要供应，大量蛋白尿的患儿要适当限制蛋白质的摄入量。

2. 中药药膳　鲤鱼1条，赤小豆50g，煮熟后食用对于水湿偏胜者有效；②黄芪50g，用煎汤煮甲鱼或炖鸡肉对于气阴两虚者有效。

二、西医治疗

(一)对症治疗

1. 利尿　水肿严重时可予利尿药，常选用氢氯噻嗪(双氢克尿塞)、螺内酯(安体舒通)、呋塞米(速尿)等。在严重水肿、少尿，使用螺内酯、呋塞米等一般利尿药不能奏效时，可予低分子右旋糖酐、人血白蛋白或血浆等扩容利尿。

2. 降压　合并高血压时应给予降压治疗，可选用血管紧张素转换酶抑制药，如卡托普利，每日1mg/kg，最大量每日6mg/kg，分3次口服。钙离子拮抗药硝苯地平(心痛定)0.2～0.3mg/kg。

(二)糖皮质激素

糖皮质激素为目前治疗肾病综合征的首选药物，能有效诱导蛋白尿消失，多选用中效制剂泼尼松。

1. 激素治疗分两个阶段

(1)诱导缓解阶段：给予泼尼松1.5～2.0mg/(kg·d)，最大剂量60mg/d，先分次口服，尿蛋白转阴后改为每晨顿服，疗程6周。

(2)巩固维持阶段:隔日晨顿服 1.5mg/kg 或 $40mg/m^2$(最大剂量 60mg/d),共 6 周,然后逐渐减量。每 2 周减量 2.5～5mg 至停药。不建议激素的疗程过长,国外研究建议不超过 7 个月。

2. *拖尾疗法*　对于频繁复发者可在酌情给予泼尼松 0.25～0.5mg/kg 的水平上,选定一能维持缓解的剂量,较长时间维持不变。

对少数持续不缓解病例,可酌情慎重采用甲泼尼龙冲击疗法。

(三)免疫抑制药

频繁反复或复发,对激素依赖或耐药者,可加用免疫抑制药如环磷酰胺、苯丁酸氮芥、环孢素、霉酚酸酯(骁悉)、他克莫司(FK-506)等。

1. *环磷酰胺(CTX)*　主要通过对核酸复制的影响而发挥细胞毒作用。有研究表明间断静脉冲击疗法的完全缓解率高于持续口服法,且不良反应小。每日 0.5～$0.75g/m^2$,加入 5%葡萄糖或生理盐水中静滴,连续 2 天为 1 疗程,每月 1 次,连用 6 次。注意水化。总剂量≤200mg/kg。本药不良反应为白细胞减少、肝功能损害,出血性膀胱炎,远期有对性腺的损伤。

2. *环孢素 A(CsA)*　为钙调节蛋白抑制药,通过抑制 T 淋巴细胞,使之不产生和(或)释放有致病作用的淋巴因子,从而改善疾病的免疫紊乱,改善肾小球滤过膜对蛋白的通透性。CsA 4～6mg/(kg·d)口服,血浓度维持在 100～200μg/L,不良反应包括肝肾毒性、高血压、多毛、牙龈肿胀及中枢神经系统与胃肠道反应等。

3. *霉酚酸酯(MMF)*　MMF 口服吸收好,20～30mg/(kg·d),诱导期 4～6 个月,建议诱导剂量后每 3～6 个月,减少 10mg/(kg·d)维持治疗,总疗程 12～24 个月。不良反应主要有感染、胃肠道反应,偶有白细胞减少。

4. *他克莫司(TAC)*　它能阻断 T 细胞的磷酸化,进而抑制 T 细胞的增殖生长而间接影响 B 细胞及抗体的生成,最终引起免疫抑制,达到治疗肾小球疾病的目的。体外细胞培养表明 TAC 的免疫抑制作用约为 CsA 的 100 倍。剂量为 0.1～0.15mg/(kg·d),维持谷浓度 5～10μg/L,诱导期 3～6 个月,建议诱导期后逐渐减量,每 3 个月减量 25%,总疗程 12～24 个月。不良反应表现为不同程度的腹泻、高血糖、高血压、多毛症、牙龈增生等。

(四)并发症的治疗

1. *感染*　常见有呼吸道感染、泌尿系统感染、皮肤和腹膜炎等。一旦发现感染应立即予足量、有效抗生素以控制感染,但要避免使用有明显肾毒性的抗菌药物。

2. *高凝状态及血栓*　严重高凝或并发肾静脉血栓时,可选用肝素或蝮蛇抗栓酯(抗栓酶)。

3. *电解质紊乱和低血容量*　补充水电解质紊乱,纠正低血容量。

(五)HBV 相关性肾炎的治疗

除采用利尿消肿、抗凝等一般对症治疗外,干扰素抗病毒治疗是儿童乙型肝炎病毒相关性肾炎的主要治疗方法。对不耐受干扰素注射治疗的儿童可采用口服拉米夫定抗病毒治疗。在抗病毒治疗同时应用免疫调节药如胸腺肽可提高 HBeAg 血清学转换率,对表现为膜性肾病儿童患者不推荐应用免疫抑制药特别是细胞毒性药物。对表现为膜增生性肾小球肾炎可在抗病毒治疗基础上加用免疫抑制药治疗。

【预防护理】

一、预　防

1. 尽量寻找病因,若有皮肤疮疖痒疹、龋齿或扁桃体炎等病灶应及时处理。

2. 注意接触日光,呼吸新鲜空气,防止呼吸道感染。保持皮肤及外阴、尿道口清洁,防止皮肤及尿道感染。

3. 注意精神调养,起居适度。

二、护　理

1. 水肿明显者应卧床休息,病情好转后可逐渐增加活动。

2. 水肿期及血压增高者,应短期限制水钠的摄入,摄入量应根据水肿及血压增高程度而定,病情缓解后不必继续限盐。活动期盐摄入量 1～2g/d。

3. 水肿期应给予清淡易消化食物。平素宜食高维生素、高钙及优质蛋白(乳、蛋、鱼、瘦肉)饮食,蛋白质摄入量应控制在 1.5～2.0g/(kg·d),避免过高或过低。

4. 水肿期,每日应准确记录病儿水液的出入量、体重变化及电解质情况。

5. 水肿期应注意皮肤,尤其皱襞处的卫生,阴囊水肿明显时避免挤压。

（丁　樱）

第三节　IgA 肾病

IgA 肾病，1968 年首先由 Berger 报道，故又称 Berger 病。本病因肾小球系膜区有广泛且显著的 IgA 沉着而得名，以反复发作性肉眼血尿或镜下血尿为临床特点的类型首先引起了关注，后来逐渐发现 IgA 肾病是由多种病因引起，临床表现多样化、病理改变以系膜细胞增生、系膜区基质增加、轻重不一、预后相差甚远而又有相同免疫病理学特征的一组综合征。部分患者最终发展为慢性肾功能衰竭。因系膜区 IgA 沉着可见于多种全身疾病，故 IgA 肾病有原发继发之分，原发者实际为原因不明，继发性如过敏性紫癜、系统性红斑狼疮等。本节所论述的 IgA 肾病是指特发性者，排除已知全身性疾病的一类肾小球疾病。本病占原发性肾小球疾病的 8.5%～26.1%，多见于儿童和青年为主，男女比例为(2～3)∶1。本病属中医学"尿血""水肿"等范畴。因其常有腰痛症状，又可属 "腰痛"范畴。

【历史沿革】

中医对本病无系统及系列阐述，结合临床表现分别属于 "尿血""水肿""腰痛"等范畴。《诸病源候论·小儿杂病诸候·尿血候》首次出现尿血病名，如："血性得寒则凝涩，得热则流散；……，血渗于小肠，故尿血也。"此后《金匮要略》《诸病源候论》《备急千金要方》《景岳全书》《血证论》等书对尿血病因病机、辨证治法及相应的方剂有所充实和完善。对表现为肾病综合征而出现水肿者，《诸病源候论·水通身肿候》说："水病者，由脾肾俱虚故也，肾虚不能宣通水气，脾虚不能制水，故水气盈溢，渗液皮肤，流遍四肢，所以通身肿也。"《景岳全书·肿胀》指出："凡水肿等证，乃肺脾肾三脏相干之病，盖水为至阴，故其本在肾；水化于气，故其标在肺；水惟畏土，故其制在脾。今肺虚则气不化精而化水，脾虚则土不制水而反克，肾虚则水无所主而妄行。"明确了肾病的病本在肾与脾，其标在肺。元代朱丹溪则将水肿归纳为"阳水""阴水"两类。

【病因病机】

引起 IgA 肾病的病因分为邪实和正虚两端，邪实责之于风热伤络、血热妄行、下焦湿热；正虚多为先天禀赋或久病迁延，导致阴虚火旺、瘀血阻络、气不摄血及肾阴损及阳。终导致下焦肾与膀胱脉络损伤，或统摄无权，血不归经，溢于水道，形成尿血或水肿。

一、风热伤络

风热入侵，首犯肺卫，肺失宣降，而为发热、咽痛、咳嗽，热邪下迫膀胱，灼伤脉络，血溢于外而致尿血。

二、血热妄行

热邪日盛，迫于血络，血热妄行，溢出常道，下注膀胱，发为血尿。

三、下焦湿热

平素过食肥甘辛热之品，脾胃失运，湿热内生，湿热互结下焦，伤及阴络，发为尿血。

四、瘀血阻络

跌仆损伤，或术后，或邪热未清早用固涩，或久病伤络，均可使脉络壅滞，滞久为瘀，瘀血结于下焦，血不循经，溢于膀胱发为尿血。

五、阴虚火旺

小儿素体阴虚或热病后耗伤津液，病久损及肾阴；或过服助阳药物致肾阴亏耗；尿血失血日久，伤及肾阴；或劳伤于肾，损伤精血等，均可因肾阴亏虚，水火失济，相火妄动，灼伤脉络，发为尿血。

六、气不摄血

脾胃为后天之本，气血生化之源，若患儿素体脾虚，或饮食不节，损伤脾胃，均可使脾失健运，中气不足，统摄无权，血不归经，下渗水道，发为尿血。

七、肾阳亏虚

素体肾气不足，或阴损及阳，或过用寒凉，伤及肾阳，或激素减量期，导致肾阳亏虚，失于温煦，固摄无力，封藏失司，致尿血迁延难愈。

综上，外感风热伤络、血热妄行、下焦湿热，血液不能正常运行脉中，溢于脉络之外，由膀胱排出而发生尿血。尿血日久，久病迁延，导致阴虚火旺、瘀血阻络、气不摄血及肾阴损及阳，下焦肾与膀胱脉络损伤，血不归经，溢于水道，尿血日久不愈。

IgA肾病的病变脏腑虽与五脏皆有关系，但主要在肾与膀胱。病理因素为热、湿、瘀及虚，其中与热邪的关系尤为密切。

IgA肾病的现代医学发病机制还不甚清楚。多数学者认为，含IgA的免疫复合物在肾小球系膜区沉积并激活补体导致免疫损伤有关。具体机制有望随着分子生物水平研究的不断深入而取得突破。

【临床表现】

一、典型症状

1. 发作期　发作性肉眼血尿，多数于血尿发作前1～2日或同时伴有呼吸道感染症状、或胃肠道感染症状，肉眼血尿3～7日消失，后可反复发作。部分可留有持续性镜下血尿，也有患儿起病即为持续性镜下血尿。一般不伴水肿、高血压或其他肾功能异常。

2. 间歇期　尿检和正常或持续镜下血尿或兼蛋白尿，一般无症状，年长儿可诉腰痛，少见水肿、高血压。

二、不典型症状

随着本病的报道增多，发现其有多种不典型的临床表现形式：①以急性肾炎综合征起病。②以肾病综合征为主要表现。③以急性肾功能衰竭为主要表现。④以高血压起病，也可在病程中出现高血压。⑤以慢性肾衰为临床表现者，也有少数以急性肾衰起病，后转为慢性肾衰者。

【辅助检查】

1. 尿液检查　镜下或肉眼血尿。

2. 血液检查　血中IgA升高。

3. 皮肤活检　毛细血管壁可见IgA、C3、备解素沉着。

4. 肾穿刺活检　小儿IgA肾病确诊还需肾活检免疫荧光检查发现肾小球系膜区IgA沉着。但需除外能引起系膜区IgA沉着的其他疾病。

【诊断与鉴别诊断】

一、诊　断

(一)诊断要点

1. 反复发作的肉眼血尿，于血尿发作前1～2日或同时伴有呼吸道感染症状，或胃肠道感染症状，不伴水肿、高血压或其他肾功能异常者，高度怀疑本病可能。

2. 常规检查中发现有持续性镜下血尿伴或不伴蛋白尿者。

3. 血中IgA升高及皮肤组织活体组织检查有IgA及C3沉积者，为重要参考依据。

4. 肾活检免疫荧光检查见肾小球系膜区IgA沉着为确诊依据，尤其对不典型的急性肾炎或肾病综合征表现者。

5. 排除其他能引起IgA沉积的疾病。

(二)临床分型

1. 孤立性血尿型(包括发作性肉眼和孤立性镜下血尿)　儿童以此型最为多见，此型有反复发作的特点，间歇期长短不一。感染后1～3天，出现肉眼血尿，持续数小时至数天，少数可达1周。年长儿肉眼血尿发作期间部分伴有腰痛，血尿多时可有尿路刺激症状。部分患儿起病即为持续性镜下血尿。

2. 孤立性蛋白尿型　因发病隐匿，一般无临床症状。除单纯蛋白尿外(24小时尿蛋白定量＜50mg/kg)，不伴有血尿、水肿及高血压。

3. 血尿兼蛋白尿型(无症状尿检异常型)　一般无临床症状，因发病隐匿，确切病程难以估计。除镜下血尿外，伴轻-中度蛋白尿，24小时尿蛋白定量＜50mg/kg。

4. 急性肾炎型　血尿、蛋白尿伴有水肿及高血压(高血压一般轻-中度，儿童病例少有恶性高血压)。

5. 肾病综合征型　此型在小儿占有一定比例。临床表现可为典型的肾病综合征，也可表现为大量蛋白尿非肾病综合征型(仅有大量蛋白尿，不伴低蛋白血症)，部分患者有高血压及肾功能改变。

6. 急进性肾炎型(急性肾功能衰竭型，少见)　持续肉眼血尿，大量蛋白尿和进行性高血压，肾功能于短期内急骤恶化。

7. 慢性肾炎型　多以急进性肾炎起病，后转为慢性肾功能不全。

(三)病理分级

据1982年WHO对于IgA肾病的病理分级标准。

Ⅰ级：绝大多数肾小球正常，偶见轻度系膜增宽(节段)伴/不伴细胞增殖；

Ⅱ级：半数以下肾小球局灶节段性系膜增殖或硬化，罕见小的新月体；

Ⅲ级：轻至中度弥漫性系膜细胞增殖和系膜基

质增宽，偶见小新月体和球囊粘连；

Ⅳ级：重度弥漫性系膜细胞增殖和基质硬化，部分或全部肾小球硬化，可见新月体（<45%）；

Ⅴ级：病变性质类似Ⅳ级，但更严重，>45%肾小球伴新月体形成。

二、鉴别诊断

1．急性肾小球肾炎　急性肾炎则以血尿为主，发病前1～2周有链球菌感染史，伴有水肿、高血压，与IgA肾病反复发作性血尿有异。对于不典型的急性肾炎与IgA肾病相鉴别，需行肾活检免疫荧光检查。

2．单纯性血尿　凡尿中红细胞数超过正常而无明确的全身性和泌尿系疾病及其症状者，为单纯性血尿。复发性主要表现为肉眼血尿反复发作，每次血尿时间一般不超过2～5天，两次发作可间隔数月至数年不等。血尿发作前1～3天多有感染或剧烈运动史。发作间期尿常规可表现为正常或镜下血尿。持续性主要表现为持续性镜下血尿多偶然发现，尿中红细胞数量多少常有变动，不伴其他症状或体征。本病为症状性诊断，应在除外各种引起血尿的疾病（如IgA肾病）后，方可诊断为单纯性血尿。

3．薄基膜肾病　本病为常染色体显性遗传性疾病，又称良性家族性血尿，本病有家族史，以反复良性过程的单纯性血尿、肾功能正常为临床特点，病理学电镜检查可见肾小球基膜菲薄，免疫荧光检查阴性。

4．继发性IgA肾病　在免疫病理上呈IgA沉积者，应与其他可呈现为IgA沉积的其他全身性疾病相鉴别，如过敏性紫癜、系统性红斑狼疮、克罗恩病等全身性疾病。

【辨证思路】

本病病机总属本虚标实，发作期和间歇期不同，故本病辨证重点是明辨标本缓急。一般而言，急性发作期以邪实为主，需辨风热、血热、湿热之不同。而间歇期以正虚为主，需辨阴虚、瘀血、气虚及阳虚之各异。此期虚中夹实亦常见，临证应注意辨别。

【治疗】

治疗首分虚实，实证尿血以祛邪为主，在疏风清热、清热利湿、清热活血、基础上佐以凉血止血；虚证尿血则以扶正为主，在养阴、活血、益气或温阳的基础上，辅以凉血止血或摄血止血之法；对虚中夹实之证，扶正祛邪兼顾，酌用清热、化瘀和止血之法。对表现为肾病综合征而出现水肿者按肾病综合征或水肿辨证施治。

一、中医治疗

（一）分期论治

发作期

1．风热伤络

证候：起病前常有风热感冒史，尿色鲜红，伴发热恶风，咽红咽痛，咳嗽，乳蛾肿大，舌红苔薄黄，脉浮数。

治法：疏风清热，凉血止血。

主方：银翘散（《温病条辨》）加减。

常用药：金银花、连翘、白茅根、大小蓟、鲜芦根、生地黄、黄芩、甘草等。

加减：发热加生石膏、葛根、知母；咽喉肿痛加山豆根、牛蒡子、板蓝根；咳嗽加桑白皮、鱼腥草；血尿明显加旱莲草、仙鹤草、三七粉等。

2．血热妄行

证候：尿色鲜红量多，或伴发热面赤，咽干而痛，喜冷饮，大便干，小便短赤，舌红苔黄，脉弦数有力。

治法：清热解毒，凉血止血。

主方：犀角地黄汤（《备急千金要方》）加减。

常用药：牡丹皮、赤芍、生地黄、紫草、水牛角等。

加减：发热口渴喜饮加生石膏、知母、玄参、麦冬以清热生津；烦躁头痛加夏枯草、钩藤，以泻火潜阳；尿血量多加地榆炭、白茅根、琥珀、大小蓟以清热凉血止血；尿血夹有瘀血块或血丝，加丹参、血竭、三七以化瘀止血；便血加侧柏炭、地榆炭等。

3．下焦湿热

证候：起病突然，尿色鲜红，小便频数短赤，滴沥不爽，伴恶寒发热，腰酸腰痛、少腹作胀、大便秘结，舌红苔黄腻，脉弦数。

治法：清热利湿，凉血止血。

主方：小蓟饮子（《玉机微义》）加减。

常用药：生地黄、小蓟、滑石、通草、炒蒲黄、藕节、淡竹叶 、当归、山栀子、炙甘草等。

加减：内热盛者加知母、黄柏、龙胆草以清热利湿；尿血量多加地榆炭、牡丹皮、旱莲草、蒲黄、琥珀，凉血止血而不留瘀；小腹胀痛加延胡索、小茴香、川楝子以理气止痛。

间歇期

1. 瘀血内阻

证候:尿血(或兼蛋白尿),血色紫暗成块,或鲜血与血丝或瘀块相兼,尿血反复不愈,伴少腹刺痛拒按,或可触及包块,或时有低热,舌质暗或有瘀斑瘀点,苔薄,脉沉涩。

治法:行滞化瘀,活血止血。

主方:血府逐瘀汤(《医林改错》)加减。

常用药:桃仁、红花、赤芍、当归、生地黄、川牛膝、柴胡、枳壳、甘草等。

加减:尿血量多加侧柏叶、紫草、茜草根、琥珀、三七;外伤所致可用云南白药以化瘀止血;瘀血郁久化热而有发热,可加黄连、栀子、牡丹皮;瘀阻不通者加冬葵子、生蒲黄以化之。

2. 气不摄血

证候:久病血尿或兼蛋白尿,色淡红,面色萎黄,体倦乏力,气短声低,纳呆便溏,或兼齿衄、肌衄,舌淡,脉细弱。

治法:补脾摄血。

主方:补中益气汤(《脾胃论》)合归脾汤(《正体类要》)加减。

常用药:生黄芪、党参、当归、柴胡、升麻、茯苓、陈皮、白术、甘草、炒蒲黄、仙鹤草等。

加减:纳少便溏加山药、炒麦芽、焦山楂、薏苡仁以健脾燥湿止泻;血虚加四物汤(熟地黄、白芍、当归、川芎)以补血;尿血量多加赤石脂、藕节炭、煅龙牡、阿胶以收涩止血。

3. 阴虚火旺

证候:尿血屡发,色鲜红或淡红,头晕目眩,耳鸣心悸,咽干咽红,手足心热,或有低热、颧红、盗汗,舌红苔少,脉细数。

治法:滋阴降火,凉血止血。

主方:知柏地黄丸(《医宗金鉴》)加减。

常用药:生地黄、牡丹皮、山萸肉、泽泻、山药、茯苓、知母、黄柏、旱莲草、蒲黄、小蓟等。

加减:尿血经久不愈,排尿不畅者加琥珀、车前子、滑石以利尿通淋;咽干痛加玄参、麦冬、当归养阴利咽止痛;心烦者加黄连、桂心以交通心肾;低热颧红盗汗加地骨皮、银柴胡、鳖甲以滋阴清热;腰膝酸软加桑寄生、川断以滋补肾阴。

4. 肾阳亏虚

证候:尿血或兼蛋白尿迁延不愈,色淡红,量少,面色黧黑,伴腰膝酸软,畏寒怕冷,小便清长,大便溏,舌淡苔白,脉沉细弱。

治法:温阳补肾,固涩止血。

方药:无比山药丸(《太平惠民和剂局方》)加减。

常用药:山茱萸、泽泻、熟地黄、茯苓、巴戟天、牛膝、赤石脂、山药、杜仲、菟丝子、肉苁蓉、五味子。

加减:血虚加四物汤(熟地黄、白芍、当归、川芎)以补血;并见阴虚者加生地黄、麦冬等;气虚者加生黄芪、党参等;瘀阻不通者加冬葵子、生蒲黄以化之。

(二)中药成药

1. 银翘解毒丸　用于风热犯肺尿血。

2. 十灰散(丸)　用于热毒迫血兼瘀血之尿血。

3. 小蓟饮子　用于尿血属下焦湿热者。

4. 清宁丸　用于实证各型尿血。

5. 知柏地黄丸　用于阴虚火旺尿血。

6. 二至丸　用于阴虚尿血。

7. 归脾丸　用于气虚尿血或兼蛋白尿。

8. 无比山药丸　用于血尿、蛋白尿之肾阳虚失于固涩者。

(三)单方验方

1. 白茅根汤:白茅根 30～60g,水煎当茶服。用于各型尿血。

2. 止血方:白茅根 12g,炒栀子 15g,小蓟 6g,水煎服,每日 3 次。用于实证各型尿血。

3. 小蓟:20～30g,鲜品,不宜久煎。适用于血热尿血。

4. 刘寄奴为末,每次 2～3g,清茶调服,每日 2 次。用于各型有瘀证之尿血。

5. 发灰散:乱发烧灰 6g,以米醋 2ml,汤少许调服,止血作用良。

(四)针灸疗法

体针　取血海、三阴交、关元、中极、气海、肾俞等,实证尿血用泻法,虚证尿血用补法。

二、西医治疗

目前本症尚无特异或肯定有效的治疗方法。

1. 感染,尤其是扁桃体感染是本病发作的重要诱因,故应积极预防和控制感染,但对于扁桃体摘除的效果专家意见不一。

2. 偶有血尿发作的病例不主张用皮质激素或其他免疫抑制药治疗。大量蛋白尿、肾病综合征者,主张应用糖皮质激素,效果差时加用其他免疫抑制药(如霉酚酸酯、雷公藤多苷片、环磷酰胺、环孢素、FK506等)。对于呈急进性肾炎患者,主张应用甲泼尼龙冲击治疗,继以口服糖皮质激素改善预后。

3. 有报道来氟米特可减少或控制近期血尿,远期疗效有待观察,一般3～5mg/kg口服3～6个月。

4. 终末肾衰竭者需行透析治疗或肾移植。

【预防护理】

一、预　防

1. 加强锻炼,增强体质,防止外邪侵入。

2. 节制饮食,避免过食辛辣肥甘之品。

3. 及时治疗感冒、消化道感染等疾病。

二、护　理

1. 尿血患者应注意休息,避免剧烈活动,尿血量大者应卧床休息。

2. 宜清淡饮食,忌食辛辣燥热之品。

3. 过敏体质者,忌食虾、蟹、鱼之类。

4. 尿血时注意观察尿色深浅变化及有无血块,并记录尿量情况。

5. 肉眼血尿期间,应注意心理护理,消除患儿对疾病的恐惧感,避免情绪激动。

(丁　樱)

第四节　尿　血

尿血,又名溺血、溲血,是以小便中混有血液或伴有血块夹杂而下,且排尿无疼痛为特征的一种病症。随出血量多少不同,小便可呈淡红色、鲜红色、茶褐色或伴血块夹杂而下。西医学称本病为血尿,是指尿液内含有超过正常数量的红细胞(离心尿沉渣镜检红细胞＞3个/HPF)。根据尿中含血量的多少,分为肉眼血尿和镜下血尿;按血尿有无伴随症状分为症状性血尿和无症状性血尿(1981年我国儿科肾脏病科协作组修订为单纯性血尿);按尿中红细胞的来源分肾小球性血尿和非肾小球性血尿。现代中医将镜下血尿包括在内,且多属无症状性血尿的范畴,与古代中医所指的尿血即指肉眼血尿概念有所扩大。

尿血是儿科临床常见的一个症状,可发于任何年龄和季节,见于多种疾病的过程中,其中绝大多数见于泌尿系疾病及全身性疾病,只要是无痛性的,均属本病的范畴。

【历史沿革】

尿血病名首见于《诸病源候论・小儿杂病诸候・尿血候》曰:“血性得寒则凝涩,得热则流散;……,血渗于小肠,故尿血也。”此后尿血之名沿用至今。对于尿血的相关论述,则可追溯到《黄帝内经》,称之为“溺血”“溲血”,如《素问・气厥论》云:“胞移热于膀胱,则癃,溺血”,《灵枢・热病》说:“热病七日八日,脉微小,病者溲血”,并阐述了热邪及情志太过在尿血发病中的意义。此后《金匮要略》《诸病源候论》《备急千金要方》《景岳全书》《血证论》等书对尿血病因病机、辨证治法及相应的方剂均不断有所充实和完善,特别是《备急千金要方・尿血》就列方十三首,记载了治疗血尿的最早一系列方剂,发展至今,在临床上仍有重要的指导意义。

【病因病机】

引起尿血的病因分为外感和内伤两端,常见的有外感、正虚及邪恋三类因素,病理因素为热、毒、瘀、虚,其中热邪为最重要的病理因素,诸多因素导致下焦肾与膀胱脉络损伤,血不归经,溢于水道,形成尿血。

一、外感病因

1. 风热犯肺　风热入侵,首犯肺卫,肺失宣降,失于通调水道,热邪下迫膀胱,灼伤脉络而致尿血。

2. 湿热蕴结　平素过食肥甘辛热之品,脾胃失运,湿热内生,湿热互结,下注膀胱,伤及脉络发为尿血。

3. 疮毒内侵　外感疮毒之邪,由表入里,内侵营血,迫血妄行,伤及膀胱脉络,引起尿血。

二、正虚病因

1. 阴虚火旺　小儿素体阴虚或热病后耗伤津液,病久损及肾阴;或过服助阳药物致肾阴亏耗;尿血失血日久,伤及肾阴;或劳伤于肾,损伤精血等,均可因肾阴亏虚,水火失济,相火妄动,灼伤脉络,发为尿血。

2. 气不摄血　脾胃为后天之本,气血生化之源,若患儿素体脾虚,或饮食不节,损伤脾胃,均可使脾失健运,中气不足,统摄无权,血不归经,下渗水道,发为尿血。

3. 气阴两虚　久病不愈，或尿血迁延，耗伤肾之气阴。肾气亏虚，固摄无力，封藏失司，致血下难止；肾阴亏虚，阴虚火旺，迫血妄行，络伤血溢，而致尿血，且日久不愈。

三、邪恋因素

1. 邪热留恋　若感受外邪，失治误治；或肾虚生热，湿热互结；或久病未愈，正气虚弱，复感风热、湿毒之邪，损伤脉络而致尿血反复不愈。

2. 瘀血内阻　跌仆损伤，或术后，或邪热未清早用固涩，或久病伤络，均可使脉络壅滞，滞久为瘀，瘀血结于下焦，络破血溢，渗入膀胱发为尿血。

综上，外感风热、湿热及疮毒均可致邪热伤及膀胱血络而发生尿血。当各种致病因素致脏腑、气血功能失调，则血液不能正常运行脉中，溢于脉络之外，由膀胱排出而发生尿血。瘀血不散，血不归经，进一步损伤下焦脉络，而造成尿血反复不愈。尿血的病变脏腑虽与五脏皆有关系，但主要在肾与膀胱。病理因素为热、毒、瘀及虚，尿血的发生与热邪的关系最为密切。

现代研究表明：感染是引起肾小球血尿的最常见病因及加重因素。如急性感染后肾炎与多种细菌(尤其链球菌)及病毒等引起的呼吸道感染、皮肤感染等密切相关；IgA肾病反复血尿型的血尿发作也与呼吸道及肠道黏膜的感染呈明显相关性；过敏性紫癜肾炎的血尿常与感染过敏有关。由此也证实了中医所认为的感受外邪与引起尿血的关系密切。

【临床表现】

一、症状和体征

起病突然，或久病迁延，尿色鲜红或淡红或有血凝块。伴发热、咽痛，苔薄白，脉浮；或伴小便短赤，腰背酸痛，便秘，便血，舌红苔黄腻，脉数；或心烦不寐，面红口干，舌尖红，脉数；或伴头晕目眩，颧红潮热，咽干咽红，舌红少苔，脉细数；或伴体倦乏力，面色萎黄，舌淡脉细弱；或伴小便清长，腰膝酸软，手足不温，舌淡苔白，脉细弱无力；或伴小腹刺痛拒按，可触及积块，舌质暗，有瘀点，苔薄，脉涩等。

二、单纯性血尿

有两种表现形式：复发性及持续性。①复发性：主要表现为肉眼血尿反复发作，每次血尿时间一般不超过2～5天，两次发作可间隔数月至数年不等。血尿发作前1～3天多有感染或剧烈运动史。发作间期尿常规可表现为正常或镜下血尿。②持续性：持续性镜下血尿多偶然发现，尿中红细胞数量多少常有变动，不伴其他症状或体征。本病为症状性诊断，应在除外各种引起血尿的疾病后，方可诊断为单纯性血尿。离心尿高倍镜下>3个/HPF或尿沉渣红细胞计数>8000个/ml称为镜下血尿；当离心尿高倍镜下>50个/HPF时为肉眼血尿。

三、薄基膜肾病

本病为常染色体显性遗传性疾病，又称良性家族性血尿，本病有家族史，以反复良性过程的单纯性血尿、肾功能正常为临床特点，病理学电镜检查可见肾小球基膜菲薄，免疫荧光检查阴性。

【辅助检查】

1. 尿液检查　新鲜清晨中段离心尿红细胞>3个/HPF；或尿沉渣红细胞计数>8000个/ml称为镜下血尿。当离心尿红细胞>50个/HPF，或出血量超过1ml/L，或12小时尿沉渣红细胞计数(Addis计数)>50万(3次以上)者为肉眼血尿。对尿中红细胞应利用相差显微镜、扫描电镜或光镜进行形态学检查，有助于红细胞来源的定位诊断，区别肾小球性或非肾小球性血尿。

2. B超检查　主要适用于胡桃夹现象、泌尿系结石、泌尿系结核等疾病的诊断。

3. 肾穿刺活体组织检查　一般血尿患儿预后良好、病理多为非特异性轻微改变，故定期随访，不需要肾穿。如血尿逐渐加重，特别是病程持续1年以上，可选择性进行肾脏穿刺检查，尤其出现蛋白尿者，应行肾穿以明确诊断。

【诊断与鉴别诊断】

一、诊　断

1. 肉眼血尿　尿呈咖啡色、红棕色、茶色或鲜红色。

2. 镜下血尿　尿液外观正常，但显微镜检查达血尿标准。

3. 尿常规　新鲜清晨中段离心尿红细胞>3个/HPF；或尿沉渣红细胞计数>8000个/ml称为镜下血尿。当离心尿红细胞>50个/HPF，或出血量超过1ml/L，或12小时尿沉渣红细胞计数(Addis计数)>50万(三次以上)者为肉眼血尿。

4. 病因诊断　引起血尿的病因复杂、病种繁多，因此，诊断的关键环节是确定肾小球性和非肾小球性血尿。临床可选择尿三杯试验、尿红细胞形态、尿红细胞平均容积(MCV)、尿沉渣红细胞管型、尿蛋白、尿免疫球蛋白颗粒管型、尿钙、尿细菌培养、尿脱落细胞学等多项检查以确立病因诊断。必要时应做泌尿系B超、腹部平片，静脉肾盂造影、膀胱镜、CT及血清免疫学检查以助诊断。若能确诊为肾性血尿，可酌情行肾活检病理诊断。

二、鉴别诊断

1. *血淋*　血淋与尿血均以小便出血为主症，前者同时伴小便滴沥涩痛或疼痛难忍；而后者则多无疼痛，或仅有轻度胀痛感。两者鉴别要点在于疼痛的有无。正如《丹溪心法·溺血》指出："溺血，痛者为淋，不痛者为尿血。"

2. *石淋*　又称砂淋，为淋证之一。石淋和尿血均有小便出血，但前者尿中常夹有砂石，且小便艰涩或刺痛，或排尿突然中断，或见小腹拘急或腰腹绞痛，尿出砂石则痛止。可资鉴别。

3. *外伤尿血*　因跌打或器械检查引起血络受伤所致尿血，一般外伤治愈，血尿即停，较少复发。

【辨证思路】

一、辨别虚实

1. 实证尿血以发病急、病程短、尿色鲜红为共有特点。其中风热犯肺多由外感所诱发，临床以先见风热表证，继见尿血为特点；热结膀胱则伴尿急、尿频、小腹作胀；热毒迫血多以皮肤疮毒或皮肤紫癜为诱因，临床以发热、口渴喜饮、烦躁为特点。

2. 虚证尿血以起病缓或病程长、尿色淡红为共同特征。其中阴虚以咽干咽红、手足心热、低热盗汗等为主；气虚以面色萎黄、乏力纳呆、便溏等为主；气阴两虚则既有自汗、易感冒等气虚证，又兼盗汗、咽干咽红、手足心热等阴虚证。

3. 在虚证过程中，常兼有邪热留恋或瘀血内阻，从而形成正虚邪恋，虚中夹实之证。

二、辨识尿血部位

先血后溲者，多为尿道出血；先溲后血者，多为膀胱出血；如小便从始至终为血尿者，则多为肾脏出血。

【治疗】

治疗首分虚实，实证尿血以祛邪为主，在疏风清热、清热利湿及泻火解毒的基础上佐以凉血止血；虚证尿血则以扶正为主，在养阴、益气或气阴双补的基础上，辅以凉血止血、摄血止血之法；对虚中夹实之证，扶正祛邪兼顾，在养阴、益气和气阴双补的基础上，酌用清热、化瘀和止血之法。

一、中医治疗

(一)分证论治

实证尿血

1. *风热犯肺*

证候：起病前常有风热感冒史。尿色鲜红，伴发热恶风，咽红咽痛，咳嗽，乳蛾肿大，舌红，苔薄白或薄黄，脉浮数。

治法：疏风宣肺，清热止血。

主方：银翘散(《温病条辨》)加减。

常用药：金银花、连翘、白茅根、大小蓟、鲜芦根、生地黄、黄芩、甘草等。

加减：发热加生石膏、葛根、知母；咽喉肿痛加山豆根、牛蒡子、板蓝根；咳嗽加桑白皮、鱼腥草；血尿明显加旱莲草、仙鹤草、三七粉等。

2. *热结膀胱*

证候：起病突然，尿色鲜红，小便频数短赤，滴沥不爽，伴恶寒发热，腰酸腰痛、少腹作胀、大便秘结，舌红苔黄腻，脉弦数。

治法：清热利湿，凉血止血。

主方：八正散(《太平惠民和剂局方》)加减。

常用药：木通、车前草、萹蓄、生山栀、生地黄、滑石、生大黄、黄连、黄柏、土茯苓、甘草梢等。

加减：内热胜者加知母、黄柏、龙胆草以清热利湿；尿血量多加地榆炭、牡丹皮、旱莲草、蒲黄、琥珀，凉血止血而不留瘀；尿中有砂石或频数短少加金钱草、石韦、海金沙、鸡内金以清利排石；小腹胀痛加延胡索、小茴香、川楝子以理气止痛。

3. *热毒迫血*

证候：尿色鲜红，或伴皮肤紫癜，便血，初期多恶寒发热，继之高热头痛，骨节酸痛，烦躁口渴，或有皮肤疮毒，舌红苔黄，脉弦数。

治法：泻火解毒，凉血止血。

主方：黄连解毒汤(《肘后方》)合犀角地黄汤(《备急千金要方》)加减。

常用药：黄连、黄芩、黄柏、栀子、牡丹皮、赤芍、生地黄、紫草、水牛角等。

加减：发热口渴喜饮加生石膏、知母、玄参、麦冬以清热生津；烦躁头痛加夏枯草、钩藤，以泻火潜阳；尿血量多加地榆炭、白茅根、琥珀、大小蓟以清热凉血止血；尿血夹有瘀血块或血丝，加丹参、血竭、三七以化瘀止血;便血加侧柏炭、地榆炭等。

本证若属皮肤疮毒而致者,可用五味消毒饮加减(蒲公英、紫花地丁、野菊花、牡丹皮、车前草、大小蓟、白茅根等)。

虚证尿血

1. 阴虚火旺

证候:尿血屡发,色鲜红或淡红,头晕目眩,耳鸣心悸,咽干咽红,手足心热,或有低热、颧红、盗汗,舌红苔少,脉细数。

治法:滋阴降火,凉血止血。

主方:知柏地黄丸(《医宗金鉴》)加减。

常用药:生地黄、牡丹皮、山萸肉、泽泻、山药、茯苓、知母、黄柏、旱莲草、蒲黄、小蓟等。

加减:尿血经久不愈,排尿不畅者加琥珀、车前子、滑石以利尿通淋;咽干痛加玄参、麦冬、当归养阴利咽止痛;心烦者加黄连、桂心以交通心肾;低热颧红盗汗加地骨皮、银柴胡、鳖甲以滋阴清热;腰膝酸软加桑寄生、川续断以滋补肾阴。

2. 脾不统血证

证候:久病尿血,色淡红,面色萎黄,体倦乏力,气短声低,纳呆便溏,或兼齿衄、肌衄,舌淡,脉细弱。

治法:补脾摄血。

主方:补中益气汤(《脾胃论》)合归脾汤(《正体类要》)加减。

常用药:生黄芪、党参、当归、柴胡、升麻、茯苓、陈皮、白术、甘草、炒蒲黄、仙鹤草等。

加减:纳少便溏加山药、炒麦芽、焦山楂、薏苡仁以健脾燥湿止泻;血虚加四物汤(熟地黄、白芍、当归、川芎)以补血;尿血量多加赤石脂、藕节炭、煅龙牡、阿胶以收涩止血。

3. 气阴两虚

证候:尿血日久,尿色鲜红或淡红,腰脊酸痛,神疲乏力伴自汗,易感冒,面色萎黄,低热盗汗,咽干咽红,手足心热,脉细数。

治法:益气养阴,凉血止血。

主方:生脉散(《医学启源》)合二至丸(《证治准绳》)加减。

常用药:党参、麦冬、五味子、女贞子、旱莲草、茜草、小蓟、牡丹皮、栀子、白茅根等。

加减:自汗易感冒加玉屏风散(黄芪、防风、白术)益气固表;低热盗汗加地骨皮、青蒿、煅牡蛎、浮小麦;咽干咽红加玄参、射干、牛蒡子养阴清热利咽。

邪恋尿血

1. 邪热留恋

证候:少量血尿迁延不愈,形体尚实,舌红苔黄或黄腻,脉细数。

治法:清热凉血。

主方:小蓟饮子(《丹溪心法》)加减。

常用药:生地黄、大小蓟、旱莲草、白茅根、藕节炭、牡丹皮、女贞子、荠菜花等。

加减:邪热重者加金银花、连翘、薄荷清上以达下;瘀重者加茜草、三七祛瘀止血。

2. 瘀血内阻

证候:尿血,血色紫暗成块,或鲜血与血丝或瘀块相兼,尿血反复不愈,伴少腹刺痛拒按,或可触及包块,或时有低热,舌质暗或有瘀斑瘀点,苔薄,脉沉涩。

治法:行滞化瘀,活血止血。

主方:血府逐瘀汤(《医林改错》)加减。

常用药:桃仁、红花、赤芍、当归、生地黄、川牛膝、柴胡、枳壳、甘草等。

加减:尿血量多加侧柏叶、紫草、茜草根、琥珀、三七;外伤所致可用云南白药以化瘀止血;瘀血郁久化热而有发热,可加黄连、栀子、牡丹皮;瘀阻不通者加冬葵子、生蒲黄以化之。

(二)中药成药

1. 银翘解毒丸 用于风热犯肺尿血。

2. 十灰散(丸) 用于热毒迫血兼瘀血之尿血。

3. 八正合剂 用于热结膀胱之尿血。

4. 清宁丸 用于实证各型尿血。

5. 知柏地黄丸 用于阴虚火旺尿血。

6. 二至丸 用于阴虚尿血。

7. 归脾丸 用于气虚尿血。

8. 保肾康片 用于血尿缓解期伴瘀血证者。

(三)单方验方

1. 白茅根汤:白茅根 30~60g,水煎当茶服。用于各型尿血。

2. 止血方:白茅根 12g,炒栀子 15g,小蓟 6g,水煎服,每日 3 次。用于实证各型尿血。

3. 荠菜汤:荠菜 30~60g,水煎服。适用于阴虚尿血。

4. 刘寄奴为末,每次 2~3g,清茶调服,每日 2 次。用于各型有瘀证之尿血。

5. 竹叶代茶饮:车前草 15g,竹叶心 10g,麦冬 6g,煎汤代茶饮。用于热结膀胱之尿血。

（四）针灸疗法

1. 体针　取血海、三阴交、关元、中极、气海、肾俞等，实证尿血用泻法，虚证尿血用补法。

2. 耳针　尿血伴有结石者，取肾、输尿管、膀胱、交感、神门，经电脉冲耳穴治疗，再用王不留行子贴压耳穴使结石出而尿血止。

二、西医治疗

血尿的病因复杂，涉及的病种较多，其治疗主要需针对病因进行。

【预防护理】

一、预　防

1. 加强锻炼，增强体质，防止外邪侵入。

2. 节制饮食，避免过食辛辣肥甘之品。

3. 注意卫生，勿坐卧湿地，勤换内裤，保持尿道口清洁。

4. 及时治疗感冒、疮疖、紫癜等疾病。

5. 避免不必要的导尿及泌尿道创伤性检查，以减少血尿发生。

二、护　理

1. 尿血患者应注意休息，避免剧烈活动，尿血量大者应卧床休息。

2. 宜清淡饮食，忌食辛辣燥热之品。

3. 过敏体质者，忌食虾、蟹、鱼之类。

4. 尿血时注意观察尿色深浅变化及有无血块，并记录尿量情况。

5. 肉眼血尿期间，应注意心理护理，消除患儿对疾病的恐惧感，避免情绪激动。

（丁　樱）

第五节　尿　频

尿频是以小便频数为特征的疾病。多发于学龄前儿童，尤以婴幼儿时期发病率最高。女孩发病率高于男孩。本病经过恰当治疗，预后良好。

尿频属于中医学淋证的范畴，其中以热淋证为多。西医学所论泌尿系感染、结石、肿瘤、白天尿频综合征等疾病均可出现尿频，但儿科以尿路感染最为常见。

【历史沿革】

尿频早在《黄帝内经》中即有论述，如《素问·脉要精微论》云："水泉不止者，是膀胱不藏也。"隋唐时期多将尿频混于淋证中论述，如《诸病源候论·小儿杂病诸候·诸淋候》云："小儿诸淋者，肾与膀胱热也。……其状小便出少起数，小腹弦急痛引脐。"宋代《幼幼新书》则将小儿尿频与淋证分节论述。至明清时期，对本病的病因认识争鸣较多，认为有火热、肾虚、脾虚之不同。

【病因病机】

尿频的病因，多由于湿热之邪蕴结下焦，也可因脾肾气虚，使膀胱气化功能失常所致，或病久不愈，损伤肾阴而致阴虚内热者。病位在肾与膀胱，病邪主要为湿热。

1. 湿热下注　湿热来源有两个方面：其一为外感，外感湿热或坐地嬉戏，湿热之邪，熏蒸于下；其二为内伤，因小儿脾胃不足，运化力差，内伤乳食，积滞内蕴，化为湿热。湿热之邪客于肾与膀胱，湿阻热郁，气化不利，开阖失司，膀胱失约而致尿频。正如《诸病源候论·小儿杂病诸候·小便数候》所云："肾与膀胱为表里，俱主水，肾气下通于阴，此二经既受客热，则水行涩，故小便不快而起数也。"

2. 脾肾气虚　因尿频长期不愈，或因小儿先天不足，素体虚弱，病后失调，导致脾肾气虚。肾主闭藏而司二便，肾气虚则下元不固，气化不利，开阖失司；脾主运化而制水，脾气虚则中气下陷，运化失常，水失制约。正《灵枢·口问》篇曰："中气不足，溲便为之变"。故无论肾虚、脾虚，均可使膀胱失约，排尿异常，而致尿频之证。

3. 阴虚内热　尿频日久不愈，湿热久恋不去，可损伤肾阴；或脾肾阳虚，日久阳损及阴，而致肾阴不足；或初为阳虚而过用辛温，损伤肾阴；或素为阴虚体质。肾阴不足，虚热内生，虚火客于膀胱，膀胱失约而致尿频。

本病外因责之于湿热，内因责之于脾肾不足。湿热内蕴，脾肾气虚为其主要病理改变。病程日久则变生多端。湿热日久，损伤膀胱血络则为血淋；煎熬尿液，结为砂石，则为石淋；耗气伤阴，致肾阴肾阳不足，则成虚实夹杂之候。脾肾气虚日久，损伤阳气，阳不化气，气不化水，可致水肿；也可使卫外不固，易感外邪，而致尿频反复发作，加重病情。

任何致病菌均可引起泌尿道感染，但绝大多数为革兰阴性杆菌，大肠埃希菌是泌尿道感染中最常见的致病菌，占60%～80%。感染途径有血源性感染、上行性感染和淋巴感染和直接蔓延。细菌引起泌尿道感染的发病机制错综复杂，是宿主内在因素与细菌致病性相互作用的结果。

【临床表现】

1. *急性尿路感染*　症状因年龄及感染累及的部位而异。年长儿与成年人相似，年龄越小全身症状越明显，局部排尿刺激症状多较轻或易被忽视。

(1)新生儿期：由血行感染的发生率较高。症状轻重不等，自败血症至阴性菌尿不等，以全身症状为主，如发热或体温不升、吃奶差、苍白、呕吐、腹泻、腹胀等非特异性表现。不少患儿可有生长发育停滞、体重增长缓慢。部分病儿有神经系统症状，如烦躁、抽搐、嗜睡等，有时可见黄疸。但一般局部排尿刺激症状多不明显，因此要提高对本病的警惕，对原因不明的发热应及早做尿常规检查及尿、血培养以明确诊断。

(2)婴幼儿期：仍以全身症状为主，如发热、面色苍黄、食欲不振、呕吐、反复腹泻、腹痛、腹胀等。尿频、尿急、尿痛等排尿症状随年龄增长逐渐明显。排尿时哭闹，尿频或有顽固性尿布疹应想到本病。偶可出现黄疸。幼儿急性尿感可出现遗尿，故患儿本无遗尿，突然出现遗尿应考虑尿路感染之可能。

(3)年长儿：下尿路感染时多仅表现为尿频、尿急、尿痛等尿路刺激症状，有时可有终末血尿及遗尿，而全身症状多不明显。但上尿路感染时全身症状多较明显，表现为发热、寒战、全身不适，可伴腰痛、肾区叩击痛及肋脊角压痛。同时可伴有排尿刺激症状。除此之外，也有症状始终轻微，仅在尿常规检查时偶然发现，或仅有菌尿，多次尿培养才明确诊断者。部分患者可有血尿，但蛋白尿及水肿多不明显。一般不影响肾功能。如治疗不彻底或反复发作或有尿路梗阻、畸形等其他因素者可转为慢性。

2. *慢性尿路感染*　症状轻重不等，可从无明显症状直至肾功能衰竭(首先出现浓缩功能受损)。反复发作可表现为间歇性发热、面色苍白、乏力、消瘦、精神不振、发育迟缓、腰酸、进行性贫血等。尿路刺激症状可无或间歇出现。脓尿及细菌尿可有或不明显。此类患儿要注意有无尿反流或先天性尿路结构异常，B超检查或静脉肾盂造影可见肾盏变形、肾实质缺损及肾瘢痕形成或畸形。

【辅助检查】

1. *尿常规*　白细胞增多或见脓细胞，可见白细胞管型，肾盏乳头炎或膀胱炎时可见多少不等的红细胞。蛋白较少或无蛋白。

2. *尿液细菌学检查*　尿培养及菌落计数是诊断本病的重要依据。通常认为中段尿培养菌落计数$\geqslant 10^5$/ml可确诊为尿感，$10^4\sim10^5$/ml为可疑，$<10^4$/ml多系污染。但结果要结合患儿性别、年龄、有无症状、细菌种类、留样方法等综合考虑。如果高度怀疑而尿培养阴性者要注意做L型细菌培养。

3. *其他检查*　新生儿、婴儿应做血培养。婴幼儿尤其是男婴应做B超了解肾脏大小、形态、有无积水、结石、畸形等，必要时可做X线检查包括腹部平片、静脉肾盂造影、排泄性膀胱尿道造影以了解肾脏大小、形态、有无尿路梗阻、结石、积水、瘢痕、有无膀胱输尿管反流。

【诊断与鉴别诊断】

一、诊　断

凡符合以下条件者可确诊：①女童清洁中段尿培养菌落数$\geqslant 10^5$/ml、男童$\geqslant 10^4$/ml，无论性别经导尿获得的尿标本菌落数$\geqslant 10^4$/ml。②未离心尿沉渣WBC＞5个/HPF或离心尿沉渣WBC＞10个/HPF或有泌尿系感染症状。具备以上2条可以确诊，如无第②条，应再行培养菌落数仍$\geqslant 10^5$/ml，且2次细菌相同者可以确诊。若为粪链球菌，菌落数$\geqslant 10^3$/ml即可确诊。伴有明显尿路刺激症状的女童，如尿中有较多的白细胞，清洁中段尿培养菌落数$\geqslant 10^2$/ml，且为大肠埃希菌类或腐物寄生球菌等也可诊断。③耻骨上穿刺尿培养，只要有革兰阴性细菌生长即可诊断，但对于革兰阳性球菌菌落数$\geqslant 10^3$/ml考虑感染存在。④离心尿沉渣涂片革兰染色找菌，若细菌＞1个/HPF，结合临床也可确诊。

完整的泌尿道感染的诊断除了评定泌尿系被细菌感染外，还应包括以下内容：①本次感染系初染、复发或再感；②确定致病菌的类型并做药敏试验；③有无尿路畸形如膀胱输尿管反流、尿路梗阻等，如有膀胱输尿管反流，还要进一步了解“反流”的严重程度和有无肾脏瘢痕形成；④感染的定位诊断，即上尿路感染或下尿路感染。

二、鉴别诊断

尿频本身要将尿路感染和白天尿频综合征鉴别开来，白天尿频综合征(神经性尿频)多发生在婴幼儿时期，表现为醒时尿频，次数较多，甚者数分钟1次，点滴淋漓，但入眠消失。反复发作，无其他痛苦，精神、饮食均正常，尿常规、尿培养无阳性发现。除此之外，泌尿系结石和肿瘤也可导致尿频，临床可结合B超和CT或泌尿系造影等影像学检查进行鉴别。此外，尿频还需与消渴相鉴别。

【辨证思路】

一、辨湿重热重

湿热为热淋的基本病理因素，临床上有湿重热重之分，湿重者以尿频淋漓，胸闷，恶心呕吐，苔厚腻，脉濡为特征；热重者以尿频尿痛明显，发热恶寒，口渴烦躁，舌红苔黄，脉数为特征。

二、辨虚多实多

热淋初起多属实证热证，但反复发作病程较长时，则损伤脾肾而出现虚实夹杂之证。此时应辨明是以虚为主，或以实为主，其主要辨证依据有发病病因、临床表现和病程长短。因感受外邪而致者多属实证；尿频以晚上为主，频数易出，少腹舒畅者属虚；尿痛如刀割，痛引膀胱少腹者，或尿痛艰涩，痛苦异常者属实；尿痛而不重属虚。以虚为主者，多伴腰膝酸软，少气懒言，潮热盗汗等症。而以实为主者，多伴发热，烦渴等症。

【治疗】

本病治疗要分清虚实，实证宜清热利湿，虚证宜温补脾肾或滋阴清热，病程日久或反复发作者，多为本虚标实、虚实夹杂之候，治疗要标本兼顾，攻补兼施。

一、中医治疗

(一)分证论治

1. 湿热下注

证候：起病较急，小便频数短赤，尿道灼热疼痛，尿液淋沥浑浊，小腹坠胀，腰部酸痛，婴儿则时时啼哭不安，常伴有发热、烦躁口渴、头痛身痛、恶心呕吐，舌质红，苔薄腻微黄或黄腻，脉数有力。

治法：清热利湿，通利膀胱。

主方：八正散(《太平惠民和剂局方》)加减。

常用药：萹蓄、瞿麦、滑石、车前子、金钱草、栀子、大黄、地锦草、甘草。

加减：发热恶寒加柴胡、黄芩解肌退热；腹满便溏者去大黄，加大腹皮、焦山楂；恶心呕吐者加竹茹、藿香降逆止呕；若小便赤涩，尿道灼热刺痛，口渴烦躁，舌红少苔，为心经热盛，移于小肠，可用导赤散，以清心火，利小便；若小便频数短涩，小腹作胀，为肝失疏泄，可加柴胡、香附、川楝子以疏肝理气。

2. 脾肾气虚

证候：病程日久，小便频数，淋漓不尽，尿液不清，神倦乏力，面色萎黄，食欲不振，甚则畏寒怕冷，手足不温，大便稀薄，眼睑水肿，舌质淡或有齿痕，苔薄腻，脉细弱。

治法：温补脾肾，升提固摄。

主方：缩泉丸(《魏氏家藏方》)加减。

常用药：益智仁、山药、白术、薏苡仁、仙灵脾、乌药、甘草。

加减：若以脾气虚为主，证见神倦乏力，面黄纳差，便溏，尿液浑浊，可用参苓白术散。若以肾阳虚为主，证见面白无华，畏寒肢冷，下肢水肿，脉沉细无力，可用济生肾气丸；夜尿增多者加桑螵蛸、生龙骨。若属肺脾气虚者，证见小便频数，点滴而出，不能自控，入睡自止，面色萎黄，容易出汗，神倦体瘦，食欲不振，舌淡苔白，脉缓弱，可用补中益气汤合缩泉丸加减。

3. 阴虚内热

证候：病程日久，小便频数或短赤，低热，盗汗，颧红，五心烦热，咽干口渴，唇干舌红，舌质嫩红、苔少，脉细数。

治法：滋阴补肾，清热降火。

主方：知柏地黄丸(《医宗金鉴》)加减。

常用药：知母、黄柏、牡丹皮、生地黄、女贞子、山茱萸、泽泻、茯苓。

加减：若仍有尿急、尿痛、尿赤者，加黄连、淡竹叶、萹蓄、瞿麦以清心火，利湿热；低热加青蒿、地骨皮以退热除蒸；盗汗加鳖甲、龙骨、牡蛎以敛阴止汗。湿热留恋不去的治疗一般较难掌握，滋阴之品容易滞湿留邪，清利之品又易耗伤阴液，在临床应用时，应仔细辨别虚实的孰轻孰重，斟酌应用。

本病若缠绵日久，损伤正气，往往形成虚实夹杂之复杂证候，此时要分清虚实之孰多孰少，或以补为主，或以清为主，或攻补兼施。

(二)中成药

1. 济生肾气丸　每服3g，每日2～3次。用于脾肾气虚证。

2. 知柏地黄丸　每服3g，每日2～3次。用于肾阴不足证兼有膀胱湿热者。

3. 六味地黄丸　每服3g，每日2～3次。用于肾阴不足证。

(三)针灸疗法

(1)急性期。主穴:委中、下髎、阴陵泉、束骨。配穴:热重加曲池,尿血加血海、三阴交,少腹胀痛加曲泉,寒热往来加内关,腰痛取耳穴肾、腰骶区。

(2)慢性期。主穴:委中、阴谷、复溜、照海、太溪。配穴:腰背酸痛加关元、肾俞,多汗补复溜、泻合谷,尿频、尿急、尿痛加中极、阴陵泉,气阴两虚加中脘、照海,肾阳不足加关元、肾俞。

(四)推拿疗法

每日下午揉丹田200次,摩腹20分钟,揉龟尾30次。较大儿童可用擦法,横擦肾俞、八髎,以热为度。用于脾肾气虚证。

(五)外治疗法

坐浴:金银花30g,蒲公英30g,地肤子30g,艾叶30g,赤芍15g,生姜15g,通草6g。水煎坐浴。每日1~2次,每次30分钟。用于治疗尿频、尿急、尿痛。

二、西医治疗

1. *对症治疗* 对高热、头痛、腰痛的患儿应给予解热镇痛药缓解症状。对尿路刺激症状明显者,可用阿托品、山莨菪碱等抗胆碱药物治疗或口服碳酸氢钠碱化尿液。以减轻尿路刺激症状。

2. *抗菌药物治疗* 选用抗生素的原则:对肾盂肾炎应选择血浓度高的药物,对膀胱炎应选择尿浓度高的药物。根据尿培养及药敏试验结果,同时结合临床疗效选用抗生素。药物在肾组织、尿液、血液中都应有较高的浓度。选用的药物抗菌能力强,抗菌谱广,最好能用强效杀菌剂,且不易使细菌产生耐药菌株。对肾功能损害小的药物。

儿童常见病原菌对第三代头孢菌素耐药性不高,可以作为临床首选之一,如头孢曲松、头孢噻肟等。呋喃妥因对革兰阳性、阴性菌敏感性均较高,尿中浓度高,不良反应少,可作为较大儿童下泌尿系感染的首选药物。

一般而言,上泌尿系感染尤其是婴幼儿常联合两种抗生素静脉给药,疗程10~14天。反复发作者则于急性症状控制后采用有效药物中的一种给予小剂量每晚睡前1次顿服,每2~3周换为另一种有效药物,如此应用3个月至1年。

【预防护理】

1. 预防

(1)注意卫生,常洗会阴与臀部,防止外阴部感染。

(2)勤换尿布和内裤,不穿开裆裤,不坐地玩耍。

2. 护理

(1)注意外阴部清洁,每天晚间及大便后清洗阴部。

(2)湿热下注证多饮水。虚证患儿要增加饮食营养,加强锻炼,增强体质。

(翟文生)

第六节 遗 尿

遗尿是指5岁以上的小儿睡眠中小便自遗,醒后方觉的一种病症。正常小儿1岁后白天已渐渐能控制小便,随着小儿生长发育,排尿的控制能力逐步完善。若5岁以后夜间仍不能自主控制排尿,就是遗尿症。多见于10岁以下的儿童。

【历史沿革】

早在《灵枢·本输》就有"三焦者……入络膀胱,约下焦。实则闭癃,虚则遗溺。遗溺则补之,闭癃则泻之"的记载。《诸病源候论·小儿杂病诸候·遗尿候》曰:"遗尿者,此由膀胱有冷,不能约于水故也。……肾主水,肾气下通于阴,小便者,水液之余也,膀胱为津液之腑,既冷气衰弱,不能约水,故遗尿也。"嗣后,历代医家均认为小儿遗尿多系虚寒所致,常用温补之法。明清时期拓展了肝经郁热的病机,验之当今,此类遗尿多与尿路感染有关。

【病因病机】

遗尿多与膀胱和肾的功能失调有关,其中尤以肾气不足,膀胱虚寒最多见。

1. *肾气不足* 肾为先天,职司二便;膀胱主藏尿液,与肾相为表里。尿液能贮藏于膀胱而不漏泄,须靠肾气的固摄;尿液能排出体外,则是靠膀胱的通利。两者称为开阖,由肾所主。肾的开阖主要靠肾的气化功能来调节。肾气不足,气化功能失调,不能约束水道而遗尿。正如《素问·宣明五气》说:"膀胱……不约为遗尿。"

2. *肺脾气虚* 肺主敷布津液,脾主运化水湿,肺脾二脏共同维持正常水液代谢。若肺脾气虚则水道制约无权，所谓“上虚不能制下”。《杂病源流犀烛·遗溺》说：“肺虚则不能为气化之主，故溺不禁也。”

3. 肝经湿热　肝主疏泄，肝之经脉循绕阴器，抵少腹。若因湿热之邪蕴郁肝经，导致疏泄失司而致遗尿。诚如《证治汇补·遗尿》所说：“遗尿……又有挟热者，因膀胱火邪妄动，水不得宁，故不禁而频来。”

遗尿病因不清，有报道可能与隐性脊柱裂、膀胱容量过小等因素有关，但未得到证实。

【临床表现】

5 周岁以上小儿，寐中小便自出，醒后方觉。往往睡眠较深，不易唤醒，每夜或隔几天发生尿床，甚则每夜遗尿 2～3 次或以上。没有其他明显临床症状。

【辅助检查】

1. 尿常规及尿培养　无异常发现。

2. X 线检查　部分患儿腰骶部 X 线摄片显示隐性脊柱裂。

【诊断与鉴别诊断】

一、诊　断

1. 发病年龄在 5 周岁以上，寐中小便自出，醒后方觉。

2. 睡眠较深，不易唤醒，每夜或隔几天发生尿床，甚则每夜遗尿 1～2 次或以上者。

3. 尿常规及尿培养无异常发现。

4. 部分患儿腰骶部 X 线摄片显示隐性脊柱裂。

二、鉴别诊断

1. 热淋(尿路感染)　平素无遗尿，突然发生遗尿，要注意有无泌尿系感染。泌尿系感染多有尿频、尿急、尿痛，白天清醒时小便也急迫难耐而尿出。小便常规检查有白细胞或脓细胞，尿培养有细菌生长。

2. 尿失禁　无论昼夜，小便自遗，常有全身疾病所致。

【辨证思路】

本病重在辨其虚实寒热，虚寒者多，实热者少。虚寒者病程长，体质弱，尿频清长，舌质淡，苔薄滑，或舌有齿印舌体胖嫩，兼见面白神疲、纳少乏力、肢冷自汗、大便溏薄、反复感冒等症。实热者病程短，体质尚壮实，尿量少、黄臊，舌质红，苔黄，兼见面红唇赤、性情急躁、头额汗多，蚧齿夜惊，睡眠不宁，大便干结等症。

【治疗】

本病主要采用中医治疗，治疗原则以温补下元、固涩膀胱为主，有时也可用清热利湿。

一、中医治疗

(一)分证论治

1. 肾气不足

证候：夜间遗尿，可达一夜数次，小便清长，面白少华，神疲乏力，智力较同龄儿稍差，肢冷畏寒，舌质淡，苔白滑，脉沉无力。

治法：温补肾阳，固涩止遗。

主方：菟丝子散(《医宗金鉴》)加减。

常用药：菟丝子、巴戟天、肉苁蓉、附子、山茱萸、五味子、牡蛎、桑螵蛸。

加减：伴有寐深沉睡不易唤醒者，加麻黄以醒神；兼有郁热者酌加栀子、黄柏兼清里热。

2. 肺脾气虚

证候：夜间遗尿，日间尿频而量多，经常感冒，面色少华，神疲乏力，食欲不振，大便溏薄，舌质淡红，苔薄白，脉沉无力。

治法：补肺健脾，固涩止遗。

主方：补中益气汤(《内外伤辨惑论》)合缩泉丸《魏氏家藏方》加减。

常用药：党参、黄芪、白术、陈皮、当归、升麻、柴胡、益智仁、山药、乌药、甘草。

加减：寐深者可加麻黄、石菖蒲宣肺醒神；多汗者加煅龙骨、煅牡蛎；兼有里热者加焦山栀清其心火；纳呆者加生山楂、焦神曲开胃消食。

3. 肝经湿热

证候：睡中遗尿，小便黄而尿少；性情急躁，夜梦纷纭或夜间蚧齿，手足心热，面赤唇红，口渴饮水，甚或目睛红赤，舌红苔黄腻，脉滑数。

治法：清热利湿。

主方：龙胆泻肝汤(《太平惠民和剂局方》)加减。

常用药：龙胆草、黄芩、栀子、柴胡、生地黄、车前子、泽泻、通草、甘草。

加减：若夜卧不宁，蚧齿梦呓较显著者，加黄连、茯神清心降火；若湿热化火，上犯心神，下迫小肠，水火相扰，开阖失司者，宜清热泻火，豁痰理气，用黄连温胆汤；若久病不愈，耗伤阴液，肝肾亏损而见消瘦、低热，盗汗、舌红脉细数，用知柏地黄丸以滋阴降火。

(二)中成药

1. 五子衍宗丸　每服6g,每日2次。用于肾气不足证。

2. 缩泉丸　每服6g,每日2次。用于脾肾不足证。

(三)针灸疗法

1. 体针　主穴取肾俞、关元、膀胱俞、中极,配穴取三焦俞、委中、三阴交、阳陵泉,每次各选1～2穴。睡眠较深者,加神门、心俞;面白少华,自汗者,加肺俞、尺泽。

2. 耳针　取皮质下、神门、内分泌、肾、肺、脾。

二、西医治疗

可用甲氯芬酯(氯酯醒)口服,但要注意有兴奋、失眠、倦怠、头痛、血压变动等不良反应。

【预防护理】

1. 预防

(1)勿使患儿白天玩耍过度,睡前饮水太多。

(2)幼儿每晚按时唤醒排尿,逐渐养成自控的排尿习惯。

2. 调护

(1)夜间尿湿后要及时更换裤、褥,保持干燥及外阴部清洁。

(2)白天可饮水,晚餐不进稀饭、汤水,睡前尽量不喝水,中药汤剂也不宜晚间服。

(3)既要严格要求,又不能打骂体罚,消除紧张心理,积极配合治疗。

(翟文生)

第七节　石淋(尿路结石症)

石淋是淋证中的一种,临床以尿中挟有砂石,或排尿时突然中断,尿道窘迫疼痛,少腹拘急或腰腹绞痛难忍,尿中带血为主要特征。《食医心鉴·论七种淋病食治诸方》指出:“石淋者,淋而出石,肾主水,水结而成石也。”因石淋的特征为“淋而出石”,故也有人称其为砂淋或砂石淋。如《杂病源流犀烛·五淋二浊源流》说:“轻者为砂,重者为石。”石淋属西医学泌尿系结石的范畴。本病为成年人的高发疾病,在儿科则发病率较低,多见于4岁以上的儿童。

【历史沿革】

历代医家对石淋的认识是随着对淋证认识的逐渐深入而发展和完善起来的。早在《黄帝内经》中就有“淋”“淋溲”“淋漓”等名称,至《中藏经》问世以后便有了“砂淋”之名。以后历代医家对本病的因证治方都有不少论述,认识也逐渐深入,如《诸病源候论·小儿杂病诸候·石淋》对小儿石淋的表现就有较为详细的论述,指出:“石淋者,淋而出石也,肾主水,水结则化为石,故肾客砂石。肾为热所乘,热则成淋,其状小便茎中痛,尿不能卒出时,自痛引小肠,膀胱里急,砂石从小便道出,甚者小道塞痛,令闷绝。”

【病因病机】

石淋主要与湿热蕴结、气滞血瘀、脾肾亏虚等因素有关。

1. 下焦湿热　多由饮食不节,恣食肥甘厚味或辛辣炙煿,酿湿生热;湿热之邪亦可由外感而来,如南方地处炎热之地,易外感湿热。湿热互结,蕴于下焦,日积月累,煎熬尿液,结为砂石。

2. 气滞血瘀　多由暴受惊恐,所欲不遂,或喜怒失常,情志怫郁,气滞不宣,而膀胱气化不利,气滞则尿涩,尿涩则津液贮蓄,日久结为砂石。砂石既成,梗阻气机,气滞不畅,血涩不通,或湿热蕴结,阻碍气机而致气血运行不畅,终成气、血、水、石、热互结之证,诸邪之间相互影响,互相转化而成恶性循环。

3. 脾肾亏虚　先天禀赋不足,或素体脾肾亏虚,或久卧伤气,或病初清利太过,或病久损伤脾肾,终致脾肾亏虚。脾虚运化无力,水津不布,肾虚气化不行,水液蓄积,水聚日久,尿中浊物不化,则结为砂石。

泌尿系结石有原发性、代谢性、继发性几类,原发性尿石原因不明、机制不清。代谢性尿石是由于体内或肾内代谢紊乱而引起,如甲状腺功能亢进、特发性尿钙症引起尿钙增高、痛风的尿酸排泄增加、肾小管酸中毒时磷酸盐大量增加等。继发性结石主要继发于泌尿系感染,特别是能分解尿素的细菌,可将尿素分解为游离氨使尿液碱化,促使磷酸盐、碳酸盐以菌团或脓块为核心而形成结石。此外泌尿系结石的形成还与种族、遗传、性别、年龄、环境、饮食习惯、营养状况及尿路本身疾病等有关。

【临床表现】

上尿路结石常常以肾绞痛或部位固定不移的腰腹绞痛、血尿为主要症状。下尿路结石多表现为尿中挟有砂石，或排尿时突然中断，尿道窘迫疼痛，少腹拘急，尿中带血。

【辅助检查】

1. B超　可以见到肾盂积水、输尿管扩张和相应部位结石征象。

2. 腹部X线平片或CT　可见相应部位结石影。

3. 尿常规检查　可见到潜血和红细胞阳性。

【诊断与鉴别诊断】

一、诊　断

1. 小便滞涩不畅，窘迫难忍，尿流突然中断，尿中挟有砂石，或排尿时突然中断，尿道窘迫疼痛，肉眼血尿或镜下血尿。

2. 少腹拘急或腰腹部绞痛难忍，牵引脐中、下腹部，达于外阴及大腿内侧。

3. B超或腹部X线平片或CT可见结石征象。

二、鉴别诊断

本病需要与泌尿系感染相鉴别，泌尿系感染起病急，以小便频数，淋沥涩痛，或伴发热、腰痛等为特征，小婴儿往往局部症状不突出，而仅表现为高热等全身症状。尿常规白细胞增多或可见脓细胞，尿细菌培养阳性。

【辨证思路】

1. 辨别部位　下尿路结石多见小便变化，出现小便滴沥涩痛，尿流突然中断等症。上尿路结石则很少出现上述变化，却常以肾绞痛，或腰腹绞痛、血尿为主要表现。一般来讲，下尿路结石多以实证为主，上尿路结石多以虚证为主。

2. 分清虚实　本证初起多属实证，多为湿热蕴结所致，湿热日久，耗气伤阴，则可致脾肾亏虚。砂石内停，阻碍气机，气血运行不畅则形成气滞血瘀诸证，出现虚实兼杂之证。除从病程上可以初步了解虚实多少外，从临床表现上也可了解证候性质。湿热为患者多见小便滴沥刺痛，尿有砂石，或见发热、呕吐等症；气滞血瘀为主者多见腰腹胀痛，尿血，舌有瘀点等症，脾虚者则多见小腹坠胀，时欲小便不得出，排尿无力，神倦气短，纳呆便溏等症；肾气不足则多见小便淋漓，时作时止，腰膝酸软、冷痛，尿有砂石，排尿无力等症。

【治疗】

石淋的治疗以通淋排石为基本法则，根据证候性质不同，可采用不同的方法。属湿热蕴结者以清热利湿、通淋排石为法，属气滞血瘀者则以行气化瘀、通淋排石为法，属脾肾亏虚者则以补脾温肾、通淋排石为法。

一、中医治疗

（一）分证论治

1. 下焦湿热

证候：突然发病，尿中挟有砂石，排尿涩痛，或排尿时突然中断，尿道窘迫疼痛，或少腹拘急，一侧腰腹部绞痛难忍，甚则牵及外阴，尿中带血，或伴见发热、恶心、呕吐，舌质红，苔黄腻，脉滑数。

治法：清热利湿，通淋排石。

主方：石韦散（《外台秘要》）加减。

常用药：石韦、冬葵子、瞿麦、滑石、车前子、金钱草、鸡内金、郁金、海金沙。

加减：尿道涩痛重者加蒲公英、生地榆、紫花地丁；腰腹胀痛者加沉香粉（吞服）、砂仁、青陈皮、乌药、川楝子、延胡索；有血尿者加大小蓟、藕节炭、白茅根；便秘者加大黄、芒硝；恶心呕吐者加半夏、黄芩、生姜汁。

2. 气滞血瘀

证候：腰腹胀痛，小腹胀满或疼痛，小便不畅或尿血，面色黧黑或萎黄不华，肌肤甲错，胁肋胀痛，口苦咽干，舌有瘀点，苔薄白，脉沉涩。

治法：行气化瘀，通淋排石。

主方：沉香散（《太平惠民和剂局方》）合五淋散（《太平惠民和剂局方》）加减。

常用药：沉香、乌药、郁金、枳壳、当归、赤芍、桃仁、王不留行、金钱草、海金沙、牛膝、瞿麦。

加减：胀痛明显者加三棱、莪术；口苦咽干加柴胡、黄芩；口渴加石斛；胁痛加佛手；绞痛发作者加大量白芍、甘草；便干加大黄（同煎）；血瘀明显加穿山甲（醋炙）、鳖甲（醋炙）、皂角刺。

3. 脾虚气弱

证候：腰背疼痛，腹坠胀，时欲小便而不得出，排尿无力，面色苍白，精神倦怠，气短声低，纳呆便溏，舌淡苔白，脉细弱无力。

治法：补脾益气，通淋排石。

主方：补中益气汤（《内外伤辨惑论》）合四苓散（《金匮要略》）加减。

常用药：黄芪、党参、白术、陈皮、升麻、柴胡、当归、猪苓、泽泻、茯苓;鸡内金、海金沙。

加减:气虚甚者重用黄芪;纳呆便溏加山药、薏苡仁;血尿者加三七粉、琥珀粉冲服。石淋之气虚者多合并有血瘀或阴虚,可适当加入化瘀或滋阴药物。如续断、丹参、益母草、红花、川牛膝或沙参、麦冬、生地黄、玄参、白芍等。

4. 肾阳亏虚

证候:腰膝酸软、冷痛,小便淋漓,时作时止,遇劳即发,尿有砂石,排尿无力,精神疲乏,面色㿠白,形寒肢冷,以下肢为甚,大便溏薄,小便清长,舌淡体胖或有齿痕,脉沉细无力。

治法:温肾壮阳,通淋排石。

主方:济生肾气丸(《济生方》)加减。

常用药:山萸肉、熟地黄、山药、茯苓、泽泻、杜仲、肉桂、巴戟天、牛膝、肉苁蓉、鸡内金、金钱草等。

加减:如兼有脾气虚,中气不足,少腹坠胀,小便点滴而出者,加黄芪、升麻、柴胡、白术;畏寒怕冷明显者加制附子、仙灵脾。由于本证多在结石存留日久后出现,加以不少患者伴有不同程度的肾积水,故在温补脾肾的同时多加入化气利水之品,如川椒、乌药、车前子、泽泻等。

(二)中成药

1. 补中益气丸 用于脾虚气弱证。

2. 知柏地黄丸 用于肾阴不足兼有内热者。

3. 金匮肾气丸 用于肾阳不足证。

4. 壮腰健肾丸 用于肾阳不足证。

(三)单方验方

1. 琥珀粉3~6g,灯心草、薄荷煎汤调下,每日1次。适用于石淋之有血尿者。

2. 海金沙(研末)18g,金钱草40g,甘草6g,每日1剂,水煎分3次服。适用于湿热型石淋,也可在辨证施治的基础上加用本方治疗各型石淋。

3. 鸡内金1个,研末吞服,每次1个,每日2次。适用于各型石淋。

(四)饮食疗法

1. 黄花鱼鱼头中两块坚硬的石头叫鱼枕石。将其焙干,研极细末。每次服1~2g,1日2次,温开水送服。适用于各型石淋。

2. 猕猴桃果和根均可药用,性味酸甜微寒,有强壮利尿通淋、清热生津之功。

3. 黑木耳30g,黄花鱼120g,用水5碗,煎成2碗,为1日量,分2次服。适用于石淋之有血尿者。

4. 鲜玉米根、叶或玉米芯各90g。煎水代茶饮。治疗湿热型石淋。

5. 饮水疗法,要求患者每日饮水700~1500ml,保持尿量在每小时300ml以上,大量饮水增加尿量,降低尿内盐类浓度,减少沉淀机会,有预防结石再发和阻止结石增大的作用,并可使小结石随尿顺利排出。

(五)针灸疗法

1. 针刺

(1)湿热证:主穴:肾俞、大肠俞、膀胱俞。配穴:委中、足三里、阴陵泉。均用平补平泻法。

(2)气滞血瘀证:主穴:肾俞、膀胱俞、腰阿是穴。配穴:委中、足三里、血海,肾绞痛放射至下腹部的用天枢、归来、腹部阿是穴。均用泻法,重刺激加电针,耳部埋针取交感、神门、肾穴。

(3)正虚证:主穴:肾俞、大肠俞、太溪。配穴:足三里、气海、关元。均用补法,艾灸肾俞、气海、足三里。

2. 耳穴按压 取肾、输尿管、膀胱、尿道、三焦、外生殖器等耳穴。王不留行子用胶布固定贴压穴位,每日按压5次,以微有痛感为度,每次30分钟,3日更换1次。在耳压前尽量多饮水,并适当增加运动量,以促进排石。

3. 电针 取穴:肾俞、关元、三阴交、昆仑、膀胱俞、腹结、阳交、曲骨、水道、阿是等穴。采用断续波或可调波,刺激由弱至强,频率为10~20次/分。治疗肾、输尿管结石,肾积水有一定疗效。

4. 水针 以10%葡萄糖注射液在肾俞、关元、曲骨、三阴交、足三里等穴位注射。适用于各型石淋。

(六)推拿疗法

1. 按摩 按摩腰部三焦俞、肾俞、小肠俞、膀胱俞,每日2次,每次15~30分钟。适用于各型石淋。

2. 叩击疗法 叩击疗法可促使局部气血流通,增进输尿管蠕动,震荡结石,促进结石排出。位于下肾盏的结石,即使较小也不易排出。若采取头低臀高位,配合肾区叩击,可使结石进入肾盂,若结石在上肾盏时,应取坐位叩打。当结石降至输尿管下端膀胱开口处较长时间停滞不动时,可采取直肠腹部双合诊,将结石向下方推移。若结石在中肾盏时,采取患侧在上的侧卧叩打,叩击采用五指并拢空心拳拍打,每日2次,每次拍打15~30分钟。

3. 指压疗法 指压疗法是指术者以右手拇指指压患者背部的压痛点,通过经络传导对石淋起到治疗作用的一种方法。指压疗法对肾绞痛具有立竿见影的止痛效果,且可促进排石,是一种具有推广价值的简便方法。

二、西医治疗

1. *体外震波碎石* 用于直径小于 2cm 的肾结石。

2. *腹腔镜取石* 腹腔镜肾盂及输尿管切开取石手术

3. *手术取石* 手术指征为复杂肾结石。

【预防护理】

一、预 防

1. 清淡饮食，少食油腻食物，忌食动物内脏。

2. 平时少在烈日下嬉戏或活动，多饮开水。

3. 多运动，多锻炼。

二、护 理

1. 肾绞痛时可用针灸止痛或指压腰背部阿是穴止痛。

2. 热敷、热浴、电疗等都有一定的缓解疼痛的效果。

3. 服排石药应注意多饮水、勤活动。

4. 对结石合并痛风者应限制肉类，草酸钙结石少食菠菜、土豆，尿酸盐结石者少吃动物内脏、豆类、海产品等，磷酸盐结石者少吃腿肉、蛋黄等。

（翟文生）

■参考文献

[1] 汪受传.中医儿科学[M].2 版.北京：人民卫生出版社，1998：937-946.

[2] 胡亚美，江载芳.褚福棠实用儿科学[M].7 版.北京：人民卫生出版社，2008：1633-1641.

[3] 中华医学会儿科学分会肾脏病学组.儿童常见肾脏疾病诊治循证指南[J].中华儿科杂志，2009，47(3)：167.

[4] 中华医学会儿科学分会肾脏病学组.儿童常见肾脏疾病诊治循证指南(试行)(五)：儿童乙型肝炎病毒相关性肾炎诊断治疗指南[J].中华儿科杂志，2010，48(8)：592.

[5] 王钢，陈以平，邹燕琴.现代中医肾脏病学[M].7 版.北京：人民卫生出版社，2003：263-274.

[6] 黎磊石，刘志红.中国肾脏病学[M].北京：人民军医出版社，2008：442-464.

[7] 王自敏，吕宏生，刘玉宁.中西医临床肾病学[M].北京：中国中医药出版社，1997：178-185.

[8] 汪受传，俞景茂.中医儿科临床研究[M].北京：人民卫生出版社，2009：339-350.

[9] 马融，韩新民.中医儿科学[M].2 版.北京：人民卫生出版社，2012.

第9章

传染病

第一节 麻 疹

麻疹是外感麻疹时邪(麻疹病毒)引起的一种急性出疹性传染病,以发热,咳嗽,鼻塞流涕,泪水汪汪,口腔两颊近臼齿处可见麻疹黏膜斑,周身皮肤按序泛发麻粒样大小的红色斑丘疹,疹退时皮肤有糠秕样脱屑和色素沉着斑等为特征。麻疹的命名,各地称谓有异,江浙地区称之为痧子,北方地区称为疹子。本病一年四季都可发病,但好发于冬春季节,可引起流行。6个月至5岁小儿发病率高。近30多年来,普遍接种麻疹减毒活疫苗,大大降低了本病的发病率,基本控制了麻疹的流行。在流行病学研究方面,提出麻疹发病有向大年龄推移的趋势,发病从过去6个月至5岁小儿多见,向现在大多是8个月以内婴儿和7岁以上学龄儿童转变。亦有新生儿罹患麻疹者。麻疹若能及时治疗,合理调护,疹点按期有序布发,则预后良好;但麻疹重症可产生逆险证候,甚至危及生命。本病患病后一般可获得终身免疫。

【历史沿革】

我国有关麻疹的古代文献资料内容极为丰富。早在《伤寒论》《诸病源候论》《备急千金要方》等书中记载的发疹性疾病,就可能包括麻疹在内。宋代《小儿药证直诀·疮疹候》中载“面燥腮赤,目胞亦赤,呵欠顿闷,乍凉乍热,咳嗽喷嚏,手足梢冷”,可以说是关于麻疹的最早记载。元代朱丹溪等明确了麻疹的病名,对麻疹的病机、证治、预后方面有了详细的描述。明代王肯堂《证治准绳·幼科》将麻疹分为3期:即“初热期”“见形期”“收没期”,这种分期方法迄今在临床应用。清代谢玉琼在《麻科活人全书》中提出了麻疹出疹时必发热的重要论点,并描述了麻疹的重要并发症——肺炎喘嗽。麻疹在过去常常每隔2～3年就会有一次大流行,严重危害小儿身体健康,所以被列入古代儿科四大要证之一。

现代对麻疹的研究范围广泛。通过实验研究,包括血清学研究,认识到麻疹病毒侵入人体后,可引起异常免疫反应,造成组织和血管损伤。在药效学研究方面,提出清热解毒中药兼能抗病毒和增强机体免疫功能。麻疹顺证、逆证的辨证论治与护理都积累了丰富的经验。

【病因病机】

引起小儿麻疹的原因,既有外因也有内因。外因责之于感受麻毒时邪,内因责之于脏腑娇嫩,正气不足,抗病能力低下。肺主皮毛开窍于鼻,脾主肌肉开窍于口。外邪由口鼻而入,首犯肺卫,致肺气失宣,卫阳郁遏,故出现发热恶寒、咳嗽流涕、目赤多泪等肺卫表证;外邪由表不解,内犯于脾,正气奋起抗争,邪毒外泄肌肤,皮疹按序透发,则发为麻疹。疹透之后,毒随疹泄,麻疹依次收没,热去津伤,趋于康复。此为麻疹顺证。

麻疹的病变部位在肺脾二经。麻毒时邪蕴郁肺脾,外泄肌肤为其主要病机。若感邪较重,或正气虚弱,或失于调治,病情进一步发展,则可累及他脏而发生逆证。肺主气,司宣发肃降,为水之上源。麻毒袭肺,肺失宣降,闭郁不宣,化热灼津,炼液成痰,阻于气道,肃降无权,出现热、咳、痰、喘者,为邪毒闭肺证;咽喉为肺胃之门户,麻毒入里,化热生痰,痰热互结,蕴结咽喉,出现咽喉肿痛溃烂、呛咳声嘶、吞咽不利等症者,为邪毒攻喉证;麻毒内陷,蒙蔽心包,引动肝风,出现高热神昏、烦躁谵语、惊厥抽搐者,为邪陷心肝证。甚或因阴损及阳,心阳虚衰而危及生命。

一、麻疹顺证病因病机

1. 邪犯肺卫　麻为阳邪，善袭阳位。肺位居最上，为五脏之华盖，主气属卫，外合皮毛，开窍于鼻。麻毒时邪由口鼻侵入，首犯肺卫，致肺气失宣，卫阳郁遏，出现发热恶寒、咳嗽流涕、目赤多泪、畏光羞明等肺卫表证，此为疹前期。因风为百病之长，易夹其他邪气致病，麻毒为阳热之邪，故本期症状类似风热感冒。

2. 邪入肺脾　麻毒时邪自肺卫不解，入里化热，郁于肺脾。肺主皮毛，脾主四肢肌肉，邪郁肺脾，正邪交争，气分热盛，故出现壮热持续、烦躁不宁、口渴引饮、咳嗽频作；正气驱邪外出，麻毒由内达外，由里出表，外透肌肤，故见疹点显露，按序布发全身，达于四肢，是为出疹期。

3. 气阴耗伤　疹透之后，毒随疹泄，邪气已衰，正气渐复，出现疹点依次收没、皮肤脱屑、热退咳减、精神好转等症者，为收没期。麻为阳毒，易耗气伤阴。偏于阴津耗伤者，则出现潮热盗汗、手足心热、干咳少痰、咽干口渴、舌红少苔等肺胃阴伤证候；偏于气阳耗伤者，则出现神疲乏力、少气懒言、面白自汗、纳谷不香等肺脾气虚证候。

二、麻疹逆证病因病机

1. 邪毒闭肺　肺为娇脏，性喜清肃，主宣发肃降，为水之上源。麻毒由表不解，内犯于肺，化热灼津，炼液成痰，痰热互结，阻塞气道，或发疹期间，复感外邪，邪束肌表，疹发不畅，麻毒壅滞于肺，皆可致肺失宣肃，闭郁不宣，肃降无权，从而出现咳嗽、气促、痰壅、鼻扇、发热等症候者，为邪毒闭肺证。

2. 邪毒攻喉　咽为胃系，司吞咽，通呼吸；喉为肺系，司发声，行呼吸。麻毒由表不解，内蕴肺胃，化火生痰，痰火互结，循经上攻咽喉，出现咽喉肿痛、吞咽不利、呛咳声嘶、喉间痰鸣等症候者，为邪毒攻喉证。若痰火梗阻气道，肺气闭郁不宣，气机出入不畅，则可出现危症险候。

3. 邪陷心肝　心为神明之府，肝为风木之脏。小儿心肝常有余，若麻毒炽盛，正不胜邪，邪毒内陷，化火扰神，引动肝风，出现高热神昏、惊厥抽搐等风火相扇症候者，为邪陷心肝证。偏于热陷心包者，则见高热烦躁、神志不清、甚或谵语等；偏于邪入肝经，化火动风者，则见两目窜视、口噤项强、惊厥抽搐等。若病情进一步发展，邪热伤阴，阴损及阳，阳气虚衰，则可出现汗出肢冷、昏聩不语、脉微欲绝等内闭外脱险象。

麻疹是由于麻疹病毒引起的急性出疹性传染病，病毒经过咽部或结膜侵入，在局部上皮细胞内增殖，而后播散到局部淋巴结组织，在感染后2～3天形成第一次病毒血症，进而在局部和远处器官的网状内皮系统内增殖，此时大量病毒到达皮肤和内脏，临床出现症状。

【临床表现】

一、典型麻疹的症状和体征

初期表现为发热、眼结膜充血、畏光、流泪、流涕、喷嚏、咳嗽等卡他症状，两侧颊黏膜可见0.5～1mm直径大小的白色斑点，周围有红晕，为数不一，此为麻疹黏膜斑。同时伴精神萎靡、食欲不振、腹泻、呕吐等症状。发热3～4天后出疹，初见于耳后、发际，依次向面、颈、躯干蔓延，2～3天遍布全身，最后达手足心、鼻准部。皮疹初为淡红色斑丘疹，直径2～5mm不等，随着皮疹增多，颜色加深，融合成不规则片状，但疹间皮肤色泽正常；出疹后3～4天，高热开始下降，全身情况好转，皮疹按出疹顺序逐渐隐退，出现糠秕样脱屑并见淡褐色的色素沉着，在2～3周完全消失。

二、其他类型麻疹

1. 轻症麻疹　多见于在潜伏期内接受过丙种球蛋白或成年人血液注射者，或＜8个月的体内尚有母亲抗体的婴儿。表现为低热，轻度上呼吸道卡他症状，麻疹黏膜斑不明显，皮肤红色斑丘疹稀疏、色淡，疹退后无色素沉着或脱屑，病程1周左右，无并发症。

2. 重症麻疹　发热高达40℃以上，中毒症状重，伴惊厥、昏迷。皮疹融合呈紫黑色者，常有黏膜出血，如鼻衄、呕血、咯血、血尿、血小板减少等，称为黑麻疹，可能是DIC的一种形式；若皮疹少，色暗淡，常为循环不良表现。此型患儿死亡率高。

3. 无疹型麻疹　注射过麻疹减毒活疫苗者可无典型黏膜斑和皮疹，甚至整个病程中无皮疹出现。此型诊断不易，只有依赖前驱症状和血清中麻疹抗体滴度增高才能确诊。

4. 成年人麻疹　由于麻疹疫苗的应用，儿童麻疹发病率降低，成年人麻疹发病率逐渐增加。成年人麻疹与儿童麻疹不同处为：肝损害发生率高；胃肠道症状多见，如恶心、呕吐、腹泻及腹痛；骨骼肌痛，包括关节和背部痛；麻疹黏膜斑存在时间长，可达7天，眼部疼痛多见，但畏光少见。

三、并发症

严重病例可并发肺炎、喉炎、脑炎、肝损害、DIC等。

【辅助检查】

1. 血常规检查　前驱期白细胞总数正常或降低。

2. 细胞学和病毒抗原检查　取鼻咽部吸取物、鼻咽拭子、尿液沉渣、脱落细胞涂片，经特殊处理后可见多核巨细胞、嗜酸性包涵体和麻疹病毒抗原。

3. 血清抗体检测　血清麻疹IgM抗体在急性期发病后3天即可检出，5～20天阳性率最高。恢复期(病后2～4周)IgM抗体滴定度如大于4倍增长，有诊断价值，可做回顾性诊断。

由于疫苗接种，丙球、血清及激素等药物的应用，常使皮疹表现不典型、透发不按顺序，甚至无皮疹，临床还发现许多顺证麻疹亦不按序发疹，应多加注意。

近年研究发现，麻疹患者均有不同程度的多脏器损害，尤其肝损害，且幼儿脏器损害相对较多。另外，麻疹病毒及其毒素可通过血液循环，直接侵犯心肌细胞，使心肌细胞膜通透性增加，心肌酶自细胞内游离到血液中，故早期心肌酶活性显著升高。所以，临床上肝肾功能、心肌酶谱也应列为常规检查。

【诊断与鉴别诊断】

一、诊　断

1. 流行病学史　多在冬春季节，常为易感儿童，当地有麻疹发生或流行，近期有接触史。潜伏期大多为10～14天。

2. 临床表现　典型麻疹临床分三期。

(1)初热期：持续2～4天。表现为发热、眼结膜充血、畏光、流泪、流涕、喷嚏、咳嗽等症状，两侧颊黏膜可见0.5～1mm直径大小的白色斑点，周围有红晕，为数不一，此为麻疹黏膜斑。同时伴食欲不振、腹泻、呕吐等症。

(2)出疹期：持续3～5天。一般于发热3～4天后出疹，初见于耳后、发际，依次向面、颈、躯干蔓延，2～3天遍布全身，最后达手足心、鼻准部。皮疹初为淡红色斑丘疹，直径2～5mm不等，随着皮疹增多，颜色加深，融合成不规则片状，但疹间皮肤正常。

(3)恢复期：出疹后3～4天。高热开始下降，全身情况好转，皮疹按出疹顺序逐渐隐退，出现糠秕样脱屑并见淡褐色的色素沉着，在2～3周完全消失。

二、鉴别诊断

1. 幼儿急疹　两病均以高热不退为特征，但幼儿急疹高热3～4天后，热退疹出，即出疹时已不发热，且全身伴见症状较轻，发病年龄多见于6－12个月的婴儿，没有麻疹黏膜斑。麻疹的患儿发热3～4天出疹，出疹时发热更高，全身症状加重，出疹前出现麻疹黏膜斑，出疹消退后还有色素沉着。

2. 风疹　风疹是中度发热，发热半天到一天出疹，全身症状较轻伴有耳后枕部淋巴结肿大，没有麻疹黏膜斑，出疹消退后没有色素沉着。

3. 猩红热　猩红热是发热数小时内即可出现皮疹，24小时可遍及全身，皮疹为猩红色，全身症状较重，有口周苍白圈、帕氏线、杨梅舌等特殊体征。

【辨证思路】

辨顺逆：麻疹的辨证，首要辨别顺证、逆证，然后顺证再辨表里，逆证辨别脏腑，便可掌握疾病的轻重和预后。若病情按顺证三期顺利演变，则为顺证；若见麻毒闭肺、麻毒攻喉、毒陷心肝等见证，则为逆证。

初热期临床表现类似感冒，以肺卫表证为主要证候。因麻为阳毒，易从火化，临床常表现风热外感证候，即使外感风寒证候者，也为时短暂。初热期除见肺卫表证外，尚有目赤多泪，畏光等，可与普通感冒相鉴别。若鉴别困难时，应注意麻疹黏膜斑的观察。典型麻疹约90%以上患儿在病程2～3天时出现麻疹黏膜斑，是麻疹早期的特征性体征。见形期、疹回期应根据出疹顺序、疹形、疹色、皮疹分布情况及伴随证候等分清顺证、逆证。若发热3～4天出疹，先见于耳后颈部，后延及躯干四肢，最后见于手足心及鼻尖，疹色红润，分布均匀，并伴发热如潮，咳嗽有痰、烦躁微汗等全身症候，皮疹透发3～4天后即依次隐没消退，疹收后热退身凉，咳嗽减轻，精神转佳，胃纳增加者，是为顺证；若疹出不畅或麻疹出没先后无次序，暴出暴收，疹色紫暗，稠密不均，并见壮热持续，烦躁不安，或嗜睡神昏，咳剧喘急等症者，则为逆证。逆证鉴别，除见逆证皮疹征象外，症见热、咳、痰、喘者，为邪毒闭肺证；症见咽喉肿痛溃烂、呛咳声嘶、吞咽不利者，为邪毒攻喉证；症见高热神昏、烦躁谵语、惊厥抽搐者，为邪陷心肝证。目前由于预防免疫工作的完善，麻疹的发病年龄偏移，轻型麻疹、不典型麻疹增多，要根据前述诊断特点，加以识别，尤其是小于8个月婴儿麻疹要注意与幼儿急疹甄别。

【治疗】

麻疹的治疗以清凉透疹为基本治则。初热期麻毒郁表，治以解表透疹为主，麻疹未透之前，解表透疹，透疹宜取清凉，或辛温辛凉并用，辛以透疹，解毒泄热，又须慎用辛温，以免辛温发散，损伤阴液。出疹期麻毒炽盛，治以清热解毒为主，继续透疹，为协助正气驱除邪气之意，清热不可过用苦寒，以免损伤正气，防止麻毒内陷。恢复期邪毒已退，正气亦伤，治以养阴清热为主。临床须注意：透疹勿辛散耗津伤液，清解忌过于苦寒伤正，养阴须慎防滋腻留邪。

麻疹逆证的治疗，仍遵透疹、解毒、扶正为原则。如麻毒内陷，治以清热解毒，凉血化瘀；如素体虚弱，治以益气升提；如寒邪袭表，治以散寒解表。如麻毒闭肺，治以清肺解毒，化痰平喘；麻毒攻喉，治以清热解毒，化痰利咽；邪陷心肝，治以解毒开窍，平肝息风；出现心阳虚衰之险证时，当急予温阳救逆，扶正固脱。

一、中医治疗

(一)分证论治

1. 顺证

(1)邪犯肺卫(初热期)

证候：发热咳嗽，微恶风寒，喷嚏流涕，两目红赤，泪水汪汪，畏光羞明，咽喉肿痛，神烦哭闹，纳减口干，小便短少，大便不调。发热第2～3天口腔两颊黏膜红赤，贴近臼齿处可见麻疹黏膜斑，周围绕以红晕。舌质偏红，舌苔薄白或薄黄，脉象浮数。

治法：辛凉透表，清宣肺卫。

主方：宣毒发表汤(《医宗金鉴》)加减。

常用药：升麻、葛根、荆芥、防风、薄荷、连翘、前胡、牛蒡子、桔梗、甘草。

加减：发热恶寒，鼻流清涕加紫苏叶、荆芥解表散寒；发热咳嗽，加金银花、浙贝母清热化痰；咽喉疼痛，乳蛾红肿加射干、马勃清利咽喉；潮热有汗，精神疲倦，恶心呕吐，大便稀溏加藿香、佩兰解表化湿；夜寐不安，尿黄短少加竹叶、通草利尿清热；面色苍白，四肢欠温加太子参、葛根扶正透疹。麻疹欲透未出者，可另加浮萍煎水外洗。

(2)邪入肺胃(见形期)

证候：壮热持续，起伏如潮，肤有微汗，烦躁不安，目赤眵多，皮疹泛发，疹点由稀少而逐渐稠密，疹色先红后暗，压之退色，抚之稍碍手，大便干结，小便短少，舌质红赤，舌苔黄腻，脉数有力。

治法：清凉解毒，透疹达邪。

主方：清解透表汤(验方)加减。

常用药：金银花、连翘、桑叶、菊花、西河柳、葛根、蝉蜕、牛蒡子、升麻、紫草根。

加减：壮热烦渴者，加栀子、石膏、知母清热泻火；皮疹稠密，疹点红赤，紫暗成片，加牡丹皮、红花清热凉血；咳嗽气粗，喉间痰鸣，加黄芩、桑白皮、鱼腥草清肺化痰；神志昏沉，加石菖蒲、郁金化痰开窍；壮热抽搐，加羚羊角粉、钩藤清热息风；齿衄鼻衄加藕节炭、仙鹤草、白茅根凉血止血；疹稀色淡，加黄芪、太子参益气透疹。

(3)阴津耗伤(收没期)

证候：皮疹出齐，发热渐退，神宁疲倦，咳嗽减轻，胃纳增加，皮疹依次渐回，皮肤可见糠秕样脱屑，并有色素沉着，舌红少津，舌苔薄净，脉细无力或细数。

治法：养阴益气，清解余邪。

主方：沙参麦冬汤(《温病条辨》)加减。

常用药：沙参、麦冬、天花粉、玉竹、桑叶、扁豆、甘草。

加减：潮热盗汗，手足心热加地骨皮、银柴胡、白薇清退虚热；纳谷不香，加山药、谷芽、麦芽健脾开胃；大便干结，加瓜蒌仁、火麻仁润肠通便；神倦自汗，加太子参、五味子益气养阴。

2. 逆证

(1)邪毒闭肺

证候：高热不退，烦躁不安，咳嗽气促，鼻翼扇动，喉间痰鸣，唇周发绀，口干欲饮，大便秘结，小便短赤，皮疹稠密，疹点紫暗，或疹出未齐，或疹出骤没，舌质红赤，舌苔黄腻，脉数有力。

治法：宣肺开闭，清热解毒。

主方：麻杏石甘汤(《伤寒论》)加减。

常用药：麻黄、石膏、杏仁、前胡、黄芩、虎杖、甘草、芦根。

加减：频咳痰多，加浙贝母、天竺黄、鱼腥草清肺化痰；咳嗽喘促，加桑白皮、葶苈子泻肺平喘；皮疹稠密，疹色紫暗，口唇发绀，加丹参、紫草、桃仁活血化瘀；大便干结，舌质红绛，苔黄起刺，加黄连、大黄，泻火通腑，急下存阴。壮热不退，神昏抽搐加羚羊角粉、钩藤、石菖蒲、郁金凉肝息风，化痰开窍；疹没气急，面色青灰，汗出肢厥，脉微欲绝，用独参汤或参附龙牡汤回阳救逆。

（2）邪毒攻喉

证候：咽喉肿痛，或溃烂疼痛，吞咽不利，饮水呛咳，声音嘶哑，喉间痰鸣，咳如犬吠，甚则吸气困难，胸高胁陷，面唇发绀，烦躁不安，舌质红赤，舌苔黄腻，脉象滑数。

治法：清热解毒，利咽消肿。

主方：清咽下痰汤（验方）加减。

常用药：玄参、射干、甘草、牛蒡子、金银花、板蓝根、葶苈子、全瓜蒌、浙贝母、马兜铃、荆芥。

加减：咽喉肿痛，加服六神丸清利咽喉；大便干结可加大黄、玄明粉泻火通腑；若出现吸气困难，面色发绀等喉梗阻征象时，应采取中西医结合治疗措施，必要时需做气管切开。

（3）邪陷心肝

证候：高热不退，烦躁谵妄，喉间痰鸣甚至昏迷抽搐，皮疹稠密，聚集成片，色泽紫暗，舌质红绛，苔黄起刺，脉数有力。

治法：平肝息风，清营解毒。

主方：羚角钩藤汤《重订通俗伤寒论》）加减。

常用药：羚羊角粉、钩藤、桑叶、菊花、茯神、竹茹、浙贝母、鲜生地黄、白芍、甘草。

加减：痰涎壅盛者，加石菖蒲、陈胆南星、郁金、鲜竹沥清热化痰开窍；腹胀便秘者，加大黄、玄明粉清热通腑；壮热不退、神志昏迷、四肢抽搐，可选用紫雪丹、安宫牛黄丸清心开窍、镇惊息风；如皮疹骤没，面色青灰，汗出肢厥，则用参附龙牡救逆汤加味，急予固脱救逆。

（二）中成药

1. 银翘解毒丸　适用于初热期、见形早期。

2. 五粒回春丹　适用于见形期。

3. 小儿紫草丸　适用于见形期。

（三）外治疗法

麻黄、浮萍、芫荽、西河柳各 15g，布包水煎，加黄酒 250g，煮沸，使室内空气温暖湿润，待药液稍温，揩额面、颈部、胸背、四肢、手背等，以助透疹。亦可取其中 2～3 味，同上法用之。

（四）饮食疗法

1. 芹菜、粳米各 50g。取芹菜洗净，沸水焯过切碎，粳米加水煮粥，待粥至半熟时加入芹菜，同煮至粥熟为度，每日食 1～2 次，温服，用于麻疹透发不畅者。

2. 胡萝卜 50～100g，粳米 50g。将胡萝卜洗净，切成薄片，加入粳米中，一同加水煮粥。每日早、晚各食 1 次。适用于恢复期。

二、西医疗法

麻毒攻喉见高热不退，适当选用退热药；极度烦躁者，及时给氧并选用镇静药；合并细菌感染者，可选用抗生素；喉部水肿，Ⅱ度以上呼吸困难者，加用肾上腺皮质激素；出现喉梗阻者，及早行气管切开术或气管插管。

【预防护理】

一、预　防

1. 对麻疹患儿，应隔离至出疹后 5～6 天，合并肺炎者延长至 10 天。对密切接触的易感儿宜隔离观察 14 天。

2. 麻疹流行期间，勿带小儿去疫区和公共场所，减少感染机会。对于接触过麻疹患儿的成年人需在太阳光下照射 10～20 分钟，方可与其他易感者接触。

3. 按计划接种麻疹减毒活疫苗。在流行期间有麻疹接触史者，可及时注射丙种球蛋白以预防麻疹的发病。

二、护　理

1. 麻疹的护理工作极为重要，如果护理得当，可减少并发症，使患儿顺利康复。

2. 卧室空气流通，温度、湿度适宜，避免直接吹风受寒和过强阳光刺激，床铺被褥舒适柔软，环境安静。

3. 注意补足水分，饮食应清淡、易消化，见形期忌油腻辛辣之品，收没期根据食欲逐渐增加营养丰富的食物。

4. 保持眼睛、鼻腔、口腔、皮肤的清洁卫生。

（王俊宏）

第二节　风　疹

风疹是外感风疹时邪(风疹病毒)所引起的一种急性出疹性传染病,临床以发热,咳嗽,全身皮肤出现细沙样玫瑰色斑丘疹,耳后及枕部臖核(淋巴结)肿大为特征。本病属于中医学"风疹""瘾疹""风痧"之类。1－5岁小儿多见,一年四季均可发生,冬春季节好发,有时可造成流行,患病后可获得持久性免疫。风疹病情多轻浅,临床很少有并发症的发生。但是,孕妇在妊娠早期若患本病,风疹病毒可通过胎盘感染胎儿,使胎儿在子宫内感染,而出现多种先天性疾病,如先天性心脏病、耳聋、白内障、脑发育障碍等,称为先天性风疹或先天性风疹综合征。

【历史沿革】

中医医籍对风疹记述较少,多包括在其他出疹性疾病之中。《素问·四时刺逆从论》中有"隐疹"的记载,《金匮要略》《诸病源候论》中提出了"风瘾"的病名,可能包括"风疹"在内。《小儿痘疹方论》中提出的"疹子",已记载伴有发热、咳嗽等症状,较接近此病。但当时还未能把风疹、麻疹等时行出疹性疾病区分开来,笼统称为"疹子"。至清代叶天士根据本病的出疹形态很像细小的沙子而命名为出"沙子",且认识到这是一种时行性疾病。将沙字加上"疒",便成为"风痧"。

现代对风疹的研究较多。我国于1979年分离出风疹病毒,1981年开始接种国产风疹减毒活疫苗。流行病学研究表明,在我国风疹仍然是一种重要的传染性疾病,在小儿集体机构常可产生流行,故按时接种风疹疫苗对于预防风疹发病具有重要价值,另外,婚前接种风疹疫苗,对于预防先天性风疹,保证优生优育,有着积极的意义。

【病因病机】

风疹的病因是感受风疹时邪。其主要病变在肺卫。风疹时邪初起,邪犯肺卫;邪势较盛,可内犯气营;热毒炽盛可引动肝风形成毒陷厥阴。另外初生儿由于先天禀受胎毒亦可致病。

一、邪犯肺卫

肺主皮毛,开窍于鼻,属卫司表。风疹时邪自口鼻而入,与气血相搏,正邪相争,外泄于肌肤。如《普济方·风瘙瘾疹》所指出:"夫小儿风瘙瘾疹者,由邪风客于腠理,搏于营卫,遂传而为热,熏散肌肉,溢于皮肤,变生瘾疹。"

风疹时邪犯于肺卫,蕴于肌腠,故可见恶风、发热、咳嗽、流涕等症状。邪毒外泄则皮疹泛发,色泽淡红,分布均匀。若邪毒阻滞少阳经络,则耳后、枕部臖核肿胀。

二、邪入气营

风疹时邪毒轻病浅,一般只犯于肺卫,蕴于肌腠,邪毒外泄后能较快康复。只有很少患儿邪势较盛,可内犯气营,形成燔灼肺胃之证。风疹时邪自口鼻而入,与气血相搏,正邪相争,外泄于肌肤。少数患儿邪势较盛,内犯气营、燔灼肺胃,可见壮热、烦渴、便秘、尿赤、皮疹鲜红或深红,疹点分布较密。

三、毒陷厥阴

因感热毒炽盛而引动肝风,证见壮热不退,神志昏迷,四肢抽搐,皮疹稠密、疹色紫暗,耳后、颈旁及枕后淋巴结肿大,大便干结,小便短赤,舌质红绛,舌苔黄糙,脉数有力。

四、先天禀受胎毒

孕母不慎怀孕初期感受风疹时邪,风疹时邪寄居胎体,影响胎儿发育、损伤胎儿,胎儿出生后罹患多种先天性疾病,如先天性心脏病、耳聋、白内障、脑发育障碍等。

风疹是由风疹病毒引起的急性出疹性传染病,病毒侵入上呼吸道,在黏膜和颈部和耳后淋巴结内增殖,尔后入血,形成二次病毒血症。风疹病毒的抗原抗体复合物引起真皮上层毛细血管炎,形成皮疹。淋巴结增大,呼吸道见轻度炎症。

【临床表现】

症状和体征:发热,发热第1～2天出疹,1天内布满全身,皮疹呈淡红色细小丘疹,有痒感。出疹后2～3天皮疹消退,无脱屑,无色素沉着。

【辅助检查】

血常规可见白细胞总数正常或稍低,淋巴细胞相对增多,可出现异常淋巴细胞。

【诊断与鉴别诊断】

一、诊　断

1. *流行病学史*　好发于冬春季节,儿童普遍易感，发病有明确接触史，幼儿园及学校等人员密集场所可造成流行。

2. 临床表现　典型的风疹临床有疹前期和出疹期。疹前期：时间较短，1/2～1天，仅见肺卫表证及耳后、颈后、枕部臀核肿大触痛；出疹期：发热第1～2天出疹，1天内布满全身，皮疹呈淡红色细小丘疹，有痒感。出疹后2～3天皮疹消退，无脱屑，无色素沉着。

3. 辅助检查　血常规可见白细胞总数正常或稍低，淋巴细胞相对增多，可出现异常淋巴细胞。

二、鉴别诊断

1. 麻疹　麻疹的患儿发热3～4天出疹，出疹时发热更高，全身症状加重，出疹前出现麻疹黏膜斑，出疹消退后还有色素沉着。

2. 猩红热　猩红热是发热数小时内即可出现皮疹，24小时可遍及全身，皮疹为猩红色，全身症状较重，有口周苍白圈、帕氏线、杨梅舌等特殊体征。

【辨证思路】

风疹辨证，按温病卫气营血辨证为纲，主要分辨证候的轻重。邪犯肺卫属轻证，以轻度发热，疹色淡红，分布均匀，其他症状轻为特征。邪犯气营属重证，以壮热烦渴，疹色鲜红或紫暗，分布密集为特点，临床较少见。

【治疗】

风疹治疗，以疏风清热为基本法则。轻证邪犯肺卫，治以疏风解表清热；重证邪入气营，治以清气凉营解毒。

一、中医治疗

(一)分证治疗

1. 邪犯肺卫

证候：发热恶风，喷嚏流涕，轻微咳嗽，精神倦怠，纳呆，皮疹先起于头面、躯干，随即遍及四肢，分布均匀，疹点稀疏细小，疹色淡红，一般2～3日渐见消退，肌肤轻度瘙痒，耳后及枕部臀核肿大触痛。舌质偏红，舌苔薄白，或见薄黄，脉象浮数。

治法：疏风解表清热。

主方：银翘散(《温病条辨》)加减。

常用药：金银花、连翘、竹叶、牛蒡子、桔梗、甘草、荆芥、薄荷、豆豉。

加减：耳后、枕部臀核肿胀疼痛者，加蒲公英、夏枯草、玄参以清热解毒散结；咽喉红肿疼痛者，加僵蚕、木蝴蝶、板蓝根清热利咽；皮肤瘙痒者，加蝉蜕、僵蚕祛风止痒。

2. 邪入气营

证候：壮热口渴，烦躁哭闹，疹色鲜红或紫暗，疹点稠密，甚至可见皮疹融合成片，小便短黄，大便秘结，舌质红赤，舌苔黄糙，脉象洪数。

治法：清气凉营解毒。

主方：透疹凉解汤(验方)加减。

常用药：桑叶、薄荷、牛蒡子、蝉蜕、连翘、黄芩、紫花地丁、赤芍、紫草。

加减：口渴多饮加天花粉、鲜芦根清热生津；大便干结加大黄、玄明粉泻火通腑；皮疹稠密，疹色紫暗加生地黄、牡丹皮、丹参清热凉血。

3. 毒陷厥阴证

证候：壮热不退，神志昏迷，四肢抽搐，皮疹稠密、疹色紫暗，耳后、颈旁及枕后淋巴结肿大，大便干结，小便短赤，舌质红绛，舌苔黄糙，脉数有力。

治法：清热解毒，镇惊开窍。

主方：清瘟败毒饮(《疫疹一得》)加减。

常用药：生石膏、生地黄、水牛角、黄连、栀子、桔梗、黄芩、知母、赤芍、玄参、连翘、甘草、牡丹皮、竹叶。

加减：壮热不退者加生石膏、柴胡、黄芩；呕吐神昏者加姜竹茹、石菖蒲；高热神昏谵语者加安宫牛黄丸；惊厥抽搐者加羚羊角粉；痰涎壅盛，神志昏蒙者加至宝丹。

(二)中成药

1. 板蓝根冲剂　适用于邪郁肺卫证。

2. 三黄片　适用于邪犯气营证。

3. 小儿痧疹金丸　适用于邪犯气营证。

(三)外治疗法

花生油50g，煮沸后稍冷加入薄荷叶30g，完全冷却后过滤去渣，外涂皮肤瘙痒处，有止痒作用。

二、西医疗法

风疹见高热不退，适当选用退热药；极度烦躁者，及时给氧并选用镇静药；合并细菌感染者，可选用抗生素。

【预防护理】

一、预　防

1. 风疹流行期间，不要带易感儿去公共场所。

2. 小儿有与风疹患者密切接触者，可口服板蓝根颗粒预防发病。

3. 保护孕妇，尤其是妊娠早期（妊娠 3 个月内），应避免与风疹患者接触。

4. 对儿童和婚前女子进行风疹疫苗接种，具有预防风疹的效果。

二、调 护

1. 隔离患者至出疹后 5 天。

2. 注意休息和保暖，多饮开水，对体温较高者可物理降温。

3. 皮肤瘙痒者，不要用手挠抓，防止损伤皮肤导致感染。衣服宜柔软宽松。

4. 饮食需清淡而易于消化，不宜吃辛辣、煎炸爆炒等食物。

（王俊宏）

第三节 猩 红 热

猩红热是外感猩红热时邪（A 组 β 型溶血性链球菌）引起的急性传染病，临床以发热、咽喉肿痛或伴腐烂，全身泛发猩红色皮疹，疹后脱屑脱皮为特征。本病中医文献谓之“丹痧”。因具有强烈的传染性，亦称为“疫痧”“疫疹”，又因咽喉肿痛腐烂，皮肤色赤猩红，皮疹细小如沙，故又称“烂喉痧”“烂喉丹痧”。猩红热主要发生于冬春季节，北方发病率高于南方，各年龄都可发病，2－8 岁儿童发病率较高。近几十年来，发病率渐降低，但难以根绝。

【历史沿革】

我国清代以前对本病鲜有记载，有人认为《金匮要略》中“阳毒”即是本病，但其描述的“面赤斑斑如锦纹，咽喉痛，唾脓血”与丹痧证候尚不甚相符。在中医文献中有关本病较明确的记载见于清代叶天士医案，在《临证指南医案·疫》中描述了丹痧的临床特点，并提出了治疗大法。本病在清代曾有数次大流行，有关记载的医著医案也较多。自青霉素广泛使用之后，本病的发病率逐渐下降，重症病例明显减少，病死率从新中国成立前的 15% 下降到新中国成立后的 0.5%。但临床轻型和不典型病例仍较多，区域性小流行时有发生，少数还可引起风湿热、急性肾小球肾炎等并发症。

【病因病机】

猩红热的发病原因，为猩红热时邪乘时令不正之气，寒暖失调之时，机体脆弱之机，从口鼻上受，蕴于肺胃二经。

一、邪侵肺卫

病之初起，猩红热时邪自口鼻而入，首侵肺卫，邪郁肌表，正邪相争，而见恶寒发热等肺卫表证。

二、毒炽气营

邪毒化火入里，炽盛于肺胃。咽喉为肺胃之门户，咽通于胃，喉通于肺。肺胃邪热蒸腾，上熏咽喉，而见咽喉糜烂、红肿疼痛，甚则热盛肉腐，导致咽喉腐烂。肺主皮毛，胃主肌肉，邪毒循经外窜肌表，则肌肤透发痧疹，色红如丹。若邪毒重者，可进一步化火入里，传入气营，或内迫营血，此时痧疹密布，融合成片，其色泽紫暗或有瘀点，同时可见壮热烦渴、嗜睡萎靡等症。舌为心之苗，邪毒内炽，心火上炎，耗津伤阴，可见舌光无苔、舌生红刺，状如草莓，称为“草莓舌”。若邪毒炽盛，可内陷厥阴。闭于心包则神昏谵语；引动肝风则壮热抽风。

三、疹后伤阴

病至后期，邪毒虽去，但痧毒为阳毒，善耗阴津，阴津耗损，多表现肺胃阴伤证候。

四、痧毒损伤他脏

在本病的病程中，因邪毒炽盛，伤于心络，耗损气阴，心失所养，则可导致多汗、乏力、心悸、脉结代等证候。余邪热毒流窜经络筋肉，关节不利，可导致关节红肿疼痛。热毒内传，留滞三焦，影响肺脾肾对水液的代谢，通调、运化、开阖失调，水湿内停，外溢肌肤，则可见水肿、尿血等症。

猩红热是 A 组 β 型溶血性链球菌引起的急性出疹性传染病，A 组 β 型溶血性链球菌可经呼吸道黏膜、皮肤及其他部位侵入机体，由于其外层荚膜和细胞壁中的 M 蛋白具有抗吞噬作用而快速繁殖，细菌中产生透明质酸酶、链激酶和链道酶等使其易于在宿主组织中扩散，同时细菌产生毒素如红疹毒素和溶血素等在致病机制中发挥作用。红疹毒素可引起真皮层毛细血管充血、水肿和炎性细胞浸润等，形成红色皮疹。

【临床表现】

一、症状和体征

骤起发热，体温较高，多在 39℃以上，咽喉红肿疼痛或有腐烂。发热数小时至1天出疹，出疹时高热，皮肤弥漫潮红，布有均匀的针尖大小的猩红色丘疹，呈鸡皮样，伴有痒感；在皮肤皱褶处如腘窝、肘窝、腹股沟处皮疹密集，形成明显线状，称“线状疹”；面部皮肤潮红，口周不明显，形成“口周苍白圈”；舌苔剥脱，舌质红绛，舌乳头肿大如刺，称为“草莓舌”。皮疹按出疹顺序3～5天消退，重者可持续1周，疹退后有片状脱皮，无色素沉着。

二、辅助检查

1. *血常规* 白细胞总数增高，至(10～20)×10^9/L；中性粒细胞可达75%～90%。C反应蛋白(CRP)升高。

2. *咽拭子细菌培养* 可分离出A族乙型溶血性链球菌。

3. *抗溶链菌O溶血素抗体(ASO)* 阳性。

【诊断与鉴别诊断】

一、诊断要点

1. *流行病学史* 有与猩红热患者接触史。潜伏期为1～12天。

2. *临床表现* 典型病例的临床表现可分为3期。

(1)前驱期：一般不超过24小时。起病急骤，体温38～40℃，畏寒，咽痛，吞咽时加剧，可有呕吐。咽及扁桃体有脓性分泌物，软腭充血，有细小红疹或出血点。舌苔白，红肿的舌乳头突出，称为白草莓舌。颈部及颌下淋巴结肿大并有压痛。

(2)出疹期：多在发热第1～2天出疹，皮疹最早见于颈部、腋下和腹股沟处，于24小时内很快由上而下遍及全身，其时体温亦最高，然后高热渐降。皮疹为红色细小丘疹，呈鸡皮样，抚摸时似砂纸感，皮疹密集，疹间皮肤红色，用手指按压皮疹，皮疹色退，暂呈苍白，去压后红疹复现，称“贫血性皮肤划痕”。面部潮红，不见皮疹，口唇周围相对苍白，形成“环口苍白圈”。皮肤皱褶处如腋窝、肘窝、腹股沟等处，皮疹更密，可夹有出血点，形成明显的横纹线称为“帕氏线”。起病4～5天时，白苔脱落，舌面光滑鲜红，舌乳头红肿突起，称红草莓舌。颈前淋巴结肿大压痛。少数病儿可并发中毒性心肌炎、休克及败血症、脓毒血症。

(3)恢复期：皮疹按出疹顺序消退，体温渐趋正常。热退后不久，开始脱皮，先从脸部糠秕样脱皮，渐及躯干，最后四肢，亦可见大片状脱皮。脱皮后无色素沉着。部分患儿在病后1～4周可产生风湿热、肾小球肾炎等变态反应性并发症。

二、鉴别诊断

本病应注意与麻疹、幼儿急疹、风疹、猩红热鉴别(表9-1)。

表9-1 麻疹、幼儿急疹、风疹、猩红热鉴别诊断

病名	麻疹	幼儿急疹	风疹	猩红热
潜伏期	6～21天	7～17天	5～25天	1～7天
初期症状	发热、咳嗽、流涕、泪水汪汪	突然高热、一般情况好	发热、咳嗽、流涕、枕部淋巴结大	发热、咽喉红肿化脓疼痛
出疹与发热的关系	发热3～4天出疹，出疹时发热更高	发热3～4天出疹，热退疹出	发热半天至1天出疹	发热数小时至1天出疹，出疹时热高
特殊体征	麻疹黏膜斑	无	无	环口苍白圈、草莓舌、帕氏线
皮疹特点	玫瑰色斑丘疹自耳后发际→额面、颈部→躯干→四肢，3天左右出齐。疹退后遗留棕色色素斑、糠秕样脱屑	玫瑰色斑疹或斑丘疹，较麻疹细小，发疹无一定顺序，疹出后1～2天消退。疹退后无色素沉着，无脱屑	玫瑰色细小斑丘疹自头面→躯干→四肢，24小时布满全身。疹退后无色素沉着，无脱屑	细小红色丘疹，皮肤猩红，自颈、腋下、腹股沟处开始，2～3天遍布全身。疹退后无色素沉着，有大片脱皮
周围血象	白细胞总数下降，淋巴细胞升高	白细胞总数下降，淋巴细胞升高	白细胞总数下降，淋巴细胞升高	白细胞总数升高，中性粒细胞升高

【辨证思路】

猩红热属于温病，临床首先应作卫气营血辨证。总的来说，其证候与病期有一定的联系，前驱期多属邪侵肺卫证，以发热、恶寒、咽喉肿痛、痧疹隐现为主症；出疹期多属毒炽气营证，以壮热口渴，咽喉糜烂有白腐，皮疹猩红如丹或紫暗如斑，舌面光红为主症；恢复期多属疹后阴伤证，以口渴唇燥，皮肤脱屑，舌红少津为主症。但猩红热发病急骤，传变迅速，往往卫分证未已，气营（血）分证已现，甚则内陷心肝证接踵而至，故须密切观察，灵活掌握。

辨轻重：发热不高，咽喉不甚肿烂，痧疹稀疏，疹色红活，神情清爽，为轻证；发热高，咽喉显著肿烂，痧疹密集或融合成片，疹色紫红或有出血点，或见变证，为重证。

【治疗】

本病治疗，应以清热解毒、清利咽喉为基本法则，按卫气营血四个阶段参照病期进行分证论治。病初邪侵肺卫，宜辛凉透表，清热利咽；出疹期毒在气营，宜清气凉营，泻火解毒；恢复期疹后伤阴，宜养阴生津，清利咽喉之余热。余毒损心发生心悸胸闷，神疲多汗则应益气养阴，清热宁心。若发生痹证，出现关节红肿热痛，活动不利，则应按风、寒、湿、热痹等辨证；若出现水肿应分辨阳水、阴水，按照阳水、阴水来分别施治；出现尿血，应辨别虚实，分别采用清热凉血或益气摄血等不同方法治疗。

一、中医治疗

（一）分证论治

1. 邪侵肺卫

证候：发热骤起，头痛畏寒，肌肤无汗，咽喉红肿疼痛，或伴呕吐腹痛，皮肤潮红，痧疹隐隐，舌质红，苔薄白或薄黄，脉浮数有力。

治法：辛凉宣透，清热利咽。

主方：解肌透痧汤（《丁氏医案》）加减。

常用药：桔梗、甘草、射干、牛蒡子、荆芥、蝉蜕、浮萍、豆豉、葛根、金银花、连翘、大青叶、僵蚕。

加减：乳蛾肿痛者，加板蓝根、玄参清咽解毒；汗出不畅者加防风、薄荷祛风发表；颈部臖核肿痛者，加夏枯草、紫花地丁清热软坚化痰。

2. 毒炽气营

证候：壮热不退，烦躁口渴，咽喉肿痛，伴有糜烂白腐，皮疹密布，色红如丹，甚则色紫。见疹后的1～2天舌苔黄糙、舌质起红刺，3～4天后舌苔剥脱，舌面光红起刺；状如草莓。脉数有力。

治法：清气凉营，泻火解毒。

主方：凉营清气汤（《喉痧证治概要》）加减。

常用药：生石膏、水牛角、赤芍、牡丹皮、黄连、黄芩、连翘、板蓝根、生地黄、石斛、芦根、玄参。

加减：丹痧布而不透，壮热无汗者，加淡豆豉、浮萍发表透邪；苔糙便秘，咽喉腐烂者，加生大黄、玄明粉通腑泻火。若邪毒内陷心肝，出现神昏、抽搐等症，可选用紫雪丹、安宫牛黄丸清心开窍。若热毒耗伤心阳，出现面色灰白，多汗，肢冷，当以参附龙牡救逆汤回阳固脱。

3. 疹后阴伤

证候：身热渐退，或见午后低热，咽部糜烂疼痛减轻，痧疹隐退，皮肤脱屑，唇干口燥，食欲不振，或伴有干咳，大便秘结。舌红少津，苔剥脱，脉细数。

治法：养阴生津，清热润喉。

主方：沙参麦冬汤（《温病条辨》）加减。

常用药：沙参、麦冬、玉竹、天花粉、甘草、扁豆、桑叶。

加减：低热不清者，加地骨皮、银柴胡、鲜生地黄以清热养阴；口干咽痛，加玄参、桔梗、芦根以养阴清热润喉；大便秘结，可加知母、火麻仁清肠润燥。

4. 余毒损心

证候：低热不退，心悸胸闷，神疲多汗，肢节疼痛，舌质淡红，舌苔薄白或无苔，脉细数无力或结代。

治法：益气养阴，清热宁心。

主方：炙甘草汤（《伤寒论》）加减。

常用药：炙甘草、人参、当归、丹参、生地黄、麦冬、石膏、柏子仁、桂枝、五味子、竹叶、知母。

加减：若发热不退加青蒿、银柴胡、鳖甲；口渴甚加芦根、天花粉、沙参；胸闷者加瓜蒌、枳壳；肢节痛加木瓜、伸筋藤、鸡血藤。

（二）中成药

1. 小儿豉翘清热颗粒　适用于邪犯卫气证。

2. 双黄连口服液　适用于邪犯卫气，气营两燔证。

3. 五福化毒丹　适用于气营两燔证。

（三）外治疗法

可选用冰硼散、锡类散、珠黄散等吹喉，每日2～3次，治疗咽喉肿烂。

二、西医治疗

首选青霉素，每日5万～10万U/kg。脓毒型、中毒型病例可加量，每日20万U/kg，分2次肌内注射，或静脉滴注，疗程7～10天。如青霉素过敏，可用红霉素或头孢菌素。

【预防护理】

一、预　防

1. 控制传染源　发现猩红热患者应及时隔离，隔离至临床症状消失，咽拭子培养链球菌阴性时解除隔离。对密切接触的易感人员应隔离7～12天。

2. 切断传播途径　对患者的分泌物和污染物及时消毒处理，接触患者应戴口罩。流行期间，小儿勿去公共场所。

3. 保护易感儿童　对密切接触患者的易感儿童，可服板蓝根等清热解毒中药煎剂或成药。

二、护　理

1. 急性期卧床休息，注意居室空气流通，防止继发感染。

2. 供给充足的营养和水分，饮食宜清淡易消化流食或半流食为主。

3. 注意皮肤和口腔的清洁卫生，可用淡盐水漱口。皮肤瘙痒者不可抓挠，脱皮时不可撕扯。

（王俊宏）

第四节　水　痘

水痘是由感受水痘时邪（水痘-带状疱疹病毒）引起的急性出疹性时行疾病。临床以发热、皮肤黏膜出疹、斑疹、丘疹、疱疹、结痂同时存在为主要特征。本病因疱疹浆液清亮如水，疹形椭圆似豆，故称“水痘”。其他还有“水疮”“水喜”“水花”等名称。一年四季均可发生，以冬春二季发病率高。任何年龄小儿皆可发病，学龄前儿童发病率较高。本病一般预后良好，一次感染水痘大多可获终身免疫，当机体免疫功能受损时或已接种过水痘疫苗者，也可有第二次感染，易在集体托幼机构发生流行。少数患儿可因感邪深重而出现邪毒内陷厥阴或邪毒闭肺之变证，甚或危及生命。常见并发症为皮肤继发细菌感染，如脓疱疮、丹毒、蜂窝织炎等，严重时可发生败血症；继发血小板减少可致皮肤、黏膜出血，严重内脏出血；水痘肺炎多见于成年人患者或免疫缺陷者；神经系统受累可见水痘后脑炎、吉兰-巴雷综合征等。此外，少数病例可发生心肌炎、肝炎、肾炎等。水痘潜伏期为10～21天。水痘结痂后病毒消失，故传染期自发疹前24小时至病损结痂，7～8天，愈后皮肤一般不留瘢痕。

【历史沿革】

早在宋代《小儿卫生总微论方·疮疹论》已对本病的疱疹特征有所描述，如：“其疮皮薄，如水疱，破即易干者，谓之水痘。”明代以前的医家认为本病的病因为胎毒并天行时气，如《小儿药证直诀·疮疹候》说：“疮疹证，此天行之病也。”又说：“小儿在胎十月，食五脏血秽，生下则其毒当出。故疮疹之状，皆五脏之液。”强调本病由内蕴胎毒，复感天行时气所致。而《医宗金鉴·痘疹心法要诀·水痘》则认为“水痘皆因湿热成。”综合诸家认识，可以认为胎毒、湿邪、热邪是引起水痘的主要致病因素。

【病因病机】

本病的发病原因既有内因，也有外因。内因责之于脏腑娇嫩，形气未充，抗病能力低下；外因责之于感受水痘时邪。其病变脏腑主要在肺脾二经。邪蕴肺脾，透发肌肤为其主要病机。

一、邪伤肺卫

肺主宣发肃降，外合皮毛，职司卫外。若调护失宜，时行邪毒乘虚而入，由口鼻上犯于肺，肺卫失宣则发热，流涕，咳嗽；病邪深入，下郁于脾，脾失健运，水湿内停，与时邪相搏，蕴蒸于肌表，则发为水痘。

二、毒炽气营

若禀赋不足，素体虚弱；或感邪较重，邪盛正衰，热毒炽盛，内犯气营，外透肌表，则致壮热、烦躁、水痘密集、疹色紫暗、疱浆浑浊等，甚或出现邪毒闭肺、邪陷心肝之变证。肺主宣发肃降，为水之上源。邪毒化火，燔灼肺金，肺气闭郁，宣肃失职，或邪热灼津，炼液成痰，痰热互结，闭阻气道，出现高热烦躁、咳嗽气喘、痰壅鼻扇等症者，为邪毒闭肺之变证。若邪毒化火，内陷心包，神明被扰，则致身体灼热、烦躁不宁、神志不清、甚或神昏谵语等；邪入肝经，燔灼于筋，化火生风，风火相煽，则致两目上视、筋脉拘急、四肢抽搐、牙关紧闭、甚或角弓反张等，此为邪陷厥阴之变证。

西医学认为，本病的病原体为水痘-带状疱疹病毒，存在于患儿的呼吸道分泌物、血液及疱疹浆液中。易感儿初次感染后引起水痘，再次感染或患水痘后病毒未被清除，在神经节中潜伏，一旦毒力再现即表现带状疱疹。妊娠期感染水痘，可引起胎儿畸形、早产或死胎。

【临床表现】

一、常　证

发热1天内出现皮疹。皮疹可见于全身，呈向心性分布，躯干部较密集，常伴瘙痒感，分批出现，斑疹、丘疹、疱疹、干痂并见，形态椭圆，大小不一，周围红晕。1周后痂皮脱落，一般不留瘢痕。病初可有低热、咽痛、咳嗽、流涕、纳差等症状。

二、并发症

常见为皮肤继发感染，如脓疱疮、丹毒等，严重时可发生败血症；继发性血小板减少，可致皮肤、黏膜紫癜；水痘肺炎多见于免疫缺陷患儿；神经系统受累可见水痘后脑炎、吉兰-巴雷综合征等。

三、先天性水痘

孕母水痘史，先天性畸形，出生低体重，皮肤瘢痕，播散性水痘，智力低下。

【辅助检查】

1. 血常规　周围血白细胞总数正常或偏低。

2. 病毒分离　将水痘疱疹液接种于人胎羊膜组织，培养分离出病毒再进一步鉴定。该方法仅用于非典型病例。

3. 血清学检查　补体结合抗体高滴度或双份血清抗体滴度4倍以上升高可确诊。

4. 新鲜疱疹底部刮取物　若见多核巨细胞和核内包涵体，可迅速诊断。

【诊断与鉴别诊断】

一、诊　断

1. 起病前2～3周有水痘接触史。

2. 疾病初起有发热、流涕、咳嗽、不思饮食等症，发热大多不高。

3. 皮疹常在发病1～2天内出现，开始为斑丘疹，很快变成疱疹，大小不一，呈椭圆形，内含水液，周围红晕，常伴有瘙痒，结痂脱落后不留瘢痕。皮疹常分批出现，以躯干部较多，四肢分布少，在同一时期，丘疹、疱疹、干痂并见。

4. 血常规检查：周围血白细胞总数正常或偏低。

5. 病原学检查：补体结合抗体高滴度或双份血清抗体滴度4倍以上升高可确诊。刮取新鲜疱疹底部组织涂片，若见多核巨细胞和核内包涵体，可迅速诊断。

二、鉴别诊断

1. 脓疱疮　多于炎热夏季发病。疾病初起可见红斑，继则出现水疱，并迅速扩大，疱如豌豆或黄豆大小，疱液成脓为脓疱，周围有红晕，疱壁薄易破溃，疱破后露出湿润而潮红的糜烂疮面，极易传染。脓液干固后，在糜烂面结成黄绿色厚痂。皮损表浅，痂落后多不留瘢痕。脓疱疮多见于头面部、颈项、四肢等暴露部位，躯干部少见。可伴有发热及附近的淋巴结肿大。血常规检查，白细胞增多，中性粒细胞增高为主；疱液可培养出细菌(表9-2)。

2. 水疥(丘疹样荨麻疹)　本病多见于春夏之交季节，可因虫咬过敏所致。皮疹呈风团样丘疹，有时丘疹中央有水疱，但较水痘坚硬，不易破损，痒感较重，多见于四肢，易反复出现，无发热、咳嗽等上呼吸道感染征象。

3. 带状疱疹　皮损沿某一周围神经呈带状排

表9-2　水痘与脓疱疮鉴别诊断

	水痘	脓疱疮
病因	水痘病毒感染	多因葡萄球菌或链球菌感染
传染性	有	无
好发季节	冬春	夏秋
好发部位	躯干部(向心性)	小腿、手臂、颜面等皮肤外露部位(离心性)
特征	丘疹、疱疹、结痂同时出现疮内有脓	破后凹陷成窝，干后结痂
病程	6～7天	长短不一，多反复发作
预后	终身免疫，偶见并发心肌炎	体弱儿可并发急性肾炎

列，多发生在身体的一侧，一般不超过正中线，局部有显著的灼痛。

4. 其他病毒感染　单纯疱疹病毒感染也可引起水痘样皮损，常继发于异位皮炎或湿疹等皮肤病，确诊依赖病毒分离结果。

【辨证思路】

本病辨证应以卫气营血辨证与脏腑辨证相结合。

1. 辨别轻证、重证　轻证病在卫气，痘疹细小，稀疏散在，红润瘙痒，疱浆晶莹透亮，并伴身热、流涕、咳嗽、饮食减少等肺脾证候。重证病在气营，常高热持续，面赤心烦，口渴引饮，痘疹粗大，分布稠密，痘色紫暗，疱浆浑浊，甚则口腔黏膜亦见疱疹等。若邪毒炽盛，可累及他脏而出现变证。

2. 辨别病变脏腑　若在重症基础上，见咳嗽加剧、气急喘促，则需考虑邪毒闭肺之变证；见有头痛呕吐、神昏抽搐，则需考虑邪陷心肝之变证。

【治疗】

本病以清热解毒利湿为基本治则。轻证属邪伤肺卫，治疗以疏风清热解毒为主，佐以利湿；重证为毒炽气营，治当以清气凉营，解毒化湿为法。若出现邪陷心肝、邪毒闭肺等变证，当施以镇惊开窍、凉血解毒、开肺化痰等法。因本病总以外透为顺，故临床不可过用苦寒重坠之品，以免伤正而致邪毒内陷。

一、中医治疗

(一)分证论治

1. 常证

(1)邪郁肺卫

证候：轻度发热，鼻塞流涕，喷嚏，咳嗽，痘疹稀疏，疹色红润，疱浆清亮，根盘红晕不明显，伴有痒感，舌质红，舌苔薄白微腻，脉浮数，指纹浮紫。

治法：疏风清热，利湿解毒。

主方：银翘散(《温病条辨》)加减。

常用药：金银花、连翘、荆芥、薄荷、淡竹叶、牛蒡子、桔梗、甘草、滑石、车前子、蝉蜕。

加减：咳嗽有痰者，加杏仁、浙贝母；咽喉肿痛加板蓝根、马勃；疱疹痒甚加白鲜皮、地肤子。

(2)气营两燔

证候：壮热烦躁，口渴欲饮，面赤唇红，疱疹稠密，疹色紫暗，疱浆浑浊，根盘红晕，口舌生疮，大便干结，小便短黄，舌红或绛，苔黄厚，脉数有力，指纹紫滞。

治法：清气凉营，解毒化湿。

主方：清胃解毒汤(《痘疹传心录》)加减。

常用药：生地黄、当归、黄连、牡丹皮、升麻、赤芍、紫草、黄芩、栀子、滑石。

加减：大便干结者，加生大黄、玄明粉；口干唇燥，津液耗伤者，加麦冬、芦根；壮热不退，口渴引饮，气分热证尤甚者，加生石膏、知母。

2. 变证

(1)毒陷心肝

证候：高热不退，头痛呕吐，嗜睡，或昏迷抽搐，疹稠液浊，颜色紫暗，舌质红绛，舌苔黄厚，脉洪数有力。

治法：清热解毒，镇惊息风。

主方：清瘟败毒饮(《疫疹一得》)加减。

常用药：生石膏、知母、水牛角、生地黄、赤芍、牡丹皮、黄连、黄芩、栀子、钩藤、地龙、全蝎。

加减：高热烦躁神昏者，加服安宫牛黄丸；神昏痉厥者，加服紫雪丹；神昏谵语痰盛者，加服至宝丹。

(2)邪毒闭肺

证候：壮热不退，咳嗽气急，喘促鼻扇，喉间痰鸣，胸高胁满，张口抬肩，口唇青紫，烦躁不安，口渴喜饮，溲赤便结，舌质红，苔黄腻，脉滑数，指纹紫滞。

治法：清热解毒，开肺化痰。

主方：麻杏石甘汤(《伤寒论》)加减。

常用药：炙麻黄、杏仁、生石膏、甘草、桑白皮、葶苈子、紫苏子、黄芩、栀子、紫草、牡丹皮。

加减：热重者，加虎杖、柴胡；咳重痰多者，加浙贝母、天竺黄、瓜蒌；腹胀便秘者，加生大黄、玄明粉；喘促而面唇青紫者，加丹参、赤芍。

(3)毒染痘疹

证候：发热不退，痘疹破溃，疱液浑浊，或见流出脓液，皮肤焮红肿痛，甚者溃烂、坏疽，舌质红绛，舌苔黄厚，脉数有力。

治法：清热解毒，消肿止痛。

主方：仙方活命饮(《校注妇人良方》)加减。

常用药：金银花、浙贝母、当归、赤芍、乳香、没药、白芷、天花粉、穿山甲、皂角刺、甘草。

加减：痘破流脓者，加五味消毒饮，内服和外洗。

(二)中成药

1. 板蓝根颗粒　用于邪郁肺卫证。

2. 清开灵颗粒　用于气营两燔证。

3. 至宝丹　用于邪陷心肝之变证。

4. 小儿清肺颗粒　用于邪毒闭肺之变证。

(三)药物外治

1. 苦参 30g，芒硝 30g，浮萍 15g。煎水外洗。每日 2 次。用于水痘皮疹较密，瘙痒明显者。

2. 青黛 30g，煅石膏 50g，滑石 50g，黄柏 15g，冰片 10g，黄连 10g。共研细末，和匀，拌油适量，调搽患处。每日 1 次。用于水痘疱浆浑浊或疱疹破溃者。

3. 黄连膏：涂搽于疱疹局部，每日 1～2 次。用于疱疹成疮者。

二、西医治疗

对轻症患儿一般给予适当调护，防止抓破疱疹引起继发感染即可，无须特殊治疗。疱疹可用 1%～2%甲紫涂搽以防感染，痒甚和疱疹尚未破溃者可用炉甘石洗剂涂搽，已有局部感染者选用适当抗生素治疗。重症患儿可用抗病毒药阿昔洛韦治疗，剂量为每日 500mg/m^2，分 3 次，每 8 小时 1 次缓慢静脉滴注，但需注意药物毒副作用。

【预防与调护】

1. 预防

(1)控制传染源，隔离患儿至全部疱疹结痂为止。对有接触史的易感儿，应检疫 3 周，体弱者可给予丙种球蛋白肌内注射，进行被动免疫，预防发病。

(2)切断传播途径：本病流行期间，少去公共场所。对已被水痘病儿污染的被服、用具及居室，应采用通风、暴晒、煮沸、紫外线灯照射等措施，进行消毒。

(3)易感孕妇在妊娠早期应尽量避免与水痘患者接触，已接触者应给予水痘-带状疱疹免疫球蛋白被动免疫。如患水痘，则应终止妊娠。

(4)对使用大剂量肾上腺皮质激素、免疫抑制药患儿，及免疫功能受损、恶性肿瘤患儿，在接触水痘 72 小时内可肌内注射水痘-带状疱疹免疫球蛋白，以预防感染本病。

2. 调护

(1)保持室内空气流通、新鲜，注意避风寒，防止发生感染。

(2)饮食宜清淡、易于消化，多饮温开水，忌食辛辣刺激性食物。

(3)保持皮肤清洁，避免挠抓损伤皮肤，内衣要柔软勤换，以防擦破皮肤，引起感染。

(4)水痘患儿禁用激素，对原用激素者应及时减至生理量。

(吴力群)

第五节　手足口病

手足口病是由感受手足口病时邪引起的急性出疹性时行疾病，临床以手足掌跖、臀及口腔疱疹，或伴发热为特征。本病属中医学“时疫”“疮疹”“温病”“湿温”等范畴。一年四季均可发生，但以夏秋季节为多见，任何年龄均可发病，临床尤多见于 5 岁以下小儿。发病前 1～2 周有与手足口病患者接触史，本病可经消化道、呼吸道传播，传染性强，易引起流行。一般预后较好，经数天到 1 周痊愈，少数重症患儿可因邪毒留心，或内陷心肝而出现变证，甚或危及生命。

手足口病为西医学病名，是由多种肠道病毒感染引起的急性传染病，病原体主要为柯萨奇病毒 A 组(CoxA5、9、10、16 型)，亦可由 B 组(CoxB2、5 型)及新肠道病毒(71 型)引起。多为隐性感染，患儿及带毒者为传染源。病毒存在于感染者的咽部和粪便中，粪便带病毒率高，排毒时间也长。传染途径以消化道为主，但早期也可由呼吸道传播。感染后对同型病毒能产生较持久的免疫力，再次受同型病毒感染者极少。

【历史沿革】

手足口病是现代新发现的出疹性传染病，古代无明确记载。但是，古代医籍中有关“湿温”“疮疹”等的大量论述，对于我们以中医学认识本病是有一定借鉴价值的。《诸病源候论·小儿杂病诸候·头面身体诸疮候》最早论述了疮疹的病因病机：“脏腑热甚，热气冲发皮肤，而外有风湿折之，与气血相搏，则生疮。其状初赤起瘭，后乃生脓汁，随瘥随发。”

【病因病机】

引起小儿手足口病的原因，包括外因和内因两个方面。外因责之于感受手足口病时邪；内因责之于小儿脏腑娇嫩，卫外功能低下。其病变脏腑主要在肺脾。

1. 邪犯肺脾　肺主通调，为水之上源；脾主运化水湿，为水液代谢枢纽。时行邪毒由口鼻或皮毛而入，内犯肺脾。邪毒初犯，肺气失宣，卫阳被遏，脾失健运，胃失和降，故初起可见发热、咳嗽、流涕、恶心、呕吐、泄泻等症；邪毒蕴郁不解，水液输化障碍，则停滞为湿。湿与毒结，上蒸口咽，外泄肌肤，则见手足肌肤、口咽部疱疹等。本证病情轻，除手足肌肤、口咽部稀疏疱疹外，全身症状不著。若为高热，或身热持续，则易转为重证。

2. *湿热毒盛* 若邪毒初犯失治，或感邪较重，或素体虚弱，均可致邪毒炽盛而内传。邪毒蕴郁肺脾，肺失通调，脾失健运，水湿内停，水湿与邪毒相互搏结，内燔气营，外蒸肌肤，上熏口咽，则致手足、口咽及四肢、臀部疱疹，分布稠密，色泽紫暗，疱浆浑浊；毒炽气营，津液耗伤，心神被扰，则见壮热口渴、面赤心烦、溲赤便结等。本证为手足口病重证，若失治、误治，极易出现邪陷心肝、邪毒留心等变证。

3. *邪陷心肝* 本证多因湿热毒盛所致。小儿心、肝有余，心为神明之府，肝为风木之脏，心肝同源。若邪毒炽盛，化火内陷，木火相煽，则可出现扰神动风之变证。证见壮热、烦躁、神昏、谵语、舌绛者，为热陷心包证；证见高热、头痛、项强、抽搐，甚或角弓反张者，为热极动风证。

4. *邪毒犯心* 心主血脉藏神，无论邪毒留滞不解，内舍于心，或邪毒灼伤营阴，心脏气阴耗损，均可影响心主血脉藏神的功能。若心脉瘀阻，气血运行不畅，则心胸痹痛、唇甲青紫、舌暗脉涩；若心神被扰，神不安舍，则心悸怔忡、烦躁不宁、夜寐不安；若病情进展，损伤心阳，心阳暴脱者，则可见面白多汗、唇紫息微、脉微肢厥等，甚或危及生命。

【临床表现】

一、症状及体征

急性起病，发热，口腔黏膜出现散在疱疹，手、足和臀部出现斑丘疹、疱疹，疱疹周围可有炎性红晕，疱内液体较少。可伴有咳嗽、流涕、食欲不振等症状。部分病例仅表现为皮疹或疱疹性咽峡炎。

二、并发症

1. *神经系统表现* 精神差、嗜睡、易惊、头痛、呕吐、谵妄甚至昏迷；肢体抖动，肌阵挛、眼球震颤、共济失调、眼球运动障碍；无力或急性弛缓性麻痹；惊厥。查体可见脑膜刺激征，腱反射减弱或消失，巴氏征等病理征阳性。

2. *呼吸系统表现* 呼吸浅促、呼吸困难或节律改变，口唇发绀，咳嗽，咳白色、粉红色或血性泡沫样痰；肺部可闻及湿啰音或痰鸣音。

3. *循环系统表现* 面色苍灰、皮肤花纹、四肢发凉，指(趾)发绀；出冷汗；毛细血管再充盈时间延长。心率增快或减慢，脉搏浅速或减弱甚至消失；血压升高或下降。

三、临床分期

根据发病机制和临床表现，将肠道病毒71型(EV71)感染分为5期。

第1期(手足口出疹期)：主要表现为发热，手、足、口、臀等部位出疹(斑丘疹、丘疹、小疱疹)，可伴有咳嗽、流涕、食欲不振等症状。部分病例仅表现为皮疹或疱疹性咽峡炎，个别病例可无皮疹。此期病例属于手足口病普通病例，绝大多数病例在此期痊愈。

第2期(神经系统受累期)：少数EV71感染病例可出现中枢神经系统损害，多发生在病程1～5天内，表现为精神差、嗜睡、易惊、头痛、呕吐、烦躁、肢体抖动、急性肢体无力、颈项强直等脑膜炎、脑炎、脊髓灰质炎样综合征、脑脊髓炎症状体征。脑脊液检查为无菌性脑膜炎改变。脑脊髓CT扫描可无阳性发现，MRI检查可见异常。此期病例属于手足口病重症病例重型，大多数病例可痊愈。

第3期(心肺功能衰竭前期)：多发生在病程5天内。目前认为可能与脑干炎症后自主神经功能失调或交感神经功能亢进有关，亦有认为EV71感染后免疫性损伤是发病机制之一。本期病例表现为心率、呼吸增快，出冷汗、皮肤花纹、四肢发凉，血压升高，血糖升高，外周血白细胞(WBC)升高，心脏射血分数可异常。此期病例属于手足口病重症病例危重型。及时发现上述表现并正确治疗，是降低病死率的关键。

第4期(心肺功能衰竭期)：病情继续发展，会出现心肺功能衰竭，可能与脑干脑炎所致神经源性肺水肿、循环功能衰竭有关。多发生在病程5天内，年龄以0—3岁为主。临床表现为心动过速(个别患儿心动过缓)，呼吸急促，口唇发绀，咳粉红色泡沫痰或血性液体，持续血压降低或休克。

亦有病例以严重脑功能衰竭为主要表现，肺水肿不明显，出现频繁抽搐、严重意识障碍及中枢性呼吸循环衰竭等。

此期病例属于手足口病重症病例危重型，病死率较高。

第5期(恢复期):体温逐渐恢复正常,对血管活性药物的依赖逐渐减少,神经系统受累症状和心肺功能逐渐恢复,少数可遗留神经系统后遗症状。

【辅助检查】

1. 血常规　白细胞计数正常或降低,淋巴细胞和单核细胞相对增高。病情危重者白细胞计数可明显升高。

2. 血液生物化学检查　部分病例可有轻度谷丙转氨酶(ALT)、谷草转氨酶(AST)、肌酸激酶同工酶(CK-MB)升高,病情危重者可有肌钙蛋白(cTnI)、血糖升高。C反应蛋白(CRP)一般不升高。乳酸水平升高。

3. 血气分析　呼吸系统受累时可有动脉血氧分压降低、血氧饱和度下降,二氧化碳分压升高,酸中毒。

4. 脑脊液检查　神经系统受累时可表现为:外观清亮,压力增高,白细胞计数增多,多以单核细胞为主,蛋白正常或轻度增多,糖和氯化物正常。

5. 病原学检查　CoxA16、EV71等肠道病毒特异性核酸阳性或分离到肠道病毒。咽、气道分泌物、疱疹液、粪便阳性率较高。本病流行时应进行病原学检查以明确致病病毒。

6. 血清学检查　急性期与恢复期血清CoxA16、EV71等肠道病毒中和抗体有4倍以上的升高。

7. 胸部X线检查　可表现为双肺纹理增多,网格状、斑片状阴影,部分病例以单侧为著。

8. 磁共振　神经系统受累者可有异常改变,以脑干、脊髓灰质损害为主。

9. 脑电图　可表现为弥漫性慢波,少数可出现棘(尖)慢波。

10. 心电图　无特异性改变。少数病例可见窦性心动过速或过缓,Q-T间期延长,ST-T改变。

【诊断与鉴别诊断】

一、诊　断

(1)病前1～2周有手足口病接触史。

(2)潜伏期2～7天,多数患儿突然起病,于发病前1～2天或发病的同时出现发热,多在38℃左右,可伴头痛、咳嗽、流涕、口痛、纳差、恶心、呕吐、泄泻等症状。一般体温越高,病程越长,则病情越重。

(3)主要表现为口腔及手足部发生疱疹。口腔疱疹多发生在硬腭、颊部、齿龈、唇内及舌部,破溃后形成小的溃疡,疼痛较剧,年幼儿常表现烦躁、哭闹、流涎、拒食等。在口腔疱疹后1～2天可见皮肤斑丘疹,呈离心性分布,以手足部多见,并很快变为疱疹,疱疹呈圆形或椭圆形扁平凸起,如米粒至豌豆大,质地较硬,多不破溃,内有浑浊液体,周围绕以红晕,其数目少则几个,多则百余个。疱疹长轴与指、趾皮纹走向一致。少数患儿臂、腿、臀等部位也可出现,但躯干及颜面部极少。疱疹一般7～10天消退,疹退后无瘢痕及色素沉着。

(4)血常规检查:血白细胞计数正常,淋巴细胞和单核细胞比值相对增高。本病流行时应进行病原学检查以明确致病病毒。

二、鉴别诊断

1. 手足口病与水痘相鉴别　见表9-3。

2. 疱疹性咽峡炎　由柯萨奇病毒A组(2～10型)感染引起,夏秋季节发病率高,多见于5岁以下小儿。起病较急,常突发高热、咽痛、流涕、头痛,体检可见软腭、悬雍垂、舌腭弓、扁桃体、咽后壁等口腔后部出现灰白色小疱疹,周围红赤,1～2天内疱疹破溃形成溃疡,疼痛明显,伴流涎、拒食、呕吐等,皮疹很少累及颊黏膜、舌、龈及口腔以外部位皮肤,可资鉴别。

3. 口蹄疫　有当地牲畜口蹄疫发生或流行,并有与病畜接触机会,或饮用病畜污染而未加热的奶等病史。潜伏期2～18天,以3～8天为常见。发病具有全身中毒症状及局部疱疹、溃疡损害两大特征。二者不难鉴别。

4. 其他病毒所致脑炎或脑膜炎　由其他病毒引起的脑炎或脑膜炎如单纯疱疹病毒、巨细胞病毒(CMV)、EB病毒、呼吸道病毒等,临床表现与手足口病合并中枢神经系统损害的重症病例表现相似,对皮疹不典型者,应根据流行病学史尽快留取标本进行肠道病毒,尤其是EV71的病毒学检查,结合病原学或血清学检查做出诊断。

5. 脊髓灰质炎　重症手足口病合并急性弛缓性瘫痪(AFP)时需与脊髓灰质炎鉴别。后者主要表现为双峰热,病程第2周退热前或退热过程中出现弛缓性瘫痪,病情多在热退后到达顶点,无皮疹。

表9-3 手足口病与水痘的鉴别诊断

	手足口病	水痘
流行季节	夏秋季节多见	冬春两季多见
多发年龄组	5岁以下	6—9岁
传染性	传染性强,易引起流行	传染性强,易引起流行
潜伏期	2～7天	10～21天
前驱症状	肺卫表证或肺胃症状	肺卫表证
发热与出疹的关系	发热1～2天或发病同时出疹	发热1～2天内出疹
部位	口腔及手足部发生疱疹,少数可累及臀、臂、腿等处,呈离心性	躯干为多,四肢较少,亦可见于头皮、口腔、咽喉等处,呈向心性
形态	手足疱疹呈圆形或椭圆形扁平凸起,如米粒至豌豆大,质地坚硬、多不破溃,内有浑浊液体,疱疹按长轴方向沿掌、跖、趾和手背边缘呈线样排列。口腔疱疹多发生在硬腭、颊部、唇内及舌部,破溃后形成小溃疡。1周左右口腔溃疡渐愈合、手足疱疹干缩消退,疹退后无瘢痕及色素沉着	丘疹→疱疹→结痂。疱疹呈椭圆形、大小不一,内含水液,澄清透明,周围有红晕,疱壁薄易破溃,有痒感,一般3～4天内逐渐干缩结成痂盖,痂盖呈黑褐色,在1～2周内脱落,不留瘢痕
出疹顺序	出疹顺序先后不一,常丘疹、疱疹或疱疹、干缩并见	出疹顺序先后不一,在起病3～5天,皮疹陆续出现,此起彼伏,在同一时间同一部位丘疹、疱疹、结痂常并见
实验室检查	病毒分离和恢复期血清中特异性抗体测定有意义。电镜或荧光显微镜检查疱疹标本有助早期诊断	病毒分离和血清检查有助于诊断

6. *肺炎* 重症手足口病可发生神经源性肺水肿,应与肺炎鉴别。肺炎主要表现为发热、咳嗽、呼吸急促等呼吸道症状,一般无皮疹,无粉红色或血性泡沫痰;胸片加重或减轻均呈逐渐演变,可见肺实变病灶、肺不张及胸腔积液等。

7. *暴发性心肌炎* 以循环障碍为主要表现的重症手足口病病例需与暴发性心肌炎鉴别。暴发性心肌炎无皮疹,有严重心律失常、心源性休克、阿斯综合征发作表现;心肌酶谱多有明显升高;胸部X线片或心脏彩色多普勒超声提示心脏扩大,心功能异常恢复较慢。最终可依据病原学和血清学检测进行鉴别。

【辨证思路】

一、辨别轻症、重症

根据病程、疱疹特点及临床伴随症状判定病情轻重,区别病变脏腑。轻证病程短,疱疹仅现于手足掌心及口腔部,稀疏散在,疹色红润,根盘红晕不着,疱液清亮,全身症状轻微,或伴低热、流涕、咳嗽、恶心、呕吐、泄泻等肺卫失宣、脾失健运证候;重证病程长,疱疹除见于手足掌心及口腔部外,四肢、臀部等其他部位也常累及,且分布稠密,或成簇出现,疹色紫暗,根盘红晕显著,疱液浑浊,全身症状较重,常伴高热、烦躁、口痛、拒食、尿赤便结等毒炽气营证候。

二、辨别常证、变证

严重者可因邪陷心肝,或邪毒犯心而出现心经、肝经证候。若邪毒炽盛,内陷厥阴,而见壮热、神昏、抽搐者,宜送服安宫牛黄丸或紫雪丹等。若邪毒犯心,而见心悸、胸闷、气短者,可参照"病毒性心肌炎"以治之。

【治疗】

本病治疗,以清热祛湿解毒为基本原则。轻证治以宣肺解表,清热化湿;重证治以清气凉营,解毒祛湿;出现邪毒内陷或邪毒犯心,当配伍清心开窍、息风镇惊;气阴不足者,治以益气养阴。

一、中医治疗

(一)分证治疗

1. 常证

(1)邪犯肺脾证

证候：发热轻微，或无发热，流涕咳嗽，咽红疼痛，纳差恶心，呕吐泄泻，1～2 天后或同时出现口腔内疱疹，破溃后形成小溃疡，疼痛流涎，不欲进食，手足掌心部出现米粒至绿豆大小斑丘疹，并迅速转为疱疹，分布稀疏，疹色红润，根盘红晕不着，疱液清亮，舌质红，苔薄黄腻，脉浮数。

治法：宣肺解表，清热化湿。

主方：甘露消毒丹（《温热经纬》）加减。

常用药：金银花、连翘、黄芩、薄荷、白蔻仁、藿香、石菖蒲、滑石、茵陈、板蓝根、射干、浙贝母。

加减：恶心呕吐者，加苏梗、竹茹；高热者，加葛根、柴胡；肌肤痒甚者，加蝉蜕、白鲜皮；恶寒者，加防风、荆芥；若发热、口渴、恶心呕吐、泄泻、舌红苔黄者，合葛根黄芩黄连汤。

(2)湿热蒸盛证

证候：身热持续，热势较高，烦躁口渴，口腔、手足、四肢、臀部疱疹，分布稠密，或成簇出现，疹色紫暗，根盘红晕显著，疱液浑浊，口臭流涎，灼热疼痛，甚或拒食，小便黄赤，大便秘结，舌质红绛，苔黄厚腻或黄燥，脉滑数。

治法：清热凉营，解毒祛湿。

主方：清瘟败毒饮（《疫疹一得》）加减。

常用药：黄连、黄芩、栀子、连翘、生石膏、知母、生地黄、赤芍、牡丹皮、大青叶、板蓝根、紫草、石菖蒲、茵陈、车前草。

加减：偏于湿重者，去知母、生地黄，加藿香、滑石、竹叶；大便秘结者，加生大黄、玄明粉；腹胀满者，加枳实、厚朴；口渴喜饮者，加麦冬、芦根；烦躁不安者，加淡豆豉、莲子心；瘙痒重者，加白鲜皮、地肤子。

2. 变证

(1)邪陷心肝证

证候：高热不退，烦躁谵语，疹点稠密，疹色浑浊紫暗，甚或神昏抽搐，舌质红绛，苔黄起刺，脉数有力。

治法：凉营解毒，息风开窍。

主方：清瘟败毒饮（《疫疹一得》）合龙胆汤（《备急千金要方》）加减。

常用药：黄连、黄芩、大黄、栀子、竹叶、水牛角、生地黄、牡丹皮、龙胆草、钩藤、柴胡、僵蚕、地龙。

加减：神昏者，加服安宫牛黄丸；抽搐者，加服羚羊角粉。

(2)邪犯心肺证

证候：身热未退，频咳气急，胸闷心悸，不能平卧，烦躁不宁，面色苍白，甚则唇指青紫，肢厥冷汗，或吐泡沫样痰，舌质暗红，舌苔白腻，脉沉细无力。

治法：泻肺逐水，温阳扶正。

主方：己椒苈黄丸（《金匮要略》）合参附汤（《世医得效方》）加减。

常用药：葶苈子、大黄、桑白皮、前胡、防己、椒目、泽泻、车前子、人参、附子。

加减：咯血者，加青黛、阿胶。若见面色灰白，四肢厥冷，汗出脉微，是心阳虚衰之危象，应急用参附龙牡救逆汤。

(3)心阳衰微，肺气欲脱证

证候：壮热不退，神昏喘促，手足厥冷，面色苍白晦暗，口唇发绀，可见粉红色或血性泡沫液（痰），舌质紫暗，脉细数或沉迟，或脉微欲绝，或指纹紫暗。

治法：回阳救逆。

主方：参附汤（《世医得效方》）加减。

常用药：人参、炮附子、山茱萸、丹参。

中成药：参附注射液、参麦注射液等。

(4)气阴不足，余邪未尽证

证候：低热，乏力，或伴肢体痿软，纳差，舌淡红，苔薄腻，脉细数。

治法：益气养阴，化湿通络。

主方：生脉散（《医学启源》）加减。

常用药：人参、五味子、麦冬、玉竹、青蒿、木瓜、威灵仙、当归、丝瓜络、炙甘草。

加减：肢体痿软无力者，加黄芪、茯苓、鸡血藤；肢体不温，屈伸不利者，加桂枝、红花、地龙、川芎；弛缓型瘫痪，身热肢重，舌苔黄腻者，加苍术、黄柏、萆薢、薏苡仁、牛膝、忍冬藤。

(二)中成药

1. 清热解毒口服液　用于邪犯肺脾证。

2. 双黄连口服液　用于邪犯肺脾证。

3. 小儿热速清口服液　用于邪犯肺脾证。

4. 清胃黄连丸　用于湿热蒸盛证。

5. 黄栀花口服液　用于湿热蒸盛证。

(三)药物外治

1. 西瓜霜、冰硼散、珠黄散，任选 1 种，涂搽口腔患处，每日 2 次。

2. 金黄散、青黛散，任选 1 种，麻油调，敷于手足疱疹患处，每日 2 次。

3. 金银花 15g，板蓝根 15g，蒲公英 15g，车前草 15g，浮萍 15g，黄柏 10g。水煎外洗手足疱疹处。用于手足疱疹重者。

4. 煅石膏 30g，黄柏 15g，蛤壳粉 15g，白芷 10g，黄丹 3g。共为细粉，油调外敷手足疱疹处。

用于疱疹多而痛痒甚者。

二、西医治疗

1. *对症治疗*　高热者给予物理降温，必要时给予解热镇痛药对乙酰氨基酚（扑热息痛）每次10～15mg/kg，口服；烦躁不安者，给予异丙嗪每次1mg/kg，肌内注射；皮肤瘙痒重者，给予炉甘石洗剂外涂；疱疹破溃时，涂以2%甲紫或冰硼散、锡类散等，每日数次；继发感染者，应及时给予抗生素。口腔疱疹破溃者，用1%～3%过氧化氢溶液或2%碳酸氢钠溶液漱口；疼痛严重者，进食前可先涂2%丁卡因或1%普鲁卡因溶液以止痛。重证患儿应加强支持疗法，适当补液，并补充B族维生素、C族维生素。合并心肌炎者，按心肌炎章节治疗，合并脑炎者，参照乙脑章节救治。

2. *抗病毒药物*　利巴韦林注射液每日10～15mg/kg，分2～3次口服或肌内注射。重证可予阿昔洛韦每日15～20mg/kg，静脉滴注，每日1次，连用3天。必要时，可延长用药。

【预防与调护】

一、预　防

1. 加强本病流行病学监测，本病流行期间，勿带孩子去公共场所，发现疑似患者，应及时进行隔离，对密切接触者应隔离观察7～10天，并给予板蓝根颗粒冲服。

2. 注意搞好个人卫生，养成饭前便后洗手的习惯。对被污染的日常用品、食具等应及时消毒处理，患儿粪便及其他排泄物可用3%漂白粉澄清液浸泡，衣物置阳光下暴晒，室内保持通风换气。

3. 注意饮食起居，合理供给营养，保持充足睡眠，避免阳光暴晒，防止过度疲劳降低机体抵抗力。

二、调　护

1. 患病期间，宜给予清淡无刺激的流质或软食，多饮开水，进食前后可用生理盐水或温开水漱口，以减轻食物对口腔的刺激。

2. 注意保持皮肤清洁，对皮肤疱疹切勿挠抓，以防溃破感染。对已有破溃感染者，可用金黄散或青黛散麻油调后撒布患处，以收敛燥湿，助其痊愈。

3. 密切观察病情变化，及早发现邪毒内陷及邪毒犯心等并发症。

（吴力群）

第六节　流行性腮腺炎

流行性腮腺炎是由感受腮腺炎时邪引起的急性时行疾病，临床以发热、耳下腮部漫肿疼痛为主要特征。中医学称本病为“痄腮”，因腮部肿大及传染性的特点又称为“搭腮肿”“腮颌发”“鸬鹚瘟”“蛤蟆瘟”等。本病一年四季均可发生，冬春季节发病率最高。任何年龄均可发病，但以学龄前及学龄期儿童为多见，2岁以下小儿很少罹患。本病传染性较强，易在儿童集体机构发生流行。一般预后良好，患病后可获终身免疫。少数重症患儿可出现邪陷心肝、毒窜睾腹之变证。流行性腮腺炎潜伏期为12～22天，在腮腺肿大前6天至肿后9天从唾液腺中可分离出腮腺炎病毒，故本病传染期为自腮腺肿大前24小时至消肿后3天。

西医学认为本病是由腮腺炎病毒引起的急性呼吸道传染病。传染源为患者及隐性感染者，主要通过直接接触、飞沫、唾液污染食具和玩具等途径传播。病毒经口鼻侵入机体后，在呼吸道上皮细胞内繁殖，然后进入血液循环，产生病毒血症。

【历史沿革】

其病名首见于金代窦杰《疮疡经验全书·痄腮》：“痄腮，毒受在耳根、耳聍，通于肝肾，气血不流，壅滞颊腮，是风毒症。”清代高秉钧《疡科心得集·辨鹭鹚瘟耳根痈异证同治论》：“夫鸬鹚瘟者，因一时风温偶袭少阳，脉络失和。”提出了痄腮的病因、病机、病位，至今仍指导儿科临床。

【病因病机】

本病的病因为感染风温邪毒。其病变部位主要在足少阳胆经，病情严重者可累及足厥阴肝经。

1. *邪犯少阳*　风温邪毒从口鼻而入，首犯肺卫。肺卫失宣，卫阳郁遏，故初起可见发热、恶寒、头痛、咽痛等肺卫表证；邪毒入里，内犯少阳经脉，循经上攻，与气血相搏，结于耳下腮部，则腮腺肿胀疼痛。

2. *热毒蕴结*　若感邪较重，或素体虚弱，正不胜邪，邪从火化。毒热炽盛，壅阻少阳经脉，气血凝滞，则致腮部胀甚疼痛，坚硬拒按，张口咀嚼不便；

热毒炽盛，则高热不退；邪热扰心，则烦躁不安；热毒内扰脾胃，则致纳少，呕吐；热邪伤津，则致口渴欲饮，尿少而黄。

3. 邪陷心肝　足少阳胆经与足厥阴肝经互为表里。热毒炽盛者，邪盛正衰，邪陷厥阴，扰动肝风，蒙蔽心包，可见高热、抽搐、昏迷等症。

4. 毒窜睾腹　足厥阴肝经循少腹络阴器，邪毒内传，引睾窜腹，可见睾丸肿胀、疼痛，或少腹疼痛等症。

5. 毒结阳明　若邪毒循胸过肋，入脘腹，结阳明者，则可出现上腹疼痛剧烈、恶心呕吐等症。

【临床表现】

一、症状和体征

初病时可有发热，腮腺肿大以耳垂为中心，向前、后、下扩大，边缘不清，触之有弹性感、疼痛感，常一侧先肿大，2～3 天后对侧亦出现肿大。腮腺管口红肿，或同时有颌下腺肿大。

二、并发症

1. 脑膜炎　常发生在腮腺肿大前后或同时，表现有发热、头痛、呕吐、精神差等症状，可伴颈项强直、嗜睡、抽搐及昏迷，克氏征阳性、布氏征阳性、巴氏征阳性。脑脊液检查：脑脊液压力均增高，脑脊液外观清亮或微浑浊，蛋白可有轻度增高，糖及氯化物正常，部分患儿细胞数升高，以淋巴细胞为主。脑电图检查可有表现异常，以弥漫性慢活动波增多为主。

2. 急性胰腺炎　常表现为在腮腺肿大后 3～5 日出现胰腺炎的临床表现。患儿有发热、频繁呕吐、上腹部疼痛。外周血常规检查偏高，尤其以中性粒细胞偏高为主。血和尿中淀粉酶在腮腺肿胀消退后仍明显增高（高于正常值的 2 倍以上）。胰腺 B 超检查可见胰腺肿大，回声减低，包膜欠光整。

3. 睾丸炎　多发生于青春期的男孩。多于腮腺肿大 1 周左右出现阴囊肿胀、一侧或双侧睾丸肿大，疼痛和局部皮肤潮红。

除以上常见的并发症外，还有颌下腺炎、肺炎、心肌炎等。

【辅助检查】

1. 血常规检查　血白细胞总数正常或偏低，继发细菌感染者血白细胞总数及中性粒细胞均增高。

2. 血清和尿淀粉酶测定　血清及尿中淀粉酶活性与腮腺肿胀相平行，2 周左右恢复至正常。

3. 病原学检查　从患儿唾液、脑脊液、尿或血中可分离出腮腺炎病毒。用补体结合试验或 ELISA 法检测抗 V(virus)和抗 S(soluble)两种抗体，S 抗体在疾病早期的阳性率为 75%，可作为近期感染的证据，6～12 个月逐渐下降消失，病后 2 年达最低水平并持续存在。

【诊断与鉴别诊断】

一、诊　断

1. 病史　流行性腮腺炎流行期间，发病前 2～3 周有流行性腮腺炎接触史。

2. 症状、体征　初病时可有发热、头痛、咽痛。腮腺肿大以耳垂为中心，向前、后、下扩大，边缘不清，触之疼痛，有弹性感。常一侧先肿大，2～3 天后对侧亦出现肿大。腮腺管口红肿，或同时有颌下腺肿大。

3. 并发症　可并发脑膜脑炎、睾丸炎、卵巢炎、胰腺炎等。

4. 血常规检查　血白细胞总数正常或偏低，淋巴细胞相对增高，继发细菌感染者血白细胞总数及中性粒细胞均增高。

5. 血清和尿淀粉酶测定　血清淀粉酶及尿淀粉酶活性增高，与腮腺肿胀相平行，2 周左右恢复至正常。

6. 病原学检查　从患儿唾液、脑脊液、尿或血中可分离出腮腺炎病毒；血清特异性抗体阳性。

二、鉴别诊断

1. 化脓性腮腺炎　中医名发颐。腮腺肿大多为一侧；表皮泛红，疼痛剧烈，拒按；按压腮部可见口腔内腮腺管口有脓液溢出；无传染性；血白细胞总数及中性粒细胞增高。

2. 其他病毒性腮腺炎　流感病毒、副流感病毒、巨细胞病毒、艾滋病病毒等都可引起腮腺肿大，对再次发生腮腺炎的病例，应做抗体测定，如为阴性，应考虑其他病毒引起的腮腺炎，可依据病毒分离加以鉴别。

3. 急性淋巴结炎　耳前、颈部、颌下淋巴结炎，有时易与腮腺炎、颌下腺炎相混淆，应注意鉴别。急性淋巴结炎属中医学的"痰毒"范畴，其部位不以耳垂为中心，以颌下臀核肿大为主，肿胀的性质以边缘清楚、质地坚硬、红肿热痛、可化脓，有急性中耳炎、头面或扁桃体炎等原发感染病灶，腮腺管口无红肿，周围血常规白细胞总数及中性粒细胞增高。

【辨证思路】

临证时须根据主诉与接触史，结合全身症状，以经络辨证为主。

1. 辨别常证、变证 根据全身及局部症状，凡发热、耳下腮肿，但无神志障碍，无抽搐，无睾丸肿痛或少腹疼痛者为常证，病在少阳经为主；若高热不退、神志不清、反复抽搐，或睾丸肿痛、少腹疼痛者为变证，病在少阳、厥阴二经。属毒结阳明者，则可出现上腹疼痛剧烈、恶心呕吐等症。

2. 辨别轻症、重症 常证以少阳经脉病变为主，有轻、重之别。轻证属温毒在表，以轻微发热、恶寒、咽痛、腮部肿胀略痛、触之不硬为特点；重证因热毒炽盛，蕴结于内，故初起即见高热烦躁、头痛呕吐、口渴引饮、腮部肿痛剧烈、触之坚硬、张口困难等。

【治疗】

本病治疗以清热解毒，软坚散结为基本法则。轻证以疏风清热为主，重证以清热解毒为先。无论轻证、重证，都应佐以软坚散结之品，以期邪散毒解，壅滞疏通，肿消痛止。出现变证者，又当施以开窍息风、清肝泻火、活血通络等法。本病治疗在内服药物的同时，配合外治疗法，有助于腮部肿胀的消退。常证邪犯少阳证治以疏风清热，散结消肿；热毒壅盛证治以清热解毒，软坚散结。变证邪陷心肝证治以清热解毒，息风开窍；毒窜睾腹证治以清肝泻火，活血止痛；毒结阳明证，实少阳阳明共病，则治以和解少阳，泻热散结。

一、中医治疗

(一)分证论治

1. 常证

(1)邪犯少阳证

证候：轻微发热恶寒，一侧或两侧耳下腮部漫肿疼痛，触之痛甚，咀嚼不便，或有头痛、咽红疼痛、纳少，舌质红，苔薄白或薄黄，脉浮数。

治法：疏风清热，散结消肿。

主方：柴胡葛根汤(《外科正宗》)加减。

常用药：柴胡、黄芩、牛蒡子、葛根、桔梗、金银花、连翘、板蓝根、夏枯草、赤芍、僵蚕。

加减：热甚者，加生石膏、栀子；咽喉肿痛者，加马勃、玄参、甘草；纳少呕吐者，加竹茹、陈皮；发热恶寒者，加白芷、紫苏叶；咳嗽者，加前胡、浙贝母；若腮肿较著者，可加丹参、青皮。

(2)热毒壅盛证

证候：高热，一侧或两侧耳下腮部漫肿胀痛，范围大，坚硬拒按，张口咀嚼困难，或有烦躁不安，面赤唇红，口渴欲饮，头痛呕吐，咽红肿痛，颌下肿块胀痛，纳少，尿少而黄，大便秘结，舌质红，舌苔黄，脉滑数。

治法：清热解毒，软坚散结。

主方：普济消毒饮(《东垣试效方》)加减。

常用药：柴胡、黄芩、黄连、连翘、升麻、板蓝根、蒲公英、牛蒡子、马勃、玄参、薄荷、夏枯草、陈皮、僵蚕。

加减：热甚者，加生石膏、知母；腮部肿胀甚，坚硬拒按者，加海藻、昆布、牡蛎、赤芍、牡丹皮；呕吐者，加竹茹；大便秘结者，加大黄、玄明粉；口渴唇燥伤阴者，重用玄参，加天花粉。

2. 变证

(1)邪陷心肝证

证候：高热不退，耳下腮部漫肿疼痛，坚硬拒按，头痛项强，烦躁，呕吐剧烈，神昏嗜睡，反复抽搐，舌红，苔黄，脉弦数。

治法：清热解毒，息风开窍。

主方：清瘟败毒饮(《疫疹一得》)加减。

常用药：栀子、黄连、连翘、板蓝根、水牛角、生地黄、生石膏、牡丹皮、赤芍、竹叶、玄参、芦根、钩藤、全蝎、僵蚕。

加减：头痛剧烈者，加用龙胆草、石决明；恶心呕吐甚者，加竹茹、代赭石；神志昏迷者，加服至宝丹；抽搐频作者，加服紫雪丹。

(2)毒窜睾腹证

证候：腮部肿胀同时或腮肿渐消时，一侧或双侧睾丸肿胀疼痛，或脘腹疼痛，少腹疼痛，痛时拒按，或伴发热、呕吐，溲赤便结，舌红，苔黄，脉数。

治法：清肝泻火，活血止痛。

主方：龙胆泻肝汤(《医方集解》)加减。

常用药：龙胆草、栀子、黄芩、黄连、蒲公英、柴胡、川楝子、荔枝核、延胡索、桃仁、赤芍。

加减：若睾丸肿痛明显者，加青皮、乌药、延胡索、莪术；若伴见鞘膜积液者，加萆薢、车前子；若腹胀、少腹疼痛、便秘者，加大黄、枳壳、木香；若热盛者，加蒲公英、紫花地丁；若睾丸肿硬难消者，可加胆南星、大贝母、牡蛎、昆布、僵蚕、莪术、三棱。

(3)毒结阳明证

证候：腮部肿胀同时或腮肿渐消时，脘腹痛甚，胀满拒按，呕吐频繁，大便秘结，痛时拒按，或伴发热、呕吐，溲赤便结，舌红，苔黄，脉数。

治法：和解少阳，泻热散结。

主方：大柴胡汤（《金匮要略》）加减。

常用药：柴胡、黄芩、枳实、大黄、芍药、半夏、生姜、大枣、蒲公英、郁金、竹茹、川楝子、虎杖、甘草。

加减：大便溏泄者，去大黄，加苍术、煨木香；腹痛剧烈者，加川芎、红花、牡丹皮。

（二）中成药

1. *腮腺炎片*　用于邪犯少阳证。

2. *蒲地蓝消炎口服液*　用于邪犯少阳证。

3. *赛金化毒散*　用于热毒壅盛证。

4. *龙胆泻肝丸*　每服3～6g，每日2次。用于毒窜睾腹变证。

5. *安宫牛黄散*　每服0.3～0.6g，每日1～2次。用于邪陷心肝变证。

（三）药物外治

1. 如意金黄散，适量，以醋或茶水调，外敷患处，每日1～2次。用于腮部肿痛。已破溃者禁止外用。

2. 玉枢丹，每次0.5～1.5g，以醋或水调匀，外敷患处，每日2次。用于腮部肿痛。已破溃者禁止外用。

3. 鲜生地黄、鲜蒲公英、鲜芙蓉花叶、鲜败酱草、鲜马齿苋：任选1种，也可两种合用，适量，捣烂外敷患处。每日1～2次。用于腮部肿痛。

4. 鲜芙蓉叶、鲜败酱草各适量，捣烂；青黛10g，大黄10g，皂角刺10g，荔枝核10g，研细末。将以上药物混合、调匀，敷睾丸肿痛部位，并用布带托起睾丸，药干则用清水调湿继用。每日1次。用于睾丸肿痛者。

（四）针灸疗法

1. *体针*　主穴：翳风、颊车、合谷、外关、关冲。随证加减：温毒郁表加风池、少商；热毒壅盛加商阳、曲池、大椎；睾丸肿痛加太冲、曲泉；惊厥神昏加人中、十宣；脘腹疼痛加中脘、足三里、阳陵泉。用泻法，强刺激，每日1次，每次留针30分钟，或点刺放血。

2. *耳针*　取穴：耳尖、对屏尖、面颊、肾上腺。耳尖用三棱针点刺放血，余穴用毫针强刺激，每次留针20～30分钟，每日或隔日1次。用于腮部肿痛。

3. *耳穴贴压*　取穴：双侧腮腺、皮质下、肾上腺、面颊。用王不留行按压在穴位上，胶布固定，按压每个穴位，以耳郭发热为度。每日按4～5次，一般3～4日为1个疗程。用于腮部肿痛。

（五）激光疗法

用氦氖激光照射少商、合谷、阿是穴。每穴照射5～10分钟，每日1次，连用3～5天，用于腮部肿痛。

（六）灯火燋法

取角孙、阳溪。剪去头发，取一根火柴棒点燃，对准穴位迅速灼灸。每日1次，连用3～4日。用于腮部肿痛。

（七）推拿疗法

清天河水200次，退六腑300次，揉阳池100次，揉小天心300次，揉一窝蜂200次。发热重加推天柱骨300次；恶心呕吐加揉板门、运八卦各100次、推天柱骨200次；头痛加开天门、推坎宫、运太阳、揉耳后高骨各50～100次；烦躁加清心经、平肝经各200次；腹痛加拿肚角50次；发热便秘加清大肠300次。每日1次，重者每日2次。

二、西医治疗

1. *对症治疗*　高热时给予物理降温，或口服阿司匹林等退热药；烦躁时可给予苯巴比妥等镇静药；呕吐频繁，不能进食应予输液，保证液体量和电解质平衡，口服甲氧氯普胺以止吐。

2. *并发症治疗*　①脑膜（脑）炎：颅压高者，用20%的甘露醇每次0.25～0.5g/kg，静脉推注，待症状改善后逐步停用；惊厥者，用苯巴比妥钠每次5～8mg/kg，肌内注射，或地西泮每次0.2～0.3mg/kg，肌内注射或静脉注射；短期应用肾上腺皮质激素可改善症状。②睾丸炎：应卧床休息，用棉花及T字条带托起阴囊，以减轻疼痛，局部冷湿敷或硫酸镁冷湿敷。肾上腺皮质激素可使睾丸肿痛在24小时后明显减轻，促进肿胀消退，如泼尼松每日0.5～1mg/kg，口服；或地塞米松每日0.5～1mg/kg，分2次静脉注射，肿痛消退后减量至停药。加用抗生素以预防局部继发细菌感染。③胰腺炎：应禁食，对症治疗，补充液体和能量，注意水、电解质平衡。呕吐及腹痛剧烈者，给予山莨菪碱每次0.5～1mg/kg，静脉或肌内注射，每日2～3次。待症状缓解后，逐渐恢复流质或半流质饮食，同时加用抗生素预防继发感染。

3. *抗病毒治疗*　目前尚缺乏抗腮腺炎病毒的特效药。静脉应用利巴韦林和干扰素，可取得一定效果。

【预防调护】

一、预　防

1. 流行性腮腺炎流行期间，易感儿应少去公共场所。幼儿园及中、小学校等集体单位要经常体格检查，有接触史的可疑患儿，要进行隔离观察，并用板蓝根 15～30g，煎汤口服，每日 1 次，连服 3～5 天。

2. 未曾患过本病的儿童，可给予免疫球蛋白，效果良好。

3. 生后 14 个月可给予减毒腮腺炎活疫苗。

二、调　护

1. 发病期间应隔离治疗，直至腮部肿胀完全消退后 3 天为止。患儿的衣被、用具等物品均应煮沸清毒。居室用食醋加水熏蒸，每次 30 分钟，每日 1 次，进行空气消毒。

2. 患儿应卧床休息直至热退，并发睾丸炎者适当延长卧床休息时间。

3. 给易消化、清淡流质饮食或软食为宜，忌吃酸、硬、辣等刺激性食物。每餐后用生理盐水或 4% 硼酸溶液漱口或清洗口腔，以保持口腔清洁。

4. 高热、头痛、嗜睡、呕吐者密切观察病情，及时给予必要的处置。睾丸肿大痛甚者，局部可给予冷湿敷，并用纱布做成吊带，将肿胀的阴囊托起。

（吴力群）

第七节　百日咳

百日咳是由百日咳杆菌引起的急性呼吸道传染病，临床以阵发性痉挛性咳嗽，咳后伴有深长的鸡鸣样吸气性吼声，最后倾吐痰沫为特征。本病四季均可发病，但以冬春多见。发病于任何年龄，10 岁以下多见，且以婴幼儿更易罹患；因本病抗体不能通过胎盘，新生儿亦可发病。病程较长，可持续 2～3 个月，病后可获得持久免疫，年幼及体弱患者易并发肺炎、脑炎等，甚至死亡。本病的病原为百日咳杆菌，传染源主要为百日咳患者，发病前 1～2 天至病程 3 周内传染性最强，带菌者及不典型患者均有传染性。主要通过空气飞沫传播。自广泛施行百日咳疫苗接种后，本病发病率、病死率明显下降。

古代医籍对本病有许多描述，因其咳嗽阵发，而称“顿咳”“顿嗽”“顿呛”；因其咳时颈项伸引，状如鹭鸶，而称“鹭鸶咳”；因其具有传染性，而称“天哮呛”“疫咳”等。

【历史沿革】

早在《黄帝内经》中，就有类似百日咳症状的记载，《素问·咳论》云：“胃咳之状，咳而呕。”又云：“久咳不已，则三焦受之……此皆聚于胃，关于肺，使人多涕唾而面浮肿气逆也。”宋代钱乙《小儿药证直诀》进一步论述了本病的主症，并创制了“百部丸”治疗。《活幼心书·咳嗽》：“有一症，咳嗽至极时，顿呕吐乳食，与痰俱出尽方少定，此名风痰壅盛”。《温病条辨·解儿难·疹论》：“凡小儿连咳数十声不能回转，半日方回如鸡声者，千金苇茎汤合葶苈大枣泻肺汤主之。近世用大黄者杀之也。盖葶苈走肺经气分，虽兼走大肠，然从上下降，而又有大枣以载之，使不急于趋下。大黄则纯走肠胃血分，下有形之滞，并不走肺，徒伤其无过之地故也。”

现代医学对百日咳的研究，主要是抗百日咳杆菌及镇咳、镇静治疗。对百部、黄连及动物胆汁的实验和临床研究取得了一定的进展。经现代动物实验证实，百部碱能降低动物呼吸中枢的兴奋性，抑制咳嗽反射，而达到止咳的目的。在辨证论治方面，大多趋向于按照百日咳病程分期论治。有学者研究发现在应用抗生素的同时，加用益气滋阴、清热宣肺、化痰止咳组方的中药，可有效缓解痉咳期的症状，明显缩短疗程。

【病因病机】

病因为百日咳时邪。邪毒从口鼻而入，侵犯肺卫，肺气失宣，表卫失和，则咳嗽、流涕，或有发热。疫邪化火，痰火胶结，气道阻塞，气冲上逆，则咳嗽阵作，甚则连咳数十声。痰涎吐出后，气道通畅，咳嗽暂时缓解。病久影响他脏，犯胃则胃失通降，而见呕吐。肺与大肠相表里，肺为水之上源，肺气宣降失常，大肠、膀胱亦随之失约，故咳剧则二便失禁。若引动心、肝之火，乘肺则衄血、咯血。婴幼儿体禀不足，肺气娇弱，痰热蕴阻，可兼见肺气闭郁，产生咳喘气促之肺炎喘嗽。若痰浊内阻，痰盛生惊，则可见昏迷、抽搐之变证。病至后期，邪气渐退，气阴耗伤，可见肺脾气虚或肺阴亏损。

总之，百日咳时邪郁于肺经，化火生痰，交结气道，导致肺失清肃，肺气上逆为本病的主要病因病机。

鲍特百日咳杆菌为本病的致病菌。具有黏附性的百日咳杆菌附着在喉、气管、支气管等黏膜上皮的纤毛上，大量繁殖并释放内毒素，致使上皮细胞纤毛麻痹甚至坏死，纤毛正常功能受到破坏；同时，细菌及毒素引起腺体分泌增加，所产生的黏稠分泌物无法经由纤毛运动排出，不断堆积并刺激呼吸道末梢神经，反射性地通过咳嗽中枢引起痉挛性咳嗽。

【临床表现】

一、症状和体征

潜伏期2～21天，一般为7～14天。可分为初咳期、痉咳期、恢复期。

初咳期：自发病至出现阵发性痉挛性咳嗽，一般为7～10天。最初有上呼吸道感染的症状，如咳嗽、喷嚏、发热等，2～3天后，咳嗽为突出表现，且日渐加重，常日轻夜重。

痉咳期：出现明显的阵发性、痉挛性咳嗽，一般持续2～6周，亦可长达2个月以上。痉咳特点为成串的、接连不断的痉挛性咳后，伴一次深长吸气，发出特殊的高音调鸡鸣样吸气性吼声。痉咳可反复多次出现，直至咳出大量黏稠痰液，有时伴呕吐。间歇期无特殊表现。咳嗽虽重，但无并发症者肺部无明显阳性体征。年幼体弱儿，常无典型痉咳，缺乏鸡鸣样吼声，表现为阵发性憋气、青紫，甚则窒息、惊厥。

恢复期：痉咳消失，咳嗽减少，病程为2～3周。并发肺炎、肺不张等其他病症者，可迁延不愈，持续数月。

整个病程中体检较少阳性发现，少数可见舌系带溃疡，新生儿和3个月以下婴儿常不出现典型痉咳，多见咳数声后即发生屏气、发绀，以至窒息、惊厥或心脏停搏。

二、并发症

1. 肺炎　多在痉咳期继发其他细菌感染。症见高热，咳嗽气促，甚则呼吸困难、口唇发绀，肺部可闻及湿啰音，或呼吸音减低等。

2. 百日咳脑病　因百日咳杆菌内毒素引起。多见于痉咳后期，病情严重，有意识障碍、抽搐、严重时昏迷。可伴有脑膜刺激征或神经系统病理反射阳性，脑脊液基本正常。

【辅助检查】

1. 血常规检查　发病早期外周血白细胞计数升高，痉咳期最为明显，常为$(20～50)\times10^9/L$，其中以淋巴细胞为主，一般＞60%，亦有高达＞90%，多为成熟的小淋巴细胞。有继发感染时中性粒细胞增高。

2. 细菌学检查

(1)细菌培养：发病早期采用鼻咽拭子或咳碟法培养阳性率较高，发病第1周可达90%左右，以后逐渐降低，至第4周阳性率只有2%。

(2)单克隆抗体菌落印迹试验：此法快速，48小时可出结果，敏感度高，可用于早期诊断。

(3)荧光抗体法：此法在早期阳性率达75%～85%，可协助诊断，但要注意有假阳性。

3. 血清学检查　主要用于回顾性诊断或不典型病例的辅助诊断：酶联免疫吸附试验可以测定百日咳特异性IgA、IgG、IgM抗体作为早期诊断的依据，对细菌培养阴性者更有意义。

4. 分子生物学检测　用PCR检测患者鼻咽分泌物百日咳杆菌DNA，具有快速、敏感、特异度强的优点。

5. 嘌呤环化酶(AC)活性检测　此法最大的优点是快速，且阳性率高，用于早期诊断有较大前途。

【诊断与鉴别诊断】

一、诊　断

1. 流行季节多见，有接触史，常未接种白百破疫苗。

2. 痉咳期典型的痉咳症状，及面目水肿，目睛出血，舌下系带溃疡症状。对于发病初期在感冒症状减轻或消退后，咳嗽反增，日轻夜重者应高度怀疑本病。

3. 血常规白细胞高达$(30～50)\times10^9/L$，淋巴细胞占50%～70%或以上。咽拭子细菌培养早期阳性率较高。

二、鉴别诊断

1. 感冒　无明显逐日加重及日轻夜重的咳嗽症状，病程较短，易于康复。

2. 支气管炎、肺炎　副百日咳杆菌、腺病毒、呼吸道合胞病毒及副流感病毒等引起的支气管炎、细支气管炎、肺炎亦可表现百日咳样痉咳，主要依靠病原学或血清学检查进行鉴别。普通肺炎无鸡鸣样吸气性吼声，常伴发热，肺部听诊有干或湿啰音，胸部X线片有炎症改变。

3. 气管、支气管异物　有异物吸入史，起病突然，无鸡鸣样吸气性吼声。

4. 肺门淋巴结结核　肿大的淋巴结压迫气管、支气管可引起痉咳，但无日轻夜重现象，有结核接触史，结核中毒症状，结核菌素试验阳性或肺部X

线检查发现结核病灶等可资鉴别。

【辨证思路】

百日咳的辨证应注意辨轻重，痉咳不甚，发作次数较少，痉咳时痛苦表现较轻、持续时间较短，易于恢复者，为轻证；痉咳剧烈，发作频繁，痉咳时痛苦万状，常伴见咯血、衄血、目睛出血、两胁胀痛、舌下生疮、面目水肿、二便失禁，且痉咳持续时间长，发生变证或难于恢复者，为重证。

【治疗】

本病以泻肺清热，化痰降逆为基本治则。按不同的阶段又有宣肺、泻肺、养肺之侧重。初期宜疏风达邪，宣肺止咳；痉咳期宜化痰降逆，泻肺清热；恢复期宜养阴润肺或益气健脾。变证者，痰热闭肺治以清热解毒、宣肺化痰；痰热内陷心肝则宜清热化痰、开窍息风。本病主证虽呛咳不已，但不可妄用止涩之药，以防留邪为患。痉咳期痰火证居多，不可早用滋阴润肺之品，以防痰火不清，病程迁延难愈。

一、中医治疗

(一)分证论治

1. 邪犯肺卫(初咳期)

证候：初起咳嗽，流涕，或有发热、咽红，2～3天后，咳嗽逐渐加重，日轻夜重，痰液稀白或稠黄，舌质红，苔薄白或薄黄，脉浮有力，指纹浮红或浮紫。

治法：疏风解表，宣肺止咳。

主方：桑菊饮(《温病条辨》)加减。

常用药：桑叶、菊花、桔梗、百部、苦杏仁、紫苏叶、枇杷叶、连翘、芦根、薄荷、甘草。

加减：痰稠不易咳出加瓜蒌、鲜竹沥、黛蛤散；咳重并趋向阵发加龙胆草、僵蚕。

2. 痰火阻肺(痉咳期)

证候：阵发性痉咳，伴吸气性鸡鸣样吼声，吐出痰涎及食物而止，入夜尤甚，痰液黏稠，可伴呕吐、胁痛、舌下生疮、目睛出血、咯血、衄血、二便失禁，舌质红，苔薄黄或黄腻，脉滑数，指纹紫滞。小婴儿可伴窒息、神昏、抽搐。

主方：桑白皮汤(《景岳全书》)合葶苈大枣泻肺汤(《金匮要略》)加减。

常用药：桑白皮、半夏、紫苏子、百部、苦杏仁、浙贝母、黄芩、黄连、栀子、葶苈子、大枣。

加减：痉咳频作加僵蚕、蜈蚣、龙胆草、钩藤；痰液黏稠加鲜竹沥、海浮石；呕吐频繁加代赭石、旋覆花、竹茹；两胁疼痛加柴胡、郁金、桃仁；目睛红赤加菊花、生地黄；咯血、衄血加白茅根、藕节炭、侧柏叶；夜间咳频加天冬、麦冬。神昏、抽搐加全蝎、蜈蚣。

3. 气阴耗伤(恢复期)

证候：痉咳缓解，鸡鸣样吼声消失。可见咳声无力，痰白清稀或干咳无痰，神倦乏力，气短懒言，声音嘶哑，纳呆食少，自汗或盗汗，大便不实，舌质淡，苔少或无苔，脉细数。

治法：益气养阴，润肺止咳。

主方：人参五味子汤(《幼幼集成》)合沙参麦冬汤(《温病条辨》)加减。

常用药：党参、沙参、白术、茯苓、枇杷叶、百部、五味子、麦冬、玉竹、桑叶、天花粉、甘草。

加减：咳嗽不止加紫菀、款冬花、苦杏仁；纳呆食少加砂仁、六神曲、麦芽；大便不实加白扁豆、山药；盗汗甚加地骨皮、浮小麦、牡蛎；大便干结加火麻仁、瓜蒌。

(二)中成药

1. 羊胆丸　适用于初咳期、痉咳期。

2. 鹭鸶咳丸　适用于初咳期、痉咳期。

3. 二冬膏　适用于肺阴不足证。

(三)单方验方

1. 蜈蚣、甘草等份为末，每服1～2g，每日3次，蜜水调服。用于痉咳期。

2. 大蒜疗法：紫皮大蒜，制成50%糖浆。5岁以内每次5～10ml，5岁以上每次10～20ml，1日3次，连服7日。用于痉咳期。

3. 百部10g，白前10g，白梨(清水洗净，连皮切碎)1个。同煮，加少量白糖，去渣饮汤，每日2～3次，连服5～6日。用于痉咳期。

(四)针灸疗法

主穴取合谷、尺泽、肺俞，配穴取曲池、丰隆、内关。用泻法，不留针。每日1次，5次为1个疗程。用于痉咳期。

(五)推拿疗法

逆运八卦，退六腑，清胃，揉小横纹。每日1次，10次为1疗程。用于痉咳期。

二、西医治疗

1. 一般治疗　按呼吸道传染病隔离，保持室内安静、空气新鲜、温度适当，注意避免诱发患儿痉咳的因素，进食营养丰富，易于消化的食物，注意补充各种维生素和钙剂。镇静药能减少患儿因恐惧、忧虑、烦躁而诱发的痉咳,同时保证睡眠。小婴儿痉咳严重时应有专人守护。发生窒息时及时吸痰,如发生脑水肿,及时进行脱水治疗,防止脑疝发生。

2. *抗菌治疗*　卡他期应用抗生素可以减轻甚至不发生痉咳,进入痉咳期后应用,则不能缩短百日咳的临床过程。抗生素首选红霉素,红霉素能渗进呼吸道分泌物中达到有效浓度。或选用新的大环内酯抗生素如罗红霉素、阿奇霉素等。

3. *并发症治疗*　合并支气管炎或肺炎时给予抗生素治疗。单纯肺不张可采取体位引流、吸痰、肺部理疗等。合并脑病时可用复方氯丙嗪或苯巴比妥钠抗惊厥治疗。出现脑水肿可用甘露醇,必要时用地塞米松静脉滴注。百日咳免疫球蛋白可用于脑病患儿,亦可使痉咳减轻。

【预防护理】

一、预　防

1. 隔离患儿3～4周,有密切接触史者观察21天。

2. 预防可接种白喉类毒素、百日咳菌苗、破伤风类毒素(DPT)三联制剂。

二、护　理

1. 痉咳时轻拍背部,使痰液易咳出,防止痰液吸入引起窒息。

2. 小婴儿患百日咳要密切观察,发生窒息、神昏、抽搐时及时抢救。

3. 注意休息、营养,室内空气要流通,保持一定湿度,避免痉咳诱发因素。

（薛　征）

第八节　流行性乙型脑炎

流行性乙型脑炎是由流行性乙型脑炎病毒引起的急性中枢神经系统传染病,临床以高热、抽搐、昏迷为主要特征。发病有明显季节性,以7、8、9三个月为多见,任何年龄均可发生,但以10岁以下,尤其是2—6岁小儿发病率最高。轻症患儿,若治疗及时,预后尚好;重症患儿,常发病急骤,传变迅速,易出现内闭外脱、呼吸障碍等危象,即使存活,也往往留有后遗症,甚或造成终身残疾。西医学认为本病的病原为乙脑病毒。乙脑是人兽共患疾病,人和许多动物,如猪等感染后都可成为传染源。蚊虫是主要的传播媒介,被感染的蚊虫通过叮咬人和动物而传播。大规模推行预防接种疫苗后,发病率明显下降,以散发为主。感染后可获得较持久的免疫力,再次患病者甚少。

本病属中医学暑温范畴。温病学对于暑温又有“暑风”“暑痉”“暑厥”之名。“暑风”者手足搐搦而动,“暑痉”以项强或角弓反张为名,“暑厥”必见手足逆冷。

【历史沿革】

《素问·热论》:“凡病伤寒而成温者,先夏至日者为病温,后夏至日者为病暑。暑当与汗皆出,勿止”。温病学对暑温有“暑风”“暑痉”“暑厥”等病名,分别以其临床症状命名。《活幼心书·急惊》:“暑风一症,因夏月感冒风寒太甚,故面垢唇红,脉沉细数,忽发惊搐,不省人事。治用消暑清心饮、辰砂五苓散及琥珀抱龙丸自安,切勿以温剂调补,热气得补则复盛,尤宜戒之”。《医宗金鉴·幼科杂病心法要诀·暑证》:“小儿暑病有四证,中暑阳邪伤暑阴,暑风攻肝抽搐见,暑厥攻心不识人。”“暑风抽搐似惊风,烦渴汗热便黄红,先用加味香薷饮,继用玉露散即宁”。

现代研究表明中医药在控制本病症状、提高治愈率、减少后遗症等方面,具有明显优势。辨证施治是中医治疗疾病的核心,临床多数医家采用辨证施治的法则治疗流行性乙型脑炎,能明显缩短体温降至正常时间和病程,有效改善昏迷和抽搐等症状,在提高治愈率、减少后遗症、降低死亡率方面均优于西医对照组。中西医结合疗法较单一疗法有明显优势。

【病因病机】

病因为感受乙脑时邪。

邪毒从肌表而入,按温病卫、气、营、血规律传变。暑邪初侵卫分,表卫失和,可见发热、微恶风寒等症;暑邪迅速化火,传入气分,阳明热炽,则见高热、口渴、便秘等;暑多夹湿,若湿邪偏重,易困阻太阴,蒙蔽清阳,可见脘痞、呕恶、便溏、嗜睡等。热毒内窜营分,陷于厥阴,闭阻心窍,引动肝风,则见高热、昏迷、抽搐三大主症。此即是热盛生风,风盛生痰,痰盛生惊,相互转化,互为因果,形成热、痰、风三证。邪毒深入营血,营血热炽,伤津劫液,阴分受伤,热伏于内,则见身热夜甚。痰热交结,深闭心窍,内动肝风,则见昏迷不醒、反复抽搐。血分有热，迫血妄行，则见皮肤发斑、衄血等。壮热日久，元气大伤，则可见呼吸深浅不匀、节律不整，甚则正不敌邪，内闭外脱，而见面白肢厥、脉微欲绝。暑易伤阴耗气，邪正交争，病至后期常致气阴受伤，余邪留恋，热、痰、风不清，使病情迁延。若日久不愈，脏腑经络难以恢复功能，可致终身病残的后遗症。

总之，暑温时邪侵袭，按卫、气、营、血规律传变，热、痰、风相互转化为主要病因病机。由于邪毒传变迅速，常卫气同病、气营同病、营血同病，甚则内闭外脱。后期邪恋正虚，或余热未尽，或痰蒙清窍，或内风扰动，亦为热、痰、风不尽之病机变化。

乙脑为自然疫源性疾病，传染源及扩散宿主主要是感染的动物，人是终末宿主。感染病毒量大而毒力强时，病毒经血-脑屏障侵入中枢神经系统，引发相关性炎症和免疫损伤。

【临床表现】

一、症状和体征

1. 前驱症状　可有发热、头痛、精神萎靡、恶心、呕吐、腹痛、肌痛及上呼吸道感染症状等。

2. 神经系统症状体征

(1)颅内压增高：主要表现为明显头痛、喷射状呕吐、血压升高、心动徐缓、婴儿前囟饱满等，严重时可出现去脑强直状态，甚至出现脑疝而危及生命。

(2)意识障碍：轻者无意识障碍，重者可出现不同程度的意识障碍、精神症状和异常行为。少数患儿精神症状非常突出。

(3)惊厥：常出现全身性或局灶性抽搐。

(4)病理征和脑膜刺激征，均可阳性。

(5)局灶性症状体征：如肢体瘫痪、失语、脑神经障碍等。一侧大脑血管病变为主者可出现小儿急性偏瘫；小脑受累明显时可出现共济失调；脑干受累明显时可出现交叉性偏瘫和中枢性呼吸衰竭；后组脑神经受累明显时则出现吞咽困难，声音低微；基底神经节受累明显则出现手足徐动、舞蹈动作和扭转痉挛等。

二、临床分期

根据大部分患者的临床表现和经过，一般将本病的病程分为5期，即潜伏期、前驱期、极期、恢复期和后遗症期。但各期持续时间的长短在不同患者之间有所不同，各期之间也不一定有十分明确的界线。

1. 潜伏期与前驱期　本病的潜伏期为6～16天。前驱期一般持续3天左右。在此期，患者主要表现为发热、头痛、呕吐、食欲减退、易受激惹、呆滞、嗜睡等。

2. 极期　此期持续7天左右。患者出现高热、寒战、严重头痛、畏光、恶心、呕吐、腹痛、眩晕、高度兴奋、嗜睡等，常出现抽搐。随疾病发展出现神经系统体征，神志障碍波动大，可有颅内压增高表现，包括剧烈头痛、突发的喷射状呕吐、面色灰白、意识障碍恶化等，甚至出现脑疝而危及生命。

3. 恢复期　极期之后患者进入恢复期(1个月以上)。患者体温于数日内恢复正常，神经、精神症状好转。部分极期严重的病例可出现各种神经精神方面的异常。以后部分症状可消失，有些则形成后遗症。

4. 后遗症期　各类神经系统及精神方面的异常在半年后仍继续存在者，称为后遗症。较轻的后遗症经积极治疗护理，可逐渐恢复。有些则长期存在。

【辅助检查】

1. 外周血白细胞计数　病初多在$(10\sim20)\times10^9/L$，中性粒细胞增高至80%以上，嗜酸性粒细胞减少。

2. 脑脊液检查　外观无色透明或微混，压力增高，白细胞计数多在$(50\sim500)\times10^6/L$，白细胞分类计数在病初5日内以中性粒细胞为主，以后以淋巴细胞为主。蛋白稍高，糖正常或略高，氯化物正常。脑脊液恢复正常的速度不一致，一般为2周左右。

3. 血清学检查　如捕捉法ELISA试验、间接法ELISA、免疫荧光实验等，协助诊断。

【诊断与鉴别诊断】

一、诊　断

1. 发病时间有严格季节性，大多集中在7、8、9三个月，患儿居处有蚊虫滋生，多为易感儿童。

2. 起病急，有高热、头痛、呕吐、嗜睡等表现。重症患者有昏迷、抽搐、吞咽困难、呛咳和呼吸衰竭等症状。体征有脑膜刺激征、浅反射消失、深反射亢进、强直性瘫痪和阳性病理反射等。

3. 血常规可见白细胞总数增多，病初中性粒细胞在80%以上，随后淋巴细胞占优势。脑脊液检查压力增高，无色透明或轻微浑浊，蛋白质含量轻度增高，糖及氯化物正常，细菌检查阴性。血清中测出乙脑抗体 IgM 有早期诊断价值。病初可取脑脊液分离病毒，但阳性率较低。

二、临床分型

1. 轻型　体温超过 39℃，神志清醒或嗜睡，可有高热惊厥，但体温降低后惊厥停止。

2. 中型　体温可达 40℃，躁动、惊厥、昏睡乃至昏迷，可出现颅内压升高表现。

3. 重型　体温达 40℃以上，昏迷、躁动、出现反复或持续惊厥，浅反射甚至深反射消失，瞳孔缩小，对光反射存在。

4. 极重型　体温迅速上升，甚至达 41℃，深昏迷，出现呼吸衰竭或循环衰竭、瞳孔对光反射消失、吞咽及咳嗽反射亦消失。

三、鉴别诊断

1. 高热惊厥　多见于 6 个月至 3 岁的小儿，常在高热时出现，一般数秒或数分钟，惊止后意识正常，一般情况好，一次病程中无反复或连续性发作，往往有既往发作史，无神经系统阳性体征。

2. 中毒型细菌性痢疾　中毒型细菌性痢疾常在发病 24 小时内出现高热、昏迷、抽搐，更易内闭外脱，一般无脑膜刺激征，做肛门拭子检查或灌肠取粪便显微镜检查可见大量脓细胞、白细胞，并见红细胞。

3. 化脓性脑膜炎　经过不规则治疗的化脓性脑膜炎，其脑脊液改变可以与病毒性脑炎相似，应结合病史、治疗经过，特别是病原学检查进行鉴别。

【辨证思路】

本病的辨证重在辨别病情的轻重，以及热、痰、风证的变化。

1. 辨轻重　高热，意识障碍出现早，持续时间长，抽搐重，次数频繁，甚则出现内闭外脱危象为重证；反之为轻证。

2. 辨热、痰、风　邪在卫气，以热为主；邪入气营、营血，出现神昏、抽搐，为热、痰、风三证俱全。

3. 辨恢复期热、痰、风余证　低热不退为余热未尽，属热证；痴呆、狂躁、吞咽困难为痰蒙清窍，属痰证；肢体震颤、强直为内风扰动，属风证。

【治疗】

本病以清热、豁痰、开窍、息风为基本治则。根据卫、气、营、血的传变规律，热在卫表者，宜透表散热；热在阳明气分者，宜清气泻火或通腑泄热；邪郁化火，入营入血者，宜清营凉血，同时配合豁痰开窍，息风镇惊。恢复期宜扶正祛邪，余热未尽者，宜养阴或益气退热；痰蒙清窍者，宜豁痰开窍；内风扰动者，宜息风定痉。

一、中医治疗

（一）分证论治

1. 邪犯卫气

证候：突然发热，无汗或少汗，口渴，头痛，恶心，呕吐，神烦或嗜睡，颈项强直，舌质偏红，舌苔薄白或黄，脉浮数或洪数，指纹浮紫或紫滞。

治法：辛凉透表，清热解毒。

主方：银翘散（《温病条辨》）合白虎汤（《伤寒论》）加减。

常用药：金银花、连翘、淡豆豉、牛蒡子、荆芥、薄荷、芦根、桔梗、淡竹叶、甘草、生石膏、知母。

加减：湿偏重加香薷、藿香、厚朴、六一散；大便秘结加大黄、芒硝，或用凉膈散；呕吐重加竹茹、半夏；嗜睡明显加石菖蒲、郁金；颈项强直加葛根、钩藤、僵蚕。

2. 气营两燔

证候：持续高热，口渴引饮，剧烈头痛，恶心呕吐，烦躁不安，神昏谵语，颈项强直，四肢抽搐，痰鸣气粗，舌质红绛，舌苔黄糙，脉弦数，指纹紫滞。

治法：清气凉营，涤痰镇惊。

主方：清瘟败毒饮（《疫疹一得》）加减。

常用药：生石膏、知母、甘草、黄连、黄芩、栀子、水牛角、生地黄、赤芍、牡丹皮、连翘、玄参、桔梗。

加减：反复抽搐加羚羊角、钩藤、地龙；神昏谵语加安宫牛黄丸或紫雪丹；喉间痰鸣加鲜竹沥灌服，或用礞石滚痰丸；呕吐不止加玉枢丹；高热、昏迷、抽搐同时存在，舌质红绛，舌苔黄糙，脉大有力，使用一般清热、凉营、开窍、息风法难济其危，不论有无腹胀便秘，使用大剂调胃承气汤。

3. 邪入营血

证候：发热起伏，朝轻暮重，昏迷不醒，两目上视，牙关紧闭，颈项强直，反复抽搐，胸腹灼热，肢端逆冷，或有皮肤发斑，衄血，舌质紫绛而干，舌体卷缩僵硬，舌苔剥脱，脉细弦数，指纹紫。

治法：凉血护阴，开窍息风。

主方：犀角地黄汤（《备急千金要方》）合增液汤（《温病条辨》）加减。

常用药：水牛角、白芍、生地黄、牡丹皮、玄参、麦冬、石菖蒲、大青叶、全蝎。

加减：昏迷不醒加安宫牛黄丸；抽搐不止加羚

羊角、钩藤、地龙；痰涌加鲜竹沥、胆南星、天竺黄；若出现面白、肢厥者，急予独参汤灌服至宝丹；大汗淋漓、脉微欲绝者，急予参附龙牡救逆汤。

4. 邪恋正虚

(1)余热未尽

证候：低热不退，夜热早凉，虚烦不宁，盗汗时作，口干喜饮，偶有惊惕，舌红少苔，脉细数。

治法：养阴清热。

主方：青蒿鳖甲汤(《温病条辨》)加减。

常用药：青蒿、鳖甲、生地黄、知母、牡丹皮、地骨皮。

加减：盗汗加白芍、五味子；口干喜饮加石斛、天花粉；惊惕加石决明、珍珠母；心烦不宁加黄连、阿胶、磁石；大便干结加火麻仁、知母。纳呆便溏加太子参、白扁豆、山药。若属营卫失和，证见不规则发热，面色皖白，精神倦怠，纳呆食少，大便稀溏，舌质淡嫩，舌苔薄白，脉细无力者，可用黄芪桂枝五物汤加减。若余热内留不清，气阴两伤而低热不退者，可用竹叶石膏汤加减。

(2)痰蒙清窍

证候：意识不清，痴呆失聪，吞咽困难，喉间痰鸣，或狂躁哭闹，舌质红，苔腻，脉滑数。

治法：豁痰开窍。

主方：涤痰汤(《奇效良方》)加减。

常用药：茯苓、人参、甘草、橘红、胆南星、半夏、竹茹、枳实、石菖蒲。

加减：痰浊内阻神昏不醒、苔白腻者，加苏合香丸；痰火内扰狂躁不宁、舌绛苔黄者，加牛黄清心丸。

(3)内风扰动

证候：肢体震颤，不自主动作，或强直瘫痪，舌质红绛，舌苔剥脱，脉细弦数。

治法：息风止痉。

主方：大定风珠(《温病条辨》)加减。

常用药：龟甲、鳖甲、牡蛎、生地黄、白芍、麦冬、鸡子黄、阿胶、甘草。

加减：若体弱多汗、食少面黄加黄芪、太子参、山药。肢体震颤或强直瘫痪者加当归、丹参、红花、木瓜、鸡血藤。

(二)中成药

1. 牛黄千金散　适用于急性期邪燔气营证。

2. 清开灵口服液　适用于急性期邪燔气营证。

3. 神犀丹　适用于急性期邪燔气营、邪入营血证。

(三)针灸疗法

1. 取水沟、大椎、风府、内关、神门、丰隆，针刺，每日1次。用于恢复期痰蒙清窍狂躁不宁者。

2. 取大椎、风池、百会、内关、神门、丰隆，针刺，每日1次。用于恢复期痰蒙清窍痴呆者。

3. 取天突、廉泉、合谷、内庭，针刺，每日1次。用于恢复期痰蒙清窍吞咽困难者。

4. 取哑门、廉泉、通里、合谷、照海、涌泉，针刺，每日1次。用于恢复期痰蒙清窍语言障碍者。

5. 取上肢肩髃、曲池、外关、合谷，下肢环跳、风市、阳陵泉、足三里、委中、丘墟、昆仑，针刺，每日1次。用于恢复期内风扰动上、下肢强直性瘫痪者。

6. 取大椎、手三里、间使、合谷、阳陵泉、悬钟，针刺，1日1次。用于恢复期内风扰动肢体震颤者。

(四)推拿疗法

在恢复期、后遗症期对于关节强直、肢体瘫痪者，常采用推拿疗法，用推、揉、运、拿肢体相关经穴和部位，每日1次，每次15～30分钟。

二、西医治疗

对乙型脑炎尚无特异性抗病毒治疗方法。主要以全面支持和对症治疗。

1. 高热　对持续高热、频繁惊厥的患儿，用一般退热药往往难以使体温下降，因此须用物理方法降温。对头、颈、腋和腹股沟部置冰袋，冰块融尽后及时更换。

2. 惊厥　颅内压增高、脑实质本身的病变及缺氧等均可引起惊厥。因此在解痉治疗的同时，还应注意发生惊厥的可能。颅内压增高引起者，应积极脱水治疗。常用的解痉药物为苯巴比妥钠、氯丙嗪、地西泮、水合氯醛，可轮流使用。注意密切观察呼吸情况。

3. 脱水疗法　对于有明显颅内压增高征象的患儿应当及早使用脱水药。一般用20%的甘露醇溶液按2g/kg剂量给药，在30分钟内快速静脉输入或注射完毕。

4. 呼吸衰竭的治疗　积极的脱水疗法是其治疗内容之一。除此，对已经发生呼吸衰竭的患者需要做气管插管、气管切开、使用人工呼吸器、使用呼吸兴奋药等。

【预防护理】

一、预　防

1. 隔离患者至体温正常。猪是本病传播的主要传染源，故应搞好饲养场所的环境卫生，人畜居地分开，有条件者在流行季节前可给猪进行疫苗接种，从而控制人群间流行。

2. 积极灭蚊、防蚊，切断传播途径。

3. 及时预防接种，保护易感人群。

二、护　理

1. 病室保持通风凉爽。

2. 供给充足水分，给清淡富有营养的流质饮食，不能饮食者可用鼻饲，或静脉滴注营养要素。

3. 密切观察面色、呼吸、脉搏、血压、瞳孔等变化，及时发现危重症，以便抢救。

4. 昏迷、抽搐患者按急惊风护理。

（薛　征）

第九节　中毒型痢疾

中毒型痢疾（bacillary dysentery，toxic type）是急性细菌性痢疾的危重型。临床以起病急骤，突发高热、反复惊厥、嗜睡、迅速发生休克及昏迷为特征。本型多见于2—7岁健壮儿童，病死率高，必须积极抢救。近年来本病有减少趋势。中医称此型为“疫毒痢”。

【历史沿革】

中医称之为“疫毒痢”，又称为“疫痢”“时疫痢”“暴痢”“热毒痢”等。《寿世保元》记载“疫毒痢”的特点为“痢下作惊搐”。

【病因病机】

小儿脾胃薄弱，卫外不固，为发病内因，时邪疫毒，经口而入，蕴伏肠胃为发病外因。疫毒暴烈，小儿脏腑娇嫩，既易化火内闭，又易伤阳外脱，从而形成内闭外脱证。疫毒痢的病位除在脾、胃外，主要还在心包、肝、肾。阳盛之体感受疫毒则多从阳热而化。若毒邪峻烈，侵袭于人，由阳及阴，每发则多见闭、脱之证。

一、禀赋不足

小儿脾常虚，脾胃薄弱，易为湿热秽浊之邪气侵袭。

二、喂养不当

小儿饮食不知自节，喂养不当，或饮食不节，均易伤及小儿胃肠，正所谓邪之所凑，其气必虚。《诸病源候论》：“因饮食不节，胃肠虚弱，邪气乘之，则变为痢。”

三、感受外邪

感受湿热疫毒是本病发生的主要原因。夏秋之际，气候炎热，暑湿当令，疫毒之气充斥，邪毒从口而入，蕴伏肠胃，因正盛邪实，正邪相争，迅速化热化火，窜入厥阴，内闭心窍，引动肝风，往往脓血便未及下泄，即见高热、昏迷、抽搐等，而成毒热内闭证。若正不胜邪，可致毒热内闭，阳气外脱，出现面白肢厥，汗冷，息微、脉弱等症。

【临床表现】

本病的潜伏期多数为1～2天，短者数小时，长达8天。起病急骤，突发高热，常在肠道症状出现前发生惊厥，短时期内即可出现中毒症状。起病后体温很快上升至39℃以上，或达40～41℃。可伴有头痛、畏寒等症状，但无上呼吸道感染症状。肠道症状往往在数小时或十几个小时后出现，故常被误诊为其他热性疾病。

根据其主要表现又可分为以下三型：

1. 休克型（皮肤内脏微循环障碍型）　主要表现为感染性休克。早期可见面色灰白，唇周青灰，四肢冷，指（趾）甲发白，脉细速，心率增快。后期出现青紫，血压下降，尿量减少，脉细数或细弱，甚至不能触及，心音低钝，无尿。重者青紫严重，心率减慢，心音微弱，血压测不出。并可同时伴心、肺、血液及肾脏等多脏器功能不全的表现。

2. 脑型（脑微循环障碍型）　因脑缺氧、水肿而发生反复惊厥、昏迷和呼吸衰竭。早期有嗜睡、呕吐、头痛、血压偏高，心率相对缓慢。随病情进展很快出现昏迷、频繁或持续惊厥。瞳孔大小不等、对光反射消失，呼吸深浅不匀、节律不整，甚至呼吸停止。此型较严重，病死率高。

3. 肺型（肺微循环障碍型）　又称呼吸窘迫综合征，以肺微循环障碍为主，常在中毒性痢疾脑型或休克型基础上发展而来，病情危重，病死率高。

4. 混合型　上述两型或三型同时或先后出现，是最为凶险的一型，病死率很高。

严重病例常合并DIC，肾功能衰竭，偶可合并溶血尿毒综合征。

【实验室检查】

1. 大便常规　病初可正常，以后出现脓血黏液便，镜检有成堆白细胞、红细胞和吞噬细胞。尚无腹泻的早期病例，应用生理盐水灌肠后做粪便检查。

2. 大便培养　可分离出志贺菌属痢疾杆菌。

3. 外周血象　白细胞总数多增高至$(10\sim20)\times10^9$/L以上，但仅发热数小时的患儿可以不高。中性粒细胞为主，并可见核左移。当有DIC时，血小板明显减少。

4. 免疫学检测　目前已有应用荧光物质标记的痢疾杆菌特异性多价抗体来检测大便标本中的致病菌，方法各异，都较快速，但特异性有待进一步提高。

5. 特异性核酸检测　采用核酸杂交或PCR可直接检查粪便中的痢疾杆菌核酸，具有灵敏度高、特异性强、快速简便等优点，是较有发展前途的方法。

【诊断与鉴别诊断】

2—7岁健壮儿童，夏秋季节突起高热，伴反复惊厥、脑病和(或)休克表现者，均应考虑中毒型菌痢，可用肛拭子或灌肠取粪便镜检有大量脓细胞或红细胞可明确诊断。本病应注意与高热惊厥、流行性乙型脑炎等疾病相鉴别。

1. 高热惊厥　多见于6个月至3岁小儿，常在上感体温突然升高时出现惊厥，抽搐时间短，止惊后一般情况好，无感染中毒的其他症状，且很少反复。

2. 流行性乙型脑炎　本病也有发热、惊厥等表现。但本病的热度是逐日升高，初1～2天热度不是很高，神经症状也常在发热1～2天后出现。乙脑很少有循环障碍的症状。脑脊液检查可作鉴别。

3. 坏死性出血性小肠炎　本病常以发热起病，有血便，粪便具有特殊的臭味，腹痛较剧为特点。热度一般不高，腹泻症状明显，严重时便血较多。休克常出现在后期。

【辨证思路】

一、辨内闭轻重

高热不甚，抽搐时间短暂、次数少，意识障碍浅，惊止后意识尚清，大便泻痢而出者，内闭不重；若高热甚重，抽搐时间长、频繁发作，意识障碍深、昏迷不醒，大便不下者，内闭较重。

二、辨外脱程度

若面色苍白，手足发凉，口唇轻度发绀，皮肤轻度发花，小便减少，呼吸急促，脉细数，血压正常或偏低者为轻度外脱；若面色青灰，四肢厥冷，冷汗淋漓，口唇明显发绀，皮肤明显发花，或有其他出血，小便短少或无尿，呼吸深浅不匀、节律不整，脉微欲绝，血压下降或测不出者为重度外脱。

【治疗】

本病以清热解毒、开闭固脱为基本治则。古代医家虽有治痢“忌下”之说，但不必拘泥，若邪热过于暴烈，药轻病重，正不胜邪，邪毒未除，则下痢不止，甚则危及生命。但需注意中病即止，不可过用，以防伤正。

一、中医治疗

(一)分证论治

1. 毒邪内闭

证候：突然高热，烦躁萎靡，或恶心呕吐，反复惊厥，神志昏迷或见呼吸困难，节律不整。可有痢下脓血；或虽未见下痢脓血，但用棉签在肛门内检到黏液粪便，舌质红，苔黄厚或灰糙，脉数。

治法：清肠解毒，泻火开闭。

主方：白头翁汤(《伤寒论》)加减。

加减：呕吐剧烈加玉枢丹；抽搐不止者加羚羊角、钩藤、地龙、僵蚕；意识不清加天竺黄、石菖蒲、郁金；昏迷不醒加安宫牛黄丸、紫雪丹。

2. 内闭外脱

证候：在高热、昏迷、抽搐的同时，突然面色苍白或青灰，四肢厥冷，冷汗淋漓，皮肤花纹，口唇发绀，小便短少或无尿，呼吸浅促，节律不整，神志不清，脉微欲绝。

治法：益气回阳，救逆固脱。

主方：参附龙牡救逆汤(验方)加减。

加减：口唇发绀、皮肤发花加当归、丹参、赤芍、桃仁、红花；呼吸深浅不均、节律不整加五味子、山茱萸。

(二)中成药

1. 香连丸　适用于肠胃湿热疫毒引起的下痢。

2. 葛根芩连丸　适用于肠胃湿热疫毒引起的下痢。

(三)针灸疗法

取水沟、印堂、大椎、曲池、合谷、内关、太冲、足三里，针刺，用中强刺激法，每日2～3次。用于湿热内闭证。

取水沟、中冲，针刺，用间歇刺激法，同时取百会、神阙、关元，艾灸，每日2～3次。用于内闭外脱证。

(四)外治疗法

刮痧：刮前胸、后背及两手、腿弯部，以宣营卫之气，使邪气外泄。

(五)饮食疗法

食生大蒜，紫皮者佳，可捣碎加白糖适量，每日食1～2个。禁食油腻、生冷、辛辣之品。高热神昏时暂禁食。清醒时可给予银花露、鲜藕汁、绿豆汤等清淡易消化、生津解毒等食品。因为大病之后正气渐虚，邪毒积滞尚可停留于肠胃之中，可致病情迁延转为时发时止的休息痢，因此要在和胃导滞的同时健脾益气，宜易消化的流质或半流质饮食，如米汤、面条、藕粉等，补充水分和盐分。忌肥甘厚味、生冷瓜果及硬质难消化的食物。

二、西医治疗

病情凶险，必须及时抢救。

(一)降温止惊

可综合使用物理、药物降温或亚冬眠疗法。持续惊厥者，可用地西泮0.3mg/kg肌内注射或静脉注射(最大剂量≤每次10mg)；或用水合氯醛40～60mg/kg保留灌肠；或肌内注射苯巴比妥钠5～10mg/kg；或以氯丙嗪与异丙嗪各1～2mg/kg肌内注射，必要时可静脉滴注。

(二)抗休克治疗

1. 扩充血容量，纠正酸中毒，维持水、电解质酸碱平衡。

2. 改善微循环，在充分扩容的基础上应用东莨菪碱、酚妥拉明、多巴胺或间羟胺(阿拉明)等血管活性药物改善微循环。

(三)防治脑水肿和呼吸衰竭

保持呼吸道通畅，给氧。首选20%甘露醇降颅压，剂量0.5～1g/(kg·次)静注，每6～8小时1次，疗程3～5天，或与利尿药交替使用，可短期静脉推注地塞米松，剂量为每次0.2～0.5mg/kg静脉滴注，每天1～2次，疗程3～5天。此外，保持患儿呼吸道通畅，保证血氧在正常范围内，若出现呼吸衰竭，及早给予机械通气治疗。

(四)抗菌治疗

为迅速控制感染，通常选用两种痢疾杆菌敏感的抗生素静脉滴注。因近年来痢疾杆菌对氨苄西林、庆大霉素等耐药菌株日益增多，故可选用阿米卡星、头孢噻肟钠或头孢曲松钠等药物。有研究表明亚胺培南、氨曲南等药物疗效较好，但亚胺培南的抗菌谱较广泛，临床应慎重使用，只有在特别严重的感染，且其余抗生素不敏感的情况下才考虑使用。

【预防护理】

一、预　防

1. *控制传染源*　及时隔离患者及带菌者，做好消毒隔离工作。患儿食具、用具、排泄物应予严格消毒。彻底治疗患者直至粪便连续2次培养为阴性。

2. *切断传播途径*　在流行季节，加强水、饮食、粪便的管理，消灭苍蝇。

3. *保护易感人群*　流行季节可在集体机构中服用新鲜的马齿苋、地锦叶、凤尾叶、白头翁等单味药煎剂。

二、护　理

1. 本病属儿科危急重症，应设专人监护，密切观察神志、血压、脉搏、呼吸节律变化、瞳孔变化和抽搐情况。

2. 昏迷时宜经常翻身，注意保持呼吸道通畅，吸氧，吸痰。

(原晓风)

第十节　传染性单核细胞增多症

传染性单核细胞增多症(infectious mononucleosis, IM)，临床上以发热、咽峡炎和淋巴结增大，外周血淋巴细胞总数和异型淋巴细胞增多为特征。典型的IM主要是由EB病毒(Epstein-Barr virus, EBV)感染引起，除免疫缺陷有严重并发症外，大多恢复较好。其他病原如人巨细胞病毒(human cytomegalovirus, HCMV)、HHV-6、弓形虫、腺病毒、风疹病毒、甲型和乙型肝炎病毒等也可引起类似的临床表现，又称类传染性单核细胞增多症(infectious mononucleosis-like illnesses)。本节主要介绍EB病毒所致传染性单核细胞增多症。

本病的发病，多数病例呈良性经过。任何年龄组均可发病，以年长儿及青少年多见，幼儿多表现为轻症，甚至隐性感染；年长儿症状较重，有时可出现严重的并发症。四季均可发生，以春秋季节多见。患者和隐性感染者是传染源，通过口咽分泌物接触传染，偶可通过输血、粪便传染。

【历史沿革】

古代文献中无此病名。根据发病和病理演变过程，以及流行季节和发病的特点，本病属热性病中的“温病”“温毒”“痰毒”等范畴。

【病因病机】

温热邪毒由口鼻而入，侵于肺卫，结于咽喉，化火炼津成痰，并内传脏腑，痰热阻络，痰热瘀互结，瘀滞经络，伤及营血，发生本病。

1. *邪郁肺卫* 温热邪毒从口鼻而入，首犯肺卫，故病初证见畏寒发热、头痛咳嗽、咽红烦渴；若邪犯胃腑，可见恶心呕吐、不思饮食等；若兼夹湿邪，还可见困倦乏力、脘腹痞闷、面黄肢重等症。

2. *热炽气营* 热毒进入气分，化毒化火，肺胃热甚，则大热大汗；热毒炽盛，炼液为痰，痰热阻络，痰热瘀互结，流注经络，发为淋巴结肿大；热毒痰火上攻咽喉，发为咽喉肿痛溃烂；热毒内窜营血，迫血妄行，出现皮疹发斑、尿血；热毒内陷心肝，发为抽搐昏迷；痰热内闭于肺，发为咳嗽痰喘；痰火痹阻脑络，可致口眼歪斜、失语瘫痪。

3. *热瘀肝胆* 热毒内蕴，气血瘀滞，发为腹中积聚痞块；湿热瘀阻肝胆，发为黄疸。

4. *正虚邪恋* 热毒痰瘀易伤气阴，表现为持续低热、盗汗、神萎、淋巴结肿大消退缓慢等气阴两伤，余毒未清之证，使疾病迁延难愈。

总之，本病以卫、气、营、血的规律进行传变，热、毒是主要病因；痰、瘀是主要病理产物。

本病与EB病毒感染有关。EB病毒属疱疹病毒科，外有病毒包膜，内有核衣壳，核心含有双股DNA，有EB核抗原(EB nuclear antigen，EB-NA)、膜抗原(membrane antigen，MA)、早期抗原(early antigen，EA)、病毒衣壳抗原(viral capsid antigen，VCA)、淋巴细胞检测膜抗原(lymphocyte-detected membrane antigen，LYDMA)等多种抗原。病毒在环境中生存力弱，主要存在于患者口咽分泌物和淋巴细胞中。EBV具有使靶淋巴细胞无限增殖的能力和潜伏-活化的特性。

EBV从口咽部侵入机体，先在唾液腺导管、颊黏膜和咽部上皮细胞内复制，然后感染黏膜下具特异性受体即CD21受体(或称CR2)的成熟B淋巴细胞，引起B细胞活化。某些T细胞也存在CD21受体可受病毒侵袭。感染的淋巴细胞进入血液循环，至骨髓和各淋巴器官内无限增殖。同时，病毒刺激机体产生IgA、IgM(抗VCA IgM在感染早期出现，持续2～3个月)和IgG(抗VCA IgG出现较早，抗EBNA在恢复期出现，两者持续终身；抗EA较早出现，水平上升缓慢，常于感染后6～12个月消失)外，可致多克隆B细胞(包括未感染B细胞)活化，产生自身抗体如嗜异性抗体、类风湿因子和一些抗细胞骨架成分抗体。自身抗体是导致血液系统异常变化的因素之一。机体主要通过多种细胞免疫机制抑制感染淋巴细胞的增殖，包括①非B淋巴细胞，主要是NK细胞和CTL诱导受染B细胞无限增殖能力的退化；②Ts细胞抑制B细胞生长和EBV诱导的免疫球蛋白的合成；③干扰素抑制EBV诱导的细胞增殖和免疫球蛋白合成。EBV可长期潜伏在B细胞或鼻咽部上皮细胞内，或呈持续低水平复制状态。

病理改变为淋巴结滤泡增多增大，生发中心增大，其核心见母细胞、组织细胞和淋巴细胞。脾2～3倍增大，充血，伴局灶性出血，脾包膜和小梁水肿、增厚伴淋巴样细胞浸润。肝细胞轻微肿胀和空泡形成，肝门静脉区淋巴细胞和单核细胞浸润。神经系统病变包括神经元变性，血管周围出血和星状细胞增生，大脑皮质、基底核、小脑或脊髓等处小单核细胞浸润。

【临床表现】

一、症状和体征

潜伏期一般30～50天，在年幼儿童可较短。

1. *无症状或不典型感染* 多见于年幼儿。显性表现常较轻微，如上呼吸道感染、扁桃体炎、持续发热伴或不伴淋巴结肿大。

2. *急性传染性单核细胞增多症* 多见于年长儿和青少年。常先有2～3天前驱表现：头痛、不适、乏力、厌食等，然后出现下列典型征象。

(1)发热、咽炎、淋巴结大三联征：几乎均有发热，体温常≥39.5℃，持续10天，个别长达1～2个月。约80%有咽炎，50%以上有白色膜状物渗出，约5%伴有链球菌感染。>90%起病不久全身浅表淋巴结迅速增大，颈部最为明显。纵隔淋巴结大可致咳嗽和气促，肠系膜淋巴结大可致腹痛。增大淋巴结消退需数周,少数可持续数月,甚至数年。

(2)脾大:50%～70%病例在病后3周内发生脾肿大,质柔软。脾破裂罕见,却为严重并发症,故检查脾时不宜重按。

(3)肝大及肝功能异常:40%以上有暂时性肝酶增高;肝大见于30%～50%的患儿;2%～15%有黄疸。肝功能在2周至2个月内可完全恢复,一般不引起慢性肝病。少数患儿发生重症肝炎样表现。

(4)其他表现:年幼儿可有皮疹。少见血液系统(贫血、血小板减少、粒细胞减少)、肺部(肺炎)、神经系统(脑炎、脑膜脑炎、吉兰-巴雷综合征、周围性面瘫)、心血管(心肌炎、心包炎)和肾(肾小球肾炎)等并发症。

(5)典型血象:在病后1～4周内出现淋巴细胞增多≥50%和异型淋巴细胞增多≥10%,白细胞计数一般为(10～20)×10^9/L。

3. 免疫缺陷儿童EBV感染　包括遗传性免疫缺陷和获得性免疫缺陷者。常发生致死性单核细胞增多症、继发性低或无免疫球蛋白血症、恶性多克隆源性淋巴瘤、再生障碍性贫血、慢性淋巴细胞性间质性肺炎等。病死率高达60%。

4. 慢性活动性EBV感染　多见于幼儿期发病者,主要表现为持续性或反复发热6个月以上,伴有肝大和脾大,还可有淋巴结大、贫血或全血减少、皮疹、黄疸和对蚊虫叮咬的过敏反应等,若EBV VCAIgG、EA IgG和VCA IgA异常增高,或病变组织或外周血淋巴细胞检出EBV DNA即可诊断。本组病例预后不良,常死于脏器功能不全,或并发恶性肿瘤、继发感染或EBV相关性噬血细胞综合征。

二、并发症

本病严重并发症为脾破裂。此外,尚有脑膜炎、脑脊髓炎、吉兰-巴雷综合征、颅神经麻痹、血小板减少症、粒细胞缺乏症,甚至再生障碍性贫血等。其他并发症如心肌炎、肺炎、胰腺炎、肾炎等均有发现。

【辅助检查】

1. 血清学检查　抗VCA IgG阳性表明既往或正在感染EBV,因其峰值在急性期,故双份血清的诊断价值不大。抗VCA IgM是急性原发感染指标(持续2～3个月),但<4岁者该抗体水平低,消失快(病后3～4周消失)。慢性或再发感染时,抗VCA IgG高滴度;抗EA常增高;抗EBNA阳性;而抗VCA IgM通常阴性。

2. 病毒标志物检测　用核酸杂交和PCR法检测唾液或口咽洗液脱落上皮和病变组织中EBV DNA是最特异方法。还可用免疫标记法检测样本中病毒抗原。

3. 病毒分离　利用EBV感染使培养B细胞(人脐血或外周淋巴细胞)无限增殖的特性进行病毒分离鉴定,需耗时6～8周。

4. 嗜异性抗体　可协助诊断。4岁以下少见阳性。

【诊断与鉴别诊断】

一、诊　断

根据流行病学情况、典型临床表现(发热、咽痛、肝脾及淋巴结肿大),外周血异型淋巴细胞≥10%,嗜异性凝集试验阳性和EBV特异性抗体(VCA-IgM、EA-IgG)检测阳性,可做出临床诊断。

二、鉴别诊断

1. 与链球菌性扁桃体炎鉴别。本病50%以上病例扁桃体有白色膜状分泌物,易被误诊为化脓性扁桃体炎(约5%病例确可伴有链球菌感染)。此时,应关注其他体征和血象改变以资鉴别;若按链球菌咽峡炎治疗48小时发热等症状仍无缓解应考虑本病。

2. 与HCMV、弓形虫、腺病毒、风疹病毒等其他病原所致类传染性单核细胞增多症鉴别。上述病原所致异淋巴细胞增多不如EBV明显,嗜异型抗体常呈阴性。此外,风疹时咽峡炎不明显,病程较短,少见淋巴结和脾大;腺病毒感染时咳嗽等上呼吸道症状突出,淋巴结大少见;肝炎病毒感染时肝功能异常更为严重,且无咽峡炎;HCMV感染时淋巴结大和咽峡炎少见等特点有助于鉴别。病原学检查是确定病原的重要手段。

3. 早期出现严重并发症,特别是发生在典型传染性单核细胞增多症表现出现之前,易因突出的器官或系统损害而误诊为其他疾病。此时,应注意动态观测血象变化、检测EBV特异性抗体,必要时检测外周血淋巴细胞或组织中病毒基因帮助诊断。

4. 本病继发其他疾病如川崎病、噬血细胞综合征、类风湿关节炎等已陆续有临床报道,这些疾病可在本病急性阶段发生,更多见于慢性活动性EB病毒感染。此时,综合分析病情演变特点显得尤其重要,必要时可考虑相应诊断性治疗。

【辨证思路】

辨证的关键在于分清卫、气、营、血的不同阶段,抓住热、毒、痰、瘀的病机本质。热毒重者以高热、咽喉红肿疼痛溃烂为主;痰重者以全身淋巴结肿大为主;血瘀重者以肝脾肿大为主。一般病在初期、中期多为实证,恢复期多为虚证,或虚实兼有。

【治疗】

传染性单核细胞增多症的治疗,以清热解毒、化痰祛瘀为基本治则。在卫则疏风清热;在气则清热泻火;在营血则清营凉血;后期正虚邪恋则益气养阴,兼清余邪。若兼血瘀则化瘀散结;若兼湿邪夹杂,应结合化湿利湿,通络达邪。

一、中医治疗

(一)分证论治

1. 邪郁肺卫

证候:发热,微恶风寒,微有汗,咳嗽鼻塞,流涕,头身痛,咽红疼痛,舌边或舌尖稍红,苔薄黄或薄白而干,脉浮数。

治法:疏风清热,解毒利咽。

方药:银翘散(《温病条辨》)加减。

常用药:金银花、连翘、竹叶、荆芥、牛蒡子、薄荷、豆豉、甘草、桔梗、芦根。

加减:咽喉肿痛,加蝉蜕、僵蚕、山豆根清热利咽;淋巴结肿大,加蒲公英、夏枯草、蚤休解毒散结;高热烦渴,加生石膏、黄芩、知母清泄邪热;咳嗽痰多,加浙贝母、杏仁、前胡宣肺止咳;兼寒邪郁表,加羌活、紫苏辛温散寒;兼湿邪郁表,加藿香、苍术、厚朴、滑石化湿解表。

2. 热炽气营

证候:壮热烦渴,咽喉红肿疼痛,甚则溃烂,口疮口臭,面红唇赤,皮疹显露,颈、腋、腹股沟处浅表淋巴结肿大,肝脾肿大,便秘尿赤,严重者咳喘痰鸣,或谵妄抽搐,或尿血,舌质红,苔黄腻,脉洪数。

治法:清气凉营,解毒利咽。

方药:清瘟败毒饮(《疫疹一得》)加减。

常用药:石膏、地黄、犀角、黄连、栀子、桔梗、黄芩、知母、赤芍、玄参、连翘、甘草、牡丹皮、鲜竹叶。

加减:大便秘结不通,加大黄、芒硝、枳实通腑泄热;咽喉红肿溃烂严重,合用六神丸等解毒散结。若热窜心肝,神昏抽搐,加羚羊角、钩藤、水牛角、人工牛黄、牡丹皮,合用紫雪丹、安宫牛黄丸等,清心开窍。全身浅表淋巴结肿大显著,加蒲公英、夏枯草、浙贝母,或加用黛蛤散合清肝化痰丸清热化痰、通络散结。若肝脾肿大,加用柴胡、枳壳、三棱、莪术、丹参,或血府逐瘀汤加穿山甲、皂角刺活血软坚散结。

3. 热瘀肝胆

证候:高热不退,皮肤发黄,小便短黄,肝脾肿大明显,胸胁胀痛,恶心呕吐,食欲不振,大便或溏或干结,舌红,苔黄腻,脉弦数。

治法:清热解毒,利湿化瘀。

方药:茵陈蒿汤(《伤寒论》)加减。

常用药:茵陈、大黄、栀子。

加减:热重者,加龙胆草、蒲公英、虎杖、败酱草清热解毒;湿重者,加泽泻、滑石、金钱草、苍术、厚朴清热利湿;呕吐者,加竹茹、法半夏、生姜降逆止呕;腹胀者,加厚朴、枳壳、槟榔行气化滞;纳呆者,加谷麦芽、山楂、神曲健脾消食;胁下痞块疼痛者,加柴胡、枳壳、桃仁、丹参、乳香行气活血;黄疸已退,肝脾肿大长期不消者,可用血府逐瘀汤,活血化瘀散结。

4. 正虚邪恋

证候:发热渐退,或低热起伏,神倦乏力,口唇干燥,大便不调,咽部稍红,淋巴结、肝脾肿大逐渐缩小,舌红,苔少或剥苔,脉细弱。

治法:益气养阴,兼清余热。

方药:竹叶石膏汤(《伤寒论》)加减。

常用药:竹叶、石膏、半夏、麦冬、人参、甘草、粳米。

加减:易汗出者,加黄芪益气固表;大便干结者,加火麻仁、瓜蒌仁、郁李仁润肠通便;淋巴结肿大者,加夏枯草、海藻、昆布软坚散结;肝脾大者,加桃仁、红花、丹参活血散结;血尿者,加白茅根、大小蓟、蒲黄、水牛角凉血止血。

(二)中成药

1. 抗病毒冲剂　用于热毒炽盛、痰热流注证。

2. 五福化毒丹　用于热毒炽盛证。

3. 小儿化毒散　用于痰热流注证。

4. 安宫牛黄丸　用于热陷心肝证,高热神昏者。

5. 紫雪丹　用于热陷心肝证抽搐频繁者。

6. 生脉饮口服液　用于恢复期气阴两虚证。

(三)外治疗法

1. 锡类散或冰硼散　适量,喷吹于咽喉部位。适用于咽喉红肿溃烂者。

2. 三黄二香散　黄连、黄柏、生大黄、乳香、没药各适量,共研末。先用浓茶汁调匀湿敷肿大的淋巴结，干后换贴，后用香油调敷，每日2次，直至淋巴结消失。适用于淋巴结肿大。

二、西医治疗

(一)预防

传染性单核细胞增多症患者恢复期时仍可存在病毒血症，故在发病6个月后才能献血。已有2种EBV疫苗用于志愿者：表达EBV gp320的重组痘病毒疫苗和提纯病毒gp320膜糖蛋白的疫苗，有望开发应用于EBV感染的预防。

(二)治疗

1. *支持对症治疗*　急性期需卧床休息，给予对症治疗如解热、镇痛、护肝等，症状严重者可短期使用皮质激素，发生因扁桃体增大明显或气管旁淋巴结增大致喘鸣或有血液或神经系统并发症时亦常使用激素。根据咽拭子培养或抗原检测证实继发链球菌感染时需加用敏感抗生素。脾肿大者恢复期应避免明显身体活动或运动，以防脾破裂；脾破裂时应紧急外科处理或非手术治疗。因深部上呼吸道炎症致完全呼吸道梗阻时宜行气管插管。

2. *抗病毒治疗*　目前尚缺乏对EBV感染有明显疗效抗病毒药物，更昔洛韦等核苷类似物体外有抑制EBV效应，但尚缺乏适宜的临床研究评估。初步研究显示，对严重EBV诱导的淋巴增生性疾病使用抗B细胞单抗和对照性的移植供体白细胞，同时减少免疫抑制药用量有一定疗效。

【预防护理】

一、预　防

1. 近年来，国内外正在积极研制EB病毒疫苗，除用来预防本病外，尚可用于EBV感染相关的儿童恶性淋巴瘤和鼻咽癌的免疫预防。

2. 对急性期患儿应予隔离，口腔、鼻咽分泌物及其污染物要严格消毒。集体机构发生本病流行，可就地隔离检疫。

二、护　理

1. 急性期患儿应卧床休息2～3周，减少体力消耗。

2. 高热期间多饮水，进清淡易消化的食物，保证营养及足够热量。

3. 注意口腔清洁卫生，防止口腔、咽部并发感染。

4. 出现并发症如肺炎、肝炎、心包炎、心肌炎、神经系统疾病，按各疾病常规进行护理。

（王雪峰）

■参考文献

[1] 马融，韩新民.中医儿科学[M].2版.北京：人民卫生出版社，2012.

[2] 汪受传.中医儿科学[M].2版.北京：中国中医药出版社，2007.

[3] 虞坚尔.中医儿科学[M].北京：人民卫生出版社，2012.

[4] 桂永浩.小儿内科学高级教程[M].北京：人民军医出版社，2011.

[5] 汪受传，虞坚尔.中医儿科学[M].9版.北京：中国中医药出版社，2012：252-261.

[6] 王雪峰.中西医结合儿科学[M].北京：中国中医药出版社，2005：161-168.

第 10 章

其他疾病

第一节　夏季热

夏季热又称暑热症，是婴幼儿在暑天发生的特有的季节性疾病。临床以长期发热、口渴、多饮、多尿、少汗或汗闭为特征。

本病多见于3岁以内的婴幼儿，6个月以内或5岁以上者少见。我国南方如华东、中南、西南等气候炎热地区多见。发病集中在6、7、8三个月，并与气温升高、气候炎热有密切关系，气温愈高，发病愈多，且随着气温升高而病情加重。秋凉以后，症状能自行消退。本病若无其他并发症，预后良好。随着生活和居住条件的改善，本病发病率下降，发病程度也逐渐减轻，而不典型病例增加。

【历史沿革】

中医学没有"夏季热"这一病名。从证候特点来看，查考历代医家著述，与古代"疰夏""消渴""湿温"等有类似，但也各有不同之处。直到20世纪30年代，上海儿科名医徐小圃已注意到本病，并对本病的临床特点表现、病情转归和治疗等，均有较详细的观察和记载。发现本病除暑天发热外，尚有汗闭，特别是头额部汗少，加上口渴引饮，是为上焦热盛之象；同时更见小溲清长，两足多厥冷凉，是为下焦虚寒之象。所以当时便称之为"上盛下虚证"。全国高等医药院校试用教材《中医儿科学》(第1版)，正式启用"夏季热"这一病名，并对其病因病机、辨证论治有了更明确的认识。

【病因病机】

夏季热的发病原因主要与小儿体质因素有关。内因诸如小儿先天禀赋不足、肾气不充者，如早产儿、小于胎龄儿；或因后天调护失宜、脾胃虚弱者；或复因病后体虚，如泄泻、麻疹等气阴两伤者。其发病的外因主要是暑气为害，本病有明显的季节性，病发于夏秋炎暑之季，暑气熏蒸，这是发病的重要条件。诸多因素使患儿正气虚弱在入夏以后，不能耐受暑气熏蒸而患本病。

暑性炎热，易耗气伤津。若小儿不耐暑气，肌腠受灼，内侵肺胃。暑热内蕴，灼伤肺胃之津，津亏则内热炽盛，故发热、口渴多饮；肺主清肃，外合皮毛腠理，司开阖，通调水道，暑伤肺卫，腠理不开，又肺津为暑热所伤，津气两亏，水源不足，水液无以输布，故见少汗或汗闭；同时小儿脾胃薄弱，暑伤脾气，中阳不振，气虚下陷，气不化水，使水液下趋膀胱而尿多。汗尿同属阴津，同源而异物，所以汗闭则尿多，尿过多则津伤，津伤则饮水自救，因而形成少汗或汗闭、口渴多饮、多尿。

疾病日久或小儿体虚，脾肾阳虚，真元受损，命门火衰，肾不摄水；真阴不足，津亏不能上济于心，心胃之火并蒸于上，真阳独虚于下，形成热淫于上，阳虚于下的"上盛下虚"证。

本病虽发生于夏季，但因属小儿体质不耐夏季炎暑而发，多暑热熏蒸肺胃，无邪入营血之传变，至秋凉后可自愈。随着患儿年龄增长，脾气渐充，肾气渐长，体质增强，至次年夏季可不再发病，即使连续数年发病者，也有逐年减轻，逐渐痊愈的倾向。

西医病因尚未完全清楚，可能由于气候炎热时，某些婴幼儿发育不健全的体温调节中枢功能暂时失调所致。

【临床表现】

夏季热主要发于夏季暑热之时，一般发病多于5、6月份开始，一直到秋凉后才痊愈。这是夏季热的特殊规律。

多数患儿渐渐起病，或在患其他疾病之后出现本症。发热不退，精神稍烦，口渴多尿，但常无病容，初时往往不引起家长注意。随着气温升高，而发热加重，体温可持续在38～40℃。一天之中其发热程度也随气温变化而变化，一般凌晨较低，而午后升高。天气越热，则体温越高，天气转凉，或暴雨之后，气温下降，体温亦随之降低。本病除发热外，还有口渴多饮、多尿、汗少或汗闭等症状。疾病初起，口渴不甚明显，这时体温不高，津液耗伤不显，故口不甚渴。随着疾病迁延进展，气候渐热，体温升高，口渴渐加剧，饮水亦随之增多，有的小孩随饮随溲，小便色清而长，次数频数，无汗或少汗。

疾病日久，发热不退，多饮多尿，随之饮食减退，日见消瘦，精神烦躁，夜寐不安，面色苍黄，皮肤灼热，以及四肢欠温，大便不调等脾肾阳虚证候。

【辅助检查】

临证当进行结核菌素试验、风湿系列检查、胸部X线正位片、血常规、尿常规等相关检查，除周围血常规部分患儿呈淋巴细胞百分数增高外，其他检查在正常范围。

【诊断与鉴别诊断】

一、诊　断

1. 发热　多数患儿表现为暑天渐渐起病，原来体温不高，随着气温上升而体温随之上升，可在38～40℃，并随着气温升降而波动。发热期可达1～3个月。随着入秋气候凉爽，体温自然下降至正常。

2. 少汗或汗闭　虽有高热，但汗出不多，仅在起病时头部稍有汗出，甚或无汗。

3. 多饮多尿　患儿口渴逐渐明显，饮水日增，24小时可饮水2000～3000ml，甚至更多。小便清长，次数频繁，每日可达20～30次，或随饮随尿。

4. 其他症状　病初一般情况良好。发热持续不退时可伴食欲减退，形体消瘦，面色少华，或伴倦怠乏力，烦躁不安，但很少发生惊厥。

5. 物理化学检查　均在正常范围内。

二、鉴别诊断

1. 疰夏　多发生在长夏季节，主要表现为低热，一般无高热、汗闭、口渴多饮、多尿特征，可伴有食欲减退，身困乏力。

2. 消渴证　多因阴虚燥热所致。本病主要症状是多饮、多食、多尿，体瘦等。多见于糖尿病，尿崩证等疾病。消渴证无发热，发病也无季节性，且常有消谷善饥症状，故与夏季热不同。

3. 湿温　是感受湿热所致。主要发生于夏秋季节，发热持续不退，与夏季热相类似，但湿温证口渴不甚明显，尿不多，是与夏季热的主要区别之处。

【辨证思路】

本病是因体质不足，不耐暑气熏蒸而发病。暑属火，多伤气阴。在辨证时要根据患儿的体质辨别是以伤及肺胃气阴为主，还是以损及下焦肾之阳气为主。疾病初起，平素体健者多不见病容，但有发热、口渴多饮、多尿，纳食如常，舌红脉数，多为暑伤肺胃；疾病日久，平素体弱多病，或先天禀赋不足者，除暑热熏灼，心火上炎的表现外，还见面色苍白、下肢清冷、大便稀薄、舌淡、脉无力的肾阳亏虚证候，即为上盛下虚证。

【治疗】

本病治疗应以清暑泄热，益气生津为主。清暑泄热重在清肺胃，泄内热，宜用辛凉清暑之品，不可过用苦寒，以免化燥伤阴；益气生津应当养肺胃，助中气，需选用甘润之品，不可多用滋腻，以防碍滞；也不可峻补气阳，以免助热。上盛下虚者病位在心肾，肾阳不足，真阴亏损，心火上炎，治应温肾阳，清心火，温下清上，并佐以潜阳。在药物治疗同时可佐以食疗，并注意避暑降温，有助康复。

（一）分证论治

1. 暑伤肺胃

证候：时值夏令，发热持续，体温渐高，气温越高，体温越高，皮肤灼热，少汗或无汗，口渴引饮，小便频数，甚则饮一溲一，精神烦躁，口唇干燥，舌质稍红，苔薄黄，脉数。

治法：清暑益气，养阴生津。

主方：王氏清暑益气汤（《温热经纬》）加减。

常用药：西瓜翠衣、荷梗、北沙参、石斛、麦冬、知母、竹叶、黄连、粳米、甘草。

加减：烦躁明显，加莲子心、玄参清心安神；神疲纳少，加白术、麦芽和胃健中；舌苔白腻，加藿香、佩兰、扁豆花清暑化湿。胃热偏亢，高热烦渴引饮，可用白虎加人参汤；烦渴欲呕，舌红苔少为暑气内扰，用竹叶石膏汤。

2. 上盛下虚

证候：发热日久不退，朝盛暮衰，口渴多饮，无汗或少汗。精神萎靡或虚烦不安，面色苍白，下肢清冷，小便清长，频数无度，大便稀薄，舌质淡，苔薄，脉细数无力。

治法：温补肾阳，清心护阴。

主方：温下清上汤(验方)加减。

常用药：附子、黄连、龙齿、磁石、补骨脂、菟丝子、覆盆子、桑螵蛸、益智仁。

加减：心烦口渴、舌红赤者，加淡竹叶、玄参、莲子心清心火；热伤阴津，口渴多饮者，加石斛、天花粉清热护阴。

肾阴肾阳俱亏者用白虎加人参汤合金匮肾气丸加减。

(二)食疗方药

蚕丝、红枣、乌梅，煎汤代茶饮。用于上盛下虚证。

(三)推拿疗法

推三关，退六腑，分阴阳，推脾土，清天河水，揉内庭、解溪、足三里、阴陵泉，摩气海、关元。每日1次，7日为1疗程。用于暑伤肺胃证。

(四)针灸疗法

取足三里、中脘、大椎、风池、合谷等穴，视病情行补泻手法。如肾阳虚者加用肾俞，针后加艾条灸。每日针1次，7次为1疗程。一般治疗1～2疗程。

【预防与护理】

一、预　防

1. 改善居住条件，注意通风，保持凉爽。有条件者使用室内空调或易地避暑。

2. 加强体格锻炼。防治各种疾病，特别是麻疹、泄泻、肺炎、疳证等，病后要注意调理，及时恢复健康。

二、护　理

1. 采用空调降低病室温度，使之保持在26～28℃为宜。

2. 饮食宜清淡，注意营养物质的补充，少喝白开水，可用西瓜汁、金银花露等代茶。高热时可适当用物理降温。常洗温水浴，可帮助发汗降温。注意皮肤清洁，防止并发症出现。

(侯树平)

第二节　汗　证

汗证是指小儿在安静状态下，正常环境中，局部或全身出汗过多，甚则大汗淋漓的一种病证。为小儿常见病证之一。多发于5岁以下小儿，尤以1—3岁小儿多见。正常汗出有调节机体体温平衡，排泄机体代谢产物及滋润肌肤的功效，为正常的生理现象，不属病态，如小儿由于衣着过厚，喂奶过急，或剧烈运动等，出汗较多，如无其他症状或不适，亦不属病态。本病预后良好。

小儿汗证有自汗、盗汗之分。寐时出汗，醒即汗止，称盗汗；不分寤寐，无故多汗者，称自汗。中医学认为自汗多为阳气亏虚，盗汗多因阴津不足，但临证所见小儿多为自汗、盗汗并见，小儿因其脏腑娇嫩，生长发育未臻完善，故其出汗机制不能简单从气虚、阴虚认识。

现代医学对本证无专门论述，但某些慢性疾病的缓解阶段、反复呼吸道感染的恢复期、营养不良、佝偻病等的多汗可参考本节进行辨证论治。

【历史沿革】

中医学关于汗证的论述颇多。《素问·阴阳别论》："阳加于阴谓之汗。"

《素问·经脉别论》："饮食饱甚，汗出于胃；惊而夺精，汗出于心；持重远行，汗出于肾；疾走恐惧，汗出于肝；摇体劳苦，汗出于脾"，指出了汗证与五脏的关系；南宋·陈言《三因极一病证方论·自汗论治》："无论昏醒，浸浸自出者，名曰自汗；或睡着汗出，即名盗汗，或云寝汗。若其饮食劳役，负重涉远，登顿疾走，因动汗出，非自汗也。"说明了盗汗与自汗的特点；清·徐春圃《古今医统大全·卷之五十一·自汗门》说："自汗阳虚，治当补气以卫外，盗汗阴虚，治当滋阴以荣内。卫者，阳气；荣者，阴血。"阐明了汗证的病机及治疗方法。清·王清任《医林改错·血府逐瘀汤所治之症目》说："竟有用补气、固表、滋阴、降火，服之不效，而反加重者，不知血瘀亦令人自汗、盗汗，用血府逐瘀汤。"补充了针对血瘀所致自汗、盗汗的治疗方药，丰富了汗证的内涵。

【病因病机】

汗是人体五液之一，由阳气蒸化津液而来。心主血，汗为心之液，卫气为阳，营血为阴，阴阳平衡，营卫调和，则津液内敛。反之，若阴阳脏腑气血失调，营卫不和，卫阳不固，腠理开阖失职，则汗液外泄。小儿汗证的发生，多由体虚所致。其主要病因为先天禀赋不足、后天调护失宜。

一、肺卫不固

小儿脏腑娇嫩，元气未充，腠理不密，若先天禀赋不足，或后天脾胃失调，肺气虚弱，均可自汗或盗汗。肺主皮毛，脾主肌肉，肺脾气虚，表虚不固，故汗出不止。

二、营卫不和

营卫为水谷之精气，行于经脉之中为营气，不循经脉而直达肌表，充实于皮毛分肉之间为卫气，故有营行脉中、卫行脉外之论述。正常状态下，营卫之行不失于其常。若小儿营卫之气生成不足，或受疾病影响，或病后护理不当，营卫不和，致营气不能内守而敛藏，卫气不能卫外而固密，则津液从皮毛外泄，发为汗证。

三、气阴两虚

气属阳，血属阴。小儿血气嫩弱，大病久病之后，多气血亏损；或先天不足，后天失养的体弱小儿，气阴虚亏。气虚不能敛阴，阴亏虚火内炽，迫津外泄而为汗。

四、湿热迫蒸

小儿脾常不足，若平素饮食甘肥厚腻，可致积滞内生，郁而生热。甘能助湿，肥能生热，蕴阻脾胃，湿热郁蒸，外泄肌表而致汗出。

现代医学认为多与机体免疫功能低下、维生素不平衡或微量元素缺乏有关。

【临床表现】

小儿在安静状态下，正常环境中，全身或局部出汗过多，甚则大汗淋漓。常分自汗与盗汗，寐时汗出过多，醒时汗止为盗汗；不分寤寐均汗出过多为自汗。汗出多发部位为手足心、头颈部、胸背部为主。临证亦可见自汗与盗汗同时并见者。

【辅助检查】

本病证一般可检查微量元素及维生素，可有低钙、低锌表现，也可有维生素的缺乏，如低维生素 D 等。

【诊断与鉴别诊断】

一、诊　断

1. 小儿在安静状态下，正常环境中，全身或局部出汗过多，甚则大汗淋漓。

2. 寐则汗出，醒时汗止者称为盗汗；不分寤寐而出汗者称为自汗。

3. 排除环境等客观因素及其他疾病因素所引起的过多出汗。

二、鉴别诊断

1. 脱汗　发生于病情危笃之时，出现大汗淋漓，或汗出如油，伴有四肢厥冷、脉微、呼吸微弱，甚至神志不清等。

2. 战汗　在恶寒发热时全身战栗，随之汗出淋漓，或但热不寒，或汗出身凉，过后再作，常出现在热病过程中。

3. 黄汗　汗色发黄，染衣着色如黄柏色，多见于黄疸及湿热内盛者。

此外，要与药物和中毒因素、急性感染性疾病、佝偻病活动期、营养不良，或因风湿热、结核病等传染病引起的出汗相鉴别。

【辨证思路】

汗证多属虚证，应辨别气、血、阴、阳虚之各异。自汗以气虚、阳虚为主；盗汗以阴虚、血虚为主。但小儿饮食不节，久而入里化热，可致实汗。其辨证要点如下。

1. 辨寒热虚实　汗出以头、颈部为甚，汗味淡，肌冷，且平素易患感冒，面色苍黄，食欲不振，多为表虚、营卫不和之虚证；汗出色黄，头部为主，齐颈而还，或四肢为多，患儿形体壮实，大便干结，腹胀纳呆者，多为脾胃湿热郁蒸之实证；汗出恶风者为营卫不和；大汗出而热不退者，多属阳明经热。

2. 辨汗出部位　但头汗出，多为表虚或胃热，手足汗出者，多为阳明里实，或湿热郁蒸，亦有脾虚气弱者。

3. 辨汗出时间　醒时多汗，多属阳虚、表虚、营卫不和；寐则汗出，寤则汗止者，多属阴虚，小儿多为阴阳两虚。

【治疗】

汗证以虚为主，补虚是其基本治疗法则。肺卫不固者益气固卫，营卫失调者调和营卫，气阴亏虚者益气养阴，脾胃湿热者清化湿热。除内服药外，尚可配合脐疗等外治疗法。

一、中医治疗

（一）分证论治

1. 肺卫不固

证候：以自汗为主，或伴盗汗，以头部、肩背部汗出明显，动则尤甚，神疲乏力，面色少华，平时易患感冒，舌质淡，苔薄白，脉细弱。

治法：益气固表。

主方：玉屏风散（《医方类聚》）合牡蛎散（《和剂局方》）加减。

常用药：黄芪、白术、防风、煅牡蛎、浮小麦、麻黄根。

加减：脾胃虚弱，纳呆便溏者，加山药、炒扁豆、砂仁健脾助运；汗出不止者，每晚在睡前用龙骨、牡蛎粉外扑，敛汗潜阳；夜寐不宁者，加五味子、石菖蒲养心安神。

2. 营卫失调

证候：以自汗为主，或伴盗汗，汗出遍身而不温，畏寒恶风，不发热，或伴有低热，精神疲倦，胃纳不振，舌质淡红，苔薄白，脉缓。

治法：调和营卫。

主方：黄芪桂枝五物汤（《金匮要略》）加减。

常用药：黄芪、桂枝、芍药、生姜、大枣。

加减：精神倦怠，胃纳不振，面色少华者加太子参、怀山药健脾益气；口渴，小便黄，虚烦不眠者，加牡蛎、浮小麦、糯稻根、石斛养心安神；汗出恶风，表证未解者，用桂枝汤祛风解表。

3. 气阴亏虚

证候：以盗汗为主，也常伴自汗，形体消瘦，汗出较多，神萎不振，心烦少寐，寐后汗多，或伴低热、口干、手足心灼热，哭声无力，口唇淡红，舌质淡，苔少或见剥苔，脉细弱或细数。

治法：益气养阴。

主方：生脉散（《内外伤辨惑论》）加减。

常用药：人参、麦门冬、五味子。

加减：精神困顿，食少不眠，不时汗出，面色无华，为气阳偏虚，去麦门冬，加黄芪、白术、茯苓益气健脾固表；盗汗伴口干心烦，容易惊醒，口唇淡红，为心脾不足，脾虚血少，心失所养，可用归脾汤合龙骨、牡蛎、浮小麦补养心脾，益气养血，敛汗止汗；低热口干，手足心热，加玄参、白芍、地骨皮、牡丹皮以滋阴降火。

4. 湿热迫蒸

证候：自汗或盗汗，以头部或四肢为多，汗出肤热，汗渍色黄，口臭，口渴不欲饮，小便色黄，舌质红，苔黄腻，脉滑数。

治法：清热泻脾。

主方：泻黄散（《小儿药证直诀》）加减。

常用药：石膏、山栀子、防风、藿香叶、甘草。

加减：小便黄短者，加滑石、车前草清利湿热；汗渍色黄者，加茵陈蒿、佩兰清化湿热；口臭口渴者，加胡黄连、牡丹皮清胃降火。

（二）中成药

1. 虚汗停颗粒　每次0.5～1包，每日2～3次。功能益气固表，用于表虚不固型。

2. 生脉饮口服液　每服5～10ml，每日2次。功能益气养阴，用于气阴两虚证。

（三）外治法

1. 五倍子粉适量。温水或醋调成糊状，每晚临睡前敷脐中，用橡皮膏固定。用于盗汗。

2. 龙骨、牡蛎粉适量。每晚睡前外扑。用于自汗、盗汗。

（四）辨证施食

小儿汗证，在使用药物治疗过程中，配合合理饮食调理，疗效更理想。若临床症状不严重者，可以单纯食疗，亦能收到满意效果。

1. 白术莲子泥鳅汤　白术15g，莲子10g，泥鳅8条共煲，喝汤，用治表虚不固、营卫不和及气阴两虚证。

2. 白术芡实瘦肉汤　白术15g，芡实5g，瘦肉50g，加水共煲，喝汤。用治表虚不固证。

二、西医治疗

一般以补充微量元素锌、补钙及补充维生素D为主，可选用葡萄糖酸锌，活性钙及维生素D_3等治疗。维生素D_3用量为每次30万U，肌注或三角肌皮下注射，每月1次，连用1～3次。

【预防护理】

一、预　防

1. 进行适当的户外活动和体育锻炼，增强小儿体质。

2. 注意饮食调理，合理喂养，纠正偏食、挑食等不良饮食习惯。

3. 注意病后调理，避免直接吹风。

4. 做好预防接种工作，积极治疗各种急、慢性疾病。

二、护　理

1. 注意个人卫生，勤换衣被，保持皮肤清洁和干燥，出汗后及时用柔软干毛巾或纱布擦干，勿用湿冷毛巾，以免受凉。

2. 汗出过多致津伤气耗者，应补充水分及容易消化而营养丰富的食物。勿食辛辣、煎炒、炙煿、肥甘厚味的食物。

3. 室内温度、湿度要调节适宜。

（许尤佳）

第三节　脑性瘫痪

脑性瘫痪(cerebral palsy,CP)，简称脑瘫，是指从出生前至出生后脑发育早期，由于多种原因引起的非进行性的脑损害及发育缺陷所致的中枢性运动障碍及姿势异常，并可伴有智力低下、癫痫、感知觉障碍、语言及精神行为异常等。是引起小儿机体运动残疾的主要疾病之一。诊断时需排除进行性疾病所致的中枢性瘫痪及正常小儿暂时的运动发育落后。其发病率国外报道为1.2‰～2.5‰(活婴)，我国1995－1997年对浙江、江苏部分地区进行脑瘫流行病学调查，发现7岁以下小儿脑瘫的发病率为1.5‰～1.8‰。1997－1998年对黑龙江等6省1－6岁小儿进行脑瘫流行病学调查，脑瘫发病率为1.92‰，男性多于女性，男女比例为1.13∶1～1.57∶1。

根据脑瘫临床症状和体征的描述，属于中医学“五迟”“五软”“五硬”和“痿证”的范畴。

【历史沿革】

中医学中没有小儿脑瘫这一病名，但根据现代小儿脑瘫的临床症状和体征描述，历代多有相当于本病的论述。早在《诸病源候论·小儿杂病诸候》中，已有“齿不生候”“数岁不能行候”“头发不生候”及“四五岁不能语候”等有关小儿生长发育迟缓的记载；《医宗金鉴·幼科心法要诀》将古代分述的各类迟证归纳在一起，冠“五迟”之名加以概况。五软之名首见于元代曾世荣的《活幼心书·五软》，指出：“头、颈、手、足、身软，是名五软。”《幼幼集成·五软五硬证治》曰：“五硬者，手硬、脚硬、腰硬、肉硬、颈硬也。”故小儿脑瘫的中医病名应归属于中医学“五迟、五软、五硬”的范畴。

【病因病机】

本病的病因为患儿先天禀赋不足，“脑为髓之海”，脑髓充实，方能职司神明。产前孕母将养失宜，损及胎儿，导致小儿先天肾精不充，脑髓失养；或产时及产后因素导致瘀血、痰浊阻于脑络，而致脑髓失其所用。

1. *肝肾亏虚*　《灵枢·海论》说：“脑为髓之海”。脑与髓的名称虽异，但均依赖于肾中精气的化生。肾藏精，肝藏血，精血同源，共滋脑髓。若肝肾精血不足，则脑髓空虚，出现痴呆、失语、失听、失明、智力发育迟缓等症状。肝主筋，肾主骨生髓，肝肾亏虚，筋骨失养，则出现肢体不自主运动，关节活动不灵，手足徐动或震颤，动作不协调等症状。

2. *脾肾两亏*　脾主运化，全身的肌肉都依靠脾胃所运化的水谷精微来营养，才能使肌肉发达丰满；肾主骨生髓，若胎儿先天禀赋不足，肾精亏虚，后天脾胃运化功能失司，则筋骨、肌肉失养，可出现头项软弱不能抬举，口软唇弛，吸吮或咀嚼困难，肌肉松软无力等症状。

3. *肝强脾弱*　肝主筋，脾主肌肉四肢，脾胃虚弱，土虚木亢，肝木亢盛，则出现肢体强直拘挛，肢体强硬失用，烦躁易怒。木旺又乘土，致使脾土更虚，导致肌肉瘦削等症，病情缠绵难愈，形成恶性循环。

4. *痰瘀阻滞*　痰湿内盛，蒙蔽清窍，则见智力低下；病程迁延，络脉不通，瘀阻脑络，气血运行不畅，脑失所养，则毛发枯槁，肢体运动不灵，关节僵硬。

综上所述，“肾藏精，主骨生髓”“肝藏血，主筋”“脾为后天之本，主肌肉四肢”，因此，脑瘫的发病与肝、脾、肾关系密切，三脏功能失调则能损伤脑髓，导致本病发生。本病大多属虚证，若血瘀痰阻，脑窍闭塞，亦可见虚实夹杂证。

现代医学认为本病的病因及病理如下。

1. *病因*　①出生前因素：主要由于宫内感染、缺氧、中毒、接触放射线、孕妇营养不良、妊娠高血压综合征及遗传因素等引起脑发育不良或脑发育畸形。②出生时因素：主要为早产、过期产、多胎、低出生体重、窒息、产伤及缺氧缺血性脑病。③出生后因素：各种感染、外伤、颅内出血、胆红素脑病等。但存在这些致病因素的患儿并非全部发生脑瘫。因此，只能将这些因素视为可能发生脑瘫的危险因素。其中早产、低出生体重、多胎、脑发育不良、出生时窒息、缺氧缺血性脑病、产伤、胆红素脑病、宫内感染及脑发育异常等被视为可能发生脑瘫的主要危险因素。

2. *病理*　其病理变化与病因有关，可见各种畸形与发育不良。但最常见的还是不同程度的大脑皮质萎缩和脑室扩大，可有神经细胞减少及胶质细胞增生。脑室周围白质软化变性，可有多个坏死或变性区及囊腔形成。胆红素脑病可引起基底核对称性的异常。出生时或出生后的损伤以萎缩、软化或脑实质缺损为主。

【临床表现】

一、基本表现

脑瘫患儿最基本的临床表现是发育异常，其特征是运动发育落后、肌张力改变、姿势异常和多种神经反射异常。

1. *运动发育落后和主动运动减少*　患儿的粗大运动（抬头、翻身、坐、爬、站立及行走）和手指的精细动作发育等均落后于同龄正常儿；瘫痪部位肌力降低，主动运动减少。

2. *肌张力异常*　肌张力异常是脑瘫患儿的特征之一，多数患儿肌张力升高，称之为痉挛型。肌张力低下型表现为肌肉松软；手足徐动型表现为变异性肌张力不全。

3. *姿势异常*　在脑瘫患儿表现得非常突出，其异常姿势多种多样，异常姿势与肌张力不正常和原始反射延缓消失有关。

4. *反射异常*　痉挛型脑瘫患儿腱反射活跃或亢进，有些可引出踝阵挛及巴氏征阳性。脑瘫患儿还常表现为原始反射延缓消失，保护性反射减弱或延缓出现。

正常小儿 4 个月直立位时，将躯干向左右倾斜时头能保持中立位；4－5 个月小儿扶成坐位时，突然向一侧倾斜其躯干时，能伸出上肢做支持状；8－9 个月能引出“降落伞反射”，脑瘫患儿不能引出这些相应的保护性动作。

二、临床分型

根据瘫痪的不同性质，可分为以下不同类型。

1. *痉挛型*　是临床上最常见的脑瘫类型，主要病变在锥体系。表现为肌张力增高、肌力差，腱反射亢进，病理反射阳性；两侧上肢肘关节屈曲，腕关节掌屈，拇指内收，下肢髋关节屈曲、膝关节屈曲，足跖屈；扶站时，足尖着地，膝反张，步行时呈剪刀步态等异常姿势。占全部患儿的 60％～70％。

2. *不随意运动型*　约占脑瘫患儿的 20％，主要病变在锥体外系，临床的主要特征为全身肢体的不随意运动增多，表现为手足徐动，四肢震颤，舞蹈样动作，肌张力不全等。

3. *肌张力低下型*　此型比较少见，往往是其他类型的过渡形式。临床主要表现为肌张力低下，自主运动很少，抬头、坐位困难，常取仰卧位，仰卧位时，四肢外展、外旋，形成蛙姿位。

4. *共济失调型*　多由小脑损伤引起，患儿表现为有意向性震颤，眼球震颤，张口流涎，平衡功能障碍，躯干摇摆多动，步态不稳，走路时两足间距加宽，肌张力低下，肌肉的收缩调节能力障碍等。

5. *强直型*　全身肌张力显著增高，四肢呈僵硬状态，自主运动很难完成，被动活动也难达正常范围。

6. *混合型*　在患儿身上同时具有两种或两种类型以上脑瘫的特点。临床上最多见于痉挛型与不随意运动型相混合。

三、伴随症状或疾病

脑瘫患儿除运动障碍外，常合并其他功能异常。

1. 智力低下是运动障碍以外最常见的症状。占脑瘫患儿的 50％～75％，以痉挛型四肢瘫、肌张力低下型、强直型多见，手足徐动型较少见。

2. 10％～40％脑瘫患儿合并癫痫，以偏瘫、痉挛性四肢瘫患儿多见。

3. 眼部疾病如斜视、屈光不正、视野缺损、眼球震颤等，发生频率可达 20％～50％。

4. 其他还可有听力障碍、语言障碍、精神行为异常等，此外，胃食管反流、吸入性肺炎等也较常见。痉挛型患儿还可出现关节脱臼、脊柱侧弯等症状。

【诊断与鉴别诊断】

一、诊　断

脑瘫的诊断主要依靠病史及体格检查。神经系统影像学检查，可以发现颅脑结构有无异常，对探讨脑瘫的病因及判断预后可能有所帮助。对于合并癫痫者，可做脑电图检查，以确定癫痫发作类型和指导治疗。

需注意以下几点：①引起脑性瘫痪（简称脑瘫）的脑损伤为非进行性；②引起运动障碍的病变部位在脑部；③症状在婴儿期出现；④有时合并智力障碍、癫痫、感知觉障碍及其他异常；⑤排除进行性疾病所致的中枢性运动障碍及正常小儿暂时性的运动发育迟缓。

二、鉴别诊断

1. 婴儿脊髓性进行性肌萎缩　为常染色体隐性遗传病，出生时一般情况尚可，患儿智力正常，大多数患儿于3～6个月后出现，对称性肌无力，肌张力低下，腱反射减低或消失等。本病呈进行性，无力情况逐渐加重，可与脑瘫患儿鉴别，脊髓MRI和肌电图可协助诊断。

2. 脑白质营养不良　为常染色体隐性遗传性疾病，1－2岁发病前运动发育正常。发病后，症状呈进行性加重，表现为步态不稳，语言障碍，视神经萎缩，最终呈去大脑强直。

【辨证思路】

采用脏腑辨证与经络辨证相结合的方法。对脑性瘫痪患儿进行辨证时，以往多从虚而论，随着对脑性瘫痪认识的加深，本病也可为虚实夹杂证。表现为手足徐动或智力障碍，多病在肝肾；表现为肌肉软弱无力，手足躯体痿软者，多病在脾肾；表现为肢体强直拘挛，肌肉瘦削，多病在肝脾，为虚实夹杂证。

【治疗】

治疗以健脾、柔肝及补肾为主，病久而有气血虚惫之候者，则佐以益气养血。

一、中医治疗

(一)分证论治

1. 肝肾亏损

证候：肢体不自主运动，关节活动不灵，手足徐动或震颤，动作不协调。或语言不利，或失听、失明，或失聪，舌淡，苔薄白，脉细软。

治法：滋补肝肾，强筋健骨。

主方：六味地黄丸(《小儿药证直诀》)合虎潜丸(《丹溪心法》)加减。

常用药：熟地黄、山茱萸、山药、茯苓、泽泻、牡丹皮、黄柏、龟甲、知母、生地黄、陈皮、白芍、锁阳、虎骨、干姜。

加减：失明者，加桑葚子、沙苑子或羊肝食疗养肝明目；失语者，加远志、郁金、石菖蒲化痰开窍。

2. 脾肾两亏

证候：头项软弱，不能抬举，腰膝痿软，口软唇弛，吸吮或咀嚼困难。肌肉松软无力，按压失于弹性。面白，舌淡，苔薄白，脉沉无力。

治法：健脾补肾，生肌壮骨。

主方：补中益气汤(《脾胃论》)合补肾地黄丸(《医宗金鉴》)加减。

常用药：黄芪、人参、白术、甘草、当归、陈皮、升麻、柴胡、生姜、大枣、熟地黄、泽泻、牡丹皮、山萸肉、牛膝、山药、鹿茸、茯苓。

加减：伴元气不足而哭声无力者，加人参或太子参健脾益气；口干者，加石斛、玉竹滋养胃阴；大便秘结者，加当归、火麻仁润肠通便。

3. 肝强脾弱

证候：肢体强直拘挛，强硬失用，烦躁易怒，遇到外界刺激后加重，食少纳呆，肌肉瘦削，舌质胖大或瘦薄，舌苔少或白腻，脉沉弱或细。

治法：柔肝健脾，益气养血通络。

方药：缓肝理脾汤(《医宗金鉴》)加减。

常用药：桂枝、人参、茯苓、白术、白芍、陈皮、山药、扁豆、炙甘草、煨姜、大枣。

加减：肢体强直，加黄精、当归、伸筋草、透骨草养血柔肝；食欲欠佳，加焦山楂、鸡内金健脾消食。

4. 痰瘀阻络

证候：自出生之后反应迟钝，智力低下，肌肤甲错，毛发枯槁，口流痰涎，吞咽困难，关节强硬，肌肉软弱，动作不自主，或有癫痫发作，舌质紫暗，苔白腻，脉沉涩。

治法：涤痰开窍，活血通络。

主方：通窍活血汤(《医林改错》)合二陈汤(《太平惠民和剂局方》)加减。

常用药：赤芍、川芎、桃仁、红花、红枣、生姜、麝香、大葱、半夏、橘红、白茯苓、炙甘草。

加减：肢体强直，加当归、鸡血藤养血活血；抽搐者，加龙骨、牡蛎、天麻、钩藤息风止痉。

(二)针灸疗法

1. 体针　智力低下，取百会、四神聪、智三针；语言障碍，取通里、廉泉、金津、玉液；颈项软瘫，取天柱、大椎、列缺；流涎取上廉泉、地仓；吞咽困难取廉泉、天突；上肢瘫取肩髃、曲池、手三里、三间；下肢瘫取环跳、足三里、阳陵泉、悬钟；腰部软瘫取肾俞、腰阳关；剪刀步取髀关、风市；尖足取解溪、太白；足内翻取丘墟、昆仑、承山外1寸；足外翻取商丘、太溪、承山内1寸；二便失禁取上髎、次髎、中极、关元等穴。根据肢体瘫痪部位不同，分别针刺华佗夹脊穴的不同节段。肌力低下患儿，针刺后加艾灸。

2. 头针　取运动区、足运感区。若上肢瘫痪，取对侧顶颞前斜线中2/5；下肢瘫痪，取对侧顶颞前斜线上1/5及顶旁线。

(三)推拿疗法

采取按、揉、捏、拿等手法作用于患肢。肌张力较高时手法宜轻柔;肌力较低时手法宜重。应用摇、扳、拔伸等手法改善肌腱的挛缩,使患肢尽量恢复于功能位。在推拿过程中配以点按穴位,头部取头维、百会、四神聪等穴;手部取阳溪、曲池和肩贞等穴;足部内、外翻分别取丘墟、太溪、商丘、昆仑等穴;背部的督脉、夹脊穴及膀胱经两条侧线多用叩脊法、点脊法和捏法等手法。通过推拿可促进血液的循环,缓解痉挛,增强肌力,降低肌张力。

(四)中药外治法

将黄芪、当归、川芎、鸡血藤、红花、伸筋草等药加水煮沸,将药液倒入浴盆中,待温度适当时,用药液浸洗患肢,每次浸洗30分钟,隔日1次。

二、西医治疗

主要的目的是促进各系统功能的恢复和发育,纠正异常姿势,减轻其伤残程度。

1. *治疗原则*

(1)早期发现、早期治疗:婴幼儿运动系统处于快速发育阶段,早期发现运动异常,尽快加以纠正,容易取得较好疗效。

(2)促进正常运动发育、抑制异常运动和姿势:按小儿运动发育规律,进行功能训练,循序渐进,促使小儿产生正确运动。

(3)综合治疗:利用各种有益的手段对患儿进行全面、多样化的综合治疗,除针对运动障碍进行治疗外,对合并的语言障碍、智力低下、癫痫、行为异常也需进行干预。还要培养患儿对日常生活、社会交往及将来从事某种职业的能力。

(4)家庭训练与医师指导相结合:脑瘫的康复是一个长期的过程,患儿父母必须树立信心,在医师指导下,学习功能训练手法,坚持长期治疗。

2. *功能训练*

(1)躯体训练(physical therapy):主要是训练粗大运动,特别是下肢的功能,利用机械的、物理的手段,针对脑瘫所致的各种运动障碍及异常姿势进行的一系列训练,目的在于改善残存的运动功能,抑制不正常的姿势反射,诱导正常的运动发育。常用的有Bobath疗法、Vojta疗法等。

(2)技能训练(occupational therapy):训练上肢和手的功能,提高日常生活能力并为以后的职业培养工作能力。

(3)语言训练:包括发音训练、咀嚼吞咽功能训练等。有听力障碍者应尽早配置助听器,有视力障碍者也应及时纠正。

3. *矫形器的应用*　在功能训练中,常常需用一些辅助器和支具,矫正小儿异常姿势,如行走矫形器可促进足踝骨骼的生理排列,并可降低关节周围肌肉的紧张度。合适的矫形器还有抑制异常反射的作用。

4. *手术治疗*　主要适用于痉挛型脑瘫患儿,目的在于矫正畸形、改善肌力、恢复或改善肌力平衡。如跟腱延长术、闭孔神经前肢切除术、选择性脊神经后根切断术、骨关节手术等。

5. *药物治疗*　目前尚未发现治疗脑瘫的特效药物,年龄较小的患儿,可根据情况适当给予营养神经类药物,如脑活素、胞磷胆碱,但不宜长期应用。临床上常用A型肉毒毒素肌内注射治疗痉挛型脑瘫患儿,可起到较持久的肌肉松弛作用。

【预防护理】

一、预　防

1. 禁止近亲结婚,婚前进行健康检查。

2. 妊娠期间,保证充足营养,防止外伤;避免接触有毒物质,放射线照射;防止妊娠中毒症、流产、早产及感染性疾病;筛查遗传病。

3. 分娩时注意产程变化,防止新生儿窒息、缺血缺氧性脑病的发生;密切观察新生儿黄疸,必要时进行光疗和换血,防止核黄疸。

二、护　理

对脾胃亏虚的患儿应少食多餐,采用捏脊疗法或按摩中脘、内关、足三里等穴,以增强脾胃功能。

(王雪峰)

第四节　维生素D缺乏性佝偻病

维生素D缺乏性佝偻病是由于儿童体内维生素D不足,钙、磷代谢紊乱,导致生长着的长骨干骺端和骨组织矿化不全而产生的一种以骨骼病变为特征的全身慢性营养性疾病。佝偻病同时有骨质软化症,长骨与生长板同时受损。

发病年龄,婴幼儿是高危人群,特别是1岁以内小儿，体格生长快、户外活动少，更易发病。地区分布特点：北方地区冬季长，日照短，患病率明显高于南方。近年来，随着社会经济文化水平的提高，发病率逐年降低，病情趋于轻度。

本病与中医学五迟、五软、夜啼、汗证、龟背、鸡胸等多种病证相关。

【历史沿革】

本病古代医籍中无专门记载。宋·钱乙《小儿药证直诀》中称其"龟胸""龟背"，为本病胸骨与脊柱畸形的证候记载。隋代·巢元方《诸病源候论·小儿杂病诸候》所述的背偻、多汗、齿迟、发稀等证候与本病相关，并提出"数见风日"的预防措施。

【病因病机】

本病的发生责之于先天禀赋不足，后天调护失宜，导致脾肾亏虚。

一、禀赋不足

孕母户外活动少，日照不足，或妊娠后期维生素D营养不足，或孕母患病等因素，导致孕妇胎养失宜，胎元禀赋未充，肾气不足。

二、调护失宜

母乳不足或人工喂养，未及时补充维生素D制剂，气血生化乏源，脏腑失于濡养，脾肾亏损，筋骨肌肉不充而发病。婴儿户外活动少或生于寒冷地区，日照不足，脏腑筋骨失于阳光温煦，致骨骼发育不坚而发病。

主要病变脏腑在脾肾，常累及心肺肝。肾气不足，骨骼不坚致生长发育迟缓，囟门迟闭，牙齿晚出，胸背变形，肢体弯曲；脾不健运，土不生金，致肺气虚损，肌肉软弱，毛发稀疏，多汗；肝之阴血不足，肝阳偏旺，则烦躁夜啼；筋脉失养致坐立、行走无力，甚至抽搐；心气不足，则智力低下，语言迟缓。

【临床表现】

多见于有维生素D缺乏高危因素的婴幼儿。主要表现为生长最快部位的骨骼改变，并可影响肌肉发育及神经兴奋性的改变。佝偻病的骨骼改变常在维生素D缺乏后数月出现；围生期维生素D不足的婴儿佝偻病骨骼改变出现较早。重症佝偻病患儿可有消化和心肺功能障碍，并可影响行为发育和免疫功能。年龄不同，临床表现也不同。临床表现分期如下：

一、初期(早期)

多为神经兴奋性增高的表现，如易激惹、烦闹、汗多刺激头皮而摇头等，非特异性神经精神症状可作为临床早期诊断的参考依据。

二、活动期(激期)

除初期症状外，主要表现为生长最快部位的骨骼改变，运动功能发育迟缓。<6个月：以颅骨病变为主，颅骨软化（乒乓感）。>6个月以骨样组织堆积表现为主，肋骨串珠，手、脚镯，方颅，前囟宽大，鸡胸，赫氏沟，O、X形腿，萌牙迟。肌肉改变：全身肌肉松弛，肌张力、肌力下降。

三、恢复期

以上任何期经日光照射或治疗后，临床症状和体征都可逐渐减轻或消失。

四、后遗症期

多见于2岁以后的儿童，可残留不同程度的骨骼畸形。

【辅助检查】

一、早　期

血液生物化学改变：血清25-(OH)D下降，PTH升高，血钙下降、血磷降低，碱性磷酸酶正常或稍高。X线检查：正常或钙化线稍模糊。

二、活动期(激期)

血液生物化学改变：血清25-(OH)D显著下降，PTH显著升高，血钙稍低，血磷显著降低，碱性磷酸酶显著升高。X线检查：长骨钙化带消失，干骺端呈毛刷样、杯口状改变，骨骺软骨盘增宽(>2mm)；骨质稀疏，骨皮质变薄；可有骨干弯曲畸形或青枝骨折。

三、恢复期

血液生物化学改变：血钙、磷逐渐恢复正常；碱性磷酸酶需1～2个月降至正常水平。X线检查：治疗2～3周后出现不规则钙化线，骨骺软骨盘逐渐恢复正常。

四、后遗症期

血液生物化学：完全恢复正常。X线检查：骨骼干骺端病变消失残留不同程度的骨骼畸形。

【诊断与鉴别诊断】

一、诊断

正确的诊断必须依据维生素D缺乏的病因、临床表现、血液生物化学及骨骼X线检查。确诊的"金标准"是血液生物化学与骨骼X线检查。其中25-$(OH)D_3$最可靠。

二、鉴别诊断

1. 与佝偻病体征类似的病相鉴别

(1)脑积水(解颅):前囟进行性增大,颅骨缝解开,头颅增大,叩之呈破壶音,目珠下垂如落日状为特征,多有神志呆钝,或烦躁不安乃至惊厥等症。

(2)黏多糖病:头大、头形异常、下肢畸形、脊柱畸形。

(3)软骨发育不良:头大、前额突出。

(4)颅骨发育不良:前囟晚闭、牙发育不良。

2. 与其他病因导致的佝偻病相鉴别

(1)低血磷抗维生素D佝偻病:是由肾小管重吸收磷及肠道吸收磷的原发性缺陷所致。1岁后发病,有明显下肢畸形,血钙正常,血磷低,尿磷增加。常规剂量维生素D治疗无效。

(2)远端肾小管性酸中毒:为远曲小管泌氢不足,从尿中丢失大量钠、钾、钙,继发甲状旁腺功能亢进,是骨质脱钙所致。有骨痛、骨折、骨骼严重畸形,身材矮小,除低血钙、低血磷外,有代谢性酸中毒、低钾高氯血症,尿呈碱性。

(3)维生素D依赖性佝偻病:Ⅰ型为肾脏1-羟化酶缺陷;Ⅱ型为靶器官1,25-$(OH)_2D_3$受体缺陷。均有佝偻病症状,Ⅰ型可有高氨基酸尿症,Ⅱ型有脱发特征。

【辨证思路】

一、病期辨证

初期症见烦躁、多汗、枕秃、夜间惊啼,无骨骼改变证候,病在脾肺;激期以上症状加重,并出现明显骨骼改变和动力功能迟缓,病在心肝肾;经治疗后,临床证候减轻或消失,为恢复期;若留有不同程度的骨骼畸形,为后遗症期,病在肾。

二、辨明脏腑

病变脏腑涉及心肝肺脾肾,初期病变脏腑以肺脾为主,表现肌肉松弛,形体虚浮,纳呆便溏,毛发稀疏而枯,多汗易感冒;激期累及心肝肾,可见精神烦躁、夜啼不安,骨骼改变,以及坐迟、立迟,行走无力甚至抽搐等症。

三、辨别轻重

轻症仅有轻度颅骨软化、方颅、肋骨串珠、囟门增大等骨骼改变;重症有典型肋骨串珠及手、脚镯、囟门晚闭、出牙迟缓,甚至鸡胸、漏斗胸、脊柱畸形、"X"形腿、"O"形腿,病理性骨折等。

【治疗】

本病以虚为主,治疗以健脾益气,补肾填精为基本治法。初期以健脾益气补肺为主,激期宜健脾平肝,重则补肾填精。以防止畸形及复发为目的,并及早采取综合措施,包括日光照射,合理膳食及药物,防止并发症等。

一、中医治疗

(一)分证论治

1. 肺脾气虚

证候:多汗,睡眠不宁,囟门开大,头发稀疏而见枕秃,面色少华,肌肉松弛,纳呆,大便不调,反复感冒,舌质淡,苔薄白,指纹淡,脉细软无力。

治法:健脾补肺、益气固表。

主方:玉屏风散(《医方类聚》)合人参五味子汤(《幼幼集成》)加减。

常用药:黄芪、防风、白术、人参、五味子、茯苓、麦门冬、炙甘草。

加减:汗多加龙骨、牡蛎;大便不实加山药、白扁豆、莲子肉;睡眠不安加远志、夜交藤。

2. 脾虚肝旺

证候:面色少华,多汗,夜惊啼哭,甚至抽搐,神疲纳呆,坐立行走无力,舌质淡,苔薄,指纹淡,脉细弦。

治法:健脾平肝。

主方:益脾镇惊散(《医宗金鉴》)加减。

常用药:人参、白术、茯苓、甘草、钩藤、灯心草、郁金。

加减:多汗加五味子、煅龙骨、煅牡蛎;夜卧不安加远志、夜交藤。

3. 脾肾亏损

证候:面色苍白无华,头汗淋漓,肢软乏力,神情淡漠呆滞,出牙、坐立、行走迟缓,囟门不闭,头颅方大,鸡胸,龟背,或见漏斗胸,肋外翻,下肢弯曲,舌质淡,苔少,指纹淡,脉细无力。

治法:补肾填精。

主方：补天大造丸(《医学心悟》)加减。

常用药：紫河车、鹿角、龟甲、当归、枸杞子、茯苓、山药、生地黄、山茱萸、麦冬、五味子、菟丝子、牛膝、杜仲。

加减：汗多加龙骨、牡蛎；纳呆食少加砂仁、陈皮；智力落后加石菖蒲、郁金。

(二)中成药

1. *龙牡壮骨颗粒*　强筋壮骨，和胃健脾。用于治疗和预防小儿佝偻病、软骨病。

2. *复方止汗颗粒*　用于小儿佝偻病多汗症，气虚不固者。

二、西医治疗

治疗目的在于重视活动期，防止骨骼畸形。给予维生素 D 制剂，以口服治疗为主。一般剂量 2000～4000U/d，疗程 1 个月，之后改预防量 400U/d。重症或无法口服可一次性大剂量肌内注射维生素 D 20 万～30 万 U，3 个月后改预防剂量。钙的补充来自食物，必要时可给钙制剂。

【预防】

1. *围产期*　孕母应多户外活动，食用富含钙、磷、维生素 D 及其他营养素的食物；妊娠后期适量补充维生素 D(800U/d)。

2. *婴幼儿期*　预防的关键在于日光浴(户外活动)与适量补充维生素 D。

补充维生素 D：早产儿、低出生体重儿、双胎儿，生后 2 周开始补充维生素 D800U/d，3 个月后改预防量。足月儿，生后 2 周开始补充维生素 D 400U/d，至 2 岁；夏季日光浴时可暂停服用。一般可不加服钙剂。

(张　君)

第五节　过敏性紫癜(紫癜性肾炎)

过敏性紫癜是免疫介导的小血管变态反应性出血性疾病，以全身广泛性小血管无菌性炎症为病理基础，以皮肤紫癜、关节肿痛、腹痛和消化道黏膜出血、肾脏受累为临床主要表现。发病年龄以学龄前及学龄儿童多见，好发年龄 2－8 岁。男性发病高于女性，男女发病之比(1.4～2)∶1。发病季节，一年四季均可发生，但以春秋两季发病最多。

本病属于中医学血证范畴，亦称“紫斑”“紫癜”。此外，中医古籍中所记载的“葡萄疫”“肌衄”“紫癜风”等病证，与本病有相似之处。

【历史沿革】

古代文献虽无本病的专门记载，但早在《灵枢·百病始生》中已有“阳络伤则血外溢，血外溢则衄血；阴络伤则血内溢，血内溢则后血”的症状描述。尤以明代《外科正宗·葡萄疫》中关于葡萄疫的描述与本病症状很相似，“葡萄疫，其患多生小儿，感受四时不正之气，郁于皮肤不散，结成大小青紫斑点，色若葡萄，发在遍体头面，乃为腑症；自无表里，邪毒传胃，牙根出血，久则虚人，斑渐方退”。隋代《诸病源候论》描述的“斑毒”、朱丹溪提出的“温毒发斑”、王肯堂《证治准绳》提到的“紫癜风”等皆与本病证相类。

【病因病机】

小儿素体亏虚，外感时邪或食入毒物、异物、时邪、食毒蕴而发热，热伤血络或迫血妄行，外溢皮肤，内渗肠胃而发病。日久则气虚不摄或阴虚火旺扰络，紫癜迁延。

1. *感受外邪*　外感时令之邪，六气皆从火化，蕴郁于皮毛肌肉之间；或者冒触异气，引动伏热。风热、疫气与气血相搏，热伤血络，迫血妄行，溢于脉外，渗于皮下，发为紫癜。若热夹湿邪留注关节，则可见局部肿痛，屈伸不利。若毒热损伤肠络则便血，壅滞气机，则见腹痛；血热伤及肾络则尿血。

2. *饮食因素*　进食异物或有毒之物、过敏食物、某类药物等，邪毒蕴结于里，胃热炽盛，熏发肌肉，血溢脉外发为紫癜。毒热熏蒸于里，伤及血络内渗于里则便血、尿血。

3. *气虚血瘀*　禀赋不足，病久气血耗伤，气虚无力推动血液运行，瘀阻脉络，血不循经，溢于脉外，留于肌肉脏腑之间则见紫癜、便血、尿血。

4. *阴虚火旺*　病程日久，肝肾阴虚，虚火上炎，热扰血络，紫癜时发。虚火灼伤肾络则反复尿血。

本病可能的发病机制为尚不清楚的感染源或过敏源作用于具有遗传背景的个体而引起机体异常免疫反应，激发 B 细胞克隆增殖，导致 IgA 介导的系统性免疫性血管炎。

【临床表现】

一、皮肤紫癜

反复出现皮肤紫癜是特征性表现，多见于下肢及臀部，面部及躯干部较少，对称分布，大小不一，高出皮肤，压之不褪色，伸侧较多，分批出现，可伴有血管神经性水肿、坏死、水疱。

二、消化道症状

半数以上出现反复发作的阵发性腹痛，多位于脐周或下腹部，可伴呕吐，但呕血少见，部分出现黑便或血便。可为首发症状，先于皮肤紫癜出现。严重并发肠套叠、肠梗阻、肠穿孔等。

三、关节症状

约1/3患儿出现关节肿痛，活动受限，多累及踝、膝、腕、肘等大关节，不留后遗症。

四、肾脏症状（紫癜性肾炎）

1/3～2/3的病例有肾脏受损的临床表现，多发生在病程2～4周内或在病程更晚期，少数以肾炎为首发症状。症状轻重不一，与肾外症状的严重度无一致性关系。主要表现为血尿、蛋白尿和管型尿，血压增高及水肿。中华儿科学会肾脏病学组（2000年珠海会议）将小儿紫癜性肾炎临床分型为：①孤立性血尿或孤立性蛋白尿：②血尿和蛋白尿；③急性肾炎型；④肾病综合征型；⑤急进性肾炎型；⑥慢性肾炎型。大多能恢复，少数发展为慢性肾炎，死于慢性肾衰竭。

五、其　他

累及神经系统，偶发颅内出血，头昏痛，淡漠、烦躁、甚至惊厥、昏迷；累及呼吸系统，发生喉头水肿、气急、少见肺出血；累及循环系统，发生心肌炎、心包炎等。

【辅助检查】

尚无特异性诊断的实验室检查，以下检查有助于了解病程和并发症。

1. *外周血象*　白细胞正常或升高，血小板正常或升高，血块退缩实验正常，出血凝血时间正常。

2. *尿常规*　肾脏受累时可有红细胞、蛋白及管型等。

3. *大便隐血*　伴消化道出血时常呈阳性。

4. *免疫学检查*　血清IgA、IgE多增高，IgG、IgM正常或轻度升高。

5. *其他*　腹部B超有助于早期诊断肠套叠；头颅MRI对有中枢神经系统症状可确诊，肾活检对肾脏症状较重或迁延时可考虑选用。

【诊断与鉴别诊断】

一、诊断

根据典型紫癜皮疹临床诊断不难。儿童HSP的诊断参照2005欧洲风湿病联盟（EL. AR）和欧洲儿童肾病防治委员会（ESPN）及美国风湿协会（ACR）共同制定HSP诊断标准。

1. 皮肤紫癜。

2. 弥散性腹痛。

3. 组织学检查示以IgA为主免疫复合物沉积。

4. 急性关节炎或关节痛。

5. 肾受累。（其中第1条为必要条件，加上2～3中的至少1条即可诊断为HSP）。

二、临床分型

1. *皮肤型*　只有皮肤紫癜典型皮疹。

2. *皮肤关节型*　除皮肤紫癜外，还有关节症状。

3. *腹型*　除皮肤紫癜外，还有腹部受累。

4. *肾型*　有皮肤紫癜和肾损害症状。

5. *混合型*　除皮肤紫癜外，有关节、腹部或肾脏等受累。

三、鉴别诊断

1. *特发性血小板减少性紫癜*　紫癜多发于黏膜、皮下、内脏等处，无血管神经性水肿，血小板减少，出血时间延长，血块收缩不佳。

2. *风湿性关节炎*　有关节症状者需与风湿性关节炎鉴别，后者无出血性皮疹，并常伴有心肌炎临床表现等可资鉴别。

3. *外科急腹症*　HSP腹痛位置不固定，压痛轻，无肌紧张和反跳痛。需与肠套叠、肠梗阻、阑尾炎鉴别。

（1）肠套叠：患儿哭闹明显，腹部检查可扪及包块，必要时作钡餐灌肠X线片、腹部彩超可以鉴别。

（2）肠梗阻：除腹痛外，尚有腹胀、肠鸣音亢进，腹部X线片显示肠腔液平及胀气等肠梗阻特征。

（3）阑尾炎：二者均可出现脐周及右下腹疼痛且伴有压痛，但过敏性紫癜腹肌多不紧张，皮肤有紫癜可资鉴别。

4. *败血症*　由于感染所致的皮肤出血。如脑膜炎双球菌菌血症、亚急性细菌性心内膜炎以及其他败血症，这些疾病过程中所见紫癜是由于血栓形成，其中心部位可有坏死，患儿多急骤起病，一般情况危重，白细胞明显升高，血培养阳性。

【辨证思路】

1. *辨虚实与湿瘀*　主要根据患儿的起病、病程、紫癜颜色等表现辨识。

起病较急，紫癜色鲜红或紫红，多属实证；病情迁延，紫癜反复出没、色淡红，多属虚证；若关节肿痛，苔厚，提示夹湿；若腹痛、舌质暗红或紫红，提示气滞血瘀。

2. *辨病之轻重*　根据紫癜的疏密、多少、是否伴有其他部位的出血、出血的轻重，以及有无其他伴随证候辨别。紫癜稀疏而少，除皮肤紫癜外无其他部位出血及腹痛、关节痛等伴随证候，多属轻证；皮肤紫癜同时伴有关节痛、腹痛，便血、尿血等，多属重证。

3. *辨热之属性*　上部诸窍出血者多为里热炽盛，迫血妄行，实证居多；仅见下部出血者，多为湿热下注或肾阴亏损，阴虚火动。

【治疗】

一、中医治疗

皮肤紫癜以“疹”为主，不融合成片者，宜从风热治；以“斑”为主，融合成片者，宜从里热治；反复出现者，宜从脾治，合并肾炎肾病者，宜从肾治、从瘀治。

1. *宜解毒化瘀勿见血治血*　解毒化瘀是治疗本病的总则。“无毒不生斑，有斑必有瘀”，故不论兼症如何，均当“必伏其所主，而先其所因”，重视发病与毒瘀的密切关系，只有毒解瘀行方能治病求本。

2. *宜活血行血勿见血止血*　止血药应用不当会造成血液凝滞而加重血瘀，应当选择既能收敛止血又能化瘀生新的药物，或在止血之中配以活血行血之品，以达到止而不滞，活而不破之功效。

3. *宜清解勿发汗*　根据“夺血者勿汗”之训，虽有表证，只宜清解，勿过发其汗，以免伤津动血。

（一）分证论治

1. *风热伤络*

证候：起病较急，皮肤瘀点瘀斑，多见于下肢及臀部，对称分布，色泽鲜红，伴发热，微恶风寒，咳嗽，咽红，或腹痛、便血，或尿血，舌质红，苔薄黄，脉浮数。

治法：疏风清热，凉血止血。

主方：银翘散（《温病条辨》）加减。

常用药：金银花、连翘、牛蒡子、薄荷、淡竹叶、淡豆豉、荆芥、板蓝根、紫草、赤芍。

加减：皮肤瘙痒加浮萍、蝉蜕、地肤子；关节肿痛加桑枝、苍耳子、牛膝；咳嗽加桑叶、菊花、前胡；腹痛加延胡索、甘草；尿血加白茅根、小蓟、藕节炭。

2. *血热妄行*

证候：起病急骤，皮肤出现密集瘀点瘀斑，色泽鲜红，或伴呕血、腹痛、关节痛、便血、尿血，或发热，心烦口渴，舌质红绛，苔黄燥，脉数有力。

治法：清热解毒，凉血止血。

主方：犀角地黄汤（《备急千金要方》）加减。

常用药：水牛角、生地黄、牡丹皮、赤芍、紫草、玄参、黄芩、甘草。

加减：若有齿衄、鼻衄加炒栀子、白茅根；若尿血加大蓟、小蓟；若便血加地榆炭、槐花；若腹中作痛加白芍、甘草；若关节肿痛加牛膝、黄柏。若见高热、烦躁、口渴、紫斑红赤，为气营两燔，可用化斑汤加减。

3. *阴虚火旺证*

证候：紫癜反复出没，色鲜红或暗红，或尿血，手足心热，口干喜饮，舌红少苔，脉细数。

治法：滋阴降火，凉血止血。

主方：知柏地黄汤（《医宗金鉴》）加减。

常用药：生地黄、知母、白茅根、山药、牡丹皮、山茱萸、旱莲草、黄柏。

加减：血尿明显加小蓟、地榆炭，手足心热加龟甲、鳖甲。

4. *气不摄血*

证候：紫癜反复出现，病程迁延，隐约散在，色泽淡紫，神疲倦怠，面色少华，食少纳呆，头晕心悸，舌质淡，苔薄白，脉细无力。

治法：健脾益气。

主方：归脾汤（《重订严氏济生方》）加减。

常用药：党参、白术、茯苓、甘草、黄芪、当归、酸枣仁、阿胶、龙眼肉、木香、生姜、大枣。

加减：若出血不止加云南白药（冲服）、蒲黄炭、仙鹤草；若神疲肢软，四肢欠温，畏寒恶风，腰膝酸软，面色苍白，加鹿茸、肉苁蓉、巴戟天；若食欲不振加砂仁、神曲。

（二）中成药

1. *紫雪丹*　用于热毒炽盛者。

2. *云南白药*　用于呕血、便血者。

3. *知柏地黄丸*　用于阴虚火旺证。

4. *归脾丸*　用于气不摄血证。

二、西医治疗

(一)一般治疗

注意液量、营养、电解质平衡。有感染给予有效抗生素。寻找和避免接触过敏原。

(二)对症治疗

有血管神经水肿可用抗组胺药和钙剂。有腹痛可用解痉药。有消化道出血可用西咪替丁。

(三)糖皮质激素

单独皮肤关节病变不是首选。有消化道出血时可用泼尼松 1～2mg/(kg·d),服用 7 天后逐渐减量,总疗程 2～3 周。有肾脏病变者,糖皮质激素有一定疗效。

(四)免疫抑制药

主要用于肾脏受累的病儿。

【预防护理】

(一)预防

1. 积极参加体育活动,增强体质,提高抗病能力,避免感冒。

2. 尽可能找出发病的原因。积极防治上呼吸道感染,控制扁桃体炎、龋齿、鼻窦炎等慢性感染性病灶。驱除体内各种寄生虫,根据个人体质,避免进食引起过敏的饮食及药物。

(二)护理

1. 急性期或出血量多时,要卧床休息,限制患儿活动,消除其恐惧紧张心理。

2. 饮食宜清淡,富于营养,易于消化。呕血、便血者应进半流质饮食,忌硬食及粗纤维食物,忌辛辣刺激食物。

(张　君)

第六节　特发性血小板减少性紫癜

特发性血小板减少性紫癜(ITP),又称为自身免疫性血小板减少性紫癜,系血小板免疫性破坏增加,外周血中血小板减少所导致的出血性疾病,是小儿最常见的出血性疾病之一。其主要临床特点为皮肤、黏膜自发性出血和束臂实验阳性,血小板减少、出血时间延长和血块收缩不良。

传统上分为急性型和慢性型,近年来有报道分为新诊断和持续性两类。儿童 ITP 多表现为急性型,且大多数患儿可完全恢复,仅 10%左右的患儿发展为慢性 ITP。已经明确胃幽门螺杆菌(Hp)感染可以引起 ITP。慢性 ITP 患儿如果血小板计数 $>30\times10^9/L$ 且无出血表现可仅观察,不予治疗。

发病年龄以 1－5 岁最为常见,无明显性别差异。每年以春季的发病率为最高,约占全年的 1/3 左右,其预后较成年人为好。主要死亡原因是颅内出血,可在疾病早期 4 周内出现。此外,感染和外伤引起的大出血也是导致死亡的重要原因。

本病的主要症状是皮肤、黏膜出现瘀点瘀斑,常伴有鼻衄、齿衄等,故属于中医学血证范畴,中医古籍中所记载的“紫癜”“肌衄”“虚劳”“鼻衄”等病证,与本病有相似之处。

【历史沿革】

中医古籍无本病的专门记载,但古代医家对于该病的描述及论述颇多。《医宗金鉴·杂病心法要诀·失血总括》:“九窍出血名大衄,鼻出鼻衄脑如泉,耳目出血耳目衄,肤出肌衄齿牙宣。”《医学入门·斑疹》说:“内伤发斑,轻如蚊迹疹子者,多在手足,初起无头痛身热,乃胃虚火游于外。”《平治荟萃·血属阴难成易亏论》说:“阴气一亏伤,所变之证,妄行于上则吐衄,衰涸于外则虚劳,妄返于下则便红。”

【病因病机】

本病的发生外因责之于风、热、燥、火、疫毒等时邪侵袭,内扰营血,伤络。内因责之于脏腑气血虚损,尤以脾肾虚损为要,脾不统血或阴虚火旺伤络。

1. *风热伤络*　外感四时不正之气,尤以风热邪毒入侵,酿成热毒,郁于皮肤,血络受损,血液外溢而形成紫癜。

2. *血热妄行*　不论外感之热毒或内生之郁热,均可使血脉受到火热熏灼,热迫血行,血从肌肤腠理溢出脉外,少则成点,多则成片,淤积于肌肤之间而成紫癜。

3. *气不摄血*　脏腑内伤,脾气亏虚,正气不足,不能统血摄血,外溢肌肤形成紫癜。若久病不愈,反复出血,血出既多,气亦随血而损,以致气血两虚。气虚则不能摄血,脾虚则不能统血,血失统摄,溢于肌肤而成紫癜。

4. *虚火灼络*　反复大量出血之后,阴血耗损,肾阴不足,精血匮乏,虚火内生;或久服温热之剂,脏腑阴阳乖张,阴不能抑阳,均可导致虚火灼络、血脉受损而成紫癜。

5. *脾肾阳虚*　病情迁延，气随血损，阳气日耗，虚寒之象显露，精血难以化生，血脉失去温煦，血液溢于络外。

现代研究提示：发病机制与血小板相关抗体产生 PAIgG，抗体通过 Fab 片段与血小板膜糖蛋白结合，结合了自身抗体的血小板通过与单核-巨噬细胞表面 Fc 受体结合，而易被吞噬破坏。同时与免疫功能异常也有关：T 淋巴细胞功能异常，$CD8^+$ 细胞增加，$CD4^+$ 细胞减少。

【临床表现】

1. *感染史*　急性患儿于发病前 1～3 周常有病毒感染史。

2. *出血*　以自发性皮肤和黏膜出血为突出表现。皮肤瘀点、瘀斑，分布不均，四肢多。黏膜见鼻出血、牙龈出血、月经过多。血小板严重减少（$<20\times10^9/L$）可有严重内脏出血，包括颅内出血。

3. *贫血和轻度肝脾肿大*

4. *病程*　急性型：肝脾及浅表淋巴结不大；可自发缓解，病程一般少于半年。慢性型：一般脾脏不大；病程长，反复发作可迁延数年，自行缓解较少。

【辅助检查】

1. *血常规*　血小板减少，血小板 $<100\times10^9/L$，急性型：常 $<20\times10^9/L$；慢性型：$(30\sim80)\times10^9/L$。出血轻重与血小板数多少有关，血小板 $<50\times10^9/L$ 时可见自发性出血，$<20\times10^9/L$ 出血明显，$<10\times10^9/L$ 时出血严重。

血小板大小不等，可见大型血小板，颗粒减少。白细胞数及分类正常。

2. *止血和凝血象*　出血时间延长，凝血时间正常；血块收缩不良；血清凝血酶原消耗不良；束臂试验阳性。

3. *骨髓象*　巨核细胞增多或正常，有成熟障碍；急性型巨核细胞数量增多，以幼稚型为主；慢性型巨核细胞数量增多或正常，以颗粒型为主，血小板生成减少；红系和粒系正常。

4. *血小板抗体测定*　主要是 PAIgG 增高，可有血小板相关补体（PAC3）阳性。

5. *血小板寿命测定*　血小板存活时间明显缩短，甚至只有数小时（正常为 8～10 天）。

6. *其他*　慢性患者的血小板黏附和聚集功能可以异常。

【诊断与鉴别诊断】

一、诊断

根据病史，临床表现和实验室检查，即可做出诊断。

1. 广泛的出血累及皮肤、黏膜及内脏。

2. 多次化验血小板计数减少。

3. 脾脏不增大或仅轻度增大。

4. 骨髓检查巨核细胞数增多或正常，有成熟障碍。

5. 以下五点中应具备任何一点。

(1)泼尼松治疗有效。

(2)切脾治疗有效。

(3) PAIgG 增多。

(4) PAC3 增多。

(5)血小板寿命测定缩短。

6. 排除继发性血小板减少症。

二、急性型与慢性型血小板减少性紫癜的鉴别（表 10-1）

表 10-1　急性型与慢性型血小板减少性紫癜的鉴别

	急性型	慢性型
年龄	1—5 岁多见	学龄期多见
起病	较急	较缓
出血程度	较重	较轻
病程	≤6 个月	>6 个月
血小板计数	常 $<20\times10^9/L$	一般 $(30\sim80)\times10^9/L$
骨髓巨核细胞	增多或正常，胞体大小不一，以小型为多，幼稚巨核细胞比例正常或稍高，产血小板巨核细胞减少	计数明显增多，核浆发育不平衡，胞质出现空泡变性，产血小板巨核细胞明显减少

三、鉴别诊断

1. 急性白血病　外周血白细胞不增多的类型易与 ITP 有类同表现,但通过血涂片和骨髓检查可见到白血病细胞。

2. 再生障碍性贫血　均可导致血小板减少,但各有血象和骨髓象特点。

3. 过敏性紫癜　均有皮肤出血性紫癜,但过敏性紫癜的形态多为点状出血,高出皮肤,对称分布,伴荨麻疹样反应,常兼见关节肿痛、腹痛、便血、尿血。血小板计数、出血时间、血块收缩均属正常。

4. 继发性血小板减少性紫癜　多见于急性感染(如败血症、流行性脑脊髓膜炎、伤寒、麻疹、上呼吸道炎、粟粒型肺结核、疟疾等)。因引起血小板破坏增多而致血小板减少,应注意鉴别。

【辨证思路】

1. 辨虚实　实证者,发病较急,病程较短,病前常有感冒病史,紫癜色鲜红或紫红,常伴有发热、舌红、苔黄腻、脉滑数有力。虚证者,发病缓慢,病程较长或反复发病,多无感冒病史,紫癜色淡红或暗淡,常伴神疲乏力或手足心热,舌淡红或舌尖红,苔薄或花剥,脉细或弱。急性型实证多见,慢性型虚证多见。

2. 辨轻重　轻者,急性型者较轻;先见风热表证后有紫癜者较轻;出血量少者较轻。重者,慢性型较重;未见风热表证而反复发病者较重;出血量大者较重。

3. 辨标本　邪、毒、瘀为标,脏腑虚损、气血不足为本。

【治疗】

一、中医治疗

中医治疗应根据"急则治其标,缓则治其本"的原则,急性期重在治标,祛邪止血;慢性期重在治本,调补脏腑气血。如实热者宜清热解毒凉血止血;虚损者宜补气摄血,滋阴凉血;离经之血即成瘀,瘀血不去新血不生,故治疗可佐以化瘀之法。

(一)分证论治

1. 风热伤络

证候:皮肤瘀点、瘀斑,色鲜红,以躯干为主,伴有鼻衄、齿衄等,病前有发热,鼻塞流涕,咳嗽,咽红等风热表证,舌质红,苔薄黄,脉浮数。

本证多见于急性期或慢性型急性发作,先有风热表证,后见紫癜,或表证与紫癜并见。

治法:疏风清热,凉血止血。

主方:银翘散(《温病条辨》)加减。

常用药:金银花、连翘、牛蒡子、薄荷、荆芥、板蓝根、紫草、蝉蜕、茜草、生地黄、牡丹皮等。

加减:若咳嗽咽红者可加杏仁、黄芩;鼻衄者可加白茅根、仙鹤草、藕节炭、血余炭;出血较重者可加阿胶珠、三七粉等。

2. 血热妄行

证候:起病较急,皮肤瘀点、瘀斑较多,色深红或暗紫,多伴有鼻衄、齿衄等,兼见壮热面赤,烦躁口渴,大便干结,舌质暗红,苔黄或黄厚,脉弦数或滑数。

治法:清热解毒,凉血止血。

主方:清瘟败毒饮(《疫疹一得》)加减。

常用药:生石膏(先煎)、知母、水牛角(先煎)、生地黄、玄参、牡丹皮、赤芍、黄连、栀子、黄芩、紫草等。

加减:若风热未尽可加连翘、竹叶、桔梗;鼻衄量多不止者可加白茅根、茜草根炭;便秘者加大黄;烦躁不宁者加青黛、钩藤;若热陷心营,邪陷心包而见神昏谵语者,可加服安宫牛黄丸或神犀丹。

3. 气不摄血

证候:紫癜反复出现,斑色较淡,面色萎黄或苍白少华,神疲乏力,纳少肌瘦,头晕心悸,唇舌淡红,舌苔薄白,脉象细弱。

治法:补气摄血,滋养化源。

主方:归脾汤(《济生方》)加减。

常用药:生晒参、黄芪、白术、熟地黄、白芍、当归、阿胶、红景天、三七等。

加减:若脾虚明显加黄精、山药、莲肉等健脾益气之味;若厌食纳呆加山楂、麦芽、陈皮、鸡内金等,若伴血虚者,宜加重黄芪、当归用量。若肾虚精血亏损加萸肉、女贞子、枸杞子、桑葚子、鹿角胶、菟丝子、肉苁蓉等;若阳虚寒凝,肢冷便溏者加附子、肉桂、炮姜炭;若血瘀气滞者加土大黄、红花、桃仁、丹参、蒲黄。若因大量出血而见面色苍白、冷汗淋漓、四肢厥逆等阳虚欲脱之象时,应宗"有形之血不能速生,无形之气所当急固",急服独参汤(以野山参为佳)益气固脱,病情较缓者也可用补中益气汤加味。

4. 虚火灼络

证候:皮肤紫斑时发时止,病程较长,兼有鼻衄,齿衄,低热,盗汗,心烦不宁,手足心热,口燥咽干,两颧潮红,舌红少津,脉细软。

治法：滋阴降火，凉血止血。

主方：大补元煎合茜根散(《景岳全书》)加减。

常用药：生地黄、牡丹皮、玄参、知母、龟甲、女贞子、旱莲草、茜草、侧柏炭、阿胶(烊化)、甘草等。

加减：若阴虚明显者可加鳖甲、地骨皮、银柴胡；盗汗明显者加生牡蛎、大枣；鼻衄齿衄者加焦栀子、白茅根、乌梅等；兼有腰膝酸软者加二至丸。

5. 脾肾阳虚

证候：皮肤瘀点色暗淡，可伴有齿衄、鼻衄，兼见形寒肢冷，面色少华或㿠白，神倦乏力，纳少便溏等，舌质淡红或有瘀点，苔薄白，脉沉或细弱。

治法：温补脾肾，益血生髓。

主方：右归丸(《景岳全书》)加减。

常用药：生地黄、熟地黄、山药、枸杞子、山茰肉、菟丝子、鹿角胶(烊化)、龟甲胶(烊化)、补骨脂、当归、墨旱莲等。

加减：气虚者加黄芪、玉竹、白术；阳虚者加巴戟天、肉苁蓉、鹿茸等；血瘀者稍佐丹参、三七、牡丹皮、赤芍；脾虚纳呆者酌加山楂、茯苓、砂仁等。

(二)中成药

1. 血康口服液　活血化瘀，消肿散结，凉血止血。用于血热妄行，皮肤紫斑；原发性及继发性血小板减少性紫癜。

2. 人参归脾丸　益气补血，健脾养心。用于心脾两虚、气血不足、脾不统血所致者。

3. 血美安胶囊　清热养阴，养血活血。用于血小板减少性紫癜血热伤阴挟瘀证。

二、西医治疗

1. 一般治疗　明显出血时应卧床休息，减少活动，避免外伤。积极预防及控制感染，避免服用影响血小板功能的药物。

2. 糖皮质激素　首选，每日泼尼松 1.5～2mg/kg，待血小板数回升至接近正常水平后逐渐减量，疗程一般不超过 4 周。出血严重者可用冲击疗法：地塞米松每日 0.5～2mg/kg，或甲基泼尼松龙每日 20～30mg/kg，静脉滴注，连用 3 天，症状好转后改服泼尼松。停药后如有复发，可再用泼尼松治疗。

3. 大剂量静脉丙种球蛋白　主要作用：①封闭单核-巨噬细胞 Fc 受体。②中和抗血小板抗体和调节机体免疫反应。③抑制抗体产生。常用剂量每日 0.4g/kg，连续 5 天静脉滴注；或每次 1g/kg 静脉滴注，必要时次日再用 1 次；以后每 3～4 周 1 次。不良反应少，偶有过敏反应。

4. 血小板输注　适应证：急性 ITP 血小板＜$(10\sim20)\times10^9/L$；严重出血，药物未显效时。当发生颅内出血或急性内脏大出血，危及生命时输注血小板，并需同时给予大剂量肾上腺皮质激素，以减少输入血小板的破坏。

5. 抗-D 免疫球蛋白　又称抗 Rh 蛋白，主要作用是封闭网状内皮细胞的 Fc 受体。常用剂量每日 25～50μg/kg，静脉注射，连用 5 天为 1 个疗程。有轻度溶血性输血反应和 Coombs 试验阳性的不良反应。

6. 脾切除　有效率约 70%。适应证：①激素治疗 3～6 个月无效；②激素治疗虽有一定疗效，但减量或停药后复发；或需较大剂量(泼尼松 15～30mg/d)才能维持者；③使用糖皮质激素有禁忌者。术后易继发感染。10 岁以下儿童暂不宜脾切除。

7. 部分性脾栓塞术　用介入的方法，阻断脾脏外周皮质的供血动脉，保留脾脏中心部的髓质供血动脉，使脾脏皮质缺血、坏死、液化并逐渐吸收，达到部分切除脾脏的目的。部分性脾栓塞术尤适用于儿童期激素治疗无效的 ITP。

8. 免疫抑制药　治疗慢性 ITP。如长春新碱、环磷酰胺、环孢素 A 等，单药或联合化疗。不良反应较多，应用过程中应密切观察。

【预防护理】

(一)预防

1. 平时注意适当户外活动及一定的体育锻炼，注意调养身体，增强体质。

2. 预防感冒、肺炎、腹泻、麻疹、水痘、风疹、腮腺炎、传染性单核细胞增多症、肝炎等病的发生。若已患本病，病程中尤应注意避免罹患上述疾病，以免加重病情。

(二)护理

1. 急性期出血量多的小儿应尽量卧床休息，避免外伤。

2. 忌用对血小板有抑制作用的药物，如阿司匹林等。

3. 密切观察病情，注意出血的量、色与部位，若出现头痛眩晕者乃颅内出血之先兆，应及时报告及做好抢救工作。

4. 饮食易于消化、富于营养的食物。虚证宜食血肉有情之品，血热妄行者宜食清凉食品，如藕汁、茅根汁等，忌酒及辛辣刺激性食物。

(张　君)

第七节　皮肤黏膜淋巴结综合征

皮肤黏膜淋巴结综合征又称川崎病，是一种以全身血管炎性病变为主的急性发热性出疹性疾病。病因不明，发病机制尚不清楚。临床以持续发热、皮疹、球结膜充血、手足硬肿、颈淋巴结肿大和口唇潮红干裂和草莓舌为特征。

本病无明显的季节性，但一般在夏季较多见。好发于 2 个月至 10 岁小儿，尤其是 4 岁以内的婴幼儿。男女比例为 1.5∶1。病程多为 6～8 周，恢复期 5 周至数年。绝大多数患儿经积极治疗可以康复，但尚有 1%～2% 的病死率。死亡原因多为动脉瘤破裂、心肌炎及心肌梗死。有些患儿的心血管症状可持续数月至数年。

本病于 1967 年由日本川崎富作医师首次报道，我国古代文献无记载。根据其发热，起病急骤及病情发展规律，现代研究认为应属中医学温病范畴，运用卫气营血理论辨证施治已取得较好临床疗效。

【历史沿革】

本病在古代没有直接的记载，但中医古代文献有类似相关记载。《疫病篇·清瘟败毒饮方论》："凡一切发热，表里俱盛，狂躁烦心，口干咽痛，大热干呕，错语不眠，吐血衄血，热盛发斑，不论始终，以此为主方。"《治瘟阐要·疹斑辨》："至于发斑，乃有四症：……三日时气发斑。天时不正之气，人感之憎寒壮热，发为斑疹。大片红块，发于皮肤之上，谓之斑；小粒红点，泛于皮肤之中，谓之疹。疹发于肺，宜升麻葛根汤加大力子以散之；斑出于胃，犀角大青汤以清之。"

【病因病机】

本病的病因主要是感受温热邪毒，循卫气营血传变。邪从口鼻而入，初犯肺卫，继而入气，蕴于肺胃，肺胃热炽，上循口咽，熏蒸营血，充斥内外，而见高热伴皮疹等本病的主要临床症状。由于热毒炽盛，随营血走窜流注，可内陷于心，或留滞于筋脉、关节、肌肉，或影响三焦气化而致心肝均发生病变。其病变以侵犯营血为甚，病变脏腑以肺胃为主，可累及心肝肾诸脏。本病病机以温邪毒热炽盛、瘀血内阻为贯穿整个病程的基本特点。

1. 卫气同病　外感温热邪毒，上受而犯于肺卫，蕴于肌腠，卫表不宣，酿生发热。迅速入里，化热化火，阳热亢盛，炽于气分，内入肺胃，肺咽不利，咽红咳嗽，掌跖潮红，皮疹显现。

2. 气营两燔　气分淫热，熏灼营血，气营两燔，热炽三焦，动血耗血。气分热盛，则高热烦渴；营分热炽，则发斑出疹；热毒随营血走窜流注可见手足硬肿；热炼痰凝，臖核肿痛；热灼血分，血液凝滞，运行不畅，造成胸闷、心痛等血瘀诸症；热邪久羁，损气耗伤阴津，致口干、舌红、草莓舌。

3. 气阴两伤　病之后期，热势去而气虚阴津耗伤，故疲乏少力，口干唇燥，指趾端皮肤蜕皮。气虚血脉瘀滞，则心悸胸闷。

西医本病的发病机制尚不清楚。大量流行病学及临床观察提示可能是感染因素所致的急性免疫调节紊乱。遗传因素亦与该病发病有关。已报到多种细菌、病毒、支原体及其代谢产物（如链球菌和葡萄球菌所产生的超抗原）与川崎病发病有关，但目前仍未检测到导致川崎病的单一病原微生物。感染导致免疫活性细胞（如 T 细胞、单核/巨噬细胞）异常活化，所产生的细胞因子可能参与血管内皮损伤及干扰自身免疫耐受。免疫性血管炎症反应易导致冠状动脉病变，是影响本病远期预后的关键。

【临床表现】

持续发热 7～14 天，甚至 1 个月，体温常达 39～40℃，呈稽留或弛张热型，抗生素治疗无效。双侧球结膜充血，但无脓性分泌物，热退后消散。口唇干红皲裂，口腔黏膜弥漫充血，舌乳头突起、充血呈草莓舌。急性期手足呈硬性水肿和掌跖红斑，恢复期指、趾端甲床和皮肤交界处出现膜状蜕皮，指、趾甲有横沟。常在第 1 周躯干部出现多形性红斑和猩红热样皮疹。肛周皮肤发红、蜕皮。单侧或双侧一过性颈淋巴结急性非化脓性肿胀，病初出现，热退时消散。

血管炎可致多系统损害损伤，临床会出现包括心脏、呼吸、消化、神经和骨关节系统损害。

【辅助检查】

1. 血常规　急性期白细胞总数及中性粒细胞比例常增高，核左移；血小板急性期可正常或下降，于病程第 2 周开始升高，3～4 周高峰，血液呈高凝状态。

2. C 反应蛋白　急性期就逐渐上升，可达 30mg/L 以上。

3. 红细胞沉降率　明显升高，可达 100mm/h 以上。

4. 血清蛋白电泳　显示球蛋白升高，尤以 α_2 球蛋白显著。

5. 心肌酶谱　出现增高，尤其是乳酸脱氢酶表达增加。

6. 肝功能　转氨酶出现增高，血清蛋白下降。

7. 心电图　心电图可见多种改变，如 ST 段、T 波异常及心律失常等。

8. 超声心动图　在半数患者中可发现各种心血管病变，如心包积液、左室扩大、二尖瓣关闭不全及冠状动脉扩张、冠状动脉瘤、冠状动脉狭窄等。急性期应反复检查，了解冠状动脉病变程度及动态变化。

冠状动脉扩张标准：＜3 岁以下婴幼儿冠状动脉内径绝对值＞2.5mm，3－5 岁冠状动脉内径绝对值＞3mm，5 岁及 5 岁以上冠状动脉内径绝对值＞4mm，或某节段冠状动脉内径为邻近节段的 1.5 倍以上，或冠状动脉管腔明显不规则，均为冠状动脉异常。

判断为冠状动脉瘤分类：小冠状动脉瘤内径≤5mm；5mm＜中冠状动脉瘤内径≤8mm；巨大冠状动脉瘤内径＞8mm，或＞4 倍冠状动脉管腔直径。

【诊断与鉴别诊断】

一、诊断要点

日本川崎病研究班推荐的诊断标准（2002 年 2 月修订，第 5 版）。

1. 主要症状

(1)发热持续 5 天以上（但包括经治疗后发热＜5 天者）。

(2)双侧眼球结膜充血。

(3)口腔表现：口唇潮红、杨梅舌、口腔咽部黏膜弥漫性充血。

(4)不定型皮疹。

(5)四肢末端变化：（急性期）手足硬性水肿，掌跖及指趾端红斑；（恢复期）甲床皮肤移行处有膜状脱皮。

(6)急性期出现非化脓性颈部淋巴结肿大。

以上 6 个主要症状中只要出现 5 个就可以诊断本病。如上述 6 个症状中只出现 4 个症状，但通过超声心动图或心血管造影检查证实了冠状动脉瘤（或扩张），可排除其他疾病，也可确诊为本病。

2. 非典型川崎病的诊断

(1)诊断标准中 6 项仅具 3 项，但在病程中超声心动图或血管造影证实有冠状动脉瘤者（多见于＜6 个月婴儿或＞8 岁年长儿），属重症。

(2)诊断标准中仅 4 项，但超声心动图检查冠状动脉管壁辉度增强（提示有冠状动脉炎），除外其他感染性疾病（病毒性感染、葡萄球菌感染、溶血性链球菌感染、耶尔森菌感染等）。

非典型川崎病的参考项目：①卡介苗接种处再现红斑；②血小板数显著增多；③C 反应蛋白、红细胞沉降率明显增加；④超声心电图示冠状动脉扩张或动脉壁辉度增强；⑤心脏杂音（二尖瓣关闭不全或心包摩擦音）；⑥低白蛋白血症、低钠血症。

二、鉴别诊断

1. 猩红热　乙型溶血性链球菌感染为主，临床上以发热，咽喉红肿化脓疼痛为特点。发热数小时至 1 天出现皮疹，出疹时高热，可见环口苍白圈，草莓舌，帕氏线；皮肤猩红，细小红色丘疹自颈、腋下、腹股沟处开始，2～3 天遍布全身。疹退后无色素沉着，有大片脱皮，白细胞总数升高，中性粒细胞升高。咽拭子细菌培养可分离出 A 族乙型溶血性链球菌，病后 1～3 周至病愈后数月抗链“O”滴度可升高。

2. 传染性单核细胞增多症　EB 病毒引起的急性感染性疾病。以持续发热、咽痛充血、扁桃体红肿、淋巴结肿大、肝脾肿大、皮疹、周围血常规淋巴细胞总数及异形淋巴细胞增多为特征。

3. 幼年特发性关节炎　持续低热反复发作，皮疹时隐时现，热退疹退，关节肿痛，无手足红肿，无掌跖潮红、球结膜充血及杨梅舌，无冠脉损害等症状。类风湿因子可阳性。

【辨证思路】

本病以卫气营血辨证为纲。初起邪在肺卫，证见发热，微恶风，咽红，一般为时短暂。迅速化热入里，热炽气分，证见高热持续，口渴喜饮，皮疹布发。继入营血，证见斑疹红紫，草莓舌，烦躁嗜睡。后期气阴两伤，证见疲乏多汗，指趾端脱皮。本病易于形成瘀血，证见斑疹色紫、手足硬肿、舌质红绛等，若是瘀血阻塞脉络，还可见心悸、胸闷、右胁下痞块等多种征象，故瘀血阻络贯穿本病始终。

【治疗】

本病治疗，以清热解毒，活血化瘀为主。初起疏风清热解毒，宜辛凉透达；热毒炽盛治以清气凉营解毒，苦寒清透；后期阴虚津伤，则养阴清热，佐以解毒，甘寒柔润。同时，本病易于形成瘀血，早期即应注意活血化瘀，但不可用破瘀之品，以免耗血动血。温毒之邪多从火化，最易伤阴，因此在治疗中应分阶段滋养胃津，顾护心阴，不可辛散太过。

一、中医治疗

(一)分证使用中药汤剂

1. 卫气同病

证候：发病急骤，持续高热，微恶风，口渴喜饮，目赤咽红，手掌足底潮红，面部、躯干皮疹显现，颈部臖核肿大，或伴咳嗽，舌质红，舌苔薄，脉浮数。

治法：辛凉透表，清热解毒。

主方：银翘散(《温病条辨》)加减。

常用药：金银花、连翘、青黛、薄荷、牛蒡子、玄参、鲜芦根等。

加减：热势较高者用白虎汤直清气分大热；颈部臖核肿大加浙贝母、僵蚕、夏枯草化痰散结；手足掌底潮红加生地黄、黄芩、牡丹皮凉血化瘀；口渴唇干加麦冬、天花粉清热护津。

2. 气营两燔

证候：壮热不退，昼轻夜重，咽红目赤，唇干赤裂，烦躁不宁，或有嗜睡，肌肤斑疹，或颈部臖核，手足硬肿，随即蜕皮，舌红绛，状如草莓，舌苔薄黄。

治法：清气凉营，解毒化瘀。

主方：清瘟败毒饮(《疫疹一得》)加减。

常用药：水牛角、生地黄、牡丹皮、赤芍、生石膏、知母、黄芩、栀子、玄参等药。

加减：大便秘结加用生大黄泻下救阴；热重伤阴酌加麦冬、鲜石斛、鲜竹叶、鲜生地甘寒清热，护阴生津；颈部臖核明显加用夏枯草、紫花地丁清热软坚化瘀。

本证患儿或可见面色苍白，胸闷心痛，口唇青紫，脉结代。是热灼营血，血液凝滞，运行不畅所致。治宜通经活血、宽胸理气。用血府逐瘀汤合瓜蒌薤白半夏汤加减。

3. 气阴两伤

证候：身热渐退，倦怠乏力，自汗盗汗，咽干唇裂，口渴喜饮，指趾端蜕皮，或潮红脱屑，心悸，纳少，舌质红，舌苔少。

治法：养阴清热，益气活血。

主方：沙参麦冬汤(《温病条辨》)加减。

常用药：沙参、麦冬、玉竹、天花粉、生地黄、玄参、太子参等药。

加减：纳呆加焦山楂、焦神曲、焦槟榔开胃消食；低热不退加地骨皮、银柴胡清解虚热；大便秘结加瓜蒌仁、火麻仁清肠润燥。心悸、脉律不整加用人参、五味子、苦参、牡丹皮、五灵脂益气养阴，活血化瘀。

(二)中成药

1. 痰热清注射液　0.3～0.5ml/(kg・d)，加入10％葡萄糖注射液100～250ml内静脉滴注，每日1次。用于气营两燔证。

2. 丹参注射液　0.5ml/(kg・d)，加入10％葡萄糖注射液100～200ml静脉滴注，每日1次，10日为1个疗程。用于血脉瘀滞证。

3. 生脉饮口服液　每次服5～10ml，每日3次。用于气阴两伤证。

(三)中医外治法

金黄膏：适量涂于绵纸或纱布上，敷肿大的颈淋巴结。每日1～2次。

二、西医治疗

1. 丙种球蛋白(IVIG)　目前公认在发病早期(10天内)使用大剂量丙种球蛋白可有效防止动脉瘤形成。其原理可能是丙种球蛋白封闭了血液中单核细胞、血小板或血管内皮细胞表面的Fc受体，从而阻断了血管表面的免疫反应。

IVIG的方法主要有三种：①5天疗法：IVIG 400mg/(kg・d)，2～3小时静脉输入，连用5天；②2天疗法：IVIG 1.0g/kg，于4～6小时静脉输入，连用2天；③1天疗法：IVIG 2.0g/kg，于10～12小时静脉输入，用1天。国际及国内推荐以2.0g/kg为最佳疗法。可有效地降低冠状动脉瘤的发生率及临床症状的持续时间，使急性期的炎症蛋白很快恢复正常，同时提高心肌功能。

2. 抗凝疗法

(1)阿司匹林：每日30～50mg/kg，分2～3次服，热退后3天逐渐减量，约2周减至每日3～5mg/kg，顿服，维持6～8周。直至红细胞沉降率、血小板、冠状动脉恢复正常后，一般在发病后2～3个月停药。

(2)双嘧达莫(潘生丁)：每日3～5mg/kg，分2次服。可与阿司匹林合用。

3. 手术　若有严重冠状动脉病变，需做冠状动脉旁路移植手术。

4. 如有心源性休克、心力衰竭及心律失常，应予相应治疗。

【预后】

川崎病经正规治疗预后良好，使用标准 IVIG 治疗者仍有约 5%患儿发生暂时冠状动脉病变，其中约 2/3 冠状动脉扩张者可自然恢复。

【预防护理】

一、预　防

1. 合理喂养，适当户外活动，增强体质。

2. 积极防治各种感染性疾病。

二、护　理

1. 饮食宜清淡新鲜，富有营养，补充足够水分。保持口腔清洁。适度卧床休息。

2. 密切观察病情变化，特别是及时发现并发症。

3. 本症患儿须随访半年至 1 年。有冠状动脉扩张者须长期随访，每半年至少作 1 次超声心动图检查，直到冠状动脉扩张消失为止。

（姜之炎）

第八节　湿　疹

湿疹是由多种内外因素引起的一种具有明显渗出倾向的炎症性皮肤病，伴有明显瘙痒，易复发，严重影响患者的生活质量。小儿时期以婴儿湿疹最为常见，其次是儿童湿疹。其中包括一小部分异位性皮炎的小儿。

异位性皮炎，又称为遗传性湿疹，或特应性皮炎，是与遗传和过敏体质密切相关的疾病。可以发生在任何年龄，包括婴儿期、幼儿期、儿童期及成年人。家族中常有哮喘或过敏性鼻炎等病史。除皮炎症状外，常患其他变态反应性疾病，如哮喘、过敏性鼻炎、荨麻疹等。随着年龄增大，皮肤损害逐渐局限于四肢屈侧（肘窝、腋窝），伴剧烈瘙痒，反复不愈，直至儿童期，以至延续到成年人期，表现出典型的异位性皮炎临床症状。异位性皮炎在婴儿期，其临床表现与婴儿湿疹非常相像，不易区别，因此我们一般用婴儿湿疹为统括。

中医学称本病为湿疮、浸淫疮、粟疮、血风疮等。根据部位不同又有不同的病名，如发于面部称面游风，发于耳部称旋耳疮，发于手部称瘑疮，发于乳房称乳头风，发于脐部称脐疮，发于阴囊部称肾囊风或绣球风，发于小腿部慢性者称臁疮或湿毒疮，婴儿湿疹称胎敛疮或奶癣，儿童期湿疹以肘窝、腘窝为主者称四弯风等。本病发病无明显季节性，但冬季常易复发。可泛发或局限。

【历史沿革】

浸淫疮类似于急性湿疹。早在《黄帝内经素问·玉机真藏论篇》中就有“浸淫”二字，如“帝曰：夏脉太过与不及，其病皆何如？岐伯曰：太过则令人身热而肤痛，为浸淫。”汉·张仲景在《金匮要略·疮痈肠痈浸淫病脉证并治》中有了症状和治法，如：“浸淫疮，从口流向四肢者，可治；从四肢流来入口者，不可治。”“浸淫疮，黄连粉主之。”隋·巢元方《诸病源候论·小儿杂病诸候·癣候》指出：“小儿面上癣，皮如甲错起，干燥，谓之乳癣。言儿饮乳，乳汁渍污儿面，变生此。仍以乳汁洗之便瘥。”明·陈实功《外科正宗·奶癣》指出了病因，描述了皮损，如“奶癣，因儿在胎中，母食五辛，父餐炙煿，遗热于儿，生后头面遍身发为奶癣，流滋成片，睡卧不安，搔痒不绝”。清·吴谦等《医宗金鉴·外科心法要诀》中“旋耳疮”有：“此证生于耳后缝间，延及耳折上下，如刀裂之状，色红，时津黄水。由胆、脾湿热所致。然此疮月盈则疮盛，月亏则疮衰，随月盈亏，是以又名月蚀疮也”。指的是耳部湿疹，反复发作。《医宗金鉴·外科心法要诀·四弯风》说“此证生在两腿弯、脚弯，每月一发，形如风癣，属风邪袭入腠理而成。其痒无度，搔破津水，形如湿癣”指的是下肢湿疹。

【病因病机】

一、中医病因病机

（一）病因

1. 外感风湿热邪　外受潮湿或感受风热，外风、湿热、邪毒引动内蕴湿热，外发于肌肤可引发本病或加重病情。《外科正宗·论血风疮》说：“乃风热、湿热、血热三者交剐而发。”

2. 饮食失节　恣食鱼虾、海鲜、辛辣肥甘，饥饱失常，不戒口味，过食生冷，水湿内生，湿邪偏盛，亦可化成湿疮。

3. 先天禀赋异常　其母怀胎时，食物辛燥而遗热于儿，造成小儿先天肺脾蕴热。《外科正宗》在论及奶癣时说：“奶癣，儿在胎中，母食五辛，父餐炙煿，遗热于儿，生后头面遍身发为奶癣。”

4. 情志所伤　精神紧张，心绪烦忧，情志不舒，性情急躁，失眠，过劳均可引起本病。

5. 正气亏虚　正气虚弱可致外感风湿热邪乘虚侵入肌表而致本病。

(二)病机

湿疹的发病与风、湿、热邪相关。风有外风、内风之分，湿有外感、内伤之别，在湿疹的发病过程中，风、湿、热往往相互作用共同导致湿疹的发生。风为阳邪，善行走窜，耗血伤津，外受风邪或因湿热蕴久，耗伤阴血，化燥生风，血虚风燥无以营养肌肤而致肌肤甲错，风盛则痒，故瘙痒剧烈、皮肤干燥脱屑。外受潮湿或不戒口味、过食生冷，致使脾阳受损，水湿内生，湿为阴邪，重浊黏腻，湿邪偏盛，浸淫肌肤，可出现渗出、水疱、糜烂等皮损且缠绵难愈。若外感风热或恣食鱼虾、海鲜、辛辣肥甘，损及脾胃，脾失健运，则生湿化热，外感风湿热邪毒引动内蕴湿热，湿热搏击于肌肤而发为湿疹，皮损以红斑、丘疹、丘疱疹为主；湿热化火则皮疹鲜红、肿胀、灼热；湿热蕴久，耗血伤阴，又会导致脾虚血燥，肌肤失养而致皮肤肥厚皲裂，缠绵不愈。总之，湿疹"本源于湿，再源于热及风，风湿热互结蕴于肌肤，或化燥伤阴"，湿乃本病之本。本病早期以实证为主，主要是风湿热邪与气血相搏而为病，后期虚实夹杂，既有湿热留恋，又有气血亏虚、化燥生风等表现。

二、西医病因

湿疹的病因目前尚不明确。机体内因包括免疫功能异常(如免疫失衡、免疫缺陷等)和系统性疾病(如内分泌疾病、营养障碍、慢性感染、肿瘤等)及遗传性或获得性皮肤屏障功能障碍。外因如环境或食品中的过敏原、刺激原、微生物、环境温度或湿度变化、日晒等均可以引发或加重湿疹。社会心理因素如紧张焦虑也可诱发或加重本病。

婴儿湿疹的高度发病率主要是由于患儿皮肤角质层薄，毛细血管网丰富，以及内皮含水及氯化物较多，因而容易发生变态反应。此外，机械性摩擦，如唾液和溢奶经常刺激，也是本病的诱因。护理不当，如过多使用较强的碱性肥皂，过高营养，以及肠内异常消化等也可引起本病。有些婴儿，尤其在新生儿时期，由于母体雌性激素通过胎盘传给胎儿，以致新生儿皮脂增多，易致脂溢性湿疹。此外，接触丝织品或人造纤维，外用药物，以及皮肤细菌感染等均可引起湿疹或加重其病情。

【临床表现】

一、婴儿湿疹

起病大多在生后1～3个月，6个月以后逐渐减轻，1岁半以后大多数患儿逐渐自愈。一部分患儿延至幼儿期或儿童期。病情轻重不一。皮疹多见于头面部，如额部、双颊、头顶部，以后逐渐蔓延至颏、颈、肩、背、臀、四肢，甚至可以泛发全身。初起时为散发或群集小红丘疹或红斑，逐渐增多，并可见小水疱，黄白色鳞屑及痂皮，可有渗出、糜烂及继发感染。因瘙痒患儿烦躁不安，夜间哭闹，影响睡眠。由于湿疹的病变在表皮，愈后不留瘢痕。

临床上可按发病过程分为三期：

1. 急性期　起病急，皮肤表现为多数集群的小红丘疹及红斑，基底水肿，很快变成丘疱疹及小水疱，疱破后糜烂，有明显的黄色渗液或覆以黄白色浆液性痂，厚薄不一，逐渐向四周蔓延，外围可见散在小丘疹。面部皮肤可有潮红及肿胀。间擦部位，如腋下、腹股沟部、肛门周围等处可以受累，常合并擦烂。如护理不当可继发感染，或导致湿疹泛发全身。此期病儿夜不能眠、烦躁不安，合并感染可有低热。

2. 亚急性期　可因治疗不当或由急性期湿疹演变而来，此期渗出红肿、结痂逐渐减轻，皮损以小丘疹为主，时有白色鳞屑，或残留少许丘疱疹及糜烂面。此时痒感稍见轻，可持续很长时间。

3. 慢性期　多由急性、亚急性期湿疹演变而来，也可一开始就是慢性期的表现。反复发作，多见于1岁以上的婴幼儿。皮损以皮肤粗糙、肥厚、丘疹、鳞屑及色素沉着为主要表现，极少数可发生苔藓样化。分布在四肢，尤其四窝处较多。若发生在掌跖或关节部位，可发生皲裂而出现疼痛。如治疗不当，或在一定诱因下，随时可以急性发作，自觉剧烈瘙痒。

婴儿湿疹按皮肤损害分为三型：

1. 脂溢型　多见于1－3个月的小婴儿，其前额、颊部、眉间皮肤潮红，被覆黄色油腻性鳞屑头顶部可有较厚的黄浆液痂。严重时，颏下、后颈、腋及腹股沟可有擦烂、潮红及渗出。其母孕期常常有脂溢性皮炎或较严重的痤疮。患儿一般在6个月后改善饮食时可以自愈。

2. 渗出型　多见于3－6个月肥胖的婴儿。先出现于头面部。除口鼻周围不易发生外，两面颊可见对称性小米粒大小红色小丘疹，间有小水疱及红斑，基底浮肿，片状糜烂渗出，黄浆液性结痂较厚。因搔抓常见出血，有黄棕色软痂皮。剥去痂皮后露出鲜红色湿烂面，呈颗粒状，表面易出血。如不及时治疗，可向躯干、四肢及全身蔓延，并可以继发感染。

3. 干燥型　多见于6个月至1岁小儿，可一开始就是干燥型表现，或亚急性期以后。皮损表现为丘疹、红肿、硬性糠秕样鳞屑及结痂，无渗出，常见于面部、躯干及四肢侧伸面。往往合并不同程度的营养不良。

以上三种类型湿疹可以同时存在，三期皮损也可发生于任何一型湿疹，三期可以互相转化和重叠。

由于病因复杂难以确定而反复发作。剧烈的搔抓可继发感染，引起局部淋巴结肿大，极少数病例可发生全身感染，导致败血症或毒血症，临床上可出现精神不振、高热、乏力、腹泻等症状，周围血中性白细胞增高，有时出现中毒颗粒。

二、儿童期湿疹

儿童期所见湿疹大多属于干性，或系婴儿期迁延未愈的病例转变为慢性病变。皮疹为较大、较隆起的棕红色丘疹，表面粗糙，可融合成棕褐色苔藓样斑块，前者多见于四肢伸侧，后者则好发于肘窝、腋窝、颈部两侧与腕、背等处。经过搔抓，常有少许渗液、表皮剥脱及抓痕。经久不愈的苔藓样斑块，越受刺激，皮肤越变厚，并在其周围出现少许散在性丘疹，时感奇痒。当患儿并发其他变态反应病，如支气管哮喘或过敏性鼻炎时，或有家族遗传史者，则为特应性皮炎，又称遗传过敏性湿疹。

【辅助检查】

主要用于鉴别诊断和筛查可能病因，血常规检查可有嗜酸粒细胞增多，还可有血清嗜酸性阳离子蛋白增高，部分患者有血清 IgE 增高，变应原检查有助于寻找可能的致敏原，斑贴试验有助于诊断接触性皮炎，真菌检查可鉴别浅部真菌病，疥虫检查可协助排除疥疮，血清免疫球蛋白检查可帮助鉴别具有湿疹皮炎皮损的先天性疾病。皮损细菌培养可帮助诊断继发细菌感染等，必要时应行皮肤组织病理学检查。

【诊断与鉴别诊断】

一、诊　断

湿疹的诊断主要根据临床表现。结合必要的实验室检查或组织病理学检查。特殊类型的湿疹根据临床特点进行诊断，如干燥性湿疹、自身敏感性皮炎、钱币状湿疹等；非特异者可根据临床部位进行诊断，如手湿疹、小腿湿疹、肛周湿疹、乳房湿疹、阴囊湿疹、耳湿疹、眼睑湿疹等；泛发性湿疹指多部位同时发生的湿疹。

二、鉴别诊断

1. 接触性皮炎　此病有接触史，皮肤损害发生于接触部位，边界清楚，较单一，有水肿、水疱，有痒或灼热感。去除病因则较快痊愈，不再接触即不复发。怀疑有接触因素时可用斑贴试验鉴别。

2. 脓疱疮　多发于夏季，为暑邪湿热入侵所致。皮损初为孤立红斑、水疱，水疱较大，可自颜面迅速延及他处，并很快溃破，干燥结痂而愈，具有传染性。

3. 尿布皮炎及念珠菌感染　在尿布区域或肛周、腋下等处发生湿疹时，须与尿布皮炎及念珠菌感染相鉴别。尿布皮炎位于尿布区域、会阴及股内侧，边界清楚的弥漫性红斑、丘疹、丘疱疹及鳞屑。勤换洗尿布，选择干爽型纸尿裤，保持尿区域的清洁干燥即可治愈。念珠菌感染则为淡红色斑片及扁平小丘疹，边缘隆起，边界清楚，边缘可有少量鳞屑。很容易查到真菌，同时常合并鹅口疮、口角炎等。

【辨证思路】

1. 辨皮损形态　皮疹以干燥、脱屑为主的多因血虚风燥所致，多见于形体消瘦、营养不良的小儿。若皮疹以水疱、糜烂、渗液为主，多见于湿热俱盛的肥胖患儿。

2. 辨湿热偏盛　脾虚湿盛的皮疹以水疱、糜烂、渗液为主；湿热俱盛多见湿疹伴继发感染、发热、红斑、糜烂、小便短赤、大便干结。

【治疗】

一、中医治疗

（一）分证论治

1. 湿热俱盛

证候：皮疹见红斑、丘疹、水疱、糜烂，滋水淋漓，味腥而黏，或有结痂，瘙痒难忍，皮疹多发于头面部及躯干、四肢的屈侧面，伴有烦躁不安，纳呆，小便短赤，大便干结，舌红，苔黄腻，脉滑或指纹青紫。相当于急性期及湿疹发作期。

治法：清热利湿，祛风止痒。

主方：萆薢渗湿汤（《疡科心得集》）加减。

常用药：粉萆薢、薏苡仁、土茯苓、滑石、泽泻、通草、鱼腥草、黄柏、牡丹皮、防风、蝉蜕。

加减：发于上部或弥漫全身者，多夹有风邪，应加祛风清热的桑叶、菊花、苍耳子；发于中部或肝经所分布者，宜清利肝经湿热为主，加龙胆草、栀子、黄芩；发于下部者，湿邪为重，宜清热利湿法加车前子；瘙痒甚者宜清热止痒法，加徐长卿、白鲜皮、地肤子；皮损焮红灼热者宜凉血清热法，加生地黄、赤芍。

2. 脾虚湿盛

证候：皮疹颜色暗红不鲜，表面有水疱、渗液，部分干燥结痂，伴有纳差，大便稀溏，腹胀，吐乳，舌淡，苔白腻，脉濡缓或指纹淡红。相当于亚急性期及婴儿湿疹。

治法：健脾除湿。

主方：除湿胃苓汤（《医宗金鉴》）加减。

常用药：苍术、厚朴、陈皮、猪苓、泽泻、茯苓、白术、滑石、防风、肉桂、甘草。

加减：胃纳不香或吐乳者，宜芳香化湿，加广藿香，佩兰；大便稀溏，宜温中祛湿，加炮姜、葛根；剧痒滋水过多者，宜祛湿止痒，加地肤子、白鲜皮、苦参。

3. 血虚风燥

证候：皮损反复发作，皮肤肥厚粗糙，皮疹干燥、脱屑，色素沉着，苔藓样改变，分布局限，瘙痒剧烈，抓破有少量渗液，伴口干，夜寐不安，大便干结，舌淡，苔薄白或少苔，脉细数或指纹淡。相当于慢性期及异位性皮炎反复发作者。

治法：养血润燥，祛风止痒。

主方：养血定风汤（《外科证治全书》）加减。

常用药：生地黄、当归、何首乌、川芎、赤芍、牡丹皮、天冬、麦冬、僵蚕。

加减：皮损粗糙、肥厚严重者加丹参、鸡血藤、地龙活血祛风；瘙痒剧烈，加蜈蚣、乌梢蛇疏风止痒；口干、大便干结，加天花粉、玄参滋阴润燥；夜寐不安者，加珍珠母、牡蛎、首乌藤、酸枣仁潜镇安神。

（二）中成药

1. 赛金化毒散　用于湿热俱盛型。

2. 二妙丸　用于湿热俱盛型。

亦可用五宝散、防风通圣丸等成药配合治疗。

（三）单方验方

1. 石蓝草合剂：生石膏、板蓝根、龙胆草、黄芩、车前草、六一散、马齿苋、生地黄、牡丹皮、赤芍药。水煎服。用于湿疹湿热内蕴，热盛于湿证。

2. 小儿化湿汤：苍术、陈皮、茯苓、泽泻、炒麦芽、六一散。每日一剂，煎成，分2～3次服用。用于脾虚小儿湿疹。

3. 清痒汤：黄芪、防风、荆芥、苦参、蝉蜕、白蒺藜、白僵蚕、当归、生地黄、赤芍、川芎、何首乌。水煎，入夜徐徐服之。用于小儿慢性湿疹，血虚风燥证。

4. 脱敏合剂：苍术、知母、地肤子、蝉蜕、紫草、黄柏、甘草等。水煎服。

5. 山药50g，薏苡仁、赤小豆各20g，莲子、蝉蜕、生黄芪各12g，红枣10g，水煎至豆烂，捞出黄芪、蝉蜕，与糯米或粳米50g同煮粥，加白糖适量，随意服。用于婴儿湿疹。

（四）中医外治

1. 生地榆、黄柏煎水或马齿苋合剂、2%硼酸水外用冷湿敷，待流滋、糜烂减轻后，选用青黛散油或蛋黄油外搽用于脂溢性和湿性湿疹。

2. 三黄洗剂、黄柏霜外搽用于干性湿疹。

3. 蛇床子70g，研细末，用凡士林100g调成膏，外敷。用于急性期。

4. 大青叶，加水适量，煮沸滤渣，湿敷，每日1～3次。用于急性期。

5. 密陀僧30g，黄柏20g，冰片2g，研细末，渗出时干撒皮损上，不出水时用蓖麻油调敷。用于急性、亚急性者。

6. 吴茱萸研细末，用凡士林调成10%软膏，外涂。用于慢性期。

7. 五倍子炒黄研细末，用凡士林调成10%～15%软膏，外涂。用于婴儿湿疹。

8. 生苍术、生黄柏、雄黄等量，研细末，生鸡蛋或香油适量，将药末调匀成糊状，涂敷。用于异位性皮炎。

二、西医治疗

主要目的是控制症状、减少复发、提高患者生活质量。治疗应从整体考虑，兼顾近期疗效和远期疗效。

1. 基础治疗　①患者教育：需要说明疾病的性质、可能转归、疾病对机体健康的影响、有无传染性、各种治疗方法的临床疗效及可能的不良反应等，指导患者寻找和避免环境中常见的变应原及刺激原，避免搔抓及过度清洗，对环境、饮食、使用防护用品、皮肤清洁方法等也应提出相应建议；②避免诱发或加重因素：通过详细采集病史、细致体检、合理使用诊断试验，仔细查找各种可疑病因及诱发或加重因素，以达到去除病因、治疗的目的，如干燥性湿疹应治疗使皮肤干燥的因素，感染性湿疹应治疗原发感染等；③保护皮肤屏障功能：湿疹患者皮肤屏障功能有破坏，易继发刺激性皮炎、感染及过敏而加重皮损，因此保护屏障功能非常重要。应选用对患者皮肤无刺激的治疗，预防并适时处理继发感染，对皮肤干燥的亚急性及慢性湿疹加用保湿剂。

2. *局部治疗* 是湿疹治疗的主要手段。应根据皮损分期选择合适的药物剂型。急性期无水疱、糜烂、渗出时，建议使用炉甘石洗剂、糖皮质激素乳膏或凝胶；大量渗出时应选择冷湿敷，如3%硼酸溶液、0.1%盐酸小檗碱溶液、0.1%依沙吖啶溶液等；有糜烂但渗出不多时可用氧化锌油剂。亚急性期皮损建议外用氧化锌糊剂、糖皮质激素乳膏。慢性期皮损建议外用糖皮质激素软膏、硬膏、乳剂或酊剂等，可合用保湿剂及角质松解剂，如20%～40%尿素软膏、5%～10%水杨酸软膏等。

外用糖皮质激素制剂依然是治疗湿疹的主要药物。初始治疗应该根据皮损的性质选择合适强度的糖皮质激素：轻度湿疹建议选弱效糖皮质激素如氢化可的松乳膏；重度肥厚性皮损建议选择强效糖皮质激素如哈西奈德、卤米松乳膏；中度湿疹建议选择中效激素，如曲安奈德、糠酸莫米松等。患儿面部及皮肤皱褶部位皮损一般弱效或中效糖皮质激素即有效。强效糖皮质激素连续应用一般不超过2周，以减少急性耐受及不良反应。钙调神经磷酸酶抑制药如他克莫司软膏、吡美莫司乳膏对湿疹有治疗作用，且无糖皮质激素的不良反应，尤其适合头面部及间擦部位湿疹的治疗。细菌定植和感染往往可诱发或加重湿疹，因此抗菌药物也是外用治疗的重要方面。可选用各种抗菌药物的外用制剂，也可选用糖皮质激素和抗菌药物的复方制剂。其他外用药如焦油类、止痒药、非甾体消炎药外用制剂等，可以根据情况选择应用。

3. *系统治疗* ①抗组胺药：根据患者情况选择适当抗组胺药止痒抗炎。②抗生素：对于伴有广泛感染者建议系统应用抗生素7～10天。③维生素C、葡萄糖酸钙等有一定抗过敏作用，可以用于急性发作或瘙痒明显者。④糖皮质激素：一般不主张常规使用。但可用于病因明确、短期可以祛除病因的患者，如接触因素、药物因素引起者或自身敏感性皮炎等；对于严重水肿、泛发性皮疹、红皮病等为迅速控制症状也可以短期应用，但必须慎重，以免发生全身不良反应及病情反跳。⑤免疫抑制药：应当慎用，要严格掌握适应证。仅限于其他疗法无效、有糖皮质激素应用禁忌证的重症患者，或短期系统应用糖皮质激素病情得到明显缓解后、需减用或停用糖皮质激素时使用。

4. *物理治疗* 紫外线疗法包括UVA1(340～400nm)照射、UVA/UVB照射及窄谱UVB(310～315 nm)照射，对慢性顽固性湿疹具有较好疗效。

【预防护理】

1. 患处忌用热水擦洗或使用肥皂及碱性刺激物，勿使用刺激性强烈的外用药，痂皮厚者不宜硬性剥除痂皮，应用消毒麻油湿润，再轻轻揩去痂皮。

2. 尽量避免搔抓和摩擦。婴儿最好用纱布或袜子套住两手，防止患儿搔抓和摩擦，头部可戴柔软布帽，以减轻后枕部的摩擦。

3. 患儿不宜接触毛织、化纤衣物，衣着不宜太厚，避免强烈日光照射。

4. 乳母不宜过食辛辣香燥、鱼腥，鸡、鸭、牛、羊肉等发物；患儿忌添加虾、蟹、鱼等厚味之品。

5. 急性发作期间暂缓预防接种，避免接触患单纯疱疹的患者。

（王有鹏）

第九节 荨麻疹

荨麻疹，又称"风疹块"，是由于皮肤、黏膜小血管扩张及渗透性增加出现的一种局限性水肿反应。可发生于任何年龄、任何季节和全身皮肤任何部位，分急性、慢性两大类。临床上表现为大小不等的风团伴瘙痒，有时可伴有腹痛、腹泻和气促等症状。慢性荨麻疹是指上述风团伴瘙痒几乎每天发生，并持续6周以上者。少数慢性荨麻疹患者也可表现为间歇性发作。急性荨麻疹以儿童、青年多见，病因较易发现；慢性荨麻疹以成年人为多，大多数人找不到病因，发生于眼睑、口唇等组织疏松部位者，则肿胀更为明显，称为血管性水肿。中医学称本病为瘾疹、风培㿔、风疹块。

【历史沿革】

有关荨麻疹的论述，首见于《素问·四时刺逆从论》“少阴有余病皮痹瘾疹”之“瘾疹”。《金匮要略》在“水气病篇”讲到：“风气相搏，风强则为瘾疹，身体为痒”说明该病的发生与风邪关系最为密切。隋·巢元方《诸病源候论·风瘙身体隐疹候》曰：“邪气客于皮肤，复逢风寒相折，则起风瘙疹。若赤疹者，由凉湿折于肌中之热，热结成赤疹也。得天热则剧，取冷则灭也。白疹者，由风气折于肌中热，热与风相搏所为。白疹得天阴雨冷则剧，出风中亦剧，得晴暖则灭，着衣身暖亦瘥也。”说明了出疹有赤白之分。“小儿杂病诸候”中的“风瘙隐疹候”说：“小儿因汗，解脱衣裳，风入腠理，与血气相搏，结聚起，相连成隐疹。风气止在腠理，浮浅，其势微，故不肿不痛，但成隐疹瘙痒耳。”描述了小儿瘾疹的发病情况。本书“风培㿔候”曰“夫人阳气外虚则多汗，汗出当风，风气搏于肌肉，与热气并，则生培㿔，状如麻豆，甚者渐大，搔之成疮。”又《医宗金鉴·外科心法要诀》云：“此证俗名鬼饭疙瘩，由汗出受风，或露卧乘凉，风邪多中表虚之人。”说明肺卫不固，不能抵御外邪侵袭是本病发病根本。

【病因病机】

一、中医病因病机

本病病因较为复杂，禀赋不耐、气血虚弱、营卫不和是其内因；虚邪贼风、鱼腥辛辣、膏粱厚味等是外因。前者是发病的基础，为本；后者是发病的条件，为标。标象明显则发病急，来势猛；本虚突发时，则反复发作，缠绵难愈。

1. 风热相搏　发作急骤，系因风热邪气搏于营血所致。

2. 风寒外袭　多因风寒袭表，以致营卫失和，邪阻脉络而成。

3. 卫外不固　多为体虚正气不足，表虚致腠理不密，卫外失固，外风入侵所致。

4. 气血两虚　久病或病后气耗血伤，气虚则卫外不固，血虚则风从内生，肌肤失养所致。

5. 心经郁热　多因情志不遂，心火炽盛而致。

6. 脾胃湿热　因饮食不节，进食发物，致脾胃不和，气机不畅，复感风邪，内不得疏泄，外不可透达，化湿生热，郁阻肌腠之间而发。

7. 虫积伤脾　多因饮食不洁，虫积中焦，伤及脾胃，生湿蕴热，郁于肌肤而发。

二、西医病因

多数急性荨麻疹可找到病因，但慢性荨麻疹的病因很难确定，大多数患者无法找到病因。常见病因如下：①食物：鱼、虾、蟹、贝壳类、蛋类及部分动物肉（牛羊肉等）；植物或水果类（柠檬、杧果、李子、杏子、草莓、胡桃、可可、大蒜、西红柿等）；奶制品；腐败食物（不新鲜食物分解产生碱性多肽可促进组胺的释放）；食品添加剂。②药物：变态反应性（青霉素、磺胺类药、呋喃唑酮、血清制剂、各种疫苗制剂）；直接促组胺释放（吗啡、可待因、可卡因、奎宁、阿司匹林等）；其他药物。③感染：隐性感染是慢性荨麻疹的重要病因之一，包括细菌（金黄色葡萄球菌最多见）、真菌、病毒（呼吸道病毒、肝炎病毒等）、寄生虫等。幽门螺杆菌是否引起荨麻疹尚有争论。④吸入物：花粉、动物的羽毛及皮屑、粉尘、烟、气雾剂、挥发性化学品等。⑤物理因素：摩擦、压力、冷、热、日光照射、运动等。⑥系统性疾病：风湿热、系统性红斑狼疮、甲状腺疾病、淋巴瘤、白血病、传染性单核细胞增多症等。

变应原皮试是寻求过敏原的常用方法之一，急性荨麻疹，食物可能为常见的主要致敏原，而在慢性荨麻疹中，尘螨和屋尘的阳性率最高。婴幼儿急性荨麻疹主要由上呼吸道和消化道病毒（如腺病毒、EB病毒或肠病毒等）感染、药物（抗生素、退热药等）及食物引起。

【临床表现】

红斑与风团并不平行，典型病例先出现红斑，然后出现风团。风团可出现于红斑中心，并向周围扩展。临床上所见的荨麻疹有时仅有红斑而无风团，有时仅见风团而无红斑。前者多见于婴儿及幼童，而后者多见于年长儿童及成年人。

荨麻疹可在身体任何部分发生，常伴有剧烈痒感。皮疹数量一般较多，多于数分钟至数小时内自然消失，因此严重抓痕及继发性感染比较少见。本病极易复发，时隐时现。如果消化道受累，可出现恶心、呕吐、腹痛及腹泻等症状。支气管及喉头受累，则出现咽喉发堵、胸闷、气促、呼吸困难，甚至窒息。有些患儿还可以合并手足、眼睑、甚至整个面部水肿。慢性荨麻疹的病程可长达数月，甚至数年。

此外，本病可有各种类型，如急性、慢性、寒冷性、局部热性、日光性、水源性、压迫性、胆碱能性、荨麻疹性血管炎、血清病型、皮肤划痕症及血管性水肿等。

【辅助检查】

红细胞沉降率、抗核抗体与血清补体测定。皮肤活体组织检查对有补体活化参与所致的荨麻疹诊断有帮助。梅毒血清反应，以及测定冷球蛋白、冷纤维蛋白原、冷溶血素和冰块试验对冷荨麻疹诊断有帮助。疑为感染因素引起者可选择作血液白细胞计数及分类，末梢血异性淋巴细胞，血原虫、丝虫，尿液常规及培养，大便找虫卵或寄生虫，鼻旁窦、齿、胸、胃肠道和泌尿生殖道的X线摄片。

【诊断与鉴别诊断】

一、诊　断

根据患儿病史及临床表现不难诊断，要点如下：

1. 突然发作，皮损为大小不等、形状不一的水肿性斑块，边界清楚。皮疹时起时落，剧烈瘙痒，发无定处，退后不留痕迹。部分患者可有腹痛腹泻，或有发热、关节痛等症。严重者可有呼吸困难，甚至引起窒息。

2. 风团表现为线状多为人工性荨麻疹（皮肤划痕症）；风团小，1～3mm，周围有明显红晕，有时可见卫星状风团，则可为胆碱能性荨麻疹。风团分布于掌跖或下背部，可为延迟压力性荨麻疹；风团限于暴露部位者可能与日光或温度有关；风团存在时间超过4～6小时，且消退后有色素或鳞屑，并伴有关节痛、腹痛、红细胞沉降率增快，病理为坏死性血管炎，对抗组胺药物无效时可考虑为荨麻疹性血管炎。

3. 风团伴瘙痒几乎每天发生，并持续6周以上者为慢性荨麻疹。

二、鉴别诊断

1. 丘疹性荨麻疹　为风团样丘疹，色红，如花生米大小，顶端有小水疱，好发于躯干、四肢，散在分布，消退后有色素沉着斑，剧痒。夏季儿童多见。

2. 多形性红斑　皮疹为多形性，如红斑、丘疹、风团、水疱，常两种以上皮疹同时存在，典型者有虹膜样损害，好发于手足、颜面，伴痒痛感，一时不易消退。

3. 色素性荨麻疹　为一种肥大细胞增生性疾病，表现为色素性风团或斑丘疹，或划痕、摩擦引起风团，亦可有水疱，皮疹可散布全身。

4. 阑尾炎　伴有腹痛的荨麻疹需要与外科急腹症如阑尾炎等区别，后者右下腹麦氏点疼痛较著，有压痛，血液白细胞总数和中性粒细胞增多。

【辨证思路】

本病有寒热虚实的不同，病变脏腑有心、肺、脾、胃、肠之异，故临床辨证应主要结合风团的色泽、脏腑见症等全面审察。风热相搏证，发作急骤，系因风热邪气搏于营血所致，热盛则疹色红，风盛则痒剧；风寒外袭证，多因风寒外袭致营卫失和，络脉结聚而成，故疹色淡或白，遇冷加重；卫外不固证，多见于体虚正气不足的患儿，表虚致腠理不密，卫外不固，则汗出后外风易袭，常反复发作；气血两虚证乃久病或病后气耗血伤，气血卫外不固，血虚风从内生，肌肤失养，故发疹，且病程日久，缠绵难愈；心经郁热证多因情志不遂，心火炽盛而致，血热生风，故风团色红，痒甚；脾胃湿热证，因脾胃不和，气机不利，复感风邪，内不得疏泄，外不可透达，化湿生热，郁阻肌腠之间而发；虫积伤脾证，多因饮食不洁，虫积肠道，伤及脾胃，生湿蕴热，郁于肌肤而发。

【治疗】

一、中医治疗

（一）分证论治

1. 风热相搏

证候：风团色红，扪之热感，遇热增剧，得冷则缓，瘙痒难忍，恶风微热，口渴心烦，舌红，苔薄黄，脉浮数。

治法：疏散风热。

主方：消风散（《外科正宗》）加减。

常用药：荆芥、防风、牛蒡子、苦参、蝉蜕、金银花、连翘、牡丹皮、赤芍、生石膏、生地黄、生甘草。

加减：口渴者，加玄参、天花粉；瘙痒剧烈者，加刺蒺藜、珍珠母；伴咽喉肿痛者，加板蓝根、大青叶、桔梗；发热者，加黄芩、栀子。

2. 风寒外袭

证候：疹块色淡或白，伴有瘙痒，风吹、着凉或浸涉冷水后加重，得暖则减，自觉畏寒恶风，口不渴，苔薄白，脉浮紧。

治法：疏风散寒，调和营卫。

主方：荆防败毒散（《摄生众妙方》）加减。

常用药：荆芥、防风、桂枝、白芍、羌活、独活、麻黄、秦艽、白鲜皮、浮萍、生姜、红枣。

加减：恶寒明显者，加附子、肉桂；瘙痒剧烈者，加蜈蚣、乌梢蛇；易于出汗，着风即起，去麻黄加龙骨、牡蛎、麻黄根。

3. 卫外不固

证候：患儿素体多汗，常因表虚而恶风自汗，汗出着风则出风团，针头至豆大小，成批出现，瘙痒不止，发作不休，舌淡，苔薄，脉沉细。

治法：固表御风敛汗。

主方：玉屏风散(《医方类聚》)加减。

常用药：黄芪、白术、防风、牛蒡子、荆芥、蝉蜕、煅牡蛎、浮小麦、苍耳子、甘草。

加减：反复发作者，加乌梅、五味子；恶寒者，加桂枝、附子。

4. 气血两虚

证候：疹块色淡或与肤色相同，风团反复发作，瘙痒不甚，可迁延数月甚至更长，劳累后加重，伴有头昏眩晕，面色㿠白，体倦乏力，食欲减退等症，舌淡，苔薄，脉细而缓。

治法：益气养血。

主方：八珍汤(《丹溪心法》)加减。

常用药：党参、茯苓、白术、当归、熟地黄、何首乌、鸡血藤、白蒺藜、炙甘草。

加减：头昏眩晕者，加朱茯神、远志；食欲差，消瘦者，加神曲、山楂、麦芽；心烦失眠者，加炒枣仁、夜交藤；瘙痒较甚者，加紫草、白僵蚕、蝉蜕。

5. 心经郁热

证候：风团色红，灼热刺痒，搔之即起条索状皮疹，继而融合成片，夜间痒甚，情绪波动或心神不宁之际，发疹较甚，伴心烦，哭闹不安，伴有口舌糜烂，舌尖红，脉细数或滑数。

治法：凉血清心，安神止痒。

主方：天王补心丹(《摄生秘剖》)加减。

常用药：当归、生地黄、赤芍、茯神、珍珠母、远志、何首乌、五味子。

加减：口舌糜烂者，加黄连、栀子；性情急躁或情绪易波动加柴胡、白芍。

6. 脾胃湿热

证候：风团色淡，形如云片，常剧痒，伴脘腹疼痛，恶心呕吐，腹泻，食欲不振，苔黄腻，脉濡数。

治法：清脾和胃，疏理气机，清利湿热。

主方：除湿胃苓汤(《医宗金鉴》)加减。

常用药：茯苓、苍术、厚朴、栀子、泽泻、茵陈、薏苡仁、枳壳、六一散。

加减：恶心呕吐者，加姜半夏、陈皮、竹茹；食欲不振者，加神曲、山楂。

7. 虫积伤脾

证候：多见于身体消瘦的患儿，疹块瘙痒，发无定处，时有脐周腹痛，或有偏嗜不良习惯，面色萎黄或有虫斑，夜间磨牙，苔白或腻，脉濡。大便检查可见寄生虫虫卵。

治法：驱虫健脾，消滞止痒。

主方：乌梅丸(《伤寒论》)合保和丸(《丹溪心法》)加减。

常用药：乌梅、使君子、胡黄连、黄柏、细辛、木香、茯苓、山楂、白术、神曲、防风、蝉蜕。

(二)中成药

1. 防风通圣丸　用于荨麻疹风热相搏证及脾胃湿热证。

2. 乌蛇止痒丸　用于荨麻疹瘙痒剧烈者。

3. 十全大补丸　用于荨麻疹气血两虚证。

(三)单方验方

1. 过敏煎　银柴胡、防风各10g，五味子15g，乌梅12g，甘草5g。水煎服，每日1剂，分2次服。用于急、慢性荨麻疹。

2. 多皮饮　地骨皮、五加皮、大腹皮、牡丹皮、土槿皮各9g，桑白皮、白鲜皮、赤苓皮、冬瓜皮、扁豆皮各15g，干姜皮6g。水煎服，每日1剂，分2次服。用于脾虚型慢性荨麻疹。

3. 搜风流气饮　荆芥、菊花、僵蚕、当归、赤芍、乌药各9g，防风、白芷、川芎、陈皮各6g。水煎服，每日1剂，分2次服。用于胃肠型荨麻疹。

4. 消风抗敏饮　荆芥10g，防风10g，防己10g，黄芩10g，乌梅10g，五味子10g，生地黄10g，珍珠母15g，蝉蜕3g，生甘草6g。随证灵活加减。用于慢性荨麻疹。

5. 活血消风汤　桃仁10g，红花10g，苦参10g，白鲜皮10g，生地黄20g，川芎15g，赤芍15g，当归15g，土茯苓15g，地龙9g，甘草9g。随证加减，水煎服。用于荨麻疹。

(四)中医外治

1. 炉甘石洗剂外搽，每日数次，或用百部、地肤子等中药煎水外洗，每日1～2次。用于各证。

2. 蚕沙、紫草，水煎趁热拭洗，每日1次。

3. 用香樟木或晚蚕沙各30～60g；或楮桃叶30～60g，煎汤先熏后洗，每日1～2次。

4. 茵陈、路路通各30～60g，水煎熏洗。

5. 蛇床子、百部各25g，50%乙醇100ml。将2药浸泡在乙醇中24小时过滤即成，外搽患处，每日2～3次。用于荨麻疹痒甚者。

(五)针灸疗法

1. 体针　取曲池、血海、三阴交等穴。发于面部加合谷，头部加风池、迎香、丝竹空，腰部加肺俞、肾俞，腹部加中脘、足三里，下肢多取伏兔、风市、委中、足三里。平补平泻手法。留针 10～15 分钟，每日或间日 1 次。

2. 耳针　取神门、肺区、枕部、荨麻疹区(在耳舟区肘肩点上连线内上 1/3 处)针刺，每次选 2～3 穴，留针 1 小时。

3. 灸法　取穴合谷、血海、足三里、三阴交，并根据临床症状适当加灸百会、阳池、行间、长强等穴。每次每穴灸 5～10 分钟，每日 1～2 次。

(六)拔罐疗法

取穴：大椎、肺俞、胃俞、阳关或命门、曲池、委中、血海、每次选拔 4～10 罐，每次 20 分钟，急性者每日 1 次，慢性者隔日 1 次，取罐后局部微涂油脂。

二、西医治疗

首先应寻找和清除致敏因素。局部涂抹止痒洗剂，如炉甘石洗剂内加入石炭酸或薄荷脑等。口服抗组胺类药物，如马来酸氯苯那胺(扑尔敏)0.35 mg/(kg·d)，分 3 次口服，或盐酸异丙嗪(非那根)每次 0.5～1mg/kg 等。第二代 H_1 受体拮抗药具有疗效好，无明显中枢抑制作用等优点，可安全用于 2 岁以上的儿童，如：盐酸西替利嗪(商品名：仙特明)，2 岁以上儿童，每次 5mg，每日 1 次；12 岁以上儿童，每次 10mg，每日 1 次。氯雷他定(商品名：开瑞坦)，服药剂量同仙特明。阿司咪唑(息斯敏)及特非那丁与大环内酯类或咪唑类药物不同服，以防心脏的毒副作用。钙剂及维生素 C 可降低毛细血管的通透性，可使症状缓解。出现支气管痉挛或喉水肿的患儿可用 1∶1000 肾上腺素液 0.1～0.3ml(或每次 0.01ml/kg)皮下注射，然后用糖皮质激素，如泼尼松、地塞米松和氢化可的松等内服或静脉滴注，根据患者的症状，用量相当于泼尼松 0.5～2.0 mg/(kg·d)，可与抗组胺药物同时应用。对于慢性荨麻疹可根据风团发生的时间来决定给药时间。如晨起风团较多，则临睡前给予较大剂量；临睡时风团多，则晚饭后给予较大剂量。风团控制后，可持续服药月余，然后逐渐减量。一种抗组胺药物治疗无效时，可同时给两种药。对顽固性荨麻疹及腹痛明显的急性荨麻疹可试用 H_1 受体拮抗药与 H_2 受体拮抗药，如与西咪替丁、雷尼替丁等联合应用。赛庚啶可用于慢性或寒冷性荨麻疹的治疗。对于常规药物治疗效果不好的慢性荨麻疹，根据变应原皮试结果，给予相应脱敏治疗，往往可取得一定疗效。

【预防调护】

一、预　防

尽可能寻找发病诱因并去除，如忌食鱼、虾、蟹、葱、蒜、姜、辣椒等发物，禁用致敏的药物及避免接触致敏物品。注意饮食卫生，积极防治肠道寄生虫病。

二、护　理

注意气温变化对本病的影响，适当调摄寒温，加强身体功能锻炼，可减少发作。发生喉头水肿或窒息时，应及时抢救。

(王有鹏)

第十节　风湿热

风湿热是 A 族 β 溶血性链球菌感染后的免疫性炎性疾病，是全身性结缔组织的非化脓性炎症性疾病，主要侵犯心脏和关节，其他器官如脑、皮肤、浆膜、血管等均可受累，但以心脏损害最为严重且多见。风湿热是发展中国家后天获得性心脏病的重要病因之一，也是常见的危害学龄儿童生命和健康的主要疾病之一。本病一年四季均可发病，冬春多见。首次发病年龄多为 6－15 岁，3 岁以下少见。发病率无性别和种族差异。

本病属中医学“痹证”“历节”“心痹”范畴，最早记载于《素问·痹论》。

【历史沿革】

《黄帝内经》称风湿病为“痹”，《素问》设“痹论”专篇，《灵枢》设“周痹”专篇。《痹论》曰：“风寒湿三气杂至合而为痹”，为最早的中医风湿病概念。在病因与发病方面，《痹论》指出：“所谓痹者，各以其时重感于风寒湿之气也”；“饮食居处，为其病本”。在症状描述方面，有“其风气胜者为行痹，寒气胜者为痛痹，湿气胜者为著痹”，“痹，或痛，或不痛，或不仁，或寒，或热，或燥，或湿……痛者，寒气多也，有寒故痛也。其不痛不仁者，病久入深，荣卫之气行涩，经络时疏，故不痛，皮肤不荣，故为不仁……”。

《金匮要略》列风湿、历节等论治，指出“病者一身尽疼，发热，日晡所剧者，名风湿”“关节疼痛而烦，脉沉而细者，此名湿痹”“风湿相搏，一身尽疼痛”；治疗风湿病，法当“微微似欲出汗者，风湿俱去也”，若内湿重，“但当利其小便”。仲景认为历节风的病因为“或肝肾不足、水湿内侵，或血虚受风，或气虚湿盛、汗出当风，或过食酸咸、内伤肝肾，或胃有蕴热，复感风湿”。治疗上，若“诸肢节疼痛，身体尪羸，脚肿如脱，头眩短气，温温欲吐”者属风湿偏盛，桂枝芍药知母汤主之；若“历节疼痛，不可屈伸”者属寒湿偏胜，乌头汤主之。《伤寒论》将风湿病的有关内容作为坏病讲述，如“少阴病，身体痛，手足寒，骨节痛，脉沉者，附子汤主之”。《中藏经》提出“暑邪”“气”(愁忧思喜怒过多)及饮食也可致痹，并提出“痹者闭也”的病机名言，一直影响着后世医家。巢元方《诸病源候论》全面论述了风湿病证候，堪称当时收罗最广、叙证最多的风湿病证候大全。孙思邈《千金翼方》中风湿病主要散载于“虚劳”“中风”等篇，突出了“正虚”在该类疾病中的重要性，创制了治痹名方“独活寄生汤”。《太平惠民和剂局方》治疗风湿病重视活血行气。张从正《儒门事亲》认为“痹病以湿热为源，风寒为兼，三气合而为痹”；风湿病可在五体间相传及入脏腑难治。李杲《脾胃论》认为“肝木克脾土”能致风湿病，其曰：“肝木旺，则夹火势，无所畏惧而妄行也。故脾胃先受之，或身体沉重走疰疼痛。盖湿热相搏，而风热郁而不得伸，附着于有形也”。李中梓《医宗必读》认为三气致痹“在外者祛之犹易，入脏者攻之实难，治外者散邪为急，治脏者养正为先”。李氏提出了对后世影响巨大的三痹治疗大纲：“治行痹者散风为主，御寒利湿，仍不可废，大抵参以补血之剂。盖治风先治血，血行风自灭也；治痛痹者散寒为主，疏风燥湿，仍不可缺，大抵参以补火之剂。非大辛大温，不能释其凝寒之害也；治着痹者利湿为主，祛风解寒，亦不可缺，大抵参以补脾补气之剂。盖土强可以胜湿，而气足自无顽麻也。”叶天士《临证指南医案》总以流畅气血，祛邪养正，宣通脉络之法治之。提出“盖久痛入于络，络中气血、虚实、寒热，稍有留邪皆能致痛”，倡用活血化瘀及虫类药物搜剔宣通络脉，如全蝎、地龙、穿山甲、蜣螂虫、蜂房。吴鞠通《温病条辨》重视热痹，曰：“因于寒者固多，痹之兼乎热者亦复不少”，并提出“暑湿痹”一名，认为其病机为“湿聚热蒸，蕴于经络”。

【病因病机】

一、中医病因病机

1. *病因* 本病有内外因之别。内因主要为体质虚弱，卫外不固；外因则责之于风、寒、湿、热。

2. *病机* 小儿阳气未充，腠理不固，若长期居处潮湿，或感受寒湿之邪，则经络壅塞，而见关节酸痛，局部不红，遇寒加剧，得温痛减等寒湿阻络之证。若感受风热之邪与湿相并，或因风寒湿痹郁久化热，阻于经络而见关节红肿热痛、发热等。痹证迁延，正虚邪恋，波及脏腑，导致心脉痹阻，以致血不养心而心悸气短。久病入络，损伤阳气，导致心脾阳虚，水液失于温化而泛溢周身，出现心悸、怔忡、动则气短、水肿等证候。疾病日久，营血化生不足，气血亏虚，血行不畅，瘀血由之而生，出现神疲乏力，唇甲发绀等气虚血瘀之证。此外，若风邪留于肌肤腠理之间，营卫不和，皮肤可见环形红斑；若湿邪蕴郁，凝结于肌肉筋脉之间可见皮下小结；若湿热久羁，郁火伤阴，引动肝风，或痰湿中阻，筋脉失养，以致手足舞蹈，挤眉眨眼，努嘴吐舌等。风为阳邪，善行而数变；湿为阴邪，停滞而留恋。故本病起病较急，病情缠绵，且易复发。

二、西医病因

1. A族β溶血性链球菌致病的抗原性。

2. 易感组织器官的特性。

3. 宿主易感性。

【临床表现】

在发病前1～3周可有咽炎、扁桃体炎、感冒等短期发热或猩红热的病史。症状轻重不一，亦可无症状，咽部症状一般在4天左右消失，以后患儿无任何不适，1～3周后开始发病。发热和关节炎是最常见的主诉，关节炎常为急性起病，而心脏炎可呈隐匿性进程。

1. *一般表现* 患儿发热大多数为长期持续性低热，少数可见短期高热，热型常不规则，伴有精神不振、疲倦、食欲减退、面色苍白、多汗、鼻出血，有时可有腹痛。

2. *心脏炎* 占40%～50%，以心肌炎和心内膜炎多见，亦可发生全心炎，为小儿风湿热的最重要表现，轻者症状不明显，重者可导致心力衰竭，甚至死亡。

(1)心肌炎：轻者可无症状，重者呈弥漫性心肌炎，常可并发心力衰竭。表现为：①心率加快，与体温升高不成比例；②心尖部第一心音低钝，有时可闻及奔马律；③心律失常，可出现期前收缩、不同程度的房室传导阻滞等，心电图可显示 P-R 间期延长及 T 波低平和 ST 段异常；④心脏轻度或明显扩大。

(2)心内膜炎：二尖瓣最常受累，主动脉瓣次之；二尖瓣关闭不全，表现为心尖部(2～3)/6 级吹风样全收缩期杂音，向腋下及左背传导，呼吸与体位对杂音无影响。一般在急性期于二尖瓣区听到的杂音并不一定代表瓣膜已发生不可恢复的器质性损害，急性期炎症过后，约半数患者的杂音可消失。如急性期已过，病情明显好转，杂音不消失或减弱，则将来发生风湿性心脏瓣膜病的可能性极大。在主动脉瓣听诊区如听到舒张期杂音，提示主动脉瓣关闭不全。

(3)心包炎：重症患儿可出现心包炎症状，多与心肌炎及心内膜炎同时并存。表现为心前区疼痛、心底部可闻及心包摩擦音，心音遥远。积液量很少时，临床上难以发现。积液量多时心前区搏动消失，有颈静脉怒张、肝大等心包填塞表现；X 线检查心影向两侧扩大呈烧瓶状。心电图示低电压，早期 ST 段抬高，随后 T 波倒置，ST 段下降。超声心动图出现无回声区。

3. 关节炎　见于 50%～60%的患儿，为游走性多关节炎，以膝、踝、肘、腕等大关节为主，小关节偶可同时受累，局部肿胀、疼痛及触痛、皮温增高、活动受限。经治疗后关节炎可完全治愈，不留畸形。轻者仅有关节痛，常伴有发热及血沉增快。有典型关节炎者，多数不发生心脏炎及舞蹈病，而关节痛者常发生心脏炎，因此，关节痛在诊断上有重要意义。

4. 舞蹈病　起病缓慢，表现为全身或部分肌肉不自主、无目的的痉挛运动，以四肢动作最多，不能持物，不能解结纽扣，书写困难，还可出现伸舌歪嘴、挤眉弄眼、耸肩缩颈、语言障碍、细微动作不协调等。在兴奋或注意力集中时加剧，入睡后消失。以 8－12 岁女孩多见，可单独存在或与其他风湿热症状并存。但通常不合并关节炎或心脏炎。舞蹈病单独存在时，一般不发热，红细胞沉降率正常或稍快，抗链球菌溶血素 O(ASO)大多数在正常范围内。其他有关辅助化验检查亦可无明显异常。病程平均 3 个月左右。

5. 皮肤病变

(1)皮下小结：多与心脏炎并存。表现为直径 0.5～2cm 的坚硬、无痛、圆形结节，与皮肤无粘连，主要分布于肘、腕、膝、踝等关节的伸侧腱鞘附着处，或枕部、前额头皮及胸、腰椎棘突的突起部位。一般经 2～4 周自然消失。皮下小结并非风湿热特有的症状，可见于类风湿关节炎及系统性红斑狼疮。

(2)环形红斑：较少见，多见于四肢关节的屈侧面和躯干部，呈环形或半环形的淡色红斑，边缘稍隆起，无痛感及痒感，环内肤色正常。呈一过性，或时隐时现呈迁延性，可持续数周。

【辅助检查】

1. 血常规　患儿可有轻度贫血，白细胞增加及核左移现象。

2. 红细胞沉降率、C 反应蛋白　红细胞沉降率加快，但有心力衰竭时加快不明显。C 反应蛋白呈阳性反应，且较红细胞沉降率的加快出现早，但消失亦缓慢，一般不受心力衰竭的影响。

3. 链球菌感染的证据

(1)咽拭子培养：有时可培养出 A 族 β 溶血性链球菌，但有些风湿热患者，特别在抗生素药物治疗后，咽培养可呈阴性。

(2)免疫学检查：风湿热患儿下列检查之一项常呈阳性。①ASO 滴度增高。在溶血性链球菌感染后 2 周左右，血清中出现 ASO，以后逐渐升高，至 4～6 周达到高峰，8～10 周逐渐恢复正常。风湿热患者 75%～80%的有 ASO 阳性。20%患者 ASO 不升高，其中可能包括部分隐匿性心脏炎和舞蹈病患者。ASO 下降较慢，在红细胞沉降率正常后 5～6 个月仍可持续增高，抗风湿治疗可使其降低。②其他抗链球菌抗体。血清抗链激酶、抗链球菌 DNA 酶、抗 DNA 酶-B 和抗透明脂酸酶等滴度增加。这些抗体在链球菌感染 1 周后升高，可维持数月。连续检查时，抗体滴度上升或下降有诊断价值，抗 DNA 酶-B 维持阳性的时间最长，对舞蹈病及隐匿性心脏炎患者，有诊断价值。舞蹈病通常发生在链球菌感染 2～6 个月之后，故抗体滴度大多正常。

4. 血清蛋白电泳分析　白蛋白减低，α_2 及 γ 球蛋白增加，黏蛋白也可增加。风湿性心脏炎患者 55%的抗心肌抗体阳性，无明显风湿热活动的慢性瓣膜病患者 20%～30%阳性，链球菌感染后状态亦可呈阳性。

5. 血液生物化学检查　有心肌炎者血清谷草转氨酶、肌酸磷酸激酸及乳酸脱氢酸可以增高。

6. 心电图　可见 P-R 间期延长、房室传导阻滞、ST-T变化、非阵发性结性心动过速、房室增大等。

7. 心脏彩色多普勒超声　确诊有无心包积液和心内膜炎心脏瓣膜损害，并可判断房室肥大，左心室收缩和舒张功能。

8. 胸部X线片　肺纹理可增加，心影正常或增大。

【诊断与鉴别诊断】

1. 诊断标准　参照1992年修订的Jones风湿热诊断标准(表10-2)，结合病史、症状、体征和实验室检查结果进行综合分析。在确定有链球菌感染的前提下，有两项主要表现或一项主要表现加两项次要表现，即可做出诊断。但应注意不典型风湿热和轻症病例，应综合分析判断，必要时追踪观察，以免漏诊和误诊。

表10-2　风湿热的诊断标准

主要表现	次要表现	链球菌感染依据
心脏炎	发热	咽拭子培养阳性
多关节炎	关节痛	快速链球菌抗原试验阳性
舞蹈病	风湿热既往史	抗链球菌抗体滴度升高
环形红斑	血沉增高、CRP阳性	近期猩红热病史
皮下小结	P-R间期延长	

注：主要表现为关节炎者，关节痛不再作为次要表现；主要表现为心脏炎者，P-R间期延长不再作为次要表现

此外，确定风湿热有无活动也是诊断中很重要的一方面。以下3种情况提示风湿热活动的持续存在，即：①体温不正常，体重不增加，运动耐量不恢复；②心律失常，易有变化，脉搏快；③红细胞沉降率快，C反应蛋白不转阴性，抗链球菌抗体滴度不下降或白细胞未恢复正常。

世界卫生组织(WHO)提出3种特殊类别，诊断风湿热可不必具备两项主要表现或一项主要表现和两项次要表现；此外，下述A和B情况可不必具有近期链球菌感染证据。A. 舞蹈病：是锥体外系受累的表现，特征为面部和四肢肌肉的不自主、无目的的快速运动。B. 隐匿性心脏炎：无其他引起心脏病变的情况者也应考虑风湿热。C. 风湿热复发：风湿热心脏病患者，只有一项表现，如发热、关节痛，或急性时相反应物升高，再加上近期链球菌感染证据，即提示风湿热复发。风湿性心瓣膜病患者心力衰竭症状急剧加速、出现新的心脏杂音及心电图改变、发热、关节痛、皮肤症状、舞蹈病、腹痛等时应考虑风湿热复发。

2. 鉴别诊断

(1)幼年特发性关节炎：常于3岁以内起病，多累及指趾小关节，很少呈游走性，反复发作后遗留关节畸形。病程长者X线骨关节摄片可见关节面破坏，关节间隙变窄和邻近骨骼骨质疏松。

(2)非特异性肢痛：又名"生长痛"，疼痛多发生于下肢，夜间或入睡尤甚，喜按摩，局部无红肿。

(3)感染性心内膜炎：先天性心脏病或风湿性心脏病合并感染性心内膜炎时易与风湿性心脏病伴风湿活动相混淆，贫血、脾大、皮肤瘀斑或其他栓塞症状有助于诊断，血培养阳性，超声心动图可看到心瓣膜或心内膜有赘生物。

(4)病毒性心肌炎：常在呼吸道或肠道病毒感染后出现心肌炎的表现，可有低热和关节疼痛。需与单纯风湿性心肌炎加以区别。病毒性心肌炎的心脏杂音往往不明显，可合并心包炎而极少伴有心内膜炎，较多出现过早搏动等心律失常。心电图P-R间期延长较少见，而ST-T改变更为突出。实验室检查有病毒感染证据。

【辨证思路】

1. 辨病邪　感受寒湿之邪，则出现关节酸痛，局部不红，遇寒则甚，得热则缓；感受湿热之邪或湿痹郁久化热，可见关节肿痛，局部灼热，皮肤红斑，小便黄赤，大便秘结；风邪与湿邪相并，可见关节疼痛，呈游走性，头重身困。手足舞蹈，挤眉眨眼，努嘴吐舌等为痰湿中阻；瘀血者可见面色晦暗、唇甲发绀、舌质紫暗甚或瘀斑，脉沉弦涩。

2. 辨虚实　新病多实，久病多虚。实者，发病较急，痛势较剧，脉实有力；虚者，病情较长，疼痛绵绵，痛势较缓，脉虚无力。本病后期多虚实夹杂，应辨明虚实，分清主次。

【治疗】

一、中医治疗

初起以实证为多，以攻邪治标为主，根据感邪的不同，分别投以祛风、散寒、利湿、清热等法；久病耗伤气血，损及肝肾，治疗当以扶正为先，或扶正祛邪并用；若病延日久，内舍于心，则可出现心脉瘀阻、脾虚水泛、耗伤气阴的证候，当明辨标本虚实之主次而治之。

(一)分证论治

1. 湿热阻络

证候：关节肿痛，局部灼热，发热恶风，汗出不

解，口渴欲饮，可有鼻衄，皮肤红斑，小便黄赤，大便秘结，舌质红，苔黄厚腻，脉滑数。

治法：清热利湿，祛风通络。

主方：宣痹汤(《温病条辨》)加减。

常用药：防己、杏仁、滑石、连翘、山栀、薏苡仁、半夏、晚蚕沙、赤小豆。

加减：若热重，加生石膏、黄芩、板蓝根以清热解毒；关节肿胀，加威灵仙、牛膝、丝瓜络以通络；关节痛剧，加乳香、没药、延胡索，活血止痛；皮肤红斑，加牡丹皮、紫草以凉血化斑；口渴，加麦冬、石斛以养阴生津；鼻衄，加鲜仙鹤草、白茅根以凉血止血。

2. 寒湿阻络

证候：关节酸痛，局部不红，遇寒加剧，得温痛减，气短乏力，心悸怔忡，舌质淡，苔白腻，脉濡缓。

治法：散寒除湿，养血祛风。

主方：蠲痹汤(《医学心悟》)合独活寄生汤(《备急千金要方》)加减。

常用药：羌活、独活、桂枝、秦艽、海风藤、桑枝、当归、川芎、乳香、木香、桑寄生、杜仲、牛膝、茯苓、防风、人参、白芍、生地黄、细辛。

加减：若关节肿胀，可加防己、木瓜、苍术以祛湿；肌肤麻木不仁，加海桐皮、豨莶草；疼痛剧烈，可加制附片，温经散寒。

3. 风湿淫心

证候：发热不退，头重身困，心悸气短，疲乏无力，纳呆泛恶，舌质淡，苔腻，脉濡滑。

治法：祛风除湿，通络宁心。

主方：大秦艽汤(《素问病机气宜保命集》)加减。

常用药：川芎、独活、当归、白芍、石膏、甘草、秦艽、羌活、防风、白芷、黄芩、白术、茯苓、生地黄、熟地、细辛。

加减：若心悸肢冷，加桂枝、郁金以温经散寒；若纳呆泛恶，加法半夏、焦山楂，降逆止呕。

4. 心脾阳虚

证候：心悸怔忡，动则气短，难以平卧，面色无华，浮肿尿少，手足不温，舌质淡胖，苔薄白，脉结代。

治法：温阳利水。

主方：真武汤(《伤寒论》)合金匮肾气丸(《金匮要略》)加减。

常用药：茯苓、白芍、生姜、白术、附子、熟地黄、山茱萸、泽泻、肉桂、牡丹皮、山药。

加减：如喘息不得卧，自汗出者，可加人参、五味子、煅牡蛎、煅龙骨等，益气敛汗固脱；心悸甚，加人参、麦冬、炙甘草，益气养阴复脉。

5. 气虚血瘀

证候：病程日久，神疲乏力，心悸气短，动则尤甚，面晦颧红，唇甲发绀，形体瘦弱，舌质紫暗，苔薄，脉细弱或结代。

治法：养血活血，益气通脉。

主方：补阳还五汤(《医林改错》)加减。

常用药：黄芪、当归尾、赤芍、地龙、川芎、红花、桃仁。

加减：若纳呆食少，疲乏无力甚者，可酌加党参、茯苓、白术以健脾益气；若咳喘甚而有黏痰者，可酌加紫苏子、杏仁、白芥子、法半夏以祛痰宣肺平喘；若咳嗽咯血甚者，可加三七以散瘀止血。

(二)中医其他疗法

1. 中成药　四妙丸，用于湿热阻络证。3－6岁每次2g，7－9岁每次4g，9岁以上每次6g，均每日3次口服。

2. 针灸疗法

(1)针刺治疗：关节痛常用穴位为肩髃、曲池、外关、后溪、环跳、阳陵泉、绝骨、足三里、膝眼等，每次取3～5穴，中强刺激，以泻法为主，适用于较大儿童；心脏炎常用穴位为间使、神门、郄门、心俞、膻中等。每日1次，10次为1个疗程。

(2)灸法：采用温和灸法，可用于寒湿性关节疼痛。

3. 推拿疗法　发热重清天河水、开天门、推坎宫；上肢关节痛揉肩井、推三关、揉一窝风；下肢关节痛按揉足三里、掐膝眼、揉昆仑、拿委中。每日1次，10次为1个疗程。

二、西医治疗

1. 休息　急性期应卧床休息2周，若无心脏受累，可逐渐恢复活动2周后达正常活动水平；心脏炎无心脏扩大的患儿，应绝对卧床休息4周后，逐渐于4周内恢复正常活动；心脏炎伴心脏扩大患儿，应卧床休息6周，再经6周恢复至正常活动水平；心脏炎伴心力衰竭患儿则应绝对卧床休息至少8周，然后在3个月内逐渐增加活动量。

2. 控制链球菌感染　急性期使用大剂量青霉素(480万～960万U/日)静脉滴注，持续2～3周后改为长效青霉素120万U，每个月1次，肌内注射；青霉素过敏者可改用其他有效抗生素如红霉素等以彻底清除链球菌感染。

3. 抗风湿治疗 常用的药物有阿司匹林和肾上腺皮质激素，两者均有退热、消除关节症状及抑制心脏炎的消炎作用。肾上腺皮质激素作用较强，心脏炎伴心力衰竭者首选泼尼松，多发性关节炎患儿首选阿司匹林，对于舞蹈病，两者均无明显效果。

(1)阿司匹林：用量为80～100mg/(kg·d)，每日用量不超过3～4g。开始剂量用至体温下降、关节症状消失、红细胞沉降率、C反应蛋白及白细胞下降至正常，大约2周减为原量的3/4，再用2周左右，以后逐渐减量至完全停药。单纯关节炎者用4～6周，有轻度心脏炎者用12周。阿司匹林有出血、耳鸣、听力障碍、酸中毒和精神症状等不良反应，如发现应及时停药。

(2)肾上腺皮质激素：用量为2mg/(kg·d)，分3～4次口服，开始用量持续2～3周，以后缓慢减量，至12周完全停药。为防止出现肾上腺皮质功能不全，停用泼尼松时必须缓慢渐停，一般需3～4周。应用泼尼松可出现不良反应，如肥胖、满月脸、多毛、高血压、糖尿病、精神异常、惊厥、消化性溃疡、骨质疏松、感染扩散及发育迟缓等。

(3)对症治疗：有充血性心力衰竭应加用地高辛、卡托普利、呋塞米和螺内酯；注意限制液体入量；纠正电解质紊乱。舞蹈病患儿应给予巴比妥类或氯丙嗪等镇静药。关节肿痛时应予制动。

【预防调护】

1. 改善生活环境，注意卫生，加强锻炼，增强体质，减少链球菌咽峡炎的发生。

2. 早期诊断和治疗链球菌咽峡炎是预防风湿热初发和复发的关键。一旦确诊链球菌咽峡炎，应及早清除咽部的链球菌。

3. 确诊风湿热后，应长期使用抗菌药物预防链球菌咽峡炎，一般预防期限不得少于5年，最好持续至25岁；有风湿性心脏病者，宜作终身药物预防。

4. 风湿热或风湿性心脏病患儿，当拔牙或行其他手术时，术前、术后应用抗生素以预防感染性心内膜炎。

5. 链球菌细胞壁M蛋白质疫苗的研制，为开展预防风湿热的工作开辟了新的途径。

（王有鹏）

第十一节 幼年特发性关节炎

幼年特发性关节炎(JIA)是小儿时期一种常见的结缔组织病，以慢性关节炎为其主要特点，并伴有全身多系统的受累。临床以不规则发热、关节(尤其是小关节)肿痛为主，亦可同时伴有皮疹、肝脾大、淋巴结大、心肌炎等表现。年龄较小的患儿往往先有持续性不规则发热，其全身症状较关节症状更为显著。年长儿或成年患者较多限于关节症状。本病有一定的遗传倾向。寒冷地域发病率高于温热带。好发于2－3岁及9－12岁的儿童，女孩多于男孩。本病易于迁延，治疗规范者至成年可以缓解，少数可持续发作，晚期形成关节畸形，极少数可致残。年龄较小的患儿全身症状较多，预后与各系统受损的程度有关。

本病属于中医学痹证范畴，按其临床表现又与白虎历节、鹤膝风、痛风、顽痹、尪痹等相似。

【历史沿革】

幼年特发性关节炎属于中医痹证范畴，故历代医家各有发挥，如《金匮要略》"诸肢节疼痛，身体尪羸，脚肿如脱……"，就有对痹证病证特点的论述。《医学统旨》更明确"鹤膝风"与"鼓槌风"，"皆不过风寒湿之流注而作病也。"对于本病的病因病机，《济生方·痹》云："皆因体虚，腠理空疏，受风寒湿气而成痹也。"后世医家从本病发热、皮疹等表现，认为其早期又可隶属于温病等范畴。

【病因病机】

中医学认为本病是内外因素相互作用的结果。内因主要是气血两虚、营卫不和、肌表腠理不固、禀赋不足及脏腑虚损；外因主要是感受风寒湿热之邪，导致经络气血运行不畅，气滞血瘀，肢体失于温养，湿浊、痰火、瘀血互结，日久内舍肝肾，终使关节失养而挛缩。

一、内 因

本病的发病之本在于肾虚，肝肾不足无以濡养经脉。气血两虚、营卫不和、肌表腠理不固，脏腑虚损亦是本病发病的重要原因。故《济生方·痹》云："皆因体虚，腠理空疏，受风寒湿气而成痹也。"

二、外 因

感受风寒湿热之邪，邪气郁闭，经络血行受阻，气血运行不畅，气滞血瘀，导致关节濡养不利，血瘀痰阻相互交夹，日久肝肾亏虚，致关节挛缩变形。

本病初起为邪实证，表现为关节红肿发热疼痛；疾病迁延则表现为本虚标实证，其本在肝肾，其标为风寒湿热邪痹阻关节肌肤。

“风寒湿三气合而成痹”。风寒湿邪侵入人体，痹阻经络，蕴于肌肤关节筋骨之间，阻碍气血运行，致气滞血瘀。若患儿居住湿冷，阳虚气弱，外寒偏胜，则寒湿凝聚，阻碍血行，表现为形寒肢冷，关节冷痛；若患儿素体阳盛，则风寒湿邪、瘀血易于化热，湿热互结，流注经络，壅滞关节，蕴结筋骨，表现为发热，关节疼痛红肿；若热邪炼津成痰，无形之痰流窜经络，与瘀血互结，则关节肿痛难消，久之关节变形，不能屈伸。

风寒湿热邪久恋经脉，耗气伤津，伤及脏腑，可出现气阴两伤证候，表现为低热不退，乏力盗汗，关节隐痛等。营卫失和，阴盛阳亏，晨起阳气不能充盈四肢，则表现出晨僵。久病内合于脏，脾胃受损则有纳食不香，肌肉消瘦，面色萎黄；肝肾亏虚则有筋脉挛急，不能屈伸，关节变形等临床症状。

现代医学认为，本病病因尚未完全明了，一般认为其发生与先天禀赋、营养生活起居有密切的关系。本病患儿常有家族遗传史，与基因遗传有关。病理改变以关节为主，呈慢性非化脓性滑膜炎。

【临床表现】

本病临床表现差异较大，故命名众多，如 Still 病、幼年类风湿病反复高热型、幼年慢性关节炎、幼年类风湿病及幼年型关节炎等。2001 年国际风湿病联盟儿科委员会将该病统一称为幼年特发性关节炎，已在许多国家使用。

一、症状与体征

本病病程较长，临床症状不尽相同。主要症状为发热，大小关节尤其是指趾小关节肿痛，皮疹、淋巴结和肝脾大以及眼炎等。婴幼儿全身症状明显，较大儿童可出现多发性关节炎，或仅少数关节受累。按起病形式及最初 6 个月内的临床特点可分为以下三大类型：

1. 全身型（Still 病）　此型约占本病的 20%，可发生于任何年龄，但以 5 岁以下儿童居多，无明显性别差异。临床表现为：①发热：弛张型高热，体温波动在 36～41℃；②皮疹：多形性皮疹在高热时出现，随体温的升降而出现或隐退；③关节肌肉疼痛：与发热相关的游走性关节痛，热退后减轻或缓解，其中以膝、双手关节最多见。肌痛以腓肠肌最明显；④肝、脾淋巴结大。本病可持续数天数周后自行缓解，经数天数月后又可自行复发。

2. 多关节型　本型约占 40%，受累关节多超过 5 个，女孩发病率高于男孩。特点如下：①关节疼痛肿胀：关节损害常呈对称性，可累及大小关节，一般无关节红肿；②关节外表现：在疾病活动时可有腱鞘炎和肌炎。类风湿因子（RF）阳性的患儿可见到类风湿结节。抗核抗体检出率为 40%～60%，根据类风湿因子阳性与否又可分为两个亚型；③全身症状和体征表现较轻。

3. 少关节型　本型亦占 40%，受累关节数为 4 个或 4 个以下，见于较大儿童。大关节如膝、踝和肘关节受累多见，常为非对称性。根据临床和实验室检查特点，又分为三个亚型。

二、并发症

本病全身型，约 30% 的患者出现胸膜炎和心包炎。部分患者可有脑膜刺激征及脑病表现，如头痛、呕吐、抽搐等。

【辅助检查】

1. 血液检查　全身型者，白细胞和中性粒细胞分类明显升高，并有核左移；中等度低色素、正常红细胞性贫血；血小板增高，特别是病情加剧者。CRP、ESR 明显增高。重症患儿可有肝酶、血清铁蛋白、凝血功能的异常，并伴有多克隆高球蛋白血症。

少关节型者，50%～70% 的少关节型患儿抗核抗体检查可呈阳性，滴度波动在 1∶40～1∶320。CRP 或 ESR 轻到中度的升高，ESR 明显升高预示疾病可进展为扩展型。少数病例可有轻度的贫血。

多关节型（RF 阴性）者，多数急性期反应物显著升高，同时伴轻度贫血。40% 的患儿抗核抗体检测阳性，RF 阴性。

多关节型（RF 阳性）者，多有急性期反应物增加及贫血（正细胞正色素性贫血）。较少患儿有抗核抗体阳性；间隔 3 个月的 2 次 RF 检测阳性。抗环瓜氨酸肽抗体，更具特异性，它与关节破坏相关。

2. 影像学检查　早期（病程 1 年左右）X 线仅显示软组织肿胀，关节周围骨质疏松，关节附近呈现骨膜炎。晚期才能见到关节面骨破坏，以手腕关节多见。

3. 关节滑膜渗出液检查　外观浑浊或黄色清亮，可自行凝固，黏蛋白凝块松散。白细胞增高，以多形核白细胞为主，蛋白增高，糖正常或减低，IgG、IgM增高，补体减低，细菌培养阴性。

【诊断与鉴别诊断】

一、诊断要点

主要依靠临床表现。凡全身症状或关节炎症状持续6周以上，能排除其他疾病者，即应考虑为本病。结合实验室免疫学、血常规检查，关节滑膜渗出液检查、X线、骨同位素扫描、超声波和CT、MRI均有助于发现骨关节损害。

二、诊断标准

1995年11月第四届全国儿科免疫学术会议就国内幼年类风湿关节炎的诊断建议如下：

1. 起病年龄在16岁以下。

2. 有一个或多个关节炎。关节炎定义应为：①关节肿胀或关节腔积液；②具有以下症状2项或更多表现：a. 活动受限；b. 活动时疼痛或关节触痛；c. 关节局部发热。仅有关节痛或触痛不能诊断为关节炎。

3. 关节炎症状至少持续6周以上。

2001年国际风湿病学联盟，将儿童时期不明原因关节肿胀持续6周以上这类关节炎统一定为幼年特发性关节炎。总定义为16岁以下儿童不明原因关节肿胀，持续6周以上者，称为幼年特发性关节炎(JIA)。分类如下：

1. *全身型幼年特发性关节炎*　发热至少2周以上，伴有关节炎，同时伴有以下一项或更多症状：短暂的、不固定的红斑样皮疹；全身淋巴结的肿大；肝脾大；浆膜炎。

应排除下列情况：银屑病患儿8岁以上，HLA-B27阳性的男性关节炎患儿；家族史中一级亲属有HLA-B27相关的疾病(强直性脊柱炎，与附着点炎症相关的关节炎，急性前葡萄膜炎或骶髂关节炎)；2次检测RF阳性，检测间隔至少3个月。

2. *少关节型幼年特发性关节炎*　发病最初6个月1～4个关节受累。其中有2个亚型：持续性少关节型JIA：整个疾病过程中关节受累数≤4个；扩展性少关节型JIA：病程6个月后关节受累数≥5个。

应该排除下列情况：银屑病患儿；8岁以上HLA-B27阳性男性关节炎患儿；家族史中一级亲属有HLA-B27相关的疾病(强直性脊柱炎，与附着点炎症相关的关节炎，急性前葡萄膜炎或骶髂关节炎)；2次检测RF阳性，检测间隔至少3个月；全身型JIA。

3. *多关节型幼年特发性关节炎(RF阴性)*　发病最初6个月有5个以上关节受累，RF阴性。

应该排除下列情况：银屑病患儿；8岁以上HLA-B27阳性男性关节炎患儿；家族史中一级亲属有HLA-B27的相关的疾病(强直性脊柱炎，与附着点炎症相关的关节炎，急性前葡萄膜炎或骶髂关节炎)；2次检测RF阳性，检测间隔至少3个月；全身型JIA。

4. *多关节型幼年特发性关节炎(RF阳性)*　发病最初6个月有5个以上关节受累，RF阳性。

应该排除下列情况：银屑病患儿；8岁以上HLA-B27阳性男性关节炎患儿；家族史中一级亲属有HLA-B27的相关的疾病(强直性脊柱炎，与附着点炎症相关的关节炎，急性前葡萄膜炎或骶髂关节炎)；全身型JIA。

5. *银屑病性幼年特发性关节炎*　1个或更多的关节炎合并银屑病；关节炎合并指(趾)炎、指甲凹陷或指甲脱离；家族史中有银屑病患者。

应该排除下列情况：8岁以上HLA-B27阳性男性关节炎患儿；家族史中一级亲属有HLA-B27的相关的疾病(强直性脊柱炎，与附着点炎症相关的关节炎，急性前葡萄膜炎或骶髂关节炎)；2次检测RF阳性，检测间隔至少3个月；全身型JIA。

6. *与附着点炎症相关的关节炎*　关节炎合并附着点炎症；关节炎或附着点炎症伴骶髂关节压痛或炎症性腰骶部及脊柱疼痛，但不局限在颈椎；HLA-B27阳性；男性8岁以上发病的关节炎患儿；家族史中一级亲属有HLA-B27的相关的疾病(强直性脊柱炎，与附着点炎症相关的关节炎，急性前葡萄膜炎或骶髂关节炎)。

应排除下列情况：银屑病患者；2次RF阳性，2次间隔为3个月；全身型JIA。

7. *未定类的幼年特发性关节炎*　不符合上述任何一项或符合上述两项以上类别的关节炎。

三、鉴别诊断

1. *风湿热*　与风湿热相比，幼年特发性关节炎关节病变大都两侧对称，也比较固定，游走性不如风湿性关节炎，皮下小结的发生率较少，并且很少发生心脏瓣膜病变。

2. *严重感染*　严重感染可见发热、皮疹、关节痛等，但多关节炎较少见。一般来说，血培养、PCR

或物异性抗原检测阳性可资鉴别。

3. 白血病　白血病也多见发热、骨痛、皮下出血，与全身幼年特发性关节炎相比，全身症状明显，骨穿细胞学检查可资鉴别。

4. 神经母细胞瘤　神经母细胞瘤多间断发热，且可见持续性多器官受累。

5. 川崎病　川崎病皮疹较为固定，皮肤黏膜症状明显，多有冠状动脉扩张。

6. 系统性红斑狼疮　本病可持续或间断发热，可见皮疹和关节酸痛，但特异性皮疹，抗核抗体、dsDNA 阳性和血细胞减少、多系统受累，可资鉴别。

【辨证思路】

一、辨识病机

1. 病机属性分虚实　幼年特发性关节炎有新、久之分，新病属实，久病属虚。初起多为风寒湿热之邪，乘虚入侵人体，阻闭经络气血，常以邪实为主。如反复发作，或渐进展，经络长期为邪气壅阻，营卫之气不行，湿聚为痰，络脉瘀阻，痰瘀互结，多为正虚邪实。病久不愈，邪气久滞不去，气血亏耗，肝肾虚损，筋脉骨骱失于濡养，遂为正虚邪恋之证，以正虚为主。亦有肝肾气血亏损在先，而感于外邪者，一开始就出现以虚为主，或本虚标实之证，而病程虽缠延数月数年，或寒湿久羁，或湿热留注，或痰瘀胶结，虚实夹杂，以邪实为主者也属常见。

2. 病理因素为痰瘀　由于经脉气血长期周流不畅，常导致“血停为瘀，湿凝为痰”之证，痰瘀可以互结，也可以和外邪相合，痰留关节，瘀阻络脉，更加重了痹阻，而致邪气根深难以蠲除。痹证晚期所见到的关节肿胀、变形，亦为痰瘀交阻于骨节之间所致。

二、辨识证候

1. 辨识肿胀　关节肿胀多为湿邪偏胜所致。若肿胀疼痛，喜温喜热，多为寒湿；若肿胀色红，皮温升高并伴疼痛者，则为湿热；若关节肿胀不消，则为湿邪内停，气血运行不畅，导致血瘀。

2. 辨别体质　平素体质的阴阳盛衰差异决定着受邪的性质。阳虚体质的患者，多呈虚胖体型，面色少华或黄晦，多汗恶风，气短乏力，大便溏薄或次数增多，舌胖大、质淡，脉虚，病之者多为风寒湿痹；阴血不足之体，多呈瘦削体型，面色黧黑，或面黄颧赤，潮热盗汗，五心烦热，舌红少苔，脉细数，病之者多属风湿热痹。

三、辨证思路

根据幼年类风湿关节炎临床表现不同，以高热皮疹为主要表现的可按温病的卫气营血辨证，以关节疼痛、屈伸不利者为主的可按中医“痹证”辨证。

邪在肺卫，表现为恶寒发热、咽喉肿痛等表证。其表现与一般的风热证颇有相似，但其发展迅速，服解表药发热不易退下，或体温退而复起，具有典型的温病初期的特点。温病传入气分，出现高热弛张、大汗、大渴、大烦的阳明经四大主证，其后热毒熏蒸气营，故斑疹隐隐，甚则连而成片。

初起侵犯关节表现为痹证，也有两种不同的分型。风寒湿邪侵袭关节多表现为关节剧痛，风湿热邪侵袭关节多为关节肿胀、麻木、变形。四邪各有偏胜，风邪偏胜者为行痹，因风善行而数变，故表现为疼痛游走，痛无定处；湿邪偏胜者为着痹，因湿性重着，故表现为酸痛重浊，沉痛不移；寒邪偏胜者为痛痹，因寒性收引，寒主凝滞，故表现为痛有定处，遇寒则剧，得热则减；热邪偏胜为热痹，因热邪易灼伤血脉，故表现为关节肿痛较剧。邪热久羁，耗伤阴津，肾水亏虚，水不涵木，肝肾之阴俱损，筋脉关节失养，表现为关节不利、筋脉挛急，形体消瘦，潮热盗汗等。亦有久病伤阳，致阳虚气弱者，其畏寒怕冷、关节冷痛、喜温喜按、屈伸不利，表现为一派阳虚的症状。本病后期关节变形多为痰瘀互结之象，故本证的临床治疗当以活血化痰贯穿始终。

【治疗】

本病治疗可按卫气营血及痹证论治。疾病初起多为实证，以散邪为急；久病多为正虚，以补虚为要邪在肺卫，以辛凉透表为法。若考虑本病具有传变之必然，可先清气分。气营两燔，则应清营透热、凉血消斑。

治疗关节痹痛，应按风寒湿热辨证。风邪偏胜，祛风为主；寒邪留滞，散寒为宜；湿邪流注，祛湿为要；热邪灼经，清热为先。因此临床应用以此四法为要，临证若有变化，可合而为之。久病损及肝肾，肝肾阴伤，关节失于濡养，则以滋补肝肾为要。久病及阳，又当温补阳气。久病多瘀，久病入络，疾病后期又往往有血瘀之症，故疾病各期都应当加入活血化瘀的药物。

本病病程长，变化多，寒热虚实错综复杂，相互传变，因此治疗应该驱邪、补益、活血兼顾。治疗时间较长，常需 3 个月以上。丸者缓也，后期可以丸剂治疗。

一、中医治疗

(一)分证论治

1. 邪犯肺卫

证候：发热恶寒，有汗或无汗，头疼身痛，鼻塞咽痛，口干口渴，舌质淡红，苔薄白，脉浮数。

治法：辛凉解表，清热解毒。

主方：银翘散(《温病条辨》)加减。

常用药：金银花、连翘、板蓝根、芦根、蝉蜕、牛蒡子、薄荷、淡竹叶、甘草。

加减：发热较甚加石膏、黄芩；咽喉红肿加玄参、青果。本证为外邪之初感，可无关节症状，仅表现为恶寒发热。

2. 气营两燔

证候：高热弛张，大汗大渴，面红目赤，烦躁不安，斑疹隐隐或连而成片，小便黄赤，大便秘结，舌质红，苔黄糙，脉洪数。

治法：清热解毒，清营凉血。

主方：清瘟败毒饮(《疫疹一得》)合犀角地黄汤(《备急千金要方》)加减。

常用药：水牛角、牡丹皮、赤芍、生石膏、生地黄、黄芩、知母、大青叶、玄参、栀子。

加减：大便干结，热毒炽盛加大承气汤(《伤寒论》)；斑疹密布成片加紫草、茜草；关节肿痛加木瓜、络石藤。

3. 湿热痹阻

证候：关节肿胀微热或红肿灼热，疼痛较甚，触之加剧，活动不利，筋脉拘急，得热痛剧，得冷痛减，身热，体重乏力，纳呆欲呕，舌红、苔白干或黄腻或黄燥，脉滑数或沉数。

治法：清热利湿，通络止痛。

主方：白虎加桂枝汤(《金匮要略》)加减。

常用药：生石膏、知母、桂枝、虎杖、忍冬藤、络石藤、防已、威灵仙、生甘草。

加减：偏于下肢痹痛者合四妙汤(《外科说约》)加减；偏上肢者，加桑枝、姜黄；偏下肢者，加川牛膝；大便秘结者，加大黄、芒硝；热盛伤津者，加玄参、生地黄、沙参。

4. 寒湿痹阻

证候：起病缓慢，关节疼痛、肿胀、晨僵，得温或活动后症状减轻。寒胜者疼痛较剧，遇寒冷加重；湿偏胜者肿胀明显，酸痛重着，舌质淡红或淡白，苔薄白或白腻，脉弦紧。

治法：祛风散寒，除湿通络。

主方：蠲痹汤(《医学心悟》)加减。

常用药：羌活、姜黄、当归、黄芪、赤芍、防风、秦艽、茯苓、桑寄生、细辛、牛膝、甘草。

加减：寒邪较重，疼痛较甚者，加制川乌、制草乌；以关节窜痛为主加羌活、荆芥，甚则蜈蚣、全蝎；湿邪较重、关节肿胀为主者，加薏苡仁、苍白术、泽泻。

5. 肝肾阴虚

证候：痹证日久，关节肿胀畸形，不可屈伸，肢体活动不便，筋脉拘急，形体消瘦，潮热盗汗，持续低热，舌质红、苔薄，脉细数无力。

治法：补益肝肾，祛风除湿。

主方：虎潜丸(《丹溪心法》)加减。

常用药：牛膝、熟地黄、当归、白芍、锁阳、鸡血藤、伸筋草、姜黄、威灵仙、秦艽、桃仁、红花、杜仲、桑寄生。

加减：潮热低热、五心烦热者，加龟甲、鳖甲；手足蠕动者，加僵蚕、地龙；上肢痛甚者，加羌活、桑枝；下肢痛甚，加重牛膝、木瓜。

6. 阳气亏虚

证候：病程较长，反复发作，关节僵硬，屈伸不利，遇冷加剧，喜温喜按，神疲倦怠，畏寒怕冷，面色淡白，小便清长，大便溏薄，舌体胖或有齿印，舌质淡，苔薄白，脉沉细。

治法：温阳益气，散寒通络。

主方：桂枝芍药知母汤(《金匮要略》)加减。

常用药：桂枝、附子、防风、麻黄、白术、芍药、知母、甘草、干姜。

加减：气虚自汗者，加黄芪、浮小麦、五味子；腰膝酸软者，加菟丝子、鹿角胶、巴戟天；寒湿较甚，加附子、苍白术、半夏。

(二)中成药

1. 小活络丹　每次半粒，每天2次。用于寒湿较甚，久病留滞者。

2. 大活络丹　每次半粒，每天2次。用于病久气血不足，寒湿痹阻者。

3. 雷公藤片、昆明山海棠片　每次1片，每日2次。用于关节肿痛日久不消者。

(三)单方验方

1. 蚂蚁制剂　用良种纯蚂蚁(蚁科大黑蚁的干体纯蚁粉)制成胶囊、口服液、蜜丸，或粉剂。每日2g，每日2～3次。3个月为1个疗程。服用1个月后，激素及抗风湿药可逐渐减量。有补肾驱寒，养肝柔筋，祛风通络之功。

2. 龙蛇散　地龙250g，白花蛇4～6条，乌梢蛇、蜂房各60g，全蝎20g。上药烘干，共研细末，过筛后装入空心胶囊，每丸重25mg。每次50～75mg(2～3丸)，每日2～3次，20～25日为1个疗程。可单独使用，也可合煎剂使用。

3. 其他　千年健10g，钻地风10g，防己10g。水煎服，每日1剂，分次服用。用于关节肿胀疼痛，屈伸不利者。

(四)针灸疗法

1. 体针　关节窜痛、游走不定为主之行痹，取膈俞、血海；关节酸痛重着为主之着痹，取足三里、商丘；关节冷痛且剧、遇热痛减为主之痛痹，取肾俞、关元；关节红肿且胀，热痛为主之热痹，取大椎、曲池。配穴：上肢疼痛加肩髃、曲池、合谷、外关、阳池、外关、阳溪、腕骨；下肢疼痛加秩边、承扶、风市、阳陵泉、阴陵泉、膝阳关、照海、昆仑、丘墟。行痹、热痹以泻法为主，痛痹、着痹以平补平泻为主。适合本证各型。

2. 艾灸　在患病关节中央约5cm的部位用半个米粒大小艾灸3～5壮(直接灸)，每日1次，10次为1个疗程。用于晨僵较甚的寒湿痹阻证。

(五)中药外治

1. 蚤休、红花、透骨草、乳香、没药、川续断等。取出消肿祛痛灵药袋，将药粉从塑料袋端倒入纸袋端，摊平药粉敷于患处，每日2～3小时，不用时将药粉倒回塑料袋端折好保存，下次再用。用于寒湿痹阻证。

2. 当归10g，青风藤10g，赤芍10g，宣木瓜10g，透骨草10g，防风6g。水煎熏洗，每日2次。用于湿热痹阻证。

3. 海桐皮15g，桂枝15g，海风藤15g，路路通15g，宽筋藤15g，两面针15g。水煎取汁，熏洗关节，每日2次。用于寒湿痹阻者。

(六)饮食疗法

1. 赤小豆粥　赤小豆30g，大米15g，白糖适量。熬赤小豆、大米成粥，加糖食用。用于湿热痹。

2. 薏苡仁粥　薏苡仁30g，砂糖、桂花各适量。先煮薏苡仁，米烂熟后加砂糖、桂花，常食之。功能清利湿热，健脾除痹，用于湿热痹。

二、西医治疗

(一)一般治疗

鼓励患儿参加适当的运动，采用医疗体育、理疗等措施减轻关节强直和软组织挛缩。

(二)抗类风湿关节炎药物

1. 非甾体消炎药

(1)布洛芬：每日剂量为30mg/kg，分2～3次服用；有胃肠不良反应和血清转氨酶升高。

(2)萘普生：每日剂量为10～20mg/kg，分2次服，出血时间延长、胃肠道不良反应与布洛芬相似。

(3)双氯芬酸(扶他林)：每日剂量为0.3～3mg/kg，分2次服用。

(4)吲哚美辛：每日剂量为1～3mg/kg，分3次服用，胃肠道反应较上述3种药物更多；属同类结构的有舒林酸、阿西美辛等。

(5)美洛昔康(莫比可)：成年人每日剂量7.5～15mg，分1～2次服用；小儿适当减量。胃肠反应低于布洛芬及萘普生。

(6)罗非昔布：成年人每日剂量12.5～25mg，一次服用。儿童减量。

2. 水杨酸制剂　肠溶阿司匹林为代表，推荐剂量为每日60～90 mg/kg，分4～6次口服。有效血浓度为20～30mg/dl，1～4周见效，病情缓解后使用剂量为每天10～30mg/kg，维持疗程可达数月。

3. 甲氨蝶呤　本药抑制细胞内二氢叶酸还原酶，使嘌呤合成受抑，同时具消炎作用。每周剂量为10mg/m^2，以口服为主(1日之内服完)，亦可静脉注射或肌内注射。4～6周起效，疗程至少半年。不良反应有肝损害、胃肠道反应、骨髓受抑制等，停药后多能恢复。

4. 糖皮质激素　虽可减轻关节炎症状，但并不能阻止关节破坏，长期使用不良反应太大，而一旦停药将会严重复发。因此，糖皮质激素不作为首选或单独使用的药物。指征为：①非甾体消炎药物或其他治疗无效的全身发病型；②虹膜睫状体炎局部治疗失败者。采用泼尼松每日1～2mg/kg，危重病例可用甲基泼尼松龙冲击(每日5mg/kg，连用3日，以后每日2.5mg/kg，连用3日)后改为泼尼松每日1mg/kg口服。

5. 免疫抑制药　环磷酰胺、环孢素和硫唑嘌呤治疗本病的有效性与安全性尚需慎重评价。

6. 柳氮磺吡啶　初用剂量为每日10mg/kg开始，在1～2周加至足量，最大量为每日30～50mg/kg，约4周见效。毒副作用较大，如轻度胃肠道反应，白细胞减少，皮疹等。可持续使用3个月或更长时间。

7. 金制剂　硫代苹果酸金钠每周1mg/kg，可以从0.25mg开始逐渐增加剂量。近1/3患儿可能有严重不良反应。如白细胞、粒细胞减少、血尿、蛋白尿、功能损害等，此时必须停药。

8. 青霉胺　每日10mg/kg，最大剂量每日＜750mg，可从小剂量（每日50mg）开始，观察疗效，逐渐增加剂量。

9. 其他药物　大剂量丙种球蛋白治疗难治性全身发病型幼年类风湿关节炎的疗效尚未能得到确认。抗TNF-α单克隆抗体（每次10mg/kg，每周1次或2次）有明显的退热及缓解作用。该药虽能明显缓解全身症状，但对关节炎症状改善不明显。

【预防护理】

一、预　防

1. 适当户外活动及体育锻炼，增强体质，勿过度劳累，勿涉水冒雨，预防感冒。

2. 患病后注意自身功能锻炼，由简到繁，从易到难，循序渐进，持之以恒，使肢体活动、筋骨强健，病程缩短。

二、护　理

1. 注意保暖。若关节僵硬，活动明显受限者，应适当控制其活动量。关节疼痛剧烈，可用湿热敷，早晚2次，每次10～15分钟，以减轻其疼痛。

2. 增强患儿信心，保持乐观情绪。

（高修安）

第十二节　性早熟

在我国，性早熟是指女孩在8岁以前、男孩在9岁以前出现第二性征，或女孩在10岁以前出现月经的一种内分泌疾病。性早熟可分为促性腺激素依赖性，也称真性或中枢性性早熟，以及非促性腺激素依赖性，后者称为周围性或假性性早熟。真性性早熟都是同性性早熟，并起源于下丘脑-垂体-性腺轴的活动。在假性性早熟中，出现部分第二性征，但未激活正常下丘脑-垂体-性腺轴之间的相互作用。在后一种情况下，其性征可以是同性的，也可以是异性的。

真性性早熟无特殊原因可查明，称为特发性真性性早熟。近年来，真性性早熟发病率有逐渐上升的趋势。男女发病率之比为1∶4，80％～90％的女性患儿为特发性真性性早熟，而男孩真性性早熟属特发性者仅约40％，故对男孩性早熟尤应注意探察原发疾病。

本病在古代医学文献中论述较少，古籍中的“乳疬”病应包涵此病。现代于1980年首次报道中医中药治疗本病，近年来研究逐步深入。

【历史沿革】

本病在古代没有直接的记载，但中医古代文献对性发育过程有详细描述。

【病因病机】

本病的发生多因疾病、过食某些滋补品、含生长激素合成饲料喂养的禽畜类食物，或误服某些药物，或情志因素，使阴阳平衡失调，阴虚火旺、相火妄动，肝郁化火，导致“天癸”早至。其病变部位主要在肾、肝二脏。

1. 阴虚火旺　肾藏精，寓元阴元阳，主生长发育与生殖，具有促进机体生长发育和生殖的生理功能。《素问・上古天真论》中就明确指出：“女子七岁，肾气盛，齿更、发长。二七而天癸至，任脉通，太冲脉盛，月事以时下，故有子。……丈夫八岁，肾气实，发长齿更。二八，肾气盛，天癸至，精气溢泻，阴阳和，故能有子。”小儿肾常虚，在致病因素作用下，易出现肾之阴阳失衡，常为肾阴不足，不能制阳，相火偏亢则天癸早至，第二性征提前出现。火性炎上，故同时表现出烦躁易怒，面红潮热，多汗等症。

2. 肝郁化火　肝藏血，主疏泄，为调节气机之主司。乳房、阴部皆为足厥阴肝经所络。小儿肝常有余，若因疾病或情志因素导致肝气郁结，郁而化火，肝火上炎，除可导致“天癸”早至，出现性早熟外，因气机升降失司，阻遏于胸，则为痛为聚，出现乳房胀痛，胸闷不适；肝经郁阻，湿热熏蒸于上，则脸部出现痤疮；湿热下注，则带下增多、色黄。

3. 痰湿壅滞　脾主运化水湿，小儿脾常不足，如饮食不节，嗜食膏粱厚味，滋补之品，则脾运失健，痰湿内生，壅滞乳络，冲任失调，引动天癸早至。痰湿壅阻，气机不畅，可见口苦苔腻；湿浊下注，伤及任脉、带脉，则带下增多。

现代医学认为，性早熟发病机制复杂，与神经内分泌系统功能密切相关；中枢神经系统发热器质性病变也会直接扰乱促性腺素释放激素脉冲发生器的调控机制而发病。另外，环境污染、某些药物也会干扰性腺功能而发生本病。

【临床表现】

女孩8岁以前，男孩9岁以前，出现第二性征。一般女孩先有乳房发育，继之阴道分泌物增多，阴毛随同外生殖器的发育而出现，最后月经来潮和腋毛出现。男孩表现为过早的睾丸增大(≥4ml容积)，阴囊皮肤皱褶增加，阴茎增长增粗；以后可有阴茎勃起。出现阴毛、痤疮和胡须生长；声音变低沉；精子生成，可在5—6岁时有精子成熟并夜间泄精；体力较一般同龄人强壮。由于过早发育引起患儿近期蹿长，骨骼生长加速，骨龄提前，可造成终身身高滞后，身材矮小。

【辅助检查】

1. 血清性激素水平测定　促性腺素释放激素试验，促卵泡生成素(FSH)、促黄体激素(LH)、雌二醇(E_2)及血浆睾丸酮(T)等，其含量随性早熟的发展而明显增高。

2. X线摄片　左手腕骨正位片显示骨龄成熟超过实际年龄，与性成熟一致。

3. 阴道脱落细胞涂片检查　观察阴道脱落细胞成熟度是诊断体内雌激素水平高低简单可靠的方法，是衡量雌激素水平的活性指标，也是诊断和鉴别真假性早熟的重要依据，它比血清雌激素测定更稳定、更可靠。

4. 盆腔B超　了解患儿子宫、卵巢的发育、卵泡的大小。

5. 头颅磁共振(MRI)　中枢神经系统器质性病变时，下丘脑及垂体部位可有异常改变。

【诊断与鉴别诊断】

一、诊断要点

目前国内、国际大多数以女孩8岁以前，男孩9岁以前出现第二性征作为性早熟的标准。诊断程序首先应确定是否为性早熟；其次根据Tanner分期，确定性征发育程度，在区分早熟是真性还是假性；最后鉴别性早熟的病因，特发性还是器质性。卫生部2010年发布《性早熟诊疗指南(试行)》。

1. 中枢性性早熟　①第二性征提前出现(符合定义的年龄)，并按照正常发育程序进展，女孩：乳房发育，身高增长速度突增，阴毛发育，一般在乳房发育2年后初潮呈现。男孩：睾丸和阴茎增大，身高增长速度突增，阴毛发育，一般睾丸开始增大后2年出现遗精。②有性腺发育依据，女孩按B超影像判断，男孩睾丸容积≥4ml。③发育过程中呈现身高增长突增。④促性腺激素升高至青春期水平。⑤可有骨龄提前，但无诊断特异性。

不完全性中枢性性早熟最常见的类型为单纯性乳房早发育，表现为只有乳房早发育而不呈现其他第二性征。乳晕无着色，呈非进行性自限性病程，乳房多在数月后自然消退。

2. 外周性性早熟　①第二性征提前出现(符合定义的年龄)。②性征发育不按正常发育程序进展。③性腺大小在青春前期水平。④促性腺激素在青春前期水平。

二、鉴别诊断

1. 真性性早熟与假性性早熟　通过促性腺素释放激素兴奋试验鉴别。

2. 性早熟与单纯乳房早发育　单纯乳房早发育为女孩不完全性性早熟的表现，起病常<2岁，仅乳房轻度发育，常呈周期性变化；不伴有生长加速和骨骼发育提前。血清E_2和促卵泡成熟素的基础值常有轻度增高，促性腺素释放激素兴奋试验中卵泡成熟素峰值增高。

3. 特发性性早熟与器质性性早熟　特发性者，一般查无原因；器质性者，原发性甲状腺功能低下骨龄显著落后，性腺肿瘤者性激素增加极高。

【辨证思路】

性早熟的共有症状为第二性征提前出现，临床应辨别其虚实。虚者为肾阴不足，证见潮热盗汗，五心烦热，舌红苔少，脉细数。实者肝郁化火，证见心烦易怒，胸闷叹息，舌红苔黄，脉弦细数；痰湿壅滞，症见躯体偏胖，带下增多，大便不调，口苦苔腻，脉濡。

【治疗】

性早熟的治疗原则以滋阴降火，疏肝泻火，化痰通络为主。

一、中医治疗

(一)分证论治

1. 阴虚火旺

证候：女孩乳房发育及内外生殖器发育，月经提前来潮，男孩生殖器增大，声音变低沉，有阴茎勃起。伴颧红潮热，盗汗，头晕，五心烦热，舌红苔少，脉细数。

治法：滋补肾阴，清泻相火。

主方：知柏地黄丸(《医宗金鉴》)加减。

常用药：知母、黄柏、生地黄、玄参、龟板、龙胆草、牡丹皮、泽泻、茯苓。

加减：五心烦热，加竹叶、莲子心清心除烦；潮热盗汗，加地骨皮、白薇、五味子以清虚热；阴道分泌物多者，加椿白皮、芡实清热燥湿止带；阴道出血者，加旱莲草、仙鹤草滋阴凉血止血。

2. 肝郁化火

证候：女孩乳房及内外生殖器发育，月经来潮，男孩阴茎及睾丸增大，声音变低沉，面部痤疮，有阴茎勃起和射精。伴胸闷不舒或乳房胀痛，心烦易怒，嗳气叹息，舌红苔黄，脉弦细数。

治法：疏肝解郁，清心泻火。

主方：丹栀逍遥散(《内科摘要》)加减。

常用药：柴胡、枳壳、牡丹皮、栀子、龙胆草、夏枯草、生地黄、当归、白芍、甘草。

加减：乳房胀痛，加香附、郁金、瓜蒌皮；带下色黄而味秽者，加黄柏、椿白皮。

3. 痰湿壅滞

证候：女孩乳房及内外生殖器发育，月经来潮，男孩阴茎及睾丸增大，声音变低沉，面部痤疮，有阴茎勃起和射精。伴躯体偏胖，带下增多，大便不调，口苦苔腻，脉濡。

治法：健脾燥湿，化痰通络。

主方：二陈汤(《太平惠民和剂局方》)加减。

常用药：茯苓、半夏、陈皮、甘草、生薏苡仁、夏枯草、昆布。

加减：带下增多加黄柏、苍术、椿根皮、芡实；口苦苔腻加藿香、山楂、麦芽。

(二)中成药

1. 知柏地黄丸　每次3～6g，1日2～3次。用于阴虚火旺证。

2. 大补阴丸　每次3～6g，1日2～3次。用于阴虚火旺证。

3. 丹栀逍遥丸　每次3～6g，1日2～3次。用于肝郁化火证。

(三)中医外治法

1. 耳针　取内分泌、卵巢、睾丸、肝、肾点。

2. 体针　取三阴交、血海、肾俞、肝俞、太冲等。

二、西医治疗

1. 促性腺激素释放激素类似物(GnRHa)　此类药物的作用机制是利用下丘脑激素类似物竞争性抑制自身分泌的GnRHa，减少垂体促性腺激素分泌。可按100～120μg/kg用药，每4周肌内注射1次。治疗促黄体生成素、促卵泡成熟素分泌下降，E_2水平相应方面下降，性征退缩甚至恢复到青春期水平，骨骼发育减慢，不良反应较少见。

2. 达那唑　有孕激素和雌激素作用，其作用机制是反馈抑制下丘脑垂体促性腺激素分泌，使体内雌激素水平下降。

【预防与护理】

一、预　防

1. 幼儿及孕妇禁止服用含有性激素类的滋补品，如人参、蜂王浆、鹿茸、新鲜胎盘、花粉等，以预防假性性早熟的发生。

2. 儿童不使用含激素的护肤品。

3. 不食用含生长激素合成饲料喂养的禽畜类食物。

4. 哺乳期妇女禁服避孕药。

二、护　理

对患儿及家长说明特发性性早熟发生的原因，解除其思想顾虑。提醒家长注意保护儿童，避免遭受凌辱，造成身心创伤。

(姜之炎)

第十三节　甲状腺功能亢进症

甲状腺功能亢进症简称甲亢，是由于甲状腺合成释放过多的甲状腺激素，造成机体代谢亢进和交感神经兴奋，引起心悸、出汗、进食、便次增多和体重减少的临床综合征。多数患者常同时有凸眼、眼睑水肿、视力减退等症状。儿童和少年甲亢发病率较低，只占全部甲亢患者的1%～5%，主要发生在学龄前儿童，3岁以内很少得病，3－4岁以后逐渐增多，11岁后得病者最多，女孩较男孩多。儿童甲状腺功能亢进症主要见于弥漫性毒性甲状腺肿(Graves病)。但儿童甲亢治愈难度大，治疗时间长，容易复发，对孩子生长发育、智力和精神影响较大。

本病属中医学“瘿病”范畴。

【历史沿革】

战国时期的《庄子·德充符》即有“瘿”的病名。而《吕氏春秋·尽数篇》所说的“轻水所，多秃与瘿人”不仅记载了瘿病的存在，而且观察到瘿的发病与地理环境密切相关。《诸病源候论·瘿候》指出瘿病的病因主要是情志内伤及水土因素。谓：“瘿者由忧恚气结所生，亦曰饮沙水，沙随气入于脉，搏颈下而成之。”《肘后方》首先用昆布、海藻治疗瘿病。《儒门事亲·瘿》谓：“海带、海藻、昆布三味，皆海中之物，但得二味，投之于水瓮中，常食亦可消矣”，以之作为防治瘿病的方法。《千金要方》及《外台秘要》记载了数十个治疗瘿病的方剂，其中常用到海藻、昆布、羊靥、鹿靥等药，表明此时对含碘药物及用甲状腺作脏器疗法已有相当认识。《外科正宗·瘿瘤论》：“人生瘿瘤之症……乃五脏瘀血浊气痰滞而成”，提出瘿瘤的主要病理是气、痰、瘀壅结的观点，故历代医家在治疗上常以行气理滞、活血化瘀和化痰为主。

【病因病机】

本病病因首先在于先天禀赋不足，也与情志、饮食、体质等因素有关。该病的发病以先天肾阴亏虚为本，素体阴虚，肾阴不足，阴虚阳亢，外加情志失调，则肝郁气滞，郁而化火，虚火实火交结则郁火炽盛。气机郁滞，津凝痰聚，痰气搏结颈前，日久引起血脉瘀阻，气、痰、瘀、火四者合而为患。久病多虚或虚实夹杂，其中虚者以阴虚为主。

故本病主要病理因素为气滞、痰凝、血瘀、郁火，其主要病机为“气”“痰”“瘀”“火”“虚”。

弥漫性毒性甲状腺肿是一种自身免疫性疾病，约15%患者亲属中患有同样疾病，近50%亲属中呈现抗甲状腺抗体阳性。国内外资料都已证实本病与人类白细胞抗原(HLA)-Ⅱ类抗原的某些等位基因类型、自身免疫有关。患者的甲状腺功能状态与甲状腺自身抗体关系密切，可在体内测到多种甲状腺自身抗体。据报道，80%～100%的患者可测到TSH受体抗体，此抗体为甲状腺刺激免疫球蛋白，能产生刺激甲状腺功能作用，使甲状腺对碘的摄取增加，环磷酸腺苷(cAMP)介导的甲状腺激素合成和甲状腺球蛋白合成增加，促进蛋白质合成与细胞生长。能引起甲状腺功能亢进症的其他病因有慢性淋巴性甲状腺炎、亚急性甲状腺炎、甲状腺腺瘤、McCune Albright综合征、甲状腺癌、碘过多诱发甲状腺功能亢进症、促甲状腺激素(TSH)分泌过多、垂体性腺瘤、下丘脑性甲状腺功能亢进症、医源性甲状腺功能亢进症。

【临床表现】

一、症状和体征

儿童甲亢多为慢性起病，从发病到诊断的时间一般是6个月左右。多为学龄儿童，女孩多见。小儿早期表现多为记忆力降低，学习成绩下降及情绪异常如易激惹、兴奋和易哭等。主要的临床表现有以下几方面：

1. 甲状腺肿大　甲状腺多轻、中度肿大，一般左右对称，质地柔软，表面光滑，随吞咽动作而上下移动，可闻及血管杂音及扪及震颤。结节性肿大者可触及大小不一、质硬、单个或多个结节。

2. 基础代谢率增高

(1)消化系统：食欲亢进，易饥饿，大便次数增多但质正常，为不成形便。

(2)循环系统：心悸、心率快、心尖部可闻及收缩期杂音，脉压差增大，可有高血压、心室扩大及心律失常等，而心力衰竭、心房颤动在小儿少见。

(3)精神神经系统：患儿情绪不稳定，易激惹、好动、兴奋、多语、脾气暴躁等；手和舌可出现细微且快速震颤。

(4)生殖系统：性发育缓慢，可有月经紊乱、闭经及月经过少。

(5)其他：身高一般正常或比同龄儿高，但有消瘦、多汗、怕热、低热、乏力等。

3. 眼部表现　可有轻、中度凸眼；眼裂增宽，较少瞬目，常作凝视状；上眼睑挛缩，向下看时，上眼睑不能随眼球向下转动；向上看时，前额皮肤不能皱起；辐辏力弱，两眼看近物时向内侧聚合不良。

【辅助检查】

1. 血清甲状腺激素　血清游离T_4(FT_4)、血清游离T_3(FT_3)升高。甲状腺功能亢进早期，常先出现FT_3升高，以后再出现FT_4。

2. TSH　甲状腺功能亢进时TSH降低，对甲亢的确诊有意义。

3. 基础代谢率(BMR)测定　BMR(%)=脉率+脉压差－111。正常值为±15，5岁以上患儿测定BMR较有意义，应重复测量。

4. 甲状腺抗体测定　Graves病甲状腺球蛋白抗体(TGAb)及甲状腺过氧化物酶抗体(TPOAb)仅轻度升高，若明显升高，则考虑是桥本甲状腺炎。近年来检测TRAb，尤其是TSAb的水平明显升高，对Graves病诊断更有意义。

5. 甲状腺B超　了解甲状腺的大小、结节的性质，排除甲状腺肿瘤或囊肿等。

【诊断与鉴别诊断】

一、诊断要点

临床甲亢的诊断：①临床高代谢的症状和体征；②甲状腺体征：甲状腺肿和（或）甲状腺结节，少数患者无甲状腺结节体征；③血清激素：FT_3、FT_4、TT_3、TT_4增高，TSH降低。T_3型甲亢仅有TT_3、FT_3升高。

Graves病的诊断标准：①临床甲亢症状和体征；②甲状腺弥漫性肿大（触诊和B超证实），少数病例可以无甲状腺肿大；③血清TSH降低，甲状腺激素浓度升高；④眼球突出和其他浸润性眼征；⑤颈前黏液性水肿；⑥TRAb或TSAb阳性。以上标准中，①～③为诊断必备条件，④～⑥为辅助条件。

二、鉴别诊断

1. 单纯性甲状腺肿　多发生在青春期，较少有临床症状，有甲状腺的弥散性肿大，但甲状腺功能正常。

2. 慢性淋巴细胞性甲状腺炎　少数患者可表现为甲亢，甲状腺弥散性肿大但质地柔韧，且其血中抗体阳性，TGAb、TPOAb滴度明显增高。

3. 甲状腺肿性克汀病　为家族性酶缺乏所致的散发性甲状腺功能减低症，有家族遗传史，有甲状腺功能减低的表现，血T_4降低、TSH升高等可资鉴别。

4. 甲状腺囊肿或肿瘤　较少见，甲状腺前者可扪及囊状物，质软，后者可触及单个或多个结节，质地硬。甲状腺B超或扫描可协助明确肿块的性质。

5. 心脏本身的疾病　如心肌炎、心脏病等，临床可有心脏病变的体征，甲状腺功能正常，心电图、心脏彩色多普勒超声或心肌酶谱等异常。

6. 其他疾病所致的突眼　眼本身感染、出血，肿瘤（绿色瘤、黄色瘤、神经母细胞瘤等），肿瘤所致的突眼常伴有血常规异常、骨质破坏等改变。

【辨证思路】

辨证候之虚实，瘿病以气、痰、瘀、火壅结颈前为主要病机，所以一般属于实证，其中应着重辨明有无痰、瘀。病程久后，由实致虚，常出现阴虚、气虚的病变及相应的症状，从而成为虚实夹杂的证候。

辨火热之有无，瘿病日久每易郁而化火，应综合症状和舌脉辨别其有无火热，若有，则应辨别火热的程度、虚热还是实火。

【治疗】

一、中医治疗

理气化痰，软坚散结为基本治则。瘿肿质地较硬及有结节者，应适当配合活血化瘀。肝火亢盛及火热伤阴者，则当以清肝泻火及滋阴降火为主。

（一）分证使用中药汤剂

1. 气郁痰阻

证候：颈前正中肿大，质软不痛；颈部觉胀，胸闷，喜太息，或兼胸胁窜痛，病情的波动常与情志因素有关，苔薄白，脉弦。

治法：理气舒郁，化痰散结。

主方：四海舒郁丸（《疡医大全》）加减。

常用药：青木香、陈皮、昆布、海带、海藻、海螵蛸、海蛤。

加减：胸闷、胁痛者，加柴胡、郁金、香附理气解郁。咽颈不适加桔梗、牛蒡子、木蝴蝶、射干利咽消肿。

2. 痰结血瘀

证候：颈前出现肿块，按之较硬或有结节，肿块经久未消，胸闷，纳差，舌质偏暗，苔薄白或白腻，脉弦或涩。

治法：理气化痰，活血软坚。

主方：海藻玉壶汤（《外科正宗》）加减。

常用药：海藻、昆布、海带、青皮、陈皮、半夏、贝母、连翘、甘草、当归、川芎。

加减：结块较硬及有结节者，可酌加黄药子、三棱、莪术、露蜂房、穿山甲片、丹参等，以增强活血软坚，消瘿散结的作用。胸闷不舒加郁金、香附理气开郁。郁久化火而见烦热、舌红、苔黄、脉数者，加夏枯草、牡丹皮、玄参以清热泻火。纳差便溏者，加白术、茯苓、淮山药健脾益气。

3. 肝火炽盛

证候：颈前轻度或中度肿大，一般柔软、光滑，烦热，容易出汗，脾气急躁易怒，眼球凸出，手指颤抖，面部烘热，口苦，舌质红、苔薄黄，脉弦数。

治法：清肝泻火，软坚散结。

主方：栀子清肝汤（《外科正宗》）合藻药散（《证治准绳·疡医》）加减。

常用药：柴胡、芍药、茯苓、甘草、当归、川芎、栀子、牡丹皮、牛蒡子、海藻、黄药子。

加减：肝火亢盛，烦躁易怒，脉弦数者，可加龙胆草、夏枯草清肝泻火。风阳内盛，手指颤抖者，加石决明、钩藤、白蒺藜、牡蛎平肝息风。兼见胃热内盛而见多食易饥者，加生石膏、知母清泄胃热。

4. 阴虚火旺

证候：颈前肿或大或小，质软，病起缓慢，心悸不宁，心烦少寐，易出汗，手指颤动，眼干，目眩，倦怠乏力，舌质红、舌体颤动，脉弦细数。

治法：滋阴宁心，散结潜阳。

主方：天王补心丹（《世医得效方》）加减。

常用药：生地黄、玄参、麦冬、天冬、人参、茯苓、五味子、当归、丹参、酸枣仁、柏子仁、远志、生牡蛎。

加减：肝阴亏虚、肝经不和而见胁痛隐隐者，可仿一贯煎加枸杞子、川楝子养肝疏肝。虚风内动，手指及舌体颤动者，加钩藤、白蒺藜、白芍药平肝息风。脾胃运化失调致大便稀溏，便次增加者，加白术、薏苡仁、淮山药、麦芽健运脾胃。肾阴亏虚而见耳鸣、腰酸膝软者，酌加龟甲、桑寄生、牛膝、菟丝子滋补肾阴。

（二）中成药

甲亢丸：适用于痰气郁结的瘿瘤。

甲亢灵片：适用于甲亢阴虚阳亢型。

复方甲亢宁片：适用于甲亢肝阳上亢、气阴两虚型患者。

（三）中医外治法

消瘿膏：每晚取适量药膏敷于颈前甲状腺肿处，其面积超过甲状腺肿的边缘5mm，厚度超过2mm，上覆保鲜膜，晨起洗净。连续使用6周为1个疗程。

（四）针灸疗法

针刺：以毫针行捻转提插补泻法，取内关、足三里、关元、三阴交、复溜、照海。留针30分钟，每日或隔日1次，50次为1个疗程。突眼：配丝竹空、攒竹、睛明、风池、四白；心悸配内关、神门；易肌、消瘦多汗，配三阴交、足三里。

（五）饮食疗法

1. 生地枣仁饮　生地黄15g，枣仁30g，柏子仁10g，冰糖15g。生地黄和枣仁、柏子仁共入砂锅，水煎30分钟，溶入冰糖即可。每日1剂，温服。滋阴清热，养心安神。适用于甲亢心悸、烦躁、失眠患者。

2. 牡蛎海带汤　海带30g，牡蛎59g，陈皮6g，红糖20g。将海带泡软洗净切丝，牡蛎洗净。砂锅内加清水，放入海带、牡蛎、陈皮，煎煮1小时左右后，加入红糖搅拌均匀服食。不喜甜食者可酌加食盐调味。本食疗方具有清热解毒、消肿软坚、除瘿瘤的作用。

3. 山药糯米粥　鲜山药30g，糯米100g。山药洗净，去皮，切片，与糯米共煮粥。每日1剂。健脾益气。适用于甲亢大便次数多或溏泻者。

4. 昆布海带汤　昆布100g，海带100g。洗净加水300ml，煮沸，加适量调料。适用于各型甲状腺功能亢进者。

二、西医治疗

（一）一般治疗

避免情绪波动，注意休息，病情较重者，需卧床休息。饮食应富含蛋白质、糖类及维生素。

（二）抗甲状腺药物治疗

药物主要有硫脲类如甲硫氧嘧啶和丙硫氧嘧啶；异吡唑类如甲巯咪唑（他巴唑）及卡比马唑，可通过抑制甲状腺过氧化酶的作用而抑制甲状腺素的生物合成。儿科多用他巴唑。

1. 药物剂量　①甲巯咪唑（又称他巴唑）口服后奏效快，作用时间较长（半衰期为6～8h），可按0.3～0.5mg/(kg·d)，分2次口服，用药1～3个月后病情可以基本得到控制。当血T_3、T_4降低至正常值，可减量至1/3～1/2。②丙硫氧嘧啶（PTU）毒性与甲巯咪唑相似，初始剂量为4～6mg/(kg·d)，因半衰期较短，故需分3次服用。但PTU肝毒性较甲巯咪唑明显，故儿童少用。

2. 不良反应　其毒性反应较少，亦较轻。较常见的不良反应为：①粒细胞减少。一般治疗开始1～4周出现，若白细胞总数下降至4×10^9/L，应停药观察。并对症予以升白细胞药物。②皮疹。多为轻型，表现为荨麻疹、紫斑等。可加服抗过敏药物。③其他。药物热、关节炎、肝炎、肾小球肾炎等更少见，但在使用中需注意观察，及时处理。

3. 注意事项　①治疗初期应每个月监测甲状腺功能及白细胞，3个月后应每2～3个月复查1次。②在治疗过程中若出现甲状腺肿大更明显或出现甲低表现时，应加服左甲状腺素钠(L-T_4)25～50μg/d，并酌情减少他巴唑用量，并监测甲状腺功能。③β受体阻滞药：最常用普萘洛尔（心得安）1～2mg/(kg·d)，尤适于心率增快者。④对症治疗：给予各种维生素类药物等。

（三）手术治疗

手术适应证：①抗甲状腺药物严重过敏者；②

粒细胞减少者；③甲状腺明显肿大且影响呼吸，用药后缩小不明显者；④结节性甲状腺肿性亢进；⑤服药后复发不愈者，拟手术切除，应注意：术前服用抗甲状腺药物 1～3 个月，使甲状腺功能处于正常；服用复方碘溶液 1～2 周，以防止术中出血。自术前 4d 至术后 7d，口服甲巯咪唑 1～2mg/kg，每 6 小时 1 次。

（四）突眼治疗

保护眼球（用眼罩保护），防止感染。

【预防护理】

一、预　防

1. 保持精神愉快，防止情志内伤。

2. 注意饮食调摄，避免过多食用含碘食物及药物。

二、护　理

1. *合理饮食，调理营养*　饮食要以高热量、高蛋白、高维生素和富含钙、磷的食物为主，如黄豆、猪骨、水果、蔬菜等；为保证病孩症状长期稳定，避免复发，饮食上一定要忌碘，不吃海产品、含碘药物，不要接触和使用含碘造影剂，就连平时打针消毒的碘酒、碘伏也应避免。

2. *多施保护，防止意外*　儿童甲亢患者神经、精神症状突出，必须照顾好，避免意外。

3. *严密监测，做好记录*　儿童甲亢常有发育或智力障碍，定期测量身高和体重，注意智商有否降低，与同龄儿童比较。

（姜之炎）

第十四节　肝豆状核变性

肝豆状核变性（hepatolenticular degeneration，HLD）又称 Wilson 病（Wilson disease，WD），是常染色体隐性遗传铜代谢障碍性疾病，临床上以不同程度的肝细胞损害、脑退行性病、急性血管内溶血、肾损伤、骨骼损伤和角膜色素环（Kayser-Fleischer ring，K-F 环）等为主要表现。肝损害比较突出，是本病在儿童期发病的特点，小儿常以黄疸、肝脾大、食欲缺乏等肝系症状为主诉，或伴震颤、吐涎、言语不清等神经系统症状。年长儿亦可以神经症状起病。

本病发病率占出生儿的 1/(10～50)万。起病年龄最小 3 岁，最大的可在 50 岁以后才发病，但至 40 岁时 95%的患者已出现症状。学龄期至青少年期发病者最多。本病特点为铜沉着在肝、脑、肾和角膜等组织，由此引起一系列的症状。治疗常用促进铜排泄的药物排出体内过量的铜，避免铜在体内继续累积。一般在尚未出现症状时即开始治疗可不发病。初起肝、脑、肾损害较轻者用药后症状消失，坚持用药可不再出现症状；若不治疗则在数年内逐渐恶化；晚期病例疗效差，预后不良。

中医学根据其肝脾大、震颤、语言困难主症，认为其属积聚、慢惊风范畴。

【历史沿革】

中医对本病认识至今未取得完全一致，根据其有肢体震颤、手足蠕动、步履不正、言语含糊等表现，与禀赋不足、肝风内动密切相关，如《黄帝内经》云“诸风掉眩，皆属于肝”。另根据患者有肢体强直，行动迟缓，口角流涎，口干口苦，甚至面黄如橘，其色鲜明，目黄尿黄，腹大如鼓等症状体征，认为本病关键病因为铜毒内蕴，与痰湿、瘀滞密切相关，正如《素问·调经论》云：“血气不和，百病乃变化而生”，《诸病源候论》所谓：“诸痰者，此由血脉壅塞，饮水积聚而不消散，故成痰也”。《血证论》中指出：“须知痰水之壅，由瘀血使然”“血迹既久，已能化为痰水”。故有“怪病多瘀”“奇病多瘀”的立论。

【病因病机】

中医学认为本病主要由于先天禀赋不足，元阴亏虚所致。病位在肝肾脾胃，以肝为主。病机属性以虚为主，病理演变以肝之阴血不足为基础，痰湿、热毒、瘀滞等为主要病理因素，临床可出现虚中夹实之证。

1. *气滞血瘀*　禀赋不足、肝肾阴虚以致肝气郁结，气滞血瘀而成积聚。气滞日久，可致血瘀而成有形之积；有形之血瘀阻滞气机，气滞血瘀，经脉阻塞，积为痞块，可致小腹胀痛，肝脾大，面色晦暗。瘀血阻滞胆道，胆汁外溢，则见黄疸。积聚日久，气血壅滞更甚，脾失健运，肾失开阖，气、血、水瘀积腹内，而为臌胀。

2. *痰湿阻络*　先天元阴不足，肾水不能滋养肝木，木旺乘土，加之小儿脾常不足，脾失健运，内生痰浊，痰湿阻络，经脉不利，肌肉僵直，行动困难，或见面具样表情；痰阻络脉，上扰舌根，则言语不清，张嘴流涎。甚则痰浊动风，故见阵挛抽搐。

3. *热毒内盛*　脾失健运，水湿内停，郁久化热，热毒内扰，心神不宁，则见哭闹不休，甚至狂妄不宁，幻觉妄想，冲动打人或自伤行为等。

4. *土虚木亢*　肝失疏泄，横逆犯脾，脾失健运，水湿内停，壅塞气机，日久积聚不散，愈伤脾胃，土虚木贼，肝亢生风，临床除见肝脾大、黄疸、腹水症状外，还可见手足震颤，搐搦无力等慢惊证候。若病情进展损及肾，脾肾阳虚，可致慢脾风，则预后不良。

5. *阴虚风动*　禀赋不足，元阴亏乏，水不涵木，肝失濡养，肝血不足，筋无所养，虚风内动，致筋脉牵引挛急，震颤语艰。即所谓"水不涵木，阴虚风动"之慢惊风证。

现代研究认为，本病为常染色体隐性遗传所致，其异常基因位于染色体 13 的 q14～q21 上，基因突变引起编码 P 型 ATP 酶(即 ATP7B)功能部分或全部丧失，不能将多余铜离子从细胞内转运出去，造成肝细胞不能将铜合成铜蓝蛋白，过量铜在肝细胞聚集造成肝细胞坏死，其所含的铜进入血液，然后沉积在脑、肾、角膜等肝外组织而致病。

【临床表现】

本病发病缓慢，病变迅速，临床可表现下述一方面或几方面症状，因而对于任何原因不明的肝病、锥体外系或其他神经症状、溶血性贫血、肾小管功能不全及代谢性骨病，都应考虑本病的可能。

(1)肝症状：多见于起病年龄较小者，如食欲缺乏、疲乏、黄疸、肝脾大、肝有压痛、腹水等。

(2)神经症状：多见于年龄较大的小儿，如肢体震颤，吃饭、写字等精细动作困难，语言不清，肌张力障碍；或有手足徐动；锥体束征及情感不稳，注意力不集中，行为异常等。偶有惊厥。

(3)角膜 K-F 环：又称角膜色素环，即角膜边缘有棕灰色或棕绿色的色素环，必要时需用裂隙灯检查，阳性者可确诊。角膜色素环是本病的唯一特征性体征，它是体内铜、银等金属的沉积物。一般这种色素沉积离角膜缘 0.5～1mm，宽 1～3mm，上下较宽，两侧较窄，多呈黄棕色或黄绿色。大多数两眼对称存在，偶见于单眼，一般用光线斜照角膜时即能看清，必要时需用裂隙灯检查。

(4)血液系统症状：溶血性贫血。

(5)肾症状：如尿中氨基酸、糖、尿酸，钙、磷及蛋白增加，比重低，或有肾小管性酸中毒，偶见血尿。

(6)骨骼改变：下肢交叉如"X"形或"O"形腿，关节痛和自发性骨折等。

【辅助检查】

1. *血清铜蓝蛋白*(ceruloplasmin，CP)　正常为 200～500mg/L，本病患儿常＜200mg/L。如＜80mg/L 是诊断 WD 的强烈证据。CP＞200mg/L 的 WD 患者可见于妊娠期或接受雌激素治疗或同时患有类风湿关节炎等。某些情况下(出生后至 2 岁、20%的 WD 基因携带者、慢性肝炎、重症肝炎、慢性严重消耗性疾病、Menkes 综合征)血清 CP 亦可＜200mg/L，须复查和鉴别。

2. *尿铜增加*　正常小儿＜40 μg/d，患者＞100 μg/d，甚至可达 100 μg/d 以上。

3. *血铜减低或正常*　正常小儿血铜 72～186μg/dl。

4. *必要时可作肝穿刺肝铜定量或^{64}Cu 定量*　肝铜在本病尚未出现症状时即明显增加，100μg/g(干重)，多数大于＞250 μg/g(干重)；正常人＜45 μg/g(干重)。静脉注射放射性核素^{64}Cu 后正常人血中^{64}Cu 活性增高之后逐渐下降，在 4～48 小时期间由于肝合成的铜蓝蛋白释放至血中，^{64}Cu 又一次上升；患者血的^{64}Cu 下降慢，无第二次的^{64}Cu 上升。

【诊断与鉴别诊断】

一、诊　断

中华医学会神经病学分会帕金森病及运动障碍学组与中华医学会神经病学分会神经遗传病学组共同推出的诊断标准：①具有肝损害临床表现或神经系统症状；②血清铜蓝蛋白降低(＜0.2g/L)；③24 小时尿铜升高(＞100 μg)；④裂隙灯下可见角膜 K-F 环。同时具备以上 1～3 项者可拟诊为 WD。

二、鉴别诊断

本病应与急性肝炎、慢性肝炎、肝硬化、急性黄色肝萎缩或班替综合征相鉴别。仅有神经症状者，注意与双侧性手足徐动、扭转痉挛及癔症鉴别。

【辨证思路】

本病辨证，主要辨虚实偏重及痰湿、热毒、瘀滞、肝风。

1. *辨虚实偏重*　一般来说，起病急重者以实证居多，病程迁延，反复不愈者多为虚证或虚中夹实之证。就肝病症状而言，病初起时即可突见肝脏大、硬化、腹水、全身黄疸、纳呆溲赤、脉弦，属实证。

经治好转，黄疸消退而肝大无变化，纳呆，神疲乏力，易患上呼吸道感染，脉软，属肺脾气虚证；若病情进一步发展，又可损及脾肾，出现肾虚候。就神经系统症状而言，其震颤乏力、神倦语艰、舌红苔少、脉虚弱者为虚证；肌肉僵直、行动困难、张嘴流涎、面具样表情，或见脑水肿者，多为实证或虚中夹实证。

2．辨痰湿、热毒、瘀滞、肝风　因瘀滞者，多以肝病症状为主，如肝脾大、胁肋胀痛等，还可出现皮肤黧黑、肌肤瘀斑、舌紫脉涩等。因痰湿者，常表现为神经系统症状，如肌肉僵直、张嘴流涎等。因热毒者，口中臭秽，口苦便秘，常伴见神经症状，如哭闹不休，狂妄不宁，冲动打人等。肝风证以抽搦、震颤为主要表现。其中，土虚木亢者见面黄神疲、纳差便溏，或胁下痞块、腹大胀满、舌淡脉弱等脾气虚弱证候；阴虚风动者可见虚烦疲惫、面色潮红、低热起伏、手足心热、舌绛少苔等阴虚内热之象。

【治疗】

本病的治疗，以滋肝肾、息内风为基本治则。临床根据证候虚实及痰湿、热毒、瘀滞、肝风等病理因素，可灵活采用活血化瘀、化痰通络、健脾祛湿、清热解毒、扶土抑木、柔肝息风等方法治疗。

一、中医治疗

(一)分证论治

1．气滞血瘀

证候：面色晦暗，食欲缺乏，神疲乏力，皮肤黄染，色深不泽，鼻衄瘀斑，腹胀腹痛，胁下有积聚痞块，甚则肚腹鼓胀，腹壁青脉怒张。或见肌肤黧黑，言语不清，肢体震颤等。舌质紫，可有瘀点，苔薄黄，脉弦涩。

治法：理气活血，祛瘀消痞。

主方：金铃子散(《太平圣惠方》)合失笑散(《重修政和经史证类备用本草》)加减。

常用药：金铃子、延胡索、五灵脂、蒲黄、丹参、陈皮、郁金、柴胡、甘草等。

加减：痞块甚加三棱、莪术、穿山甲；大便秘结加生大黄；伴腹水加济生肾气丸。腹胀痛时聚时散者，可用柴胡、郁金、丹参、当归、赤芍、金钱草等。若肌肤黧黑，震颤不已，积聚不著者，可用桃红四物汤为主和血通络。

2．痰湿阻络

证候：言语不清，张嘴流涎，表情呆板，呈面具样，咳痰脘痞，纳差呕恶，饮水或进食时发呛，动作迟缓笨拙，肢体震颤，肌肉强直，甚至形成固定的奇特姿势，或见阵挛抽搐。舌苔腻，脉弦滑。

治法：祛湿化痰，通络利脉。

主方：涤痰汤(《奇效良方》)加减。

常用药：茯苓、半夏、胆南星、陈皮、枳壳、石菖蒲、郁金、竹茹、怀牛膝、木瓜等。

加减：腹胀便秘加厚朴、大黄；兼阵挛抽搐加天麻、钩藤。

3．热毒内盛

证候：四肢抽搐，肌肉僵直，急躁易怒，哭闹不休，甚则狂妄不宁，冲动打人或自伤行为，胁肋疼痛，口干口苦，便秘尿黄，舌质红，苔黄，脉数。

治法：通腑泄热，泻火解毒。

主方：泻心汤(《金匮要略》)加减。

常用药：大黄、黄连、黄芩、鱼腥草、半枝莲等。

加减：火热炽盛、肢体抽搐加山栀、钩藤、天麻。

4．土虚木亢

证候：形神疲惫，面色萎黄，食欲缺乏，胁下痞块，腹中肠鸣，或腹大胀满，按之如囊裹水，四肢不温，大便溏薄。并见震颤、流涎、言语不清，或动作笨拙，肢体强直。舌质淡，苔薄白，脉沉弦无力。

治法：健脾柔肝，扶土抑木。

主方：缓肝理脾汤(《医宗金鉴》)加减。

常用药：党参、茯苓、白术、扁豆、白芍、柴胡、枳壳、甘草等。

加减：痞块明显加桃仁、红花、牛膝，腹水显著加车前子、牛膝，搐搦较甚加天麻、钩藤。

5．阴虚风动

证候：虚烦疲惫，情绪不稳，或行为异常，面色潮红，低热起伏，手足心热，肢体震颤，吃饭、写字等精细动作困难，言语不清，构音障碍，大便干结，舌光无苔，舌绛少津，脉细数。

治法：滋水涵木，育阴息风。

主方：大定风珠(《温病条辨》)加减。

常用药：白芍、鸡子黄(冲服)、阿胶(烊化)、干地黄、麦冬、枸杞子、石菖蒲、天麻、钩藤、鸡血藤等。

加减：潮热加青蒿、地骨皮、银柴胡；口干欲饮加西洋参、石斛、玉竹；大便秘结加生大黄(后下)。龟甲、鳖甲、牡蛎、珍珠母等药物含铜量较高，本病宜慎用。

(二)针灸疗法

1．体针　风池、太冲、神门、三阴交、血海、肝俞、肾俞等。随证选穴组方针刺治疗。

2．头针　运动区。

3. 耳针　肝、肾、命门、神门及运动区。

二、西医治疗

1. 促进铜的排泄　右旋青霉胺可螯合体内铜并从尿中排出,疗效可靠。硫酸锌或醋酸锌等锌制剂可干扰肠道内铜的吸收。三乙烯四胺作用与右旋青霉胺相似,不良反应较轻,适用于不耐受右旋青霉胺者。二巯丙醇(BAL)对促进肾排铜有一定效果,但疗效不及以上效果,且毒性较大。

2. 对症治疗　锥体外系症状用苯海索、东莨菪碱或氟哌啶醇等药物。肝功能损害者按肝病的营养和药物治疗。

3. 肝移植治疗　常采用原位肝移植或亲属活体肝移植,适应证为:①暴发性肝衰竭;②对络合剂无效的严重肝病者(肝硬化失代偿期)。对有严重神经或精神症状的 HLD 患者因其损害已不可逆,不宜做肝移植治疗。

【预防护理】

一、预　防

1. 对于本病患者的同胞(尤其是弟、妹)、父母及近亲,应尽可能做筛选检查,发现症状很轻或症状前期的病例及能检出杂合子,对早期诊断、治疗有一定意义。

2. 对确诊为肝豆状核变性的患者,应劝阻不要结婚,结婚后不要生育,以免后代发病。

二、护　理

1. 限制铜的摄入量,少吃含铜量较多的食物如肝、硬壳果、蛤蜊、可可和蘑菇等。

2. 宜多食含铜量少的食物,如大米、面粉、牛奶、蛋类等。

3. 吞咽困难者,应予易消化的半流质和流质饮食。

4. 对排尿困难、抽搐、四肢僵直、生活不能自理的患儿,要注意保持其清洁、干燥。

5. 避免使用高铜类药物,如全蝎、蜈蚣、僵蚕、地龙等因含铜量高,用后可加重病情。因此,切不可误投虫类截风平肝的药物,以免耗伤正气,使病情恶化。

(李新民)

参考文献

[1] 汪受传,虞坚尔. 中医儿科学[M]. 9版. 北京:中国中医药出版社,2012:156-159.

[2] 王雪峰. 中西医结合儿科学[M]. 北京:中国中医药出版社,2012:187-192.

[3] 桂永浩. 小儿高级内科学高级教程[M]. 北京:人民军医出版社,2011:411-412.

[4] 马融,韩新民. 中医儿科学[M]. 2版. 北京:人民卫生出版社.

[5] 薛辛东. 儿科学[M]. 2版. 北京:人民卫生出版社,2005.

[6] 中华医学会儿科学分会肾脏病学组. 小儿肾小球疾病的临床分类、诊断及治疗[J]. 中华儿科杂志,2011,39(12):747-749.

[7] 虞坚尔. 中西医结合儿科学[M]. 北京:人民卫生出版社,2012.

[8] 江育仁,张奇文. 实用中医儿科学[M]. 上海:上海科学技术出版社,2005:948-951.

[9] 胡亚美,江载芳. 诸福棠实用儿科学[M]. 北京:人民卫生出版社,2013:642-645.

[10] 顾伯华. 实用中医外科学[M]. 上海:上海科学技术出版社,1998:454-455.

[11] 江育仁,朱锦善. 现代中医儿科学[M]. 上海:上海中医药大学出版社,2005:673-679.

[12] 中华医学会皮肤性病学分会免疫学组. 湿疹诊疗指南(2011)[J]. 中华皮肤科杂志,2011,44(1):5-6.

[13] 江育仁,朱锦善. 现代中医儿科学[M]. 上海:上海中医药大学出版社,2005:679-682.

[14] 汪受传,潘立群,张月萍. 新编中医儿科学[M]. 北京:人民军医出版社,2001:502-505.

[15] 赵辨. 中国临床皮肤病学[M]. 南京:江苏科学技术出版社,2010:742-748.

[16] 中华医学会皮肤性病学分会. 荨麻疹诊疗指南(2007版)[J]. 中华皮肤科杂志,2007,40(10):591-593.

[17] 娄玉钤. 中医风湿病学[M]. 北京:人民卫生出版社,2010:3-8.

[18] 中华医学会内分泌学分会《中国甲状腺疾病诊治指南》编写组. 中国甲状腺疾病诊治指南[J]. 中华内科杂志,2007,46(10):876-882.

第11章

新生儿疾病

第一节 胎 怯

胎怯是指初生儿体重低下，身材矮小，脏腑形气均未充实的一种病证，又称“胎弱”。本病多因先天不足，脾肾两虚所致。以初生儿出生时形体瘦小，肌肉瘠薄，面色无华，精神萎软，气弱声低，吮乳无力，筋弛肢软等为主要临床表现。本病相当于西医学的早产儿与小于胎龄儿，其中出生时胎龄满28周至未满37周的新生儿为早产儿，小于胎龄儿是指胎龄满37～42周，出生时体重在2500g或以下者，又称足月小样儿。

早产儿发病率较高，1980－1981年调查表明，中国香港为7.45%，中国大陆为5%～7%。2001年北京协和医院报道该院1987－1989年和1997－1999年二个阶段早产儿出生率分别为4.15%和5.59%，有上升趋势。低出生体重儿发病率高、死亡率高，是目前围产期婴儿死亡的主要原因。有关研究表明：出生2500g以下的婴儿与正常体重婴儿相比，在新生儿期死亡的危险性高出40倍，而极低体重儿（出生体重不满1000g婴儿）则几乎是200倍，即使存活，并发其他疾病及生长发育障碍的比例也远远大于正常体重新生儿。此外出生时的低体重不仅对体格发育有很大影响，还将影响小儿的智能发育。

【历史沿革】

我国早在宋代已对胎怯有所认识，《小儿药证直诀·脉证治法》对其临床症状已有描述，指出：“胎怯面黄，目黑睛少，白睛多者，多哭。”《小儿卫生总微论方·胎中病论》对本病的症状描述更详细，提出“儿自生下以来，面无精光，肌肉脆薄，大便白水，身无血色，时时哽气多哕，目黑睛少，嬴趋多哭，此胎怯也。宜天麻浴汤治之。”《活幼口议》《幼科发挥》则对胎怯的病因有详细的论述。其后，对胎怯的治疗有了较为系统论述，如《景岳全书·小儿则》提出本病治疗“宜专培脾肾为主”，再《幼幼集成·胎病论》对胎怯的病因及预后做出了判断，提出：“胎怯者……非育于父母之暮年，即生于产多之孕妇。……若后天调理得宜者，十可保全一二。调元散助之。”

【病因病机】

胎怯的发生原因与胎儿在宫内所受气血供养形成的生长发育情况密切相关。病变脏腑主要在先天之本肾和后天之本脾。发病机制为化源未充，濡养不足，脾肾两虚。因肾藏精，为生长发育之本，但先天之精又需赖后天之精的不断濡养才能得以充实。正如《胎产心法·胎不长养过期不产并枯胎论》言：“胎之所能长而旺者，全赖母之脾土输气于子。凡长养万物莫不由土，故胎之生发虽主乎肾肝，而长养实关乎脾土。”故先天脾肾两虚，胎萎不长，而发为胎怯。

一、肾精薄弱

生命的原始物质是精，此精禀受于父母的先天之精，若父母身体强壮，肾精充足，精神怡悦，精力充沛，才能阴阳相和，形成正常胚胎，正如《女科正宗·广嗣总论》曰“男精壮而女经调，有子之道。”胎儿在母体内生长发育必须以肾精为本。故凡是影响父母健康的因素，都可以影响胚胎的形成与胚胎的质量，导致胎怯、胎弱的产生，如早育、高龄、多产等，即如陈飞霞在《幼幼集成·胎病论》中所言：“胎怯者……非育于父母之暮年，即生于产多之孕妇。成胎之际，元精既已浇漓，受胎之后，气血复难长养，以致生来怯弱。"此外，如饮酒、房劳亦能影响胚胎发育，情志因素对胚胎的质量亦有影响，人之情志与脏腑气血功能相互影响，喜怒无常可引起脏腑功能失调，气血紊乱，影响受精卵的发育。

二、脾肾两虚

胎怯发病虽关乎五脏，但与脾肾两虚关系尤为密切。肾藏先天之精，是人体生命活动的物质基础，其中先天之精受之于父母，既形成胚胎，又促进生长发育，而先天之精需赖后天之精不断滋养才能充实，后天之精又须有先天之精蒸化才能被吸收和转输。故孕母脾肾两虚是胎怯形成的重要原因。胎怯儿成胎之际即肾精不充，出生之后，无精以资脾之运化，必然得不到后天之精的充养，脾肾虚则各脏腑无以滋生化育，因而不论是形态还是功能均表现为怯弱和不足。正如《胎产心法·胎不长养过期不产并枯胎》所云"胎之能长而旺者，全赖母之脾土，输气于子。凡长养万物，莫不由土，故胎之生发，虽主乎肾肝，而长养实关乎脾土。"

综上，胎怯是多种原因所致的先天不足，五脏均呈虚弱，然病变关键主要在脾与肾。

现代医学认为，早产儿的发生原因仍未完全阐明，孕母因素常起重要作用，如妊娠合并肝病早产率为20%，并发肾病早产率为3.3%。孕母合并其他疾病如妊娠高血压综合征、感染及慢性心肺疾病也导致早产发生率高。另外，早孕、高龄产妇、孕期营养不良、饮酒、情绪因素、脐带胎盘因素、医源性因素都可以导致早产发生。小于胎龄儿病因可参考早产儿。

【临床表现】

一、症状和体征

1. *胎怯*　初生儿出生时形体瘦小，肌肉瘠薄，面色无华，精神萎软，气弱声低，吮乳无力，筋弛肢软。一般体重低于2500g，身长小于46cm。

2. *早产儿及小于胎龄儿*　初生儿出生时外表为头大，囟门宽大，头发呈短绒样，常呈低体温；呼吸系统表现为呼吸浅快而不规则，部分早产儿呈间歇性呼吸暂停及喂奶后暂时性青紫；心血管系统，常呈动脉导管未闭，血压偏低；消化系统，吸吮力差，吞咽反射弱，易产生溢乳、腹泻、腹胀等；神经系统，各种反射如吞咽、吸吮、觅食、对光、眨眼反射等均不敏感，嗜睡，拥抱反射不健全，肌张力低；另外，血液系统、肾功能、免疫功能也明显差于足月新生儿。

二、并发症

1. *硬肿症*　因早产儿体温调节中枢发育不成熟，皮肤散热快，产热能力不强，故可导致低体温（<35℃），引起新生儿硬肿症。

2. *新生儿肺炎*　早产儿呼吸中枢及呼吸器官发育欠成熟，呼吸肌发育不全，咳嗽反射弱，不易咳出气管、支气管的黏液，再加上患儿母传抗体少，抵抗力差，容易感染，故新生儿肺炎的发生率较高。

另外，尚可并发低血糖、低钙性抽搐、红细胞增多症等疾病。

【辅助检查】

1. *尿液检查*　尿比重低，尿糖阳性，尿钠低。

2. *血液检查*　血小板较足月新生儿低，血红细胞、血红蛋白进行性降低，早产儿较足月儿更明显、更早。

3. *免疫学指标*　Ig系列较低，尤其是IgG含量较少。

【诊断与鉴别诊断】

一、诊断要点

1. 有造成先天不足的各种病因，如早产，多胎，孕妇体弱、疾病，胎养、胎教不周，胎盘、脐带异常等。

2. 初生儿出生时形体瘦小，肌肉瘠薄，面色无华，精神萎软，气弱声低，吮乳无力，筋弛肢软。一般体重低于2500g，身长少于46cm。

二、鉴别诊断

胎怯患儿包括西医学所称的早产儿及小于胎龄儿，二者主要区别在于胎龄，还可从皮肤、头发、耳壳等外形去区别。早产儿胎龄不足37周，其出生体重多数不足2500g，身长不足46cm，皮肤薄、发亮，或有水肿，有毳毛及胎脂，头发乱如绒线，耳壳软，指趾甲多未达指趾端，阴囊少皱襞，女孩大阴唇不能覆盖小阴唇。小于胎龄儿又称足月小样儿，是指胎龄满37～42周，出生时体重在2500g或以下者。

【辨证思路】

一、辨别五脏病位

胎怯辨证当以脏腑辨证为纲，明辨五脏禀受不足之别。肺虚者气弱声低，皮肤薄嫩，胎毛细软；心虚则见神萎面㿠，唇爪淡白，虚里动疾；肝虚者筋弛肢软，目无神采，易作瘈；脾虚者肌肉瘠薄，萎软无力，吮乳量少，呛乳溢乳，便下稀薄，目肤黄疸；肾虚者形体偏小，肌肤欠温，耳郭软，指甲软短，骨弱肢柔，睾丸不降。

二、辨别病情轻重

据其临床表现，病变程度有轻重之分。轻型者胎脂消失，表皮轻度浸软再干后发皱可裂干，外形瘦长，眼睛张开能凝视四周。中型者除轻型症状外，羊水、脐带、羊膜、胎儿皮肤均有胎粪污染，伴羊水吸入或缺氧性颅内出血。重型者除上述症状外，胎粪色素沉着尤为明显，指甲、脐带、皮肤成黄绿色，但不均匀，表皮裂缝角化层下面的皮肤不黄。

【治疗】

治疗胎怯可采用脏腑辨证分别论治。因脾肾两虚为其关键病机，故补肾培元为基本治疗法则。临床辨证主要为肾精薄弱和脾胃亏虚两个主要证型，分别给予益精充髓，补肾温阳，补气养血，温补脾阳治之。必要时根据证情需要，给予脾肾并补。结合脏腑辨证，酌情配合应用补肺、补心、补肝诸法，可提高疗效。补益同时佐以助运，避免呆滞。若患儿合并肺炎、败血症、硬肿症、溶血症等，又当先治其标或标本兼治，并发症好转后再培元固本，以图缓治。

一、中医治疗

（一）分证论治

1. 肾精薄弱

证候：形体瘦小，头大囟张，头发稀黄，耳壳软薄，耳舟不清，肌肤欠温，哭声低微，神萎少动，指甲软短，骨弱肢柔，或有先天性缺损畸形，指纹淡。

治法：益精充髓，补肾温阳。

主方：补肾地黄丸（《活幼心书》）加减。

常用药：熟地黄、茯苓、山药、枸杞子、紫河车、鹿角胶（烊化）、肉苁蓉、杜仲等。

加减：不思乳食加麦芽、谷芽、砂仁；兼见气虚加黄芪、党参；肢体不温加附子、鹿茸；唇甲青紫加丹参、桂枝、红花。

2. 脾肾两虚

证候：啼哭无力，多卧少动，皮肤干瘪，肌肉瘠薄，四肢不温，吮乳无力，呛乳溢乳，哽气多哕，便下稀溏，甚则浮肿，目肤微黄，指纹淡。

治法：健脾益肾，温运脾阳。

主方：保元汤（《博爱心鉴》）加减。

常用药：黄芪、人参、甘草、肉桂、干姜、茯苓、白术、陈皮。

加减：兼肺虚气弱声低，重用黄芪、白术，加黄精，少佐防风补肺固表；兼心虚、虚里动疾者加当归、麦冬、龙骨；兼肝虚筋弛肢软者加熟地黄、枸杞子、牡蛎；呕吐者加半夏、生姜；腹泻者，加山药、苍术；腹胀者加木香、枳壳：患儿气微欲绝，用生脉饮注射液静脉滴注；四肢厥冷用参附汤救治。

（二）中成药

1. 生脉注射液：每次 5ml，加入 10％葡萄糖注射液 50ml 中静脉滴注，每日 1 次。用于气弱欲绝者。

2. 助长口服液（汪受传方，由人参、紫河车、鹿角片、麦芽等组成），连续服药 1 个月。

二、西医治疗

（一）氧疗

发生青紫及呼吸困难时给予吸氧，不宜长期持续使用，预防氧中毒。

（二）常规治疗

①保暖：可采用保暖箱等方法，保证婴儿体温在 36.5～37.5℃；②喂养：尽量母乳，保证热量供应；③补充营养素：生后头 3 日给维生素 K_1，可防止出血，生后第 3 天可给维生素 B 半片、维生素 C 50mg，每日 2 次口服，生后第 10 天可给浓鱼肝油滴剂，由每日 1 滴逐渐增加到每日 3～4 滴，生后 1 个月给予铁剂。体重小于 1500g 的早产儿需补充维生素 E 2 个月，防止生理性贫血加重。

（三）并发症治疗

①低血糖：如果血糖＜1.12mmol/L（20mg/dl）或出现低血糖症状者，立即静脉注射 50％葡萄糖 2ml/kg，然后每 10 分钟 10mg（10％葡萄糖液 0.1ml/kg）持续静脉滴注，使血糖维持在 2.24mmol/L（40mg/dl）以上，一般 2～3 日可停止葡萄糖输注。复发性低血糖可加用氢化可的松 5～10mg/kg，每日 1 次静脉滴注，或泼尼松 2mg/kg，每日口服。②低血钙抽搐：立即静脉滴注 10％葡萄糖酸钙 2ml/kg，用等量葡萄糖液稀释，慢滴（每分钟 1ml），稳定后改为口服。③红细胞增多症：进行

部分交换输血。④感染：合并吸入性肺炎或其他感染时，应用抗生素控制感染。

【预防护理】

一、预　防

1. 孕妇年龄不宜过大、过小。有慢性心、肝、肾疾病者不宜妊娠。

2. 孕妇注意营养，不可以吸烟、饮酒，积极治疗严重妊娠反应，预防和控制妊娠中毒症。

3. 孕妇保持心情愉快，不可以做过重体力劳动。

4. 做好产前检查，注意胎儿生长情况，必要时孕妇服用补肾培元中药，促进宫内胎儿发育。

二、护　理

1. 胎怯儿阳气不足，注意保暖，根据不同条件采用保温措施。

2. 按体重、日龄计算所需热量，初生 3～4 天，不宜过多喂奶，可采用渐加法。吞咽功能差者可采用胃管喂养，或静脉补充营养液。

3. 保持室内空气新鲜，在不直接吹风情况下开窗换气。

4. 一切用品均应消毒后使用，接触患儿应戴口罩、帽子，初生儿应侧位睡眠，防止呕吐物吸入，勤翻身以防发生肺炎喘嗽。

（闫永彬）

第二节　新生儿肺炎

新生儿肺炎是新生儿时期最常见疾病之一，临床以不哭、不乳、反应低下、口吐白沫、气促或呼吸不规则、鼻翼扇动、呻吟、发绀、体温不升或不稳定等全身症状为指征，肺部体征多不典型。可分为吸入性肺炎和感染性肺炎两大类，两者可独立发生，也可先后或同时存在。

新生儿肺炎发病率高，可发生在产前、产时或产后，是新生儿死亡的主要原因之一。本病应属中医"初生不乳""百晬嗽""乳嗽"等范畴。

【历史沿革】

本病在中医古籍中并未有专门记载，其病因证治散见于初生不乳、百晬嗽、乳嗽、咳嗽、喘嗽等病证中。

早在南宋《小儿卫生总微论方・难乳论》中记载："儿初生时，拭掠口中秽血不及，咽而入腹，则令儿心腹痞满，短气促急，故口不能吮乳饮之也"，所描述的病因、症状与新生儿吸入性肺炎相同。

明代医家万全在多部著作中对本病进行了较为全面的阐述。《育婴家秘・咳嗽喘各色证治》曰："小儿百日内有痰嗽者，谓之百晬嗽"，其病因主要有两方面：一是"风邪之自外入"；二是"因乳脉涌出，吞咽不及而错喉者"，或"因啼哭未定，以乳哺之，气逆呛出者"。对本病的治疗《幼科发挥・喘嗽》认为"痰多者，宜玉液丸；肺虚者，阿胶散主之"。关于本病预后，《幼科发挥・喘嗽》指出"此名胎嗽，最为难治。如喘嗽气促，连声不止，以致发搐，必死"，《婴童百问・百晬内嗽》亦认为"此名乳嗽，实难调理，亦恶症也"。

【病因病机】

本病乃内因先天禀赋不足、胎元未壮，外因感受外邪、肺气闭阻所致，病位主要在肺，常累及他脏。

1. *感受风邪*　初生儿胎元未壮，肺脏娇嫩，御邪无力，尤其易于感受风邪。风邪由皮毛、口鼻而入，侵犯肺脏，闭阻肺气，而致肺闭喘嗽。故《育婴家秘・咳嗽喘各色证治》曰："或出胎之时，暴受风寒，或浴儿之时，为风所袭，或解换襁褓，或出怀喂乳，皆风邪之自外入者也。"风为百病之长，常夹他邪致病。风寒束肺，肺气郁闭，肺失宣肃，上逆气急；寒邪阻遏卫阳，则体温不升，四肢发凉。风热外侵，邪闭肺络，炼津成痰，壅阻气道，则喉中痰鸣，气促鼻扇。

2. *胎毒犯肺*　先天禀赋不足，孕母染邪，传于胎儿，胎毒犯肺，闭阻肺络，胎儿于宫内即有窘迫，严重者可致胎儿死亡，生后则现不啼、不乳、发绀等症。

3. *吸入秽毒*　《小儿药证直诀・初生下吐》曰："凡初生，急须拭掠口中令净，若啼声一发则咽下，多生诸病。"若初生时处理不当，吸入胎粪、羊水等秽毒，或因喂哺不当、先天禀赋不足（如腭裂、唇裂、食管气管瘘等畸形）等吸入乳汁，均可致邪毒犯肺，肺气闭阻，气道壅塞，不得宣通，发为本病。此即清・陈复正《幼幼集成・百晬嗽论》所言："或乳汁过多，吞咽不及而呛者，或啼哭未定，以乳哺之，气逆而嗽者。"

初生儿脏腑娇嫩，形气未充，不仅肺脏稚弱，其他诸脏均不足，因而本病虽病位主要在肺，却极易累及他脏。肺主气，司呼吸，肺气闭阻，则气息不匀，口吐白沫，甚则肺气欲绝，呼吸微弱。肺朝百脉，心主血脉，肝藏血，气为血帅，气行则血行，气滞则血瘀。本病因肺气闭塞，气机不利，常常出现面色青灰发绀等气滞血瘀之症。若气机阻滞，心血运行不畅，可致心失所养，心气不足，心阳虚衰，而见面色苍白、青紫，四肢厥冷，脉微欲绝；肝血瘀阻，则见胁下痞块。若热盛化火，内陷厥阴，引动肝风，则又可致神昏、抽搐之证。肺失宣肃，子病及母，脾胃失运，升降失调，则不乳、腹胀。若脾肾阳衰，元气耗竭，则见肢厥脉微，反应低下等危候。

总之，本病病机关键在于肺气闭阻，由于脏腑娇嫩，形气未充，邪易盛而正易衰，极易出现气滞血瘀、阳气衰败、正气外脱之危候，是儿科之急危重症。

新生儿吸入性肺炎主要原因有吸入羊水、胎粪、乳汁等；新生儿感染性肺炎可由细菌、病毒或原虫等病原体引起。

【临床表现】

1. 感染性肺炎　患儿精神萎靡、反应低下、哭声微弱或不哭、少吃或不乳、口吐白沫、气促、呻吟、发绀、体温不升或不稳、腹胀、较大新生儿可有咳喘。呼吸急促或减慢、节律不整，鼻翼扇动，三凹征，肺部可闻及湿啰音。未成熟儿可仅有口吐白沫，点头样呼吸、唇周青灰；肺部听诊常阴性或于肺底可闻及捻发音。

产前感染多在出生后 24 小时内发病，足月儿症状较典型，早产儿的症状与呼吸窘迫综合征难区别。产时感染常需数小时至数周潜伏期，发病时间因潜伏期不同而异：细菌性肺炎在生后 3～5 日发病；Ⅱ型疱疹病毒感染多在生后 5～10 日出现症状；衣原体感染潜伏期可长达 3～12 周。出生后感染性肺炎常于生后 2～3 周发病，早产儿与接受呼吸机治疗的新生儿易患病，亦为败血症的一部分。

2. 羊水吸入性肺炎　出生时有窒息史，复苏后或数小时后出现呼吸困难、发绀，口腔中有液体或泡沫流出。肺部可闻粗湿啰音或中小湿啰音。

3. 胎粪吸入性肺炎　常有宫内窘迫史，羊水浑浊。出生时皮肤、指甲、口腔黏膜被胎粪染成黄绿色或深绿色，生后不久即出现呼吸困难，发绀明显，缺氧严重者常有抽搐。胸廓隆起，肺部呼吸音减低或有啰音。

4. 乳汁吸入性肺炎　多有吞咽障碍、食管功能不全或食管反流、食管畸形、食管气管瘘、严重腭裂等原发病的表现，有喂奶后发生呛咳或窒息史。呛咳、气促、发绀，严重者可引起窒息、呼吸停止。肺部较多湿啰音。

5. 严重病例可发生呼吸衰竭　合并心力衰竭者心脏扩大、心率快、心音低钝、肝大。可发生抽搐、昏迷，或并发弥散性血管内凝血、休克和持续肺动脉高压等。胎盘传播感染者可有黄疸、肝脾大、脑膜脑炎等，多系统受累表现常较肺炎表现明显。

【辅助检查】

1. X 线检查　宫内感染性肺炎多为磨玻璃样、网状等间质性改变，多呈弥漫性双肺累及。胎粪吸入性肺炎多表现为双肺随支气管分布小片状模糊影、支气管壁增厚影、肺气肿、肋间肺膨出等。细菌性肺炎表现为两肺弥漫性模糊影，或点片状浸润影；病毒性肺炎以间质病变或肺气肿多见。

2. 血液检查　外周血白细胞可正常、减低或增高，部分中性粒细胞核左移；血清特异性 IgM 抗体增高对产前感染的诊断有意义；红细胞沉降率、C 反应蛋白、降钙素原增高有助于细菌性肺炎诊断；血气分析可有低氧血症、代谢性酸中毒和高碳酸血症。

3. 病原体检查　出生 1 小时内，胃液检菌或培养可见白细胞或与孕母阴道相同的病原菌；取气管内吸出物、鼻咽分泌物、血标本进行涂片、细菌培养、病毒分离以及荧光抗体、血清特异性抗体检查等有助于病原学诊断。

【诊断与鉴别诊断】

一、诊断要点

新生儿肺炎具有一般情况差、反应低下、气促、拒奶、呛奶、口吐白沫、体温不升或不稳定、发绀、点头呼吸、三凹征等临床表现，结合 X 线检查可做出临床诊断。各种原因引起的新生儿肺炎有其各自特点，应根据病史、临床特点及病原体检查做出病因诊断。

二、鉴别诊断

1. 新生儿呼吸窘迫综合征　又称肺透明膜病，是由于缺乏肺表面活性物质而导致的呼吸功能不全，以生后 6 小时内出现呼吸窘迫并呈进行性加重为特点，主要临床表现为气促、呻吟、吸气性三凹征和发绀；具有典型的 X 线表现：磨玻璃样改变、支气管充气征、白肺、肺容量减少(呈小肺)，可资鉴别。

2. 新生儿湿肺　又称新生儿暂时性呼吸急促，多见于足月儿，症状轻，病程短，胸部X线显示两肺透亮度可降低但肺容量并不缩小，肺纹理增粗自肺门部呈放射状向外排列，可见肺叶间裂增宽，胸膜渗出。上述X线表现在12～18小时开始吸收，2～3日后完全消失，多数预后良好。

【辨证思路】

新生儿脏腑最为柔弱，形气未充，一旦感邪，则如《小儿药证直诀·原序》所言"易寒易热，易虚易实"，传变迅速。因此，本病辨证尤应注意辨别虚实、寒热、轻重。

1. 辨虚实　新生儿为稚阴稚阳之体，正气怯弱，感邪后正易虚而邪易盛，元阳易于耗散，单纯表现为实热壅肺者少见，往往兼有虚象或以虚证为主。呼吸急促，痰鸣辘辘，舌苔厚腻，为痰浊壅肺；呼吸浅促为元气亏虚，不啼为肺气衰败；不乳、唇干、舌红、少尿为阴津耗伤；反应淡漠、面色苍白、四肢不温为阳衰。

2. 辨寒热　疾病初起，全身欠温，四肢发凉，多为寒邪束表；若四肢厥冷，反应极差，气息微弱，面色㿠白，则为元阳衰微，虚寒内盛。发热，舌红苔黄厚，喉间痰鸣，乃痰热壅盛；若手足心热，舌红而干，苔少甚或光剥无苔，则为肾阴亏耗，虚热内生。

3. 辨轻重　重点从精神状态、反应、进食、呼吸、肤色肤温等情况，辨别其轻重。若仅精神稍弱，进食减少但仍能食乳，能啼哭，发绀轻微，四肢不凉，则病情尚轻。若表现出精神萎靡，反应差，不啼、不乳、不动，四肢发凉甚至厥冷，颜面、肢端明显发绀，腹胀，甚而抽搐等，则为重证。新生儿肺炎多表现为重症，即使疾病初期病情尚轻，稍有不慎，亦可迅速传变为重证，必须密切观察。

【治疗】

以扶正祛邪为治则。扶正以益气固脱，回阳救逆为主；祛邪以宣肺开闭，化痰定喘为法，常需佐以行气理气、活血化瘀；疾病后期，肺脾两虚者应健脾益气。新生儿肺炎病情多危重，应根据病情中西医结合抢救治疗。

一、中医治疗

（一）分证论治

1. 风寒闭肺

证候：口吐白沫，喉间痰鸣，咳嗽无力或不咳嗽，鼻翼扇动，点头呼吸，哭声低微，面白无华，口周微绀，四肢发凉，舌淡苔白，指纹浮红。

治法：疏风散寒，扶正宣肺。

主方：三拗汤（《太平惠民和剂局方》）合人参五味子汤（《幼幼集成》）加减。

常用药：麻黄、杏仁、炙甘草、人参、白术、茯苓、麦冬、五味子、陈皮、生姜、大枣。

加减：表寒重加荆芥、防风；痰多加莱菔子、半夏；咳甚加款冬花、百部；喘憋加葶苈子、紫苏子；发绀加丹参、川芎；正气不虚去人参、麦冬。

2. 风热闭肺

证候：气促鼻扇，喉中痰鸣，发热，咳嗽，咽部红赤，口吐白沫，不思吮乳，舌红苔黄，指纹紫。

治法：疏风清热，宣肺开闭。

主方：麻杏石甘汤（《伤寒论》）加减。

常用药：麻黄、杏仁、石膏、甘草、连翘、前胡、半夏、人参、鱼腥草。

加减：热甚加山栀、黄芩；痰多加葶苈子、大枣；咳甚加枇杷叶、桑白皮；口干舌糙加芦根、生地黄；发绀加丹参、川芎。

3. 痰热闭肺

证候：气促喘憋，鼻翼扇动，口唇青紫，壮热烦躁，痰鸣辘辘，痰稠色黄，口吐白沫，舌质红、苔黄腻，指纹紫滞。

治法：清热涤痰，宣肺降逆。

主方：五虎汤（《证治汇补》）合葶苈大枣泻肺汤（《金匮要略》）加减。

常用药：麻黄、杏仁、石膏、甘草、桑白皮、细辛、生姜、葶苈子、大枣。

加减：反应低下加人参、五味子；口唇青紫加当归、赤芍、丹参、川芎；痰多加半夏、竹沥。

4. 邪毒闭肺

证候：高热或体温不升，呼吸浅快，鼻翼扇动，口吐白沫，啼哭无力，面色灰暗，咳嗽，烦躁不安，唇干不润，舌红、苔薄黄，指纹淡紫。

治法：清热解毒，泻肺开闭。

主方：黄连解毒汤（《肘后方》）合麻杏石甘汤（《伤寒论》）加减。

常用药：黄芩、黄连、黄柏、栀子、麻黄、杏仁、生石膏、甘草、人参、枳壳。

加减：咳嗽加前胡、桔梗；唇干烦躁加麦冬、铁皮石斛；热重加金银花、金荞麦、重楼；气息短浅加红参、黄芪；口唇发绀加丹参、川芎、红花；黄疸加茵陈、大黄、车前草；腹胀加枳实、厚朴；神昏加郁金、菖蒲；抽搐加僵蚕、钩藤、羚羊角粉。

5. 心阳虚衰

证候：呼吸急促，精神萎靡，面色苍白，唇甲发绀，体温不升，四肢厥冷，胁下痞块，舌质紫暗，脉微欲绝。

治法：益气温阳，救逆固脱。

主方：参附龙牡救逆汤（验方）加减。

常用药：人参、附子、龙骨、牡蛎、白芍、甘草。

加减：神疲乏力，唇红舌红，少苔，加生脉散；胁下痞块，口唇发绀加丹参、川芎、红花。可用独参汤或参附汤少量频服以救急。

6. 气衰血瘀

证候：不哭，不乳，精神萎靡，反应淡漠，面色苍白或青灰，口唇指甲发绀，呼吸浅快或不规则，双吸气或呼吸暂停，四肢厥冷，腹胀，舌淡紫少苔，指纹紫暗。

治法：益气生脉，通阳活血。

主方：生脉散（《内外伤辨惑论》）合当归四逆汤（《伤寒论》）加减。

常用药：人参、麦冬、五味子、当归、桂枝、芍药、细辛、通草、大枣、炙甘草。

加减：肢端青紫加红花、丹参；腹胀加枳壳；抽搐加白僵蚕、钩藤；昏迷加菖蒲、郁金。

7. 肺脾两虚

证候：轻微咳嗽，喉中痰鸣，吮乳乏力，神情倦怠，面色㿠白，唇舌淡，苔薄白，指纹淡滞。

治法：健脾益气，培土生金。

主方：人参五味子汤（《幼幼集成》）加减。

常用药：人参、五味子、茯苓、白术、炙甘草。

加减：咳嗽甚加紫菀、款冬花；汗多加黄芪、防风；痰多加陈皮、半夏、川贝母。

（二）中成药

1. 川芎嗪注射液　可用于有气血瘀阻表现者。

2. 参附注射液　可用于阳气虚衰，四肢厥冷者。

二、西医治疗

1. 加强护理及重症监护　用暖箱或其他措施，皮肤温度保持在36.5℃，环境湿度保持在50%以上。

2. 呼吸道管理　雾化吸入，体位引流，定期翻身叩背，及时吸净口鼻分泌物，保持呼吸道通畅。

3. 供氧　可用鼻导管、面罩、头罩吸氧。氧气需经过温湿化后供给。呼吸衰竭时可使用人工呼吸机，维持血气在正常范围。

4. 抗病原体治疗　细菌性肺炎以早用抗生素为宜，静脉给药疗效较佳。原则上选用敏感药物，一时不易确定时，多先选用青霉素，重症可用第三代头孢菌素；衣原体肺炎首选红霉素。

5. 支持疗法　纠正循环障碍和水、电解质平衡紊乱，输液勿过多过快，以免发生心力衰竭和肺水肿。可补充血浆、氨基酸或高营养液。极低出生体重儿极严重肺炎可采用静脉丙种球蛋白。

【预防护理】

1. 孕妇要做好产前检查，防治感染以防宫内感染。

2. 分娩时要做到无菌操作，避免产程延长，避免胎膜早破。

3. 新生儿注意保暖，避免各种感染。

4. 保持新生儿居室环境清洁，空气新鲜。

5. 喂养时耐心细致，避免呛奶。

6. 密切观察患儿面色、呼吸、精神等变化，及时采取治疗措施。

（许　华）

第三节　新生儿黄疸

新生儿黄疸是因胆红素在体内积聚引起的皮肤黏膜和巩膜的黄染。新生儿血中胆红素超过5～7mg/dl（成年人超过2mg/dl）即可出现肉眼可见的黄疸。包括新生儿生理性黄疸和病理性黄疸两大类。其中生理性黄疸不需要治疗，病理性黄疸又称为新生儿高胆红素血症，包括血清胆红素增高的一系列疾病，如各种新生儿溶血性黄疸、肝细胞性黄疸、胆道畸形、胆汁瘀阻等引起的阻塞性黄疸等，严重者可引起胆红素脑病（核黄疸），损害中枢神经系统，遗留后遗症或导致死亡。我国50%足月儿及80%早产儿可见黄疸，新生儿黄疸占新生儿期疾病的30%～50%。

中医学认为本病与胎禀因素有关，又称为“胎黄”或“胎疸”。近年来中医学对本病的研究正不断深入，采用中药口服、灌肠、泡浴等多种方法，在减轻症状、缩短病程、提高疗效、降低死亡率等方面做出了积极的贡献。

【历史沿革】

胎黄的名称首见于隋代《诸病源候论》,《诸病源候论·胎疸候》所言:"小儿在胎,其母脏气有热,熏蒸于胎,致生下小儿体皆黄,谓之胎疸也。"是对胎疸病名、病因和症状的最早记载。元代医著《活幼新书·黄证》曰:"有婴孩生下便见遍体俱黄,惟两目弦厚如金色,身发肚热,名曰胎黄",明确提出了胎黄的病名,并进一步描述了胎黄的症状。

【病因病机】

形成本病的原因很多,主要为胎禀湿蕴,如湿热郁蒸、寒湿阻滞,久则气滞血瘀。胎黄的病变脏腑在肝胆、脾胃。其发病机制主要为脾胃湿热或寒湿内蕴,肝失疏泄,胆汁外溢而致发黄,日久则气滞血瘀。

一、湿热郁蒸

由于孕母素体湿盛或内蕴湿热之毒,遗于胎儿,此即《诸病源候论·胎疸候》所言:"小儿在胎,其母脏气有热,熏蒸于胎,致生下小儿体皆黄。"或因胎产之时,出生之后,婴儿感受湿热邪毒所致。热为阳邪,故黄色鲜明如橘皮。热毒炽盛,黄疸可迅速加深。而湿热化火,邪陷厥阴,则会出现神昏、抽搐之险象。若正气不支,气阳虚衰,可成虚脱危证。

二、寒湿阻滞

若小儿先天禀赋不足,脾阳虚弱,湿浊内生;或生后为湿邪所侵,湿从寒化,可致寒湿阻滞。正如《临证指南医案·疸》所言"阴黄之作,湿从寒水,脾阳不能化热,胆液为湿所阻,渍于脾,浸淫肌肉,溢于皮肤,色如熏黄。"寒为阴邪,故黄色晦暗。

三、气滞血瘀

部分小儿禀赋不足,脉络阻滞,或湿热蕴结肝经日久,气血郁阻,可致气滞血瘀而发黄。如《张氏医通·黄疸》说:"诸黄虽多湿热,然经脉久病,不无瘀血阻滞也。"此因气机不畅,肝胆失常,络脉瘀积而致,故黄色晦暗,伴肚腹胀满,右胁下结成痞块。

此外,尚有因先天缺陷,胆道不通,胆液不能疏泄,横溢肌肤而发黄。

现代医学研究认为新生儿生理性黄疸与新生儿胆红素代谢特点密切相关,而新生儿病理性黄疸常由于新生儿肝炎、新生儿败血症等感染因素,以及新生儿溶血病、胆道阻塞及母乳性黄疸等非感染因素造成。

【临床表现】

一、生理性黄疸

大部分新生儿在生后第2～3日出现黄疸,于4～6日达高峰,足月儿在生后10～14日消退,早产儿可延迟至第3周才消退。在此期间,小儿一般情况良好,不伴有其他临床症状。

二、病理性黄疸

黄疸出现早(出生后24小时以内)、发展快、程度重、消退迟(超过2～3周),持续加重或黄疸退而复现,肝脾大,精神倦怠,不欲吮乳,大便或呈灰白色。黄疸伴贫血,网织红细胞增高,多为溶血性黄疸。黄疸伴有中毒症状,如精神萎靡、不哭、体温不升或有波动,多为败血症。黄疸伴有消化道症状,血清胆红素有波动,多考虑新生儿肝炎。黄疸伴肝进行性肿大,大便灰白,黄疸逐渐加深,多为先天性胆道闭锁。

【辅助检查】

1. *血清胆红素测定*　生理性黄疸低于221μmol/L(12.9mg/dl)。若黄疸血清总胆红素每天增加超过85μmol/L(5mg/dl),足月儿血清总胆红素超过221μmol/L(12.9mg/dl),早产儿超过257μmol/L(15mg/dl)称为高胆红素血症,为病理性黄疸。足月儿间接胆红素超过306μmol/L(18mg/dl)可引起胆红素脑病(核黄疸),损害中枢神经系统,遗留后遗症。

2. *黄疸指数*　可显著增高。

3. *尿常规检查*　尿胆红素阳性,尿胆原试验阳性或阴性。

4. *母子血型测定*　可检测因ABO或Rh血型不合引起的溶血性黄疸。

5. *肝功能检查*　可正常。肝炎综合征应做肝炎相关抗原抗体系统检查。

【诊断与鉴别诊断】

一、诊断要点

1. *生理性黄疸特点为*　①一般情况好。②足月儿生后第2～3日出现黄疸,4～5日达高峰,5～7日消退,最迟不超过2周;早产儿黄疸多于生后3～5日出现,5～7日达高峰,7～9日消退,最长可延迟到第3～4周。③每日血清胆红素升高<85μmol/L

(5mg/dl)。④血清胆红素足月儿<221μmol/L(12.9mg/dl),早产儿<257μmol/L(15mg/dl)。

2. 病理性黄疸特点　①黄疸出现时间过早,在生后24小时以内出现黄疸;②血清胆红素值过高或上升过快,血清胆红素足月儿>221μmol/L(12.9mg/dl),早产儿>257μmol/L(15mg/dl),或每日上升超过85μmol/L(5mg/dl);③黄疸持续时间过长;④黄疸退而复现;⑤血清结合胆红素>34μmol/L(2mg/dl)。具备其中任何一项者即可诊断为病理性黄疸。

二、鉴别诊断

1. 主要鉴别生理性黄疸和病理性黄疸。

2. 母乳性黄疸:是指母乳喂养的新生儿在生后3个月内仍有黄疸,表现为非溶血性高未结合胆红素血症,主因部分母乳中的葡萄糖醛酸酐酶水平较高,可在肠道通过促进葡萄糖醛酸与胆红素的分离,使未结合胆红素被肠道再吸收,造成胆红素值升高而发生黄疸。一般不需治疗,停喂母乳24~48小时,黄疸可明显减轻。但对于胆红素水平较高者应密切观察。

【辨证思路】

一、辨别阴黄和阳黄

病理性黄疸应再辨阴阳。若病程短,肤黄色泽鲜明,舌苔黄腻者,为阳黄。若黄疸日久不退,色泽晦暗,便溏色白,舌淡苔腻者,为阴黄。若肝脾明显大,腹壁青筋显露,为瘀积发黄,也属阴黄一类。

二、辨别常证和变证

大多数新生儿黄疸表现为面目周身发黄,黄色鲜明或晦暗为黄疸常证。若黄疸急剧加深,四肢厥冷,脉微欲绝,为胎黄虚脱证。若黄疸显著,伴有尖叫抽搐,角弓反张,为胎黄动风证。此皆属黄疸变证。

【治疗】

治疗原则:生理性黄疸能自行消退,不需治疗。病理性黄疸的治疗,以利湿退黄为基本法则。根据阳黄与阴黄的不同,分别治以清热利湿退黄和温中化湿退黄,气滞瘀积证以化瘀消积为主。由于初生儿脾胃薄弱,故治疗过程中尚须顾护后天脾胃之气,不可过用苦寒之剂,以防苦寒败胃,克伐正气。若出现黄疸变证,胎黄动风或胎黄虚脱,则应平肝息风,利湿退黄或大补元气,温阳固脱。必要时应采取西医急救措施。

一、中医治疗

(一)分证论治

1. 常证

(1)湿热郁蒸

证候:面目皮肤发黄,色泽鲜明如橘,哭声响亮,不欲吮乳,口渴唇干,或有发热,大便秘结,小便深黄,舌质红,苔黄腻。

治法:清热利湿。

主方:茵陈蒿汤(《伤寒论》)加减。

常用药:茵陈、栀子、大黄。

加减:可在上药基础上佐以泽泻、车前子利水化湿;黄芩、金钱草清热解毒。热重加虎杖、龙胆草清热泻火;湿重加猪苓、茯苓、滑石渗湿利水;呕吐加半夏、竹茹和中止呕;腹胀加厚朴、枳实行气消痞。

(2)寒湿阻滞

证候:面目皮肤发黄,色泽晦暗,持久不退,精神萎靡,四肢欠温,纳呆,大便溏薄色灰白,小便短少,舌质淡、苔白腻。

治法:温中化湿。

主方:茵陈理中汤(《张氏医通》)加减。

常用药:茵陈、党参、干姜、白术、甘草。

加减:湿重加薏苡仁、茯苓健脾渗湿;寒盛加附片温阳;肝脾大,络脉瘀阻加三棱、莪术活血化瘀;食少纳呆加神曲、砂仁行气醒脾。

(3)气滞血瘀

证候:面目皮肤发黄,颜色逐渐加深,晦暗无华,右胁下痞块质硬,肚腹膨胀,青筋显露,或见瘀斑、出血,唇色暗红,舌见瘀点、苔黄。

治法:化瘀消积。

主方:血府逐瘀汤(《医林改错》)加减。

常用药:当归、地黄、牛膝、红花、桃仁、柴胡、枳壳、赤芍、川芎、桔梗、甘草。

加减:大便干结加大黄通腑;皮肤瘀斑、便血加牡丹皮、仙鹤草活血止血;腹胀加木香、香橼皮理气;胁下痞块质硬加穿山甲、水蛭活血化瘀。

2. 变证

(1)胎黄动风

证候:黄疸迅速加重,嗜睡、神昏、抽搐,舌质红,苔黄腻。

治法:平肝息风,利湿退黄。

主方:羚角钩藤汤(《重订通俗伤寒论》)加减。

常用药：羚羊角粉、钩藤、桑叶、川贝母、生地黄、菊花、茯神、白芍、甘草、竹茹。

加减：天麻平肝息风；茵陈、生大黄、车前子利湿退黄；石决明、川牛膝、僵蚕、栀子、黄芩清热镇惊。

（2）胎黄虚脱

证候：黄疸迅速加重，伴面色苍黄、浮肿、气促、神昏、四肢厥冷、胸腹欠温。舌淡苔白。

治法：大补元气，温阳固脱。

主方：参附汤（《校注妇人良方》）合生脉散（《内外伤辨惑论》）加减。

常用药：人参、附子、生姜、大枣、五味子、麦冬。

加减：上方中可加茵陈、金钱草利胆退黄。

（二）其他疗法

1. 中药成药

（1）茵陈五苓丸：每次3g，煎水灌服，每日1～2次。用于湿热郁蒸证。

（2）茵栀黄注射液：每次10～20ml，加等量10%葡萄糖注射液，静脉滴注，1日1次。用于湿热郁蒸证。

2. 药物外治

（1）黄柏30g。煎水去渣，水温适宜时，让患儿浸浴，反复擦洗10分钟，每日1～2次。

（2）茵陈20g，栀子10g，大黄2g，生甘草3g。煎汤20ml，保留灌肠。每日或隔日1次。

3. 推拿疗法　胆红素脑病后遗症见肢体瘫痪，肌肉萎缩者，可用推拿疗法，每日或隔日1次。方法：在瘫痪肢体上以滚法来回滚5～10分钟，按揉松弛关节3～5分钟，局部可用搓法搓热，并在相应的脊柱部位搓擦5～10分钟。

4. 针灸疗法　胆红素脑病后遗症患儿可配合针刺疗法，每日1次，补法为主，捻转提插后不留针。3个月为1个疗程。取穴如下：①百会、风池、四神聪、通里。用于智力低下。②哑门、廉泉、涌泉、神门。用于语言障碍。③肩髃、曲池、外关、合谷。用于上肢瘫痪。④环跳、足三里、解溪、昆仑。用于下肢瘫痪。⑤手三里、支正。用于肘关节拘急。⑥合谷透后溪。用于指关节屈伸不利。⑦大椎、间使、手三里、阳陵泉。用于手足抽动。

二、西医治疗

1. 病因治疗　生理性黄疸一般不需治疗，若黄疸较重，可静脉补充适量葡萄糖，蓝光照射，或给予肝酶诱导药，如苯巴比妥、尼可刹米。病理性黄疸，应针对病因进行治疗。①感染性黄疸，选用有效抗生素，如阿莫西林、头孢噻肟、头孢曲松等，病毒感染、弓形虫感染等给予相应治疗。②肝细胞性黄疸，选用保肝利胆药，如葡醛内酯、考来烯胺。③溶血性黄疸：光照疗法、肝酶诱导药，必要时输注洗涤红细胞。

2. 其他治疗　①纠正酸中毒和补充葡萄糖，有利于胆红素运送和肝内结合。②直接胆红素增高，黄疸持续时间长者，给予补充脂溶性维生素A、D、E、K或清蛋白。严重时给予换血疗法。③胆道闭锁：手术治疗。

【预防调护】

一、预　防

1. 妊娠期注意饮食卫生，忌酒和辛热之品。不可滥用药物。如孕母有肝炎病史，或曾产有病理性黄疸婴儿者，产前宜测定血中抗体及其动态变化，并采取相应预防性服药措施。

2. 注意保护新生儿脐部、臀部和皮肤，避免损伤，防止感染。

二、调　护

1. 婴儿出生后密切观察皮肤颜色的变化，及时了解黄疸的出现时间及消退时间。

2. 新生儿注意保暖，早期开奶。

3. 注意观察胎黄患儿的全身证候，有无精神萎靡、嗜睡、吸吮困难、惊惕不安、两目直视、四肢强直或抽搐，以便对重症患儿及早发现和治疗。

（秦艳虹）

第四节　新生儿硬肿病

硬肿症是新生儿时期特有的一种严重疾病，是由多种原因引起的局部甚至全身皮肤和皮下脂肪硬化及水肿，常伴有低体温及多器官功能低下的综合征。其中只硬不肿者称新生儿皮脂硬化症；由于受寒所致者亦称新生儿寒冷损伤综合征。硬肿症在寒冷的冬春季节多见，若由于早产或感染所引起，夏季亦可发病，不同季节发生的硬肿症，临床证候有所不同。硬肿症多发生在生后7～10日的新生儿，以胎怯儿多见。新生儿由于受寒、早产、感染、窒息等原因都可引起发病。本病重症预后较差，病变过程中可并发肺炎和败血症，严重者常合并肺出血等而引起死亡。

本病与古代医籍中的"胎寒""五硬"相似。

【历史沿革】

硬肿症是现代医学病名，古代医家没有明确的"硬肿症"病名记载，但有许多与本病相关的内容散见于"胎寒""五硬"等病证中。如《普济方・婴儿初生门》曰："凡小儿胎中受寒于脏，伤动胞胎，生下不能将护，再伤风外。其候面色青白，四肢逆冷，手足颤动，似大人寒疟，或口禁不开，乃胎寒之候也。"即是对胎寒病因和症状的描述。五硬的病名最早见于明代《婴童百问・五硬》，其言"五硬则仰头取气，难以动摇，气壅疼痛连胸膈间，脚手心如冰冷而硬，此为风证难治。"指出了本证的临床特点。《保婴撮要・五硬》篇中所云"五硬者，仰头取气，难以动摇，气壅作痛，连于胸膈，脚手心冷而硬，此阳气不营于四末也。经曰：脾主四肢。又曰：脾主诸阴。今手足冷而硬者。独阴无阳也，故难治。"详细地描述了五硬的病因、病机、症状及预后。

【病因病机】

初生小儿本为稚阴稚阳之体，尤其双胎儿、早产儿先天禀赋不足，阳气虚弱，此为本病发病的内因。小儿初生，特别是早产儿，若护养保暖不当，复感寒邪，或感受他病，气血运行失常为发病之外因。亦有部分患儿由于感受温热之邪而发病。本病的病变脏腑在脾肾，阳气虚衰、寒凝血涩是本病的主要病机。

一、感受寒邪

《诸病源候论・胎寒候》指出："小儿在胎时，其母将养取冷过度，冷气入胞，伤儿肠胃。"寒为阴邪，最易伤人阳气。先天禀赋不足之小儿，或先天中寒，或后天感寒，寒邪直中脏腑，伤脾肾之阳；或者生后感受他病，阳气受损，致寒邪凝滞。寒凝则气滞，气滞则血凝血瘀，产生肌肤硬肿。同时，脾阳不振，水湿不化，则见水肿；寒侵腠理，肺气失宣，肌肤失调，皮肤硬肿加重。

二、肾阳虚衰

由于先天禀赋不足，阳气虚弱；或寒邪直中脏腑，脾肾阳气损伤。阳气虚衰，不能温煦肌肤，营于四末，故身冷肢厥。阳虚则内寒，寒凝则气滞血瘀，致肌肤僵硬，肤色紫暗。严重者血络瘀滞血不循经而外溢。阳气虚极，正气不支，直致阳气衰亡，可见气息微弱，全身冰冷，脉微欲绝之危症。

另有少数患儿因感受温热之邪，毒热蕴结，耗气伤津，阴液不足，血脉不充，血受煎熬，运行涩滞，气血流行不畅，亦可致肌肤硬肿。此即如《医林改错・膈下逐瘀汤所治之症目》所云："血受寒则凝结成块，血受热则煎熬成块。"

现代医学研究认为新生儿发生硬肿症与新生儿尤其是早产儿体温调节中枢不成熟；皮肤表面积相对较大，皮下脂肪少，血管丰富，易于失热；能量储备少，产热不足；新生儿白色脂肪中饱和脂肪酸多，熔点较高等生理特点密切相关，当寒冷或保温不当，环境温度过低时，新生儿易出现体温过低和皮肤硬肿。此外严重感染、缺氧也可发生硬肿。最终引起多器官损害，弥散性血管内凝血，常导致肺出血而死亡。

【临床表现】

1. 早期哺乳差，哭声低，反应低下，病情加重后体温＜35℃，严重者＜30℃，肛温-腋温差由正值变为负值。感染或夏季发病者不出现低体温。硬肿为对称性，依次为双下肢、臀、面颊、两上肢、背、腹、胸部等，严重时肢体僵硬，不能活动。

2. 并发症。重症患儿可伴有多脏器功能损害，甚则功能衰竭。常合并肺炎、败血症。

3. 病情分度。见表11-1。

表11-1　新生儿硬肿症诊断分度评分标准

分度	肛温(℃)	肛-腋温差	硬肿范围	器官功能改变
轻度	≥35	正值	＜20％	无或轻度功能低下
中度	＜35	0或正值	20％～50％	功能损害明显
重度	＜30	负值	＞50％	功能衰竭，DIC，肺出血

注：硬肿范围估算，头颈部20％，双上肢18％，前胸及腹部14％，背部及腰骶部14％，臀部8％，双下肢26％

【辅助检查】

1. 血常规　血白细胞总数升高或减少，中性粒细胞增高，血小板减少。

2. 血气分析　可有血 pH 降低、PaO_2降低、$PaCO_2$增高。

3. 心电图检查　可表现 QT 间期延长，低电压、T 波低平或 ST 段下移。

4. 其他　有弥散性血管内凝血表现者，血弥散性血管内凝血指标阳性。

【诊断与鉴别诊断】

一、诊断要点

时处寒冷季节，环境温度过低或保暖不当，新生儿出现体温降低，皮肤硬肿即可诊断。多见于早产儿或足月小样儿，多有严重感染、窒息、产伤等病史。临床可根据体温的高低和皮肤硬肿的范围进行程度的划分。

二、鉴别诊断

1. 新生儿水肿　全身或局部水肿，但不硬，皮肤不红，无体温下降。全身水肿原因可有先天性心脏病、心功能不全、新生儿溶血症、低蛋白血症、肾功能障碍、维生素 B_1 或 E 缺乏等。局部水肿有时见于产道挤压所致。

2. 新生儿皮下坏疽　常有难产或产钳产史。多发生于身体受压部位（枕、背、臀）及受损部位。病变局部皮肤发硬，略红肿，迅速蔓延。病变中央转为软化，呈暗红色。逐渐坏死，形成溃疡，可融合成大片坏疽。

【辨证思路】

本病临床主要从虚、实、寒、瘀辨证。寒证全身欠温，僵卧少动，肌肤硬肿，是多数患儿共同的临床表现；其实证以外感寒邪为主，有保温不当病史，体温下降较少，硬肿范围较小；虚证以阳气虚衰为主，常伴胎怯，体温常不升，硬肿范围大。血瘀证在本病普遍存在，辨证要点为肌肤质硬色紫暗。本病轻症多属寒凝血瘀证，重症多属阳气虚衰证。

【治疗】

治疗原则：本病治疗大法是温阳散寒，活血化瘀。根据临床证候不同，阳虚者应温补脾肾，脾肾阳气恢复则寒邪不易入侵；寒甚者宜散寒通阳，寒邪驱散则阳气通达；血瘀者宜行气活血，气行血行则瘀滞可散。治疗中可采取多种途径给药，内服、外敷兼施。复温疗法在所必用。病情严重者可予以西医急救措施。

一、中医治疗

（一）分证论治

1. 寒凝血涩

证候：全身欠温，四肢发凉，反应尚可，哭声较低，肌肤硬肿，难以捏起，硬肿多局限于臀、小腿、臂、面颊等部位，色暗红，青紫，或红肿如冻伤，指纹紫暗。

治法：温经散寒，活血通络。

方药：当归四逆汤（《伤寒论》）加减。

常用药：当归、桂枝、白芍、细辛、甘草、通草、大枣。

加减：硬肿甚加郁金、鸡血藤活血行瘀；虚甚加人参、黄芪补气；寒甚加制附子、干姜温阳散寒。

2. 阳气虚衰

证候：全身冰冷，僵卧少动，反应极差，气息微弱，哭声低怯，吸吮困难，面色苍白，肌肤板硬而肿，范围波及全身，皮肤暗红，尿少或无。唇舌色淡，指纹淡红不显。

治法：益气温阳，通经活血。

方药：参附汤（《世医得效方》）加减。

常用药：人参、附子。常用人参、黄芪补气；制附子、巴戟天温肾阳；桂枝、丹参、当归温经活血。

加减：肾阳衰加鹿茸（另吞服）0.3g 补肾壮阳；口吐白沫，呼吸不匀加僵蚕、石菖蒲、胆南星化痰开窍；血瘀明显者加桃仁、红花、赤芍活血化瘀；小便不利加茯苓、猪苓、生姜皮利水消肿。

（二）其他疗法

1. 中药成药

（1）复方丹参注射液：每次 2ml，加入 10％葡萄糖注射液 20ml 中静脉滴注。每日 1 次，7～15 日为 1 个疗程。用于各种证型。

（2）盐酸川芎嗪注射液：每日 6～10mg/kg，最大不超过 20mg，加入 10％葡萄糖注射液 80～100ml 中，静脉滴注。每日 1 次，10 日为 1 个疗程。用于各种证型。

（3）生脉注射液：每次 5ml，加入 10％葡萄糖注射液 50ml 中，静脉滴注，每日 1 次。用于阳气虚衰证。

2. 外治疗法

（1）生葱 30g，生姜 30g，淡豆豉 30g。捣碎混匀，酒炒，热敷于局部。用于寒凝血涩证。

（2）当归 15g，红花 15g，川芎 15g，赤芍 15g，透

骨草15g，丁香9g，川乌7.5g，草乌7.5g，乳香7.5g，没药7.5g，肉桂6g。研末，加羊毛脂100g，凡士林900g，拌匀成膏。油膏均匀涂于纱布上，加温后，敷于患处。每日1次。用于阳气虚衰证。

3. *针灸疗法*

(1)针刺：关元、气海、足三里。针后加灸。

(2)温灸：局部用艾条温灸。

4. *推拿疗法* 万花油推拿法：万花油含红花、独活、三棱等20味药，功效为消肿散瘀、舒筋活络。抚法、摩法、搓法可理气和中，舒筋活血，散寒化瘀，兴奋皮肤末梢神经，扩张毛细血管，使血液向周身回流，改善皮肤温度。其中，双下肢硬肿明显用抚、摩法；整个双下肢似硬橡皮状，伴有水肿，用抚、搓两法。

二、西医治疗

1. *常规治疗* ①复温：是治疗本症的重要措施之一，方法多种。轻者可放在26～28℃室温中，置热水袋，使其逐渐复温。重者先置26～28℃室温中，1小时后置于28℃暖箱中，每1小时提高箱温1℃，直至体温达36.5℃，继续保持箱温。轻、中度患儿于6～12小时内、重度患儿于12～24小时内恢复正常体温。如入院前低体温已久，复温不宜过快。②供给足够能量和液体：在体温恢复过程中逐渐供给，吸吮困难者，鼻饲或静脉滴注葡萄糖、血浆、复方氨基酸及脂肪乳剂等。热量开始按每天209kJ(50kcal)/kg，并迅速增至每天418～502kJ(100～120kcal)/kg。早产儿或伴产热衰竭患儿适当增加热量。③本病常伴感染，应选择有效抗生素静脉滴注。慎用对肾有毒副作用的药物。

2. *对症治疗* ①循环障碍：扩容，先用2∶1液，继用1/3张或1/4张液体。纠酸，5%碳酸氢钠稀释成等渗液静脉滴注。血管活性药：多巴胺、酚妥拉明或654-2。②弥散性血管内凝血：经实验室检查确定为弥散性血管内凝血及高凝状态时，立即用肝素。并且应予新鲜全血或血浆。③急性肾衰竭：严格控制输液量。给予呋塞米，无效时加用氨茶碱或多巴胺。④肺出血：一经确定，即给予气管内插管，进行正压呼吸治疗(CPAP或IPPV)。同时积极治疗病因。⑤缺氧：及早给氧，维生素E口服。

【预防调护】

一、预　防

1. 做好孕妇保健，尽量避免早产，减少低体重儿的产生，同时防止产伤、窒息、感受寒冷。

2. 严冬季节出生的新生儿要做好保暖，调节产房内温度为20℃左右，尤其注意早产儿及低体重儿的保暖工作。

3. 出生后1周内的新生儿，应经常检查皮肤及皮下脂肪的软硬情况。加强消毒隔离，防止或减少新生儿感染的发生。

二、调　护

1. 注意消毒隔离，防止交叉感染。

2. 患儿衣被、尿布应清洁柔软干燥，睡卧姿势须勤更换，严防发生并发症。

3. 应给足够热量，促进疾病恢复，对吸吮能力差的新生儿，可用滴管喂奶，必要时鼻饲，或静脉点滴葡萄糖注射液、血浆等。

（秦艳虹）

第五节　新生儿脐部疾病

脐部疾病是小儿出生后断脐结扎护理不善，或先天性异常而发生的脐部病证。其中脐部湿润不干者称为脐湿；脐部红肿热痛，流出脓水者称为脐疮；血从脐中溢出者称为脐血；脐部突起者称为脐突。脐湿、脐疮、脐血的发病与接生断脐护脐不当有密切关系，脐突的发生与先天因素有关。脐湿、脐疮在西医学中泛指新生儿脐炎，按病理过程分为急性脐炎和慢性脐炎；脐血西医学称脐带出血，脐突包括西医学所称脐疝、脐膨出。

脐部疾病发生在新生儿期，一般预后良好。但是，脐疮处置不当亦可导致败血症等重症；若脐血与血液系统疾病有关，则病情较重；脐突患儿大多数预后良好，可治愈。

脐部疾病相当于西医的新生儿脐炎、脐带出血、脐疝范畴。

【历史沿革】

早在《诸病源候论》中即有脐部疾病特点的论述，并指出："脐疮候，脐疮由初生断脐，洗浴不即拭燥，湿气在脐中，因解脱遇风、风湿相搏，故脐疮久不瘥。风气入伤经脉，则变为痫也。"的特点。明代医家万全著《万氏家传幼科指南心法》中也有论述："生下忽然肿胀，脐间血水淋漓。断脐将息大失宜，客水邪风侵入。外用枯矾粘贴，速令干燥为奇。”指出外用枯矾可以治疗小儿脐湿。清·陈复正撰《幼幼集成》中首次对脐突进行论述：“脐突者，小儿多啼所致也。脐之下为气海，啼哭不止，则触动气海，气动于中，则脐突于外。其状突出光浮，如吹起者，捏之则微有声。”

【病因病机】

1. 脐湿、脐疮　脐湿、脐疮的原因主要是由于断脐后护理不当，感受外邪所致。如《太平圣惠方·卷第八十二》中所言：“夫小儿脐湿者，亦由断脐之后，洗浴伤于湿气，水入脐口，致令肿湿，经久不干也。”婴儿洗浴时，脐部为水湿所侵，或为尿液浸渍，或脐带未干脱落过早，或为衣服摩擦损伤等，使湿浊浸淫皮肤，久而不干者，则为脐湿。若湿郁化热，或污秽化毒，则湿热之邪蕴郁，致营卫失和、气滞血瘀，而致脐部红、肿、热、痛，进而湿热酿毒化火，毒聚成疮，致脐部溃烂化腐，则为脐疮。

2. 脐血　导致脐血的病因可为断脐结扎失宜所致，亦有因胎热内盛或中气不足所致。断脐时，脐带结扎过松，可致血渗于外；结扎过紧，伤及血脉，亦可致血渗于外。或因胎热内盛，迫血妄行，以致断脐不久，血从脐溢。部分患儿先天禀赋不足，中气虚弱，脾不统血，亦可致脐血不止。

3. 脐突　引起脐突的原因有内因与外因两大类。内因是由于初生儿先天发育不全，脐孔未全闭合，留有脐环，或腹壁部分缺损，腹壁肌肉嫩薄松弛。外因为啼哭叫扰，屏气所致。啼哭叫扰过多，小肠脂膜突入脐中，成为脐突，偶见肿物突起久不回纳，致外邪侵入，邪毒化热化火，可致高热、腹胀、腹痛等症。

现代医学认为：脐突包括西医学所称的脐疝和脐膨出。脐疝是由于婴儿发育过程中脐环关闭不全或薄弱，腹腔脏器由脐环处向外突出到皮下形成的球形软囊，安静时用手指压迫易于回纳，不易发生嵌顿。生后1年内腹肌逐渐发达，多数疝环逐渐狭窄缩小，自然闭合，预后良好。脐膨出是因先天性腹壁发育不全在脐带周围形成腹壁缺损，导致腹腔内脏脱出的先天性腹壁发育畸形。表现为部分腹腔脏器通过前腹壁正中的先天性皮肤缺损，突入脐带的基部，上覆薄而透明的囊膜，常伴有肛门闭锁、膀胱外翻等其他器官畸形，是较少见的先天性畸形。大部分患儿应手术治疗。

【临床表现】

一、症状和体征

1. 脐湿、脐疮　脐湿主要表现为脐中渗出脂水，湿而不干。脐疮表现为脐部红肿热痛，或有脓水渗出者。二者在早期脐部有少量的黏液或脓性分泌物，脐部伤口未愈合，脐部周围红肿，患儿有着不同程度的发热、拒乳、吐奶、哭闹不安、腹泻等。

2. 脐血　血从脐中渗出为主要表现。

3. 脐突　脐部可复性肿块是最重要的临床表现，尤其在婴儿啼哭时更为明显，脐部呈半球状或囊状向外凸起。

二、并发症

新生儿免疫力低下，如果脐湿、脐疮炎症得不到控制，可向脐周蔓延形成腹壁蜂窝织炎或沿淋巴管扩散，导致腹壁大范围感染，甚至延及下胸壁；向深部扩散可引起腹膜炎；通过尚未闭锁的脐动静脉可造成腹壁深部感染，或直接进入血液循环引起肝脓肿、脓毒血症、中毒性休克，亦可引起脐静脉血栓形成，如血栓延伸至门静脉则引起门静脉梗阻，以后发展为肝外型门脉高压症。

【辅助检查】

1. 血液检查　白细胞正常或升高伴有全身感染症状时白细胞总数及中性粒细胞均有升高。

2. 细菌学检查　可取创面分泌物进行涂片染色或细菌学培养作为临床用药的指导。疑有败血症时可行血培养检查。

【诊断与鉴别诊断】

一、诊　断

1. 有脐带处理不洁，尿液及水湿浸渍脐部或脐带根痂撕伤等病史。

2. 脐带根部或脱落后的根部见发红、肿胀、渗液为脐湿；有脓性分泌物渗出，气味臭秽者为脐疮。

3. 断脐后，血从脐孔渗出为脐血。

4. 脐部呈半球状或半囊状突出，虚大光亮，大小不一，以手按之，肿块可以回纳为脐突。

二、鉴别诊断

1. 脐窦　由于卵黄管脐端未闭而引起。仔细检查脐部，用探针或造影剂可发现窦道。有时局部可见到球状息肉块组织切片为肠黏膜上皮而非肉芽组织，称为脐茸或脐息肉，应手术切除。

2. 脐肠瘘（卵黄管未闭）　脐孔处可见一圆形

突起的鲜红色黏膜，正中有一瘘口，有恶臭分泌物或有液状粪便排出，口服炭末或于脐孔注入造影剂经X线检查可确诊。需手术治疗。

3. 脐尿管瘘（脐尿管未闭）　脐部经常有清亮液体流出，局部注入造影剂可进入膀胱或膀胱逆行造影可达皮肤，注入亚甲蓝可见脐部排出蓝色尿液，需手术治疗。

【辨证思路】

一、脐湿、脐疮

应辨常证与变证。仅见脐部发红，创面肿胀，有脓水渗出，一般情况尚好为常证；若脐部红肿，有脓性或血性渗出，伴烦躁不宁，甚则昏迷抽风为变证。

二、脐　血

应辨别轻证与重证。轻证出血量少，患儿精神，吮乳俱佳，无明显全身不适症状；重证则出血量较多，烦躁不安或萎靡不振，拒乳，甚而同时吐血、便血。

【治疗】

治疗脐湿、脐疮以祛湿生肌、清热解毒为原则。若热毒炽盛，邪陷心肝则凉血清营，息风镇惊。轻症单用外治法便有效，重症需用内治并配合外治法治疗。

治疗脐血应分清原因，不能见血止血。因脐带结扎失宜所致者，应重新结扎；因胎热内蕴，迫血妄行者宜凉血止血；中气不足，气不摄血者应益气摄血。脐突的治疗，采用外治或手术疗法。

一、中医治疗

（一）分证论治

1. 脐湿

证候：脐带脱落以后，脐部创面渗出脂水，浸渍不干，或微见发红。

治法：收敛固涩。

主方：龙骨散（验方）。

常用药：龙骨、枯矾，外用；干撒脐部。

加减：若局部红肿热痛者，加如意金黄散外敷清热解毒。

2. 脐疮

证候：脐部红肿热痛，甚则糜烂，脓水流溢，恶寒发热，啼哭烦躁，口干欲饮，唇红舌燥。舌质红、苔黄腻，指纹紫。

治法：清热解毒，佐以外治。

主方：犀角消毒饮（《医宗金鉴》）加减。

常用药：金银花、水牛角、甘草、防风、荆芥、牛蒡子。

加减：可局部外用金黄散；大便秘结，舌苔黄燥加大黄通腑泄热；脐部渗出混有血液加三七、紫草凉血止血；伴神昏、抽搐，加安宫牛黄丸或紫雪丹清心开窍，平肝息风。

3. 脐血

证候：断脐后，脐部有血渗出，经久不止。或见发热、面赤唇焦、舌红口干，甚则吐衄、便血、肌肤紫斑。或见精神萎靡、手足欠温、舌淡苔薄、指纹淡。

治法：胎热内甚者清热凉血止血，气不摄血者益气摄血，结扎松脱者重新结扎脐带。

主方：胎热内盛者用茜根散（《景岳全书》）；气不摄血者用归脾汤（《正体类要》）。

常用药：茜草根、黄芩、阿胶、侧柏叶、生地黄、甘草、人参、黄芪、白术、当归、白茯苓、龙眼肉、远志、木通、酸枣仁、木香、甘草。

加减：尿血加大蓟、小蓟；便血加槐花、地榆；形寒肢冷加炮姜炭。

4. 脐突

证候：脐部呈半球状或囊状突起，虚大光浮，大如胡桃，以指按之，肿物可推回腹内，啼哭叫闹时，又可重复突出。一般脐部皮色如常，精神、食欲无明显改变，亦无其他症状表现。但脐膨出可并发其他先天性畸形，如肛门闭锁、膀胱外翻等。

治法：脐疝者应以压脐法外治。先将突出脐部的小肠脂膜推回腹内，再以纱布棉花包裹光滑质硬的薄片，垫压脐部，外用纱布扎紧。若脂膜突出过大，或不能回纳，并见哭闹不安，或年龄已逾2岁仍未痊愈者，应考虑手术治疗。

（二）其他疗法

1. 中成药

(1)小儿化毒散：每次0.3～0.5g，每日2次。用于脐疮。

(2)云南白药：每次0.5g，每日2次。用于脐血。

(3)三七片：每次1～2片，每日2次。用于脐血。

2. 单方验方

(1)马齿苋5g。水煎，每日分3～4次服。用于脐疮。

(2)鱼腥草5g，野菊花5g。水煎。每日分3～4

次服。用于脐疮。

3. 外治疗法

(1)金黄散:用于脐疮。

(2)冰硼散:用于脐湿、脐疮。

二、西医治疗

1. 脐炎　轻者局部用2%碘酒及75%酒精清洗,每日2～3次;重者需选用适当的抗生素静脉注射;如脓肿形成后,则需切开引流。

2. 脐疝　脐疝是由于脐环关闭不全或薄弱,腹腔脏器由脐环处向外突出到皮下而形成。通常哭闹时脐疝外凸明显,安静时用手指压迫脐囊可回纳,不易发生嵌顿。通常患儿出生后1年内腹肌逐渐发达,多数患儿疝环逐渐狭窄缩小,自然闭合,预后良好。疝囊较大、2岁以上仍未愈合者可手术修补。手术指征:①长期保守治疗不愈伴有症状者;②嵌顿或有疝内容物坏死者;③年龄>2岁;④疝环口直径>2.5 cm者;⑤伴有局部腹壁肌肉发育不良者。脐膨出者应及早手术治疗。

【预防护理】

一、预　防

1. 新生儿断脐时应严格无菌操作,新生儿断脐后,应注意脐部残端的保护,防止尿便及洗浴浸渍,保持清洁干燥。

2. 脐部残端让其自然脱落。保持内衣和尿布的清洁、干燥、柔软,如有污染,及时更换。

二、护　理

1. 脐部换药时要注意局部的消毒,若有干痂形成,切不可强剥,以免发生出血和伤及肉芽。防止脐疮脓液外溢污染健康皮肤,造成其他感染。

2. 减少婴儿啼哭叫扰。若啼哭频频,脐突肿物久不回复,应注意检查其原因,及时做出相应处理。

(秦艳虹)

参考文献

[1] 汪受传.中医儿科学[M].北京:中国中医药出版社,2002:43-46.

[2] 胡亚美,江载芳.诸福棠实用儿科学[M].7版.北京:人民卫生出版社,2008:419-421.

[3] 汪受传.中医儿科学[M].北京:人民卫生出版社,1998:231-236.

[4] 金汉珍,黄德珉,官希吉.实用新生儿学[M].3版.北京:人民卫生出版社,2008.

[5] 汪受传,俞景茂.中医儿科临床研究[M].北京:人民卫生出版社,2009:65-70,391-403.

第12章

儿科急症

第一节　高　热

高热，是指体温(腋温)高于39℃为主要临床特征的儿科常见急症。小儿高热分外感与内伤两大类，外感高热为邪毒入侵，正邪相争；内伤高热则多正气虚损，阴阳失调。临床高热多见于急性感染性疾病或传染性疾病，也可见于过敏或变态反应性疾病、结缔组织疾病、血液病等。小儿体温过高或持续高热，尤其是在温病过程中，易见痉、厥、闭、脱。因此，对小儿高热应在积极查明原因的同时及时对症救治。

【历史沿革】

高热的古代医书中也称为“大热”“壮热”“身灼热”“体若燔炭”。早在《黄帝内经》中就有关于发热的成因、症状、传变、治疗方法、预后和禁忌等系统的论述。《素问·热论篇》曰“今夫热病者，皆伤寒之类也”。《小儿药证直诀》在《黄帝内经》五脏热病学说的基础上，提出了五脏热证的用方，钱氏并将肾气丸化裁为六味地黄丸，为阴虚内热的治疗提供了一个重要的方剂。李东垣对气虚发热的辨证及治疗做出了重要的贡献，拟定了甘温除热的补中益气汤作为治疗的主要方剂，此外其在《内外伤辨惑论》里，对内伤发热与外感发热的鉴别作了详细的论述。

【病因病机】

小儿高热病因复杂，多由外感邪毒、疾病内伤，导致机体营卫气血失和，脏腑阴阳失调所致。

一、外感高热

小儿脏腑娇嫩，肌肤薄弱，且寒暖不能自调，若调护失宜，六淫邪毒由口鼻、皮毛而入，侵犯肺卫，束于肌表，郁于腠理，正邪交争，则发热。感受温热、暑湿之邪，或感受寒邪，从阳化热，均可引起高热；且邪愈盛，正愈实，交争愈剧，热势愈高。

二、里热炽盛

若外感邪毒入里化热，或温热疫毒等直中于里，或小儿嗜食肥甘辛辣，肺胃蕴热，均可致里热炽盛，发生高热。邪热充斥内外，扰上及下，闭塞气机，可出现邪热蕴肺、热炽阳明、热结肠道、热入营血等诸证；热毒灼津炼液为痰，痰火交结，上扰清窍，引动肝风，亦可致变证丛生，甚至出现闭、脱等危重证候。

三、邪郁少阳

亦有感邪之后，正邪交争于半表半里，致少阳枢机不利者，则可见恶寒与发热交替出现之寒热往来证。由于少阳枢机不利，肝胆疏泄功能失常，故可同时伴见口苦、咽干、目眩、胸胁苦满、心烦喜呕等证候表现。

西医学认为，高热的病因可分为急性感染性疾病和急性非感染性疾病两大类。前者最为多见，如细菌、病毒引起的呼吸道、消化道、尿路及皮肤感染等，后者主要由变态反应性疾病如药物热、血清病及自主神经功能紊乱和代谢疾病所引起。

【临床表现】

对于小儿发热的评估因年龄而异，应注意寻找和明确病因。年龄小于3个月的婴儿的急性发热不论其他症状与体征如何，都需要进行全面的检查。

1. 病史。对于3个月以内的婴儿，病史询问的重点是有无败血症的危险因素，包括母源感染、早产、近期手术及明确的情况如艾滋病感染；对于年长的儿童，病史重点是症状和体征、疫苗接种史、近期病原接触史和其他感染危险因素。发热的程度与病因的严重之间没有直接的关系，但年龄小于2岁者体温高达39℃的，其隐性菌血症的危险性更大。

2. 注意了解患儿年龄、发病季节与流行地区特点；注意发热类型及伴随症状及预防接种史、传染病接触史等。

3. 注意诊察患儿的体温、神志、意识、精神状态、呼吸、皮疹、浅表淋巴结、有无颈抵抗、囟门、咽部、心肺及腹部、肝脾、关节活动等情况。

【辅助检查】

1. 对高热的患儿，应该进行血、尿、粪常规检查，必要时进行细菌培养；

2. 针对性地选做如X线、血液生物化学、结核抗体、嗜异性凝集试验；

3. 必要时进行骨髓、脑脊液、胸腹水等的常规检查及细菌培养。

【诊断与鉴别诊断】

一、诊断要点

小儿腋温39℃以上为高热，41℃以上为超高热；发热时间超过两周为长期发热。

二、鉴别诊断

高热是许多疾病的重要症状之一，由于小儿高热的病因复杂，常无明显特异性症状，需要一定时间的仔细观察，必要的实验室检查及特殊检查，根据检查结果并结合疾病发展经过，甚至试验性治疗，综合分析才能最终明确诊断。小儿高热的鉴别诊断应注意以下情况。

1. 年龄不同引起发热的病种有异　新生儿期、婴幼儿期以感染性发热为主，常见上呼吸道感染、肺炎、败血症、肠道感染等疾病；儿童期以慢性感染性疾病较多见，其次为结缔组织病及各种传染病。

2. 发病季节与地区流行情况　伤寒、副伤寒和疟疾多见于夏秋季；生活中接触动物者，应排除某些人畜共患感染性疾病；黑热病、布氏杆菌病有地方特性；居住疫区或去过疫区应考虑当地流行性疾病。

3. 既往史与现患疾病的关系　有风湿性心脏病史或先天性心脏病的患儿，应考虑亚急性细菌性心内膜炎；既往诊断结核的患儿要明确是否已治愈，治疗是否得当及是否继发其他器官结核；有金黄色葡萄球菌败血症或迁延性、慢性肺炎史者，可发生肺脓肿或支气管扩张。

4. 发热类型的诊断意义　发热类型与疾病有一定的关系，如弛张热常见于败血症、风湿热、化脓性炎症等疾病，稽留热常见于伤寒、副伤寒等急性传染病的极期等。然而由于抗生素和糖皮质激素的广泛应用，有些疾病的热型已不典型。

5. 发热时伴随症状和体征　如发热伴咳嗽、气急、发绀、提示呼吸系统疾病；发热伴有高颅压综合征、脑膜刺激征、头痛、呕吐，甚至惊厥、昏迷者，提示中枢神经系统感染、颅内出血及脑瘤等；发热伴畏寒、寒战，多见于亚急性细菌性心内膜炎和败血症。长期发热伴多系统损害者，应考虑为结缔组织病，如系统性红斑狼疮，结节性多动脉炎等。

6. 特殊治疗反应的诊断意义　当疟疾、结核病、伤寒、结缔组织病、败血症等诊断困难时，可根据试验治疗的效果以协助诊断。

【辨证思路】

高热是一个临床症状，可见于多种疾病之中，应根据患儿发病季节、发热程度、持续时间、热型，以及伴随的临床症状、体征、实验室检查等明确病因诊断，包括病变系统、部位、性质，区别感染性或非感染性疾病。根据临床表现特点、指纹及舌脉情况辨别表、里、虚、实；注意有无兼夹证。

1. 外感高热　常因感受六淫邪毒所致，发热及鼻塞流涕、咳嗽等肺卫表证为其共有证候表现；但由于风、寒、暑、湿、燥、火等病邪特性及致病特点不同，因此临床表现亦各有不同。

2. 但热不寒　是指热性病过程中，病邪入里化热，出现发热而无恶寒的症状。此为病邪亢盛，正气御邪，邪正交争，多属实证。临床上可因病位不同表现为邪热蕴肺、热炽阳明、热结肠道、湿热郁蒸、暑热伤气及热入营血等证候。

3. 日晡潮热　一般多在下午3—5时(即申时)出现发热，或热势加重，常见于阳明腑实证，故亦称阳明潮热。由于胃肠燥热内结，阳明经气旺于申时，正邪斗争剧烈，故在此时热势加重。

4. 寒热往来　指恶寒时不发热、发热时不恶寒，恶寒与发热交替出现，定时或不定时发作的情况。这是少阳病正邪相争所出现的热型。其病机是邪入半表半里，枢机不利而致，除发热外，常伴有口苦咽干、目眩、胸胁苦满、心烦喜呕等少阳枢机不利证候。

【治疗】

小儿高热为儿科急症，治疗应以及时退热治标为先，辨病辨证论治其本为后。因病势易于传变，可中西结合、针药结合、内外结合救治。

一、中医治疗

（一）分证论治

1. 外感风热

证候：高热，微恶风，头身疼痛，鼻流浊涕，喷嚏咳嗽，口渴，咽红或喉核赤肿，舌苔薄黄，脉浮数，指纹浮紫。

治法：辛凉解表。

主方：银翘散（《温病条辨》）加减。

常用药：金银花、连翘、荆芥、大青叶、生石膏、黄芩、薄荷、桔梗、牛蒡子、前胡、瓜蒌、芦根、甘草。

2. 里热炽盛

证候：高热，头痛，面赤气粗，大汗出，烦渴，神昏谵语，斑疹透露，舌质红或绛、苔黄，脉洪大。

治法：清气凉营。

主方：清瘟败毒饮（《疫疹一得》）加减。

常用药：水牛角、黄芩、黄连、连翘、生石膏、生地黄、知母、赤芍、玄参、淡竹叶、栀子、牡丹皮、桔梗。

3. 胃肠积热

证候：日晡潮热，腹胀拒按，呕吐酸腐，大便秘结，小便短赤，烦躁不安，舌质红，苔黄燥，脉沉大。

主方：大承气汤（《伤寒论》）加减。

常用药：大黄、芒硝、厚朴、枳实、甘草。

4. 邪郁少阳

证候：寒热往来，胸胁苦满，心烦喜呕，不思饮食，口苦咽干，目眩，舌边红，苔薄白，脉弦数。

治法：疏解少阳。

主方：小柴胡汤（《伤寒论》）加减。

常用药：柴胡、黄芩、半夏、党参、生姜、大枣、甘草。

（二）中成药

1. 清开灵注射液　用于3岁以上小儿高热伴夹惊，或伴神昏者。

2. 热毒宁注射液　用于外感风热所致的高热。

3. 喜炎平注射液　用于外感风热所致的高热。

（三）针灸疗法

选大椎、曲池、合谷穴行强刺激，不留针。十宣穴三棱针放血、耳尖放血。

（四）外治疗法

1. 柴胡注射液。肌内注射或每次左右鼻孔各2～3滴，用于外感高热者。

2. 生石膏、柴胡、大黄、金银花、芦根各12g，煎水取汁50～100ml直肠滴入或保留灌肠，每2～3小时1次。或根据辨证处方中药煎剂每次5～10ml/kg，直肠滴入或保留灌肠。

二、西医治疗

（一）对症治疗

1. 可根据病情选择使用对乙酰氨基酚混悬液或布洛芬混悬液等口服退热药。

2. 超高热可用冰盐水灌肠；高热伴手足逆冷者可用温水浸浴10分钟。

（二）治疗原发病

根据引起高热的原发疾病针对性地采用相应的治疗。如有明确细菌感染者可选加使用抗菌药物。

【预防护理】

1. 注意休息，观察体温、脉象、呼吸、神志、大小便、出汗等情况的变化。

2. 保持室内空气新鲜及良好的通风，避免冷风冷气直接吹袭，并及时擦干汗液，松解衣裤以利散热。

3. 饮食宜清淡，忌食肥甘厚味及生冷之品，注意多饮开水，供给充足的热量和水分。

4. 保持大便通畅，观察排泄物性状，注意留取标本，并及时送检。

5. 积极治疗原发病。

6. 对曾有过高热惊厥者在运用退热药的同时，适当应用镇静药，如安定、苯巴比妥等。出现高热伴惊厥者，参见惊风处理。

（王力宁）

第二节　急性中毒

急性中毒是指机体在短期内接触或吸收了对机体有害的物质，迅速导致脏腑的生理功能障碍所引起的严重症状，甚至危及生命的一系列症状和体征。中毒可根据起病的急缓、毒物的性质及吸收的途径进行分类：①按起病急缓可为急性中毒、亚急性中毒和慢性中毒，小儿以急性中毒为主。②按毒物性质可分为食物中毒、有毒动植物中毒、农药中毒、金属中毒、药物中毒及有毒气体中毒。③按吸收途径可分为：a. 经消化道吸收，脂溶性毒物以扩散方式通过胃肠道细胞膜被吸收。b. 经呼吸道吸收，由于肺泡面积大、膜薄、供血丰富，有毒气体易经肺泡被吸收，如一氧化碳中毒。c. 经皮肤吸收，人体皮肤对水溶性毒物有屏障作用，但脂溶性毒物却易于通过扩散作用进入真皮层，最后进入血液循环。少量毒物经毛囊、皮脂腺或汗腺细孔被吸收。d. 经注入中毒，包括毒虫蜇伤、注射毒物。

小儿年幼无知、好奇心强，若照顾不周，常误食有毒之品，极易发生急性中毒，尤其以4—7岁的小儿为多见。小儿急性中毒一般经过紧急处理，大多可转危为安。如中毒时间长，或吸收毒物量大，可危及生命。为了确保儿童身心健康，杜绝或减少意外发生，应积极防治急性中毒。

【历史沿革】

中毒一病，为我国历代医家所重视，其论述也尤为丰富。随着历代医家宝贵经验的积累，中医学对中毒认识的不断深化和发展，逐渐形成了一整套包括诊断、治疗、转归预后等较为成熟的中医药治疗中毒性疾病的体系，至今依然有效地指导着临床救治工作。有关中毒的记载，最早见于汉代张仲景的《金匮要略·禽兽鱼虫禁忌并治》篇，其中有"所食之味，有与病相宜，有与身为害，若得益则益体，害则成疾，以此相危，例皆难疗。凡煮药引汁，以解毒者，虽云急救，不可热饮，诸毒病得热更甚，以冷饮之。"并有对饮食中毒及其预防避免的记叙："六畜自死，皆疫死，则有毒，不可食之。"隋·巢元方所著《诸病源候论·诸饮食中毒候》中记载："凡人往往因饮食忽然困闷，少时至甚，名为饮食中毒。"

【病因病机】

中医学认为急性中毒原因是吸入秽浊之气，误食浊毒食物，化火生痰，火盛动风，痰蒙神窍，病位与心脑肝肾关系密切。病性以邪实为主，以火热、痰浊多见。恢复期邪去正伤，气阴亏虚。

1. *急性中毒的病因*　根据毒物来源和用途，急性中毒的病因可分为四类：①工业性毒物。腐蚀性毒物如强酸、强碱及消毒液（来苏）；金属类如汞、铅、三氯化二砷（砒霜）；有机溶剂如甲醇、汽煤油、苯、四氯化碳；刺激性气体如氨、氯、二氯化氮、硫化氢、氰化物、一氧化碳。②农药。农业杀虫药种类很多，如有机磷类、氨基甲酸酯类、拟除虫菊酯类和杀虫脒类等、杀鼠药等。③药物。较常见的药物中毒为镇静安眠药类中毒等。④有毒动、植物。

2. *引起小儿中毒的主要途径*　①胃肠吸收中毒。如食入有毒之品，误服各种药物及有毒动植物等。②呼吸道吸入中毒。如有毒气体、一氧化碳、有机磷农药等。③皮肤接触中毒。皮肤黏膜直接接触中毒，或破损后毒物经血液循环侵入机体造成损害，如农药污染衣服、蜂刺、动物咬伤、蝎蜇、强酸、强碱中毒等。④注入吸收中毒。多为误注药物所致，如过量药物或毒物直接注入静脉，引发中毒。

常见的中毒机制主要有：①干扰酶系统。毒物通过抑制酶系统，通过竞争性抑制与辅酶或辅基反应或相竞争，夺取酶功能所必需的金属激活药等。②抑制血红蛋白携氧功能，如一氧化碳中毒使氧合血红蛋白形成碳氧血红蛋白，亚硝酸盐中毒形成高铁血红蛋白，使血红蛋白携氧功能丧失。③直接化学性损伤。④作用于核酸，如烷化药氮芥和环磷酰胺，使DNA烷化，形成交叉联结，影响其功能。⑤变态反应。由抗原抗体作用在体内激发各种异常的免疫反应。⑥麻醉作用。⑦干扰细胞膜或细胞器的生理功能。

3. *毒物在人体内的分布与排泄*　①毒物的分布：主要在体液和组织中，影响分布的因素有毒物与血浆蛋白的结合力、毒物与组织的亲和力等。②毒物的排泄：可经肾、胆管或肠道排泄；部有分毒物在肠内可被再吸收形成肠肝循环，导致从体内延缓排泄。其他排泄途径有经汗腺、唾液腺、乳汁排至体外，有害气体则可经肺排出。

【诊断与鉴别诊断】

一、诊　断

1. 病史包括发病经过、病前饮食内容、生活情况、活动范围、家长职业、环境中有无有毒物品和药品、经常接触哪些人、同伴儿童是否同时患病等。诊断小儿急性中毒时应紧密结合病史，尽可能了解中毒毒物名称及中毒量，准确的中毒时间，中毒发生的现场情况，对突然起病，不明病因的呕吐、惊厥、意识障碍和(或)多器官受累，且病情呈进行性加重的患儿应特别警惕急性中毒的可能。同一种毒物的症状与体征在不同个体可有不同的表现。相同的临床表现也可能是不同的毒物引起。

2. 中毒的临床症状与体征常无特异性，儿童急性中毒首发症状多为腹痛、腹泻、呕吐、惊厥或昏迷，严重者可出现多脏器功能衰竭，有诊断意义的中毒特征见表 12-1。

3. 体征除注意患者生命体征外，应检查皮肤黏膜有无损伤、水疱、溃烂、瞳孔大小与对光反应，心率及节律变化，肺内啰音，肝脏大小，神经反射及意识状态变化。应注意呼出气的味道和衣服、口袋中的遗留物，以提供诊断线索。

4. 毒源调查及检查。应尽可能快速保留患儿的血、尿、便、呕吐物或洗胃物等送往毒物鉴定中心，以便确定中毒物。

二、鉴别诊断

与中枢神经系统感染相鉴别，中毒的患儿除明确的病史外，常无典型发热、头痛、呕吐等中枢神经系统感染症状，必要时行腰椎穿刺，检查脑脊液。原因不明的急性多脏器障碍应考虑中毒诊断。同时与其他多脏器受累的疾病相鉴别，如感染、结缔组织病等(表 12-1)。

【辨证论治】

一、辨证思路

秽浊之气或浊毒食物，化火生痰，闭阻心包、脑络，可见头痛、眩晕、心悸，甚则神昏等症；火盛动风，故四肢抽搐，肢体强直；火热迫血妄行，则见出血。由于各种毒物的毒理作用和机体的反应性不同，急性中毒的临床表现可有明显的差异，表现为各系统的器质性或功能性异常，也可突出表现为某一系统的异常。

表 12-1　有诊断意义的中毒特征

临床特征	常见中毒的种类
呼气、呕吐物有蒜臭	无机磷、有机磷、砷、硒、碲、铊等
呼气、呕吐物有硫臭味	含硫化合物
呼气、呕吐物有杏仁味	含氰苷及氰酸类
呼气、呕吐物有异味	煤油、酒精、碳酸、来苏、烟草、有机氯、氨水、乙醚等
口干渴、皮肤干燥、潮红	阿托品类
流涎、大汗	有机磷、毒蕈、砷、汞、水杨酸类
口、唇、面颊樱桃红色	一氧化碳、氰化物等
面部皮肤潮红	阿托品类、乙醇、烟草酸，血管扩张药
皮肤发绀但呼吸困难不显著	高铁血红蛋白血症、亚硝酸盐、磺胺类、含硫化合物
呼吸困难而无发绀	一氧化碳、氰苷及氰酸、砷、汞
幻视、幻听、乱语、躁狂	阿托品类、氯丙嗪、异丙嗪、毒蕈、酒精、樟脑、大麻
见光部位水肿	植物日光性皮炎
脱发	铊、砷、麦角、环磷酰胺
失明	奎宁、甲醇、一氧化碳、氯仿
色视	山道年、洋地黄、大麻
心动过速、心律失常	洋地黄、夹竹桃、蟾蜍、奎宁、钡
肺水肿	有机磷、毒蕈、毒气、氨
肌肉震颤抽动	有机磷、敌敌畏、钡、汞、烟碱、异烟肼
肌肉麻痹	肉毒杆菌、河豚、蛇咬伤、野芹、乌头
尿蓝绿色	亚甲蓝、酚、麝香草酚、水杨酸苯酯等

1. 病史采集　详细询问发病经过、饮食内容、生活情况、活动范围，环境中有无毒物、药物，接触的同伴是否患病等。有明确中毒史者尽可能详细询问毒物的名称、剂量、进入的途径及准确的时间，中毒发生的现场及初步解救措施等；凡起病紧急而不能用一种疾病全部解释的症状体征应想到中毒的可能。

2. 体格检查　对怀疑有中毒可能的病例均应全面系统地进行体格检查。尤其要注意以下几个方面：瞳孔大小及是否对称；呼吸频率、节律的改变，呼出气体的异常气味；心率增快或减慢，心律失常，心音强度及血压的变化；口腔黏膜溃疡、流涎，腹胀、腹肌强直及肠鸣音的变化；嗜睡、昏睡、昏迷等意识障碍和前囟的隆起或下陷，颈项强直或角弓反张；皮肤黏膜的润泽或干燥，出血、斑疹，面色、甲床的发绀情况。

3. 辅助检查　迅速留取可疑毒物进行检验；留取呕吐物、胃内容物、血、尿、便及其他可疑物品进行化验。

二、治疗原则

尽快阻断毒物对机体的损害，维持重要器官的功能，促进解毒和排泄。

三、急症处理

一旦确诊为急性中毒应立即抢救，药物明确者除进行一般常规抢救外，立即使用特效解毒药治疗。对药物名称尚不明确者，除一般的急救和对症治疗外，同时尽量迅速明确毒物的类别，争取早期作特效解毒药物治疗。

1. 一般处理

(1)迅速清除未吸收的毒物：根据毒物的品种、中毒的途径、时间采取不同的排毒方法，以防毒物的继续吸收。

对口服中毒者，常用的方法有：①涌吐法。适用于年龄较大，神志清楚和合作的患儿。一般在6小时以内进行。②洗胃法。一般服毒物后6～8小时可插洗胃管，用盐水反复多次洗胃，或用洗胃机洗胃。洗胃后予吞服活性炭以阻止毒物吸收。对强酸、强碱、腐蚀性毒物中毒或为惊厥发作者及昏迷患者，洗胃列为禁忌证，可用中和法，如：强碱中毒用淡米醋，果汁弱酸。强酸中毒用镁乳，氢氧化铝凝胶，稀薄的肥皂水等口服或灌入胃内。③泻下法。对于口服中毒时间较久，考虑毒物已进入肠道，但未完全吸收者，可用泻下的方法，如用番泻叶5～10g开水焗服；或用肥皂水、大黄水等高位灌肠。

(2)阻止毒物的吸收：对于经皮肤接触引起中毒者应立即将患儿的衣物脱去；吸入中毒者应将患儿立即移出现场，置于通风良好且空气新鲜的环境。有毒动物咬伤引起中毒者，在肢体近心端扎止血带，每10～20分钟放松1次。

(3)促进已吸收毒物的排泄：可用利尿排毒、透析疗法、换血疗法、高压氧疗法等。

2. 药物急救

(1)常用解毒中药：①绿豆200g，水煎服。用于各种药物和食物中毒。②甘草15g，水煎服。用于细菌毒素、药物、蛇毒等中毒。③紫苏适量煎汤内服，用于鱼胆中毒。④车前草、白茅根各30g，水煎服，用于各种中毒。

(2)特殊解毒药物的使用：有些毒物有特殊解毒药物，诊断一旦明确，应尽快应用特效解毒药物以解除毒物的毒性。如阿托品、胆碱酯酶复活剂、巯基络合物(如二巯基丙磺酸钠、二巯基丁二钠、依地酸钙钠、依地酸二钠)、氧化还原剂(如亚甲蓝)、硫代硫酸钠、纳洛酮等。

【中毒的处理】

急性中毒的处理原则是立即治疗，否则会失去抢救的机会；在毒物性质未明时，按一般的中毒治疗原则抢救患儿，以排出体内的毒物为首要措施，尽快减少毒物对机体的损害；维持呼吸、循环等生命器官的功能；采取各种措施减少毒物的吸收，促进毒物的排泄。

1. 现场急救使患儿稳定，呼吸道保持通畅、呼吸有效及循环良好是非常重要的。应监测患儿的血氧饱和度、心率和心电图，建立静脉输液通路，对呼吸抑制或气道阻塞的患儿应给予气管插管人工呼吸机，如明确是阿片类药物中毒所致的呼吸抑制，则可先用阿片类受体拮抗药治疗，使呼吸恢复。

2. 毒物的清除根据中毒的途径、毒物的种类及中毒时间采取相应的排毒方式。

(1)排出体内尚未吸收的毒物：大多数毒物经消化道或呼吸道很快被吸收，许多毒物可经皮肤吸收。一般来说，液体毒(药)物在误服后30分钟内被基本吸收，而固体毒(药)物在误服后1～2小时被基本吸收，故迅速采取措施减少毒物吸收可使中毒程度显著减轻。

①催吐：适用于年龄较大、神志清醒和合作的

患儿。可用手指、筷子、压舌板刺激咽部引起反射性呕吐。有严重心脏病、食管静脉曲张、溃疡病、昏迷或惊厥、强酸或强碱中毒和汽油、煤油等中毒的患儿及 6 个月以下婴儿不能采用催吐。催吐一般在中毒后 4 小时内进行。由于儿童呕吐反射自我保护能力差，催吐易导致误吸及胃食管穿孔，催吐应慎重。

②洗胃：洗胃的目的是清洗出尚在胃内的毒（药）物，并可进行毒物鉴定。方法是经鼻或经口插入胃管后，用 50ml 注射器抽吸，直至洗出液清澈为止，首次抽出物送毒物鉴定。常用的洗液有温水、鞣酸、1∶10 000 高锰酸钾、2%～5%碳酸氢钠、生理盐水或 0.45%氯化钠溶液；洗胃禁忌的腐蚀性毒物中毒可用中和法，牛奶亦可起中和作用，同时可在胃内形成保护膜，减少刺激。可将活性炭加水，在洗胃后灌入或吞服，以迅速吸附毒物。对于摄入毒物时间在 1 小时以上者，有些毒物已进入肠内，则洗胃作用不大。

③导泻：可在活性炭应用后进行，使活性炭-毒物复合物排出速度加快。常用的泻药有硫酸钠或硫酸镁，可口服或由胃管灌入。硫酸钠无硫酸镁所致高血镁所引起的不良反应，用于导泻较为安全；中枢抑制药（如苯巴比妥）中毒时不宜使用硫酸镁导泻，以防加重中枢抑制。在较小的儿童，应注意导泻所致的脱水和电解质紊乱。

④全肠灌洗：中毒时间稍久，毒物主要存留在小肠或大肠，需进行全肠灌洗；对于一些缓慢吸收的毒物，如铁中毒等较为有效。常用大量液体行高位连续灌洗（儿童用 1500～3000ml），直至洗出液变清为止。洗肠液常用 1%温盐水或清水，也可加入活性炭，应注意水、电解质平衡。对服腐蚀性毒物者或患儿极度虚弱时，禁忌导泻及全肠灌洗。

⑤皮肤黏膜的毒物清除：接触中毒时应脱去衣服，用大量清水冲洗毒物接触部位，或用中和法，即用弱酸、弱碱中和强碱、强酸；如用清水冲洗酸、碱等毒物应至少 10 分钟。

⑥对于吸入性中毒，应将患儿移离现场，放置在通风良好、空气新鲜的环境，清理呼吸道分泌物，及时吸氧。

⑦止血带的应用：注射或有毒动物咬伤所致的中毒，在肢体近心端加止血带，阻止毒物经静脉或淋巴管弥散。止血带应每 10～30 分钟放松 1 次。

(2)促进已吸收毒物的排出

①利尿：大多数毒物进入机体后经由肾排泄，因此加强利尿是加速毒物排出的重要措施。静脉输注 5%～10%葡萄糖溶液可以冲淡体内毒物浓度，增加尿量，促使排泄。病情较轻或没有静脉滴注条件时，可让其大量饮水。但如患者有脱水，应先纠正脱水。可应用利尿药，常用呋塞米 1～2mg/kg 静脉注射；20%甘露醇 0.5～1g/kg，或 25%山梨醇 1～2g/kg 静脉滴注。大量利尿时应注意适当补充钾盐。保证尿量每小时在 6～9ml/kg。在利尿期间应监测尿排出量、液体入量、血清电解质等。当患儿苏醒、严重中毒症状减轻或血药浓度低于中毒水平时，则可停止利尿。

②碱化或酸化尿液：毒物肾的清除率与尿量并不成比例，单独利尿并不意味着排泄增加。碱化尿液后，可使弱酸类毒物，如水杨酸和苯巴比妥清除率增加；酸化尿液后，可使弱碱类毒物排出增加，但该方法在临床上较少应用。常采用碳酸氢钠溶液 1～2mmol/kg 静脉滴注 1～2 小时，在此期间检查尿 pH，滴注速度以维持尿 pH7.5～8.0 为标准。乙酰唑胺同时有利尿和碱化尿液的作用。维生素 C 1～2g 加于 500ml 溶液中静脉滴注亦可获得酸性尿。

③血液净化方法：a. 透析疗法：危重的急性中毒患儿，可采用透析疗法增加毒物排出。腹膜透析较简便易行；血液透析能代替部分肾功能，将血液中的有毒物质和代谢废物排出；血液持续净化-持续肾替代治疗（CRRT）既可替代肾功能，保持内环境稳定，又能清除中小分子量的毒物。b. 血液灌流法：此法是将患儿血液经过体外循环，用吸附剂吸收毒物后再输回体内；应用指征类似于血液透析，尤其适用于中大分子、脂溶性、与血浆蛋白牢固结合的毒物中毒，这些毒物通过血液透析不能析出，用血液灌流则有效，如有机磷农药、巴比妥类、安定类、抗抑郁药、洋地黄类、茶碱类、酚类等中毒。c. 血浆置换：能清除患者血浆蛋白结合的毒物，如部分抗生素、降糖药、降压药等。d. 换血疗法：当中毒不久，血液中毒物浓度极高时，可用换血疗法，但此法需血量极多，临床较少采用。

④高压氧的应用：在高压氧情况下，血中氧溶解度增高，氧分压增高，促使氧更易于进入组织细胞中，从而纠正组织缺氧可用于一氧化碳、硫化氢、氰化物、氨气等中毒。在一氧化碳中毒时，应用高压氧治疗，可以促使一氧化碳与血红蛋白分离。

3. 特异性解毒药的应用见表 12-2。

表 12-2　特异性解毒药的应用

中毒种类	有效解毒药	剂量、用法及注意点
砷、汞、金、锑、铋、铜、铬、镍、钨、锌	二巯丙醇(BAL)	每次 3～5mg/kg,深部肌内注射,每 4 小时 1 次,常用 5～10 日为一疗程
	二巯基丙磺酸钠	每次 5%溶液 0.1ml/kg,皮下或肌内注射,第 1 日 3～4 次,第 2 日 2～3 次,第 3 日以后每日 1～2 次,共用 3～7 日,总剂量 30～50 ml
	二巯基丁酸(DMSA)	10mg/kg,口服,每 8 小时 1 次,共 5 天,再以每 12 小时 1 次,共 14 天
	硫代硫酸钠	每次 10～20mg/kg,配成 5%～10%溶液,静脉注射或肌内注射,每日 1 次,3～5 日。或 10～20ml 口服,每日 2 次(口服只能作用于胃肠道内未被吸收的毒物)
铅、锰、铀、镭、钒、钴、铁、硒、镉、铜、铬、汞	依地酸钙钠(Ca-Na_2-EDTA)	1～1.5g/(m·24h),分为每 12 小时 1 次,肌内注射,共 5 天
	喷替酸钙钠(diethylenetriamine pantaacetic acid,DTPA)	每次 15～30mg/kg,配成 10%～25%溶液肌注,或以生理盐水稀释成 0.2%～0.5%溶液静脉滴注,每日 2 次,3 日为 1 个疗程,间隔 3 日再用第二疗程
	去铁胺	15mg/(kg·h),每天总量不超过 6g
	青霉胺	治疗慢性铅、汞中毒 100mg/(kg·d),分 4 次口服,5～7 天为 1 个疗程
高铁血红蛋白血症(亚硝酸盐、苯胺、非那西丁、硝基苯、安替比林、盐类、磺胺类等)	亚甲蓝	每次 1～2mg/kg,配成 1%溶液,静脉注射,或每次 2～3 mg/kg,口服,若症状不消失或重现,0.5～1 小时后可再重复
	维生素 C	每日 500～1000mg 加在 5%～10%葡萄糖溶液内静脉滴注,或每日口服氯酸 1～2g(作用比亚甲蓝慢)
氢氰酸及氰酸化合物(桃仁、杏仁、李仁、樱桃仁、枇杷仁、亚麻仁、木薯)	亚硝酸异戊酯	吸入剂用时压碎,每 1～2 分钟吸入 15～30 秒,反复吸入至硝酸钠注射为止
	亚硝酸钠	6～10mg/kg,配成 1%溶液静脉注射,3～5 分钟注入,每次注射前要准备好肾上腺素,当血压急剧下降时应给注射肾上腺素
	硫代硫酸钠	25%溶液每次 0.25～0.5g/kg,静脉缓慢注射(10～15 分钟注完)
	亚甲蓝(美蓝)	1%溶液每次 10mg/kg,静脉缓慢注射,注射时观察口唇,至口唇变暗紫色即停止注射
	以上三种药物,最好先注射亚硝酸钠,继之注射硫代硫酸钠,或先注射亚甲蓝,继之注射硫代硫酸钠,重复时剂量减半,注意血压下降时应给注射肾上腺素	

（续 表）

中毒种类	有效解毒药	剂量、用法及注意点
有机磷化合物类（1605、1059、3911、敌百虫、敌敌畏、乐果、其他有机磷农药）	碘解磷定	每次15～30mg/kg（成人0.5～1g/kg），配成2.5%溶液静脉缓慢注射或滴注，严重患儿2小时后可重复注射，并与阿托品同时应用，至肌肉颤动停止意识恢复。氯解磷定可作肌内注射
	氯解磷定	
	双复磷	成人每次0.25～0.75g，皮下、肌内或静脉注射均可。小儿酌减
	阿托品	严重中毒：首次剂量0.05～0.1mg/kg，静脉注射，以后每次0.05mg/kg，5～10分钟1次，至瞳孔开始散大，肺水肿消退，改为每次0.02～0.03mg/kg，皮下注射，15～30分钟1次，至意识恢复改为每次0.01～0.02mg/kg，30～60分钟1次。中度中毒：每次0.03～0.05mg/kg，15～30分钟1次皮下注射，减量指征同上。轻度中毒每次0.02～0.03mg/kg，口服或皮下注射，必要时重复。以上治疗均为瞳孔散后停药，严密观察24～48小时，必要时应再给药。同时合并应用碘解磷定比单用阿托品效果好，阿托品的剂量也可以减小
烟碱、毛果芸香碱、新斯的明、毒扁豆碱、槟榔碱、毒蕈氟乙酰胺	碘解磷定，氯解磷定或双复磷	对烟碱、新斯的明、毒扁豆碱中毒有效，剂量同上
	阿托品	每次0.03～0.05 mg/kg皮下注射，必要时15～30分钟1次
	乙酰胺	0.1～0.3g/(kg·d)，分2～4次肌注，可连续注射5～7日，危重病例第1次可注射0.2g/kg，与解痉药和半胱氨酸合用，效果更好
阿托品 莨菪碱类 曼陀罗颠茄	毛果芸香碱	每次0.1mg/kg，皮下或肌注，15分钟1次 本药只能对抗阿托品类引起副交感神经作用，对中枢神经中毒症状无效，故应加用短作用的巴比妥类药物，如戊巴比妥钠或异戊巴比妥等
	水杨酸毒扁豆碱	重症患儿用0.5～2mg缓慢静脉注射，至少2～3分钟；如不见效，2～5分钟后再重复1次，一旦见效则停药。复发者缓慢减至最小用量，每30～60分钟1次。能逆转阿托品类中毒引起的中枢神经系统及周围神经系统症状
四氯化碳 草酸盐 氟化物	葡萄糖酸钙	10%溶液10～20ml加等量的5%～25%葡萄糖溶液静脉缓慢注射
	氯化钙	3%溶液10～20ml加等量的5%～25%葡萄糖溶液静脉缓慢注射

（续　表）

中毒种类	有效解毒剂	剂量、用法及注意点
氯丙嗪 奋乃静	苯海拉明	每次1～2mg/kg，口服或肌内注射，只对抗肌肉震颤
苯丙胺 （安非他明）	氯丙嗪	每次0.5～1mg/kg，6小时1次，若已用巴比妥类，剂量应减少
异烟肼中毒	维生素B_6	剂量等于异烟肼用量
鼠药（敌鼠）	维生素K_1	10mg/kg肌注，每天2～3次
麻醉药和镇静药[阿片、吗啡、可待因、海洛因、哌替啶、美沙酮、水合氯醛、苯巴比妥（鲁米那）、巴比妥、巴比妥钠、异戊巴比妥、司可巴比妥、硫喷妥钠]	纳洛酮	每次0.01mg/kg，静脉注射，如无效增加至0.1mg/kg，可重复应用。可静滴维持
	丙烯吗啡	每次0.1mg/kg，静脉、皮下或肌内注射，需要时隔10～15分钟再注于1次
β受体阻滞药或钙通道阻滞药	高血糖素	首剂0.15mg/kg静脉应用，以0.05～0.1mg/(kg·h)静滴维持
阿司匹林	乙酰唑胺	每次5mg/kg，口服或肌内注射，必要时24小时内可重复2～3次
	碳酸氢钠	纠正脱水后若仍有严重酸中毒，可用5%碳酸氢钠溶液每次6ml/kg，静脉滴入，以后必要时可重复1次，治疗开始后每半小时查尿一次，使尿保持为碱性，若变为酸性时，应静脉滴入1.4%碳酸氢钠溶液10ml/kg
	乳酸钠	用1/6md/L的乳酸钠溶液代替上述1.4%碳酸氢钠溶液亦可，但效果不如碳酸氢钠
	维生素K_1	20～50mg肌内注射，预防出血
一氧化碳（煤气）	氧气	100%氧气吸入，高压氧舱
肉毒中毒	多价抗肉毒血清	1万～5万U肌内注射
河豚中毒	半胱氨酸	成人剂量为0.1～0.2g肌内注射，每天2次，儿童酌情减量

4. 其他对症治疗　及时处理各种中毒所致的严重症状，如惊厥、呼吸困难、循环衰竭等；若不及时治疗，随时可危及生命。在中毒原因不明或无特效治疗时，对症治疗尤为重要。

【预防调护】

为了防止儿童中毒的发生，要做好如下几项工作。

1. 药品用量、用法或存放不当是造成药物中毒的主要原因。家长切勿擅自给儿童用药，更不可把成年人药品随便给儿童服用。不要将外用药物装入内服药瓶中。医务人员应认真计算不同年龄儿童的用药量，切勿过量；药剂人员应细心核对药量和剂型，耐心向家长说明服用方法。家庭中一切药品皆应妥善存放，不可让儿童取到。

2. 农村或家庭日常用的灭虫、灭蚊、灭鼠剧毒药品更要妥善处理，避免儿童接触，各种农药务必按照规定办法使用。

3. 做好识别有毒植物的宣传工作，教育儿童不要随便采食野生植物。

4. 禁止儿童玩耍带毒性物质的用具。

5. 普及相关预防中毒的健康知识教育。

（王力宁）

第三节　急性心功能不全

急性心功能不全又称急性心力衰竭，是由各种原因引起的心脏排血量在短期内急剧下降，不能满足组织代谢需要而发生的危险临床综合征。病情进一步发展，将导致心源性休克。心肌炎性改变、心肌细胞浸润及变性坏死，心内膜弹力纤维增生症等均使心肌收缩无力。持续的室上性心动过速引起心肌耗氧量增加。心室舒张时间缩短而充盈不足均可导致心排血量急剧减少。本病婴儿期多见于急性心肌炎、心内膜弹力纤维增生症、先天性心脏病、室上性心动过速、维生素 B_1 缺乏症等；儿童期多见于急性心肌炎、原发性心肌病及室上性心动过速。心力衰竭是小儿时期危重症之一，特别是急性心力衰竭，起病急，进展快，如不早期诊断及处理，则严重威胁小儿的生命。根据临床表现可分属于中医学的"胸痹""喘证""心悸"等范畴。

【历史沿革】

《素问·逆调论》最早记载了心功能不全时呼吸困难、因卧位而加重的特点："夫不得卧，卧则喘者，是水气之客也。"《金匮要略》则描写了心脏病引起的水肿及咳喘的心水证："心水者，其身重而少气，不能卧，烦而躁，其人阴肿"；至于《金匮要略》："水在肝，胁下支满，嚏而痛""肺间支饮，其人喘满，心下痞坚，面色黧黑，其脉沉紧"更是形象地描述了类似于右心功能不全的表现。

对于心力衰竭的相关治疗，《黄帝内经》中确立了一些治疗原则，这些原则成为后世治疗心力衰竭的指导。《素问·调经论篇第六十二》曰："血气者，喜温而恶寒……温则消而去之。"《灵枢·五味第五十六》曰："心病宜食薤。"这是文献中最早用薤白治疗心脏病的记载，薤为辛温之品，为后世创立有关方药奠定了基础。《素问·阴阳应象大论篇第五》曰："血实宜决之。"《素问·至真要大论第七十四》："疏其血气，令其调达，而致和平"，用行气活血之法疏导气血的运行。《黄帝内经》提出治水三法"开鬼门，洁净腑，去宛陈莝。"《金匮要略》："腰以下肿，当利小便"，为中医治疗慢性心衰的主要治法，即活血、利水。

《伤寒杂病论》对疾病的治疗特色是"观其脉证，知犯何逆，随证治之"。对于心力衰竭的辨证治疗，则散见于《胸痹心痛短气病脉证治》《痰饮咳嗽病脉证并治》及《水气病脉证并治》等篇中。概括起来主要的治法包括：①关于心悸。"伤寒二三日，心中悸而烦者，小建中汤主之。"此为心悸心气血虚证的辨证治疗。"发汗过多，其人叉手自冒心，心下悸，欲得按者，桂枝甘草汤主之。"此为心悸心阳虚证的辨证治疗。"伤寒，脉结代，心动悸，炙甘草汤主之。"则为心悸心气血阴阳俱虚证的辨证治疗。"伤寒，厥而心下悸，宜先治水，当服茯苓甘草汤。"为心悸脾胃阳郁水气证的辨证治疗。"水在肾，心下悸""……心下悸，头眩，身瞤动……真武汤主之。"此为肾阳虚水泛证的辨证治疗。"心下悸者，半夏麻黄丸主之。"此为水饮凌心之心悸的治疗。②关于喘促与水肿。心肾阳虚，当温补心肾之阳，对于阳虚水停，仲景亦提出了治疗大法。《金匮要略·水气病脉证并治第十四》："诸有水者，腰以下肿，当利小便；腰以上肿，当发汗乃愈。"

【病因病机】

心力衰竭的病机主要在于气虚血瘀，阳虚水泛，涉及心、肺、脾、肾四脏。本虚标实，气虚、阳虚为本，瘀血阻滞、水饮内停为标。

1. 气虚　气虚是心力衰竭最基本的病机，在气虚的基础上可以进一步发展为阳虚、阳脱，以及气阴两虚。其中气虚与心、肺、脾、肾诸脏之气虚损有关。首要的是心肺气虚，其共性皆有疲乏、气短、自汗、脉沉。

心悸：是心力衰竭最常见和最早出现的临床表现，中医认为心功能不全的发病机制归结为风寒湿外邪侵袭、劳欲过度、久病体虚、七情所伤等因素，引起心阳不振、心神不宁、心血不足，继而导致不同程度的血脉瘀阻，成为心悸。

喘促：虚喘之本在于肾，精气内虚失于摄纳，气逆而上则发为喘。故其症多见呼吸短促难续，深吸为快。心衰之喘，轻则短气，动则尤甚，重则喘逆倚息不得卧，呼吸短促难续，深吸为快，咳吐稀白泡沫痰，甚则粉红色泡沫痰，脉沉细或结代。其病机乃脾肾阳虚，水饮不化，聚成痰饮，上泛于肺，肺气不降，血随气逆，则见粉红色泡沫痰。若痰变黄稠为痰壅化热之象，当属虚中夹实。

水肿：心力衰竭之水肿当属阴水，与脾肾有关。"脾主运化""肾主气化"，脾肾阳虚，水液不化，泛溢肌肤，而为水肿；饮邪上泛于肺，发为咳喘，上凌于心则心悸怔忡。阴水多为反复发作，迁延日久之水肿，肿势多自下而上，并兼脾肾气虚或阳虚之象。

2. 阳虚或阳脱 脾肾气虚进一步发展而致阳虚，则心阳不足，无力鼓动血脉，血脉瘀阻现象明显，故心力衰竭日久则爪甲、口唇青紫，舌有瘀斑；心阳不足则易招阴寒之邪侵袭，故心力衰竭患者开始以水肿为主，后期则心悸喘息、水肿并见。脾肾阳虚者身寒怕冷、四肢不温等。阳虚之极，便可出现阳脱之症，喘促息微，汗出肢冷，四肢逆冷，脉微欲绝。

3. 阴虚 气虚阳损及阴则为气阴两虚，患者除气虚之见症外，尚有五心烦热，口干喜冷，舌红苔少等阴虚内热之象。

4. 血瘀 心主血脉，心气亏虚可导致血脉瘀阻。心力衰竭时右胁下常可触及积块，固定不移，并常伴颈部青筋暴露，唇甲及舌质紫黯，四末不温。病在血分，心气虚帅血无力，血脉瘀阻，瘀血阻滞而致以上诸证。

【临床表现】

心脏病患者按心功能状态进行分级大体上可反映病情的严重程度。目前，常用的分级方案有美国纽约心脏协会（New York Heart Association，NYHA）1928 年提出的方案和美国心脏协会（AHA）1994 年的方案，NYHA 分级根据患者自觉的活动能力将心功能分为Ⅰ级、Ⅱ级、Ⅲ级和Ⅳ级，AHA 分级方案是根据心电图、负荷试验、X 线、超声心动图等客观的检查手段评估，分为 A、B、C、D 四级。NYHA 心力衰竭分级为：

（1）Ⅰ级，体力活动不受限制。学龄期儿童能够参加体育课并且能够和同龄儿童一样参加活动。

（2）Ⅱ级，体力活动轻度受限制。休息时无任何不适，但一般活动可引起疲乏、心悸或呼吸困难。学龄期儿童能够参加体育课，但是能参加的活动量比同龄儿童小。可能存在继发性生长障碍。

（3）Ⅲ级，体力活动明显受限制。少于平时一般活动即可引起症状，例如步行 15 分钟，就可感到疲乏、心悸或呼吸困难。学龄期儿童不能参加体育，存在继发性生长障碍。

（4）Ⅳ级，不能从事任何体力活动，休息时亦有心力衰竭症状、并在活动后加重，存在继发性生长障碍。

1. 年长患儿心力衰竭 ①心肌功能障碍的表现。心脏扩大：由于心肌收缩功能减低，导致心室腔扩张或肥厚。心动过速：心力衰竭时由于心排血量绝对或相对减少，引起代偿性心率增快。心音改变：心音低钝，舒张期奔马律常为心力衰竭的重要体征。可见脉压小，少部分患儿可出现交替脉，四肢末端发凉。②肺淤血的表现。呼吸急促：呼吸频率增快（间质性肺水肿所致）。肺部啰音：肺泡水肿可出现湿啰音，压迫支气管可出现哮鸣音。咳泡沫血痰：肺泡和支气管黏膜淤血所致。③体循环淤血表现。肝增大：肝由于淤血肿大伴触痛。颈静脉怒张：可见颈外静脉膨胀（半坐位）；肝颈静脉回流征阳性。水肿。

2. 婴幼儿心力衰竭 婴幼儿心力衰竭最显著的表现是呼吸急促，尤其是在哺乳期时更加明显。常伴有显著多汗，体重增长缓慢。正常婴幼儿的肝虽可于肋下触到 1～2cm，但如肿大超过此范围，尤其是短期内的改变，更有临床意义。婴儿眼睑浮肿较常见，极少表现周围性水肿。少见咳吐泡沫血痰。婴儿由于颈部较短，皮下脂肪较丰满，颈静脉怒张不明显。

【辅助检查】

胸部 X 线检查提供心影形态、大小以及肺静脉压增高（肺门血管影增强、上肺血管影增多）、肺间质水肿（Keriye B 线）、肺泡水肿（肺门呈蝴蝶状，肺野可见大片融合影）的信息。

超声心动图有助于明确心腔大小，评估心脏的收缩（正常射血分数＞50%）和舒张功能（正常 E/A＞1.2）。

心-肺吸氧运动试验在运动状态下测定患者对运动的耐受量，说明心脏的功能状态，心功能正常时最大氧耗量＞20ml/(min·kg)，无氧阈值＞14ml/(min·kg)。

有创血流动力学检查采用漂浮导管进行心脏血管内压力和心排血量的测定，同时测定多种参数，正常时肺小动脉楔压＜2mmHg，心脏指数（CI）＞2.5U/(min·m^2)。

最近的指南强调了血浆脑利钠肽（BNP）和 N 端前体脑钠肽（N-TProBNP）检测对心力衰竭诊断、危险分层和预后判断的重要性，症状性和无症状心功能障碍患者血浆 BNP 或 N-TPorBNP 水平均升高；对于有明显呼吸困难的患者，BNP 或 N-TProBNP 有助于鉴别心源性或肺源性呼吸困难，如 BNP 或 N-TPorBNP 水平正常则基本可排除心源性呼吸困难。

【诊断】

一、诊断流程

根据国外临床研究和指南的推荐，结合我国的国情包括传统的用药习惯，指南推荐的急性心力衰竭诊断和流程，较为简明实用，不仅适合基层医疗单位，也适用于三级甲等大医院的临床专科和心脏专科医院。

二、诊断方法

指南在诊断方面提出了“初步诊断”和“进一步确诊”的具体方法。初步诊断应根据病史、症状和体征、基本检查方法（包括血氧饱和度测定、心电图、胸部 X 线检查，有条件的可做心脏超声检查）。这是常规武器，原则上不应遗漏，但也可酌情安排，例如基层单位血氧饱和度可采用无创的指端检测，有条件的则应做动脉血气分析。进一步确诊主要依据 B 型利钠肽（BNP）和 N 末端 BNP 原（NT-ProBNP）测定的水平。此种方法的采用是一个大趋势，也是心力衰竭诊断上的新进展。作为一种生物学标志物，其对心力衰竭诊断和鉴别诊断、危险分层和预后评估的意义已经得到许多临床研究的证实。最近的一些研究着重评估其对心力衰竭治疗策略调整上的价值。就目前的证据而言，因急性气急而疑为心力衰竭入院，BNP/NT-ProBNP 水平显著增高的患者，不仅阴性排除率极高，且阳性的诊断率也很高。将这一测定方法列为确诊指标具有充分证据，但在具体实施应用的过程中可能存在问题：①此法目前在我国尚未普及，不仅基层医院，甚至很多大医院仍未使用，也未列为急症科、心脏专科的冠心病监护病房（CCU）和重症加强监护病房（ICU）的常规检查；②价格较贵，影响推广；③我国自己的研究资料较少，其用于诊断和鉴别诊断的阈值水平，基本为引用国外的研究资料。

【辨证思路】

本虚标实，气虚、阳虚为本，瘀血阻滞、水饮内停为标。气虚是心力衰竭最基本的病机，在气虚的基础上可以进一步发展为阳虚、阳脱，以及气阴两虚。其中气虚与心、肺、脾、肾诸脏之气虚损有关。

一、中医辨证治疗

1999 年发布的《国家标准应用中医内科疾病诊疗常规》中将心力衰竭分为 6 型。

1. 心阳气虚证

证候：心悸，气短，胸闷，神疲乏力，头晕，舌淡、苔薄白，脉沉细无力。

治法：补阳益气。

主方：保元汤（《博爱心鉴》，加减。

常用药：黄芪、人参、甘草、肉桂、生姜。

2. 心肾阳虚证

证候：心悸，面色淡白，肤冷，口唇青紫，或见腰膝酸软，舌质淡嫩、苔薄白，脉弱而数。

治法：温补心肾。

主方：参附汤（《校注妇人良方》）合金匮肾气丸（《金匮要略》）加减。

常用药：人参、附子、生姜、大枣、熟地黄、山药、山茱萸、泽泻、牡丹皮、茯苓、炮附子、肉桂。

3. 阳虚水泛证

证候：心悸气喘，胸闷不适，小便短少，下肢水肿，舌淡胖、苔白滑，脉沉弦。

治法：温阳利水。

主方：真武汤（《伤寒论》）合茯苓桂术甘汤加减。

常用药：炮附子、白术、茯苓、白芍、生姜、桂枝、甘草。

4. 心气阴两虚证

证候：心悸，气短，下肢水肿，心烦失眠，舌质偏红或紫暗少津，脉细数或促。

治法：益气滋阴。

主方：炙甘草汤（《伤寒论》）加减。

常用药：炙甘草、麦冬、生地黄、生姜、大枣、阿胶、火麻仁、人参、桂枝、白酒。

5. 阴阳两虚证

证候：胸闷心悸，难以平卧，下肢水肿，畏寒肢冷，五心烦热，喜冷饮，舌质红、少苔，脉细数。

治法：温阳滋阴。

主方：济生肾气丸（《济生方》）加减。

常用药：熟地黄、茯苓、泽泻、山药、山茱萸、附子、肉桂、车前子、牛膝、人参、麦冬、五味子。

6. 气虚血瘀证

证候：心悸气短，胸闷胸痛，神疲乏力，食少腹胀，下肢微肿，舌质淡紫，脉弱而结。

治法：补气行瘀。

主方：补阳还五汤（《医林改错》）加减。

常用药：黄芪、当归尾、赤芍、地龙、川芎、桃仁、红花。

二、西医治疗

急性心力衰竭以循环重建和挽救生命为目的。心力衰竭的治疗原则是：①纠正血流动力学异常，减轻、缓解症状。②提高运动耐量、改善生活质量。③防止心肌进一步损害，延缓心力衰竭进展。④提高生存率、降低发病率、死亡率。

治疗上不能仅限于缓解症状，要以改善左心室重构、改善左心室功能为主，延缓疾病进展，从而达到改善生活质量和降低死亡率的目的，使患者获益。以往以强心、利尿、扩血管为心力衰竭常规的传统治疗已被以神经内分泌拮抗药为主的新的“常规治疗”或“标准治疗”所取代，主要包括血管紧张素转化酶抑制药(angiotensin converting enzyme inhibitors，ACEI)/血管紧张素Ⅱ受体阻滞药(angiotensin receptor blockers Ⅱ，ARB)、β受体阻滞药、利尿药，有时加用地高辛。

强调氧气用于治疗急性心力衰竭的患者，对慢性心力衰竭无应用指征。无肺水肿的心力衰竭患者，给氧可导致血流动力学恶化。心力衰竭伴夜间睡眠呼吸障碍的患者，夜间给氧可减轻低氧血症。应重视调整心力衰竭患者的生活方式，如限钠限水、饮食营养支持、充分休息和适度运动等，并进行心理治疗。在心力衰竭治疗中，预防引起或加重心力衰竭的事件仍然是基本方法。包括接种流行性感冒、肺炎链球菌疫苗以预防呼吸道感染，纠正肺栓塞、心律失常、电解质紊乱和酸碱失衡、贫血、肾功能损害等诱因。避免使用以下药物：非甾体消炎药和环氧化酶(COX-2)抑制药、糖皮质激素、Ⅰ类抗心律失常药物(包括地尔硫䓬、维拉帕米、短效二氢吡啶类制剂的钙离子拮抗药、罗格列酮)等。

1. *病因治疗* 积极防治心力衰竭的诱发因素，如控制感染和心律失常，纠正水、电解质酸碱平衡失调。

2. *一般治疗*

(1)休息和镇静：休息可减轻心脏负荷。应尽量避免患儿烦躁，必要时适当应用镇静药。

(2)限盐限水：控制钠盐摄入，限制液体入量，一般控制在60～80ml/kg。

(3)吸氧：对于呼吸急促和发绀的患儿及时给予吸氧。

3. *治疗心力衰竭的药物* 治疗心力衰竭的药物可以分为2大类：①以改善血流动力学为主，如洋地黄类、利尿药、血管扩张药、β受体激动药、磷酸二酯酶抑制药等，该类药物可改善症状，但不改善预后。②以拮抗神经体液活性为主，如ACEI、ARB、β受体阻滞药等，该类药物能够改善左心室重构，防止慢性心力衰竭的进展，改善预后，延长寿命，但通常要2个月以后才能改善症状。

心力衰竭的常规治疗是β受体阻滞药、ACEI(或ARB)和利尿药联合使用，为进一步改善症状、控制静息心率，在此基础上可加用地高辛，重度心力衰竭患者可用醛固酮受体拮抗药。

(1)正性肌力药物：洋地黄类药物：心力衰竭时可改善压力感受器的敏感性和功能，直接抑制过度的神经内分泌活性(主要是交感活性)。迄今为止洋地黄类药物仍是儿科临床上应用广泛的强心药物之一。在用药过程中注意心率和心律的变化，如出现心律失常类型要考虑洋地黄中毒的可能，此时应立即停用洋地黄和利尿药，同时补充钾盐，并针对心律失常进行治疗。

非洋地黄类正性肌力药：①β肾上腺素能受体激动药。主要药物有多巴胺和多巴酚丁胺，多用于紧急情况的急性心力衰竭，危重难治心力衰竭和心源性休克患儿。②磷酸二酯酶抑制药。能明显改善心力衰竭患儿的血流动力学，不影响心率，也不影响心肌氧耗量。适用于心脏手术后心力衰竭或持续肺动脉高压者。

(2)利尿药：利尿药是治疗心力衰竭的基础，通过抑制肾小管的不同部位，阻止钠和水的再吸收产生利尿作用，从而直接减轻水肿，减轻前负荷，缓解心力衰竭症状。襻利尿药是多数心力衰竭患者的首选药物，利尿作用强大迅速，用于急性心力衰竭伴有肺水肿或重症及难治性心力衰竭患儿。噻嗪类仅适用于轻、中度水肿患儿。保钾利尿药可抑制醛固酮引起的心肌间质纤维化。

(3)血管扩张药：应按患儿血流动力学变化特征与药物作用及其效应而定。

(4)血管紧张素转化酶抑制药(ACEI)：不仅能缓解心力衰竭的症状，还可降低患儿的死亡率并改善长期预后。ACEI通过抑制肾素血管紧张素醛固酮系统(renin-angiotensin-aldosterone system，RAAS)和抑制缓激肽的降解，提高缓激肽水平而发挥有益于慢性心力衰竭的治疗作用。ACEI是心力衰竭治疗的基石和首选药物，所有心力衰竭患者必须应用ACEI，包括心功能Ⅰ级的患者，ACEI的临床疗效数周后出现，一般与利尿药、β受体阻滞药、洋地黄联合应用，由小剂量开始，逐渐增加至靶剂量。

血管紧张素受体拮抗药(ARB)主要通过阻断血管紧张素Ⅱ和其Ⅰ型受体(AT1)的结合，从而遏制AT1过度激活所致的各种不良影响；还通过加强血管紧张素Ⅱ与其Ⅱ型受体(AT2)结合产生各种有益的作用。ARB可用于不能耐受ACEI的患者，在心力衰竭的治疗中不主张取代ACEI。ARB应用过程中同样要注意监测血压、肾功能和血钾等。

ACEI加用ARB。关于ACEI加用ARB治疗心力衰竭的疗效，现有临床试验的结论不一致。欧洲心脏病学会(European Society of Cardiology，ESC)心力衰竭指南和ACC/AHA心力衰竭指南分别将其列为Ⅱa类和Ⅱb类推荐，B级证据。

(5)β受体阻滞药：主要通过阻断内源性神经激素，抑制交感神经系统而发挥作用。

(6)心肌代谢赋活药：能量代谢障碍可作为引起心力衰竭的原因，也可作为心力衰竭的继发后果，多推荐应用辅酶Q10、1，6二磷酸果糖和磷酸肌酸等心肌代谢赋活药物。

【预防护理】

1. *注意休息*　要让患者休息好，安慰患者，消除恐惧心理，一切活动由护士协助，按时测体温、脉搏、血压、心率并记录。随时进行心电图检查或用心电监护。

2. *饮食护理*　饮食应清淡易消化，限制钠盐和水，给予足量的维生素B_1，对重患者给予流质饮食，应少量多餐。

3. *皮肤护理*　注意皮肤擦伤。

(向希雄)

第四节　急性呼吸衰竭

小儿呼吸衰竭多起病急骤，称为急性呼吸衰竭(ARF)，是小儿时期常见的急症之一，病死率较高。呼吸衰竭是由于呼吸中枢或呼吸器官原发性或继发性的病变导致肺通气不足、弥散功能障碍和肺通气/血流比失调等因素，使静息状态下吸入空气时出现低氧血症和(或)二氧化碳潴留，从而引起一系列生理功能和代谢紊乱的临床综合征。临床上可分为急性与慢性两类。呼吸衰竭的患者多以呼吸困难为主症，轻则呼吸费力，重则呼吸窘迫，呼吸衰竭一病，中医尚无相应病名，其症状描述散见于“喘证”“肺胀”“惊厥”“心悸”“闭证”“脱证”等危重证中，常表现为喘、厥、痉、闭、脱等特征，目前中医亦采用呼吸衰竭这一病名。

【历史沿革】

中医虽无急性呼吸衰竭一词，但对其症状的描述却可上溯至先秦时代。如《灵枢·五阅五使》篇说：“故肺病者，喘息鼻张”；《灵枢·本藏》篇谓：“肺高则上气肩息”；《灵枢·胀论》篇亦云：“肺胀者，虚满而喘咳”。可见《内经》已指出了肺病呼吸困难的症状，即咳、喘、胸肺部膨满。东汉时期的《金匮要略·肺痿肺痈咳嗽上气病》篇则云：“上气喘而躁者，属肺胀……其人喘，目如脱状”。可见张仲景对肺病呼吸困难有了进一步的描述。明代王肯堂的描述则更为具体，《证治准绳·杂病》指出：“喘者，促促气急，喝喝息数，张口抬肩，摇身撷肚”，明确描述了其病喘的症状和体征。对于急性病因病机的认识，虽没有直接的论述，但从对痰饮及肺胀的论述中有所涉及。如《金匮要略·痰饮咳嗽病》篇有云：“其人素盛今瘦……咳逆倚息，短气不得卧，其形如肿，谓之支饮，膈上病痰……必有伏饮……面色黧黑”。可见张仲景是将痰饮作为此病的病因之一。隋朝巢元方《诸病源候论·咳逆短气候》：“肺虚为微寒所伤则咳嗽，嗽则气还于肺间则肺胀，肺胀则气逆，而肺本虚，气为不足，复为邪所乘，壅痞不能宣畅，故咳逆，短乏气也”“肺主于气，邪乘于肺则肺胀，……故气上喘逆，鸣息不通，诊其肺脉滑甚，为息奔上气”。指出肺本虚是其主要病因，复为外邪所乘，以致肺胀气逆。明代秦景明在《症因脉治》中亦谓：“肺胀之因，内有郁结，先伤肺气，外复感邪，肺气不得发泄，则肺胀作矣”，进一步指出内有郁结的病因。古代医家对本病的论述虽然均是片言只字，但于其病症、病因、病机皆有叙及，而本虚标实、痰郁气结之机已为共识。

【病因病机】

1. *病邪侵袭，肺失宣肃*　本病病位在肺，肺主气，为宗气出入之所；司呼吸，为气机出入升降之枢纽。《灵枢·邪客》篇指出：“宗气积于胸中出于喉咙，以贯心脉而行呼吸焉”，即表明肺主气，司呼吸，与大气相通。肺在内，助心以行气血，为全身脏腑功能活动的生化动力。而肺又为娇脏，外合皮毛，六淫之外邪袭表，如感受春温、暑湿，或吸入毒气等，上干于肺，致肺失宣降、清肃则发为气逆；而毒热过盛，正不胜邪，易致温毒内陷，毒热酿痰，痰热壅肺，肺失宣降；急慢性疾患影响于肺，致肺气受阻，气津失布，津凝痰生，阻遏气道，气机不利，肃降失常；血热互结，严重跌仆损伤、沸水烫伤、火焰烧伤，以及产后恶露留滞，均可导致瘀血留滞，气机逆乱，败血上冲，上干于肺；肺血郁滞，津液失运，或溺水为患，致水湿内停，滞留于肺，肺失肃降，呼吸出纳失常。以上病邪毒热影响肺之宣肃功能，发为喘促，形成呼吸衰竭之实证。

2. *肺病及脾，肝肾心虚*　《素问·咳论》指出："五脏六腑皆令人咳，非独肺也"。本病病位在肺，但日久必及其他四脏。其机制为咳喘日久，久患痨瘵，肺胀，或痰饮久羁，或水饮内停，皆能进一步伤及肺气，致肺气虚，肺虚则咳喘益甚。肺气不足，无力推动血液运行，心气虚衰，血行不畅，心脉瘀阻，而发为心悸气短、颈筋暴露、面唇青紫、舌质紫暗等症。若饮食不节，脾胃受损，脾失健运，水湿停聚成痰，痰贮于肺则咳嗽痰多。或致水聚成饮，宿于膈上，每遇风寒或风热犯肺，外邪引动内邪，气道不利而发作咳喘，此乃脾病及肺。况且土为金母，脾气虚弱，水谷精微不足以奉养肺金，也可引起肺虚。反之肺病日久，子耗母气，也可损及于脾，互为因果。肺为肾之母，肺虚则母不荫子，肺虚及肾而成肺肾两虚。肾主水，肾虚则水泛为痰；肾主纳气，助肺呼吸，肾虚则呼多吸少，均有损于肺，肺肾同虚则病势更为深重。而毒热内炽，伤及阴血，肝阴不足，虚风内动，或因清浊之气不能纳吐，壅盛之，邪热内陷，蒙蔽清窍，引动肝风，症见神昏谵语、惊厥抽搐、嗜睡、昏迷等。心脉通于肺，肺朝百脉，宗气贯心脉而行呼吸；肾脉上络于心，心阳根于命门之火，心脏阳气的盛衰与肺肾关系密切，肺肾之虚可致心阳亦虚，形成呼吸衰竭之虚实夹杂证。

3. *痰瘀阻肺，热邪犯肺*　在本病的发生、发展过程中，痰、瘀、热既是病理产物，又是致病因素。脾失健运、肺失布津、肾失蒸化皆可致水湿停聚成痰，此外热灼津液也可成痰。痰贮于肺使肺之气机进一步紊乱。就本病而言，既然咳喘反复不愈，其痰必然深痼于肺内，难以祛除。正如《医宗金鉴》所谓："伏饮者，乃饮留膈上伏而不出，发作有时者也；即今之或值秋寒，或感春风，发则必喘满咳吐痰盛，寒热……，世俗所谓吼喘病也"。肺朝百脉，肺之气机不畅，则血行涩滞，百脉皆瘀；再者，寒热之邪或痰饮阻遏，血供失畅；又或心阳虚衰，不能温运血脉，亦可致血滞而成瘀，瘀阻于胸内，心肺气机进一步受阻，加重了病情。热的成因，或因于体虚常感受外邪，或因于痰瘀蕴结，郁而化热，热邪犯肺，灼津成痰，痰涎壅盛，阻塞气道，又因肺虚无力主气、肾虚无力纳气，则吸气艰难，而致呼吸衰竭。

4. *本虚标实，相互转化*　本病在本为肺虚损及其他脏腑虚损，在标为痰瘀热结，而其病机则相互转化。急性呼吸衰竭发病急，变化快，多以邪实为主，初起邪壅肺气，且以湿热毒邪内陷迫肺最为常见。毒热入里，既可直接迫肺，又可灼液成痰，形成痰火互结。肺与大肠相表里，肺气壅塞可致腑气不通，腑热熏蒸于肺，又可转化成腑结肺痹。此时如治疗得当，正能胜邪，毒热得泄，可截断病势的发展。若病势控制不力，毒火弥漫，气机逆乱，可迅速出现邪扰神明，肝风内动之症。后期累及于肾，加之毒热为阳邪，最易耗气伤阴，轻则气阴两伤，重则气阴两竭，甚至因邪盛正衰，正不敌邪，而成内闭外脱、阳气欲脱、大汗淋漓、四肢冷、脉微欲绝之危候。另一方面，热入营血，血热搏结，或气壅痰凝，或气虚血滞，均可形成血瘀，瘀血随经上攻于肺，可进一步加重呼吸困难和发绀之症。慢性呼吸衰竭为慢性发病，病程较长，病机多为正虚标实，虚实夹杂。初起病缘于肺，咳喘不已，肺病及脾，久病及肾，肺、脾、肾俱虚，复感外邪，正虚邪盛，病情恶化，可见痰浊或痰瘀蒙蔽心窍，或引动肝风；最后可致心肾阳衰，肺气欲绝，阴阳离决。但在不同阶段，虚实会有所侧重，或可相互转化。如肺虚不能主气，出现气短难续；肺病及脾，子盗母气，则脾气亦虚，脾虚失运，聚湿生痰，上渍于肺，肺气壅塞，气津失布，血行不利，可形成痰浊血瘀。病机呈现以邪实为主，或邪实正虚互见。迁延不愈，可累及于肾，其病机则呈现肾失摄纳，痰瘀伏肺之肾虚肺实之候。若脾肾阳虚，水邪泛滥，上凌心肺，又可加重喘促、发绀，甚至导致心肾阳衰，肺肾暴脱，化源欲绝，气息微弱，呼吸殆停之喘脱证。

综上所述，中医学认为本病病位在肺，与肾、脾、肝、心密切相关，以肺、肾、心、脾、肝虚损为本；痰、瘀、热为标。肺虚气失所主，肾虚气不归纳，痰瘀热壅阻，肺气肃降无权是其主要病机。而且，虚实夹杂贯穿于呼吸衰竭的全过程。

【临床表现】

除原发病的特殊表现外，呼吸衰竭因有相似的生理病理基础，临床表现有许多共同之处。

1. *呼吸系统表现*　呼吸快，呼吸深度及节律改变，发绀，鼻翼扇动，胸凹陷，呼气呻吟，呼吸音减弱或消失，喘鸣和(或)呼气延长。

2. *心血管系统表现*　心率快，血压升高或降低，心率减慢，甚至心搏骤停。

3. *神经系统表现*　烦躁不安，易激惹，头痛，意识模糊，视神经盘水肿，惊厥及昏迷。

4. *其他表现*　疲劳，多汗。

【辅助检查】

1. 血气分析　动脉血气分析是最重要的实验室检查，可为急性呼吸衰竭的诊断提供客观依据。最好直接取动脉血进行检查，也可用动脉化毛细血管血标本(如取适当热敷后的耳垂或足跟血)，后者操作方便，但外周循环不良及皮肤水肿时，氧分压测值准确性受一定影响。

2. 血氧饱和度测定　脉搏血氧计可监测患儿血氧饱和度，测得的血氧饱和度与动脉血实际氧饱和度值高度相关(r=0.98)，可准确反映后者高低。但应注意，动脉血氧分压 PaO_2 与血氧饱和度间不呈直线关系，即氧饱和度测值的变化并不意味着 PaO_2 也发生成比例的变化，特别在氧饱和度>90%时，即使 PaO_2 有较大幅度的变化，氧饱和度值也只能在较小的范围内升高或降低。脉搏血氧计可连续应用，操作简便，已广泛用于临床。

3. 呼出气二氧化碳测定　常用红外二氧化碳分析仪测定呼出气中二氧化碳浓度。根据呼气末二氧化碳的浓度可算出相应的二氧化碳分压，与 $PaCO_2$ 密切相关，绝对值比后者低0.27～0.40kPa。因此，连续监测患儿呼出气二氧化碳，可及时发现体内二氧化碳潴留。

4. 经皮血气监测　包括经皮氧与二氧化碳监测。常温下皮肤表面氧和二氧化碳分压值很低，与 PaO_2 及 $PaCO_2$ 相差很大，对其进行监测无临床意义。但皮肤经过一定程度的加温后，皮肤表面的氧和二氧化碳分压值明显升高，并与相应的 PaO_2 及 PaO_2 值密切相关。此时连续监测经皮氧与二氧化碳分压可动态反映血气值的变化，有一定价值。但经皮血气监测，需特殊设备，操作较复杂，临床已较少使用。

5. 其他　呼吸衰竭时，全身脏器均可受到损害，必要时应进行肝肾功能、心电图及电解质等方面检查。

【诊断】

主要依据临床表现(见上)及血气分析。Ⅰ型呼吸衰竭：PaO_2<8.0kPa(60mmHg)；Ⅱ型呼吸衰竭：PaO_2<8.0kPa(60mmHg)，同时 $PaCO_2$>6.7kPa(50mmHg)。

有两点值得注意：①有时呼吸衰竭的表现不十分明确，而呼吸衰竭的某些临床表现并非是特异的，其他疾病也可引起；②仅凭临床表现估计低氧血症及高碳酸血症是不可靠的，例如完全无发绀时可能存在低氧血症。呼吸中枢受抑制造成的肺通气量下降和二氧化碳潴留，可无呼吸困难表现；相反，无效腔增大时可引起代偿性通气过度，有时表现呼吸困难，但 $PaCO_2$ 实际上是正常或仅有轻度升高。

因此诊断呼吸衰竭时，既要重视临床表现，又要及时进行血气分析。在重症患儿，对血气进行连续无创监测，有助于掌握病情和及时发现呼吸衰竭。

【治疗】

一、中医治疗

(一)辨证论治

基本上可以分为虚实两类，实证以热(毒)痰(湿)瘀血为主，虚证以气虚阴虚为主。

1. 呼吸衰竭早期

痰热阻肺证

证候：呼吸困难，或呼吸浅促，烦躁不安，喘促不得平卧，气急鼻扇，喉间痰鸣，口唇发绀，面赤口渴，便干尿黄，舌质红，苔黄腻，脉短促。

治法：清热化痰，宣肺平喘。

方药：竹沥水20～40ml或牛黄0.5～2.5g冲服。导痰汤(《校注妇人良方》，生姜、天南星、半夏、茯苓、枳实、甘草、橘皮)加减。

2. 呼吸衰竭晚期

(1)阴绝阳衰，真阳将竭证

证候：呼吸困难，或浅促，烦躁或精神萎靡不振，食少乏力，汗出如油，小便短少，舌质红绛，无苔或少苔，指纹紫可达命关。或脉细而数。

治法：益气滋阴扶阳。

方药：参附汤(《校注妇人良方》，人参、附子、青黛各15g)或独参汤(《十药神书》，人参20g煎汤或人参粉1～1.5g)冲服或鼻饲，也可用10%人参注射液2～4ml肌内或静脉注射。

(2)真阳虚脱证

证候：呼吸微弱，面色苍白，大汗淋漓，四肢厥逆，尿少或无尿，或二便失禁，舌质紫红，苔薄白，指纹青紫，可达命关，或透关射甲。或脉微细欲绝。

治法：益气救逆固脱。

方药：黑锡丹(《验方》，硫黄、川楝子、肉豆蔻、黑锡、附子、肉桂、沉香、胡芦巴、阳起石、木香、茴香、补骨脂)配生脉散(《医学启源》，五味子、人参、麦冬)或六神丸5～10粒顿服；也可用冰片30～60mg，麝香60mg，冲服。必要时每3小时1次。

(二)针刺治疗

1. 体针　针刺治疗近10年来，针刺抢救呼吸衰竭已被广泛用于临床，临床实验证明针刺穴位能兴奋呼吸中枢、平喘解痉，使呼吸肌运动增强，增加通气量，可明显影响呼吸功能，应用得当对呼吸衰竭有一定疗效。主穴取太渊、尺泽，配穴取膻中。采用间断捻针，留针或电刺激。

呼吸停止后针刺人中、内关、素髎、十宣、涌泉、会阴、足三里、肺俞、中府、合谷透鱼际等可使呼吸运动恢复，早期呼吸停止者疗效更为显著。

2. 穴位注射 洛贝林 3mg 注射于曲池穴，两侧交替注射；二甲弗林 8mg 注射于足三里或三阴交；复方麝香注射液 1～2ml 注射于膻中、曲池、中府、肺俞、足三里，每 20～30 分钟交替取穴；氨茶碱 0.5～1.0ml 注射于列缺、中府、合谷等穴。

3. 电针 采用电针刺激穴位，对恢复呼吸功能有一定效果。常用穴位如内关、素髎、太冲等，呼吸骤停加膈神经刺激点。进针后两侧分别接上电针治疗仪正负极，通电用断续波型，频率每分钟约 20 次。

4. 耳针 治疗呼吸衰竭有一定效果，作用较持久。常取脑、肺、皮质下，先用毫针捻转数分钟，待病情缓解后再在单侧或双侧耳埋针 24～48 小时。

(三)外治法

搐鼻法用搐鼻散（细辛、皂角、半夏）和通关散（皂角、细辛、薄荷、麝香）吹入患者鼻中，使之喷嚏，以达到兴奋呼吸的目的。

二、西医治疗

引起呼吸衰竭的病因不同，针对原发病进行及时合理的治疗是呼吸衰竭治疗的关键，除此外，不论哪种疾病引起的呼吸衰竭，呼吸治疗对于纠正低氧血症和高碳酸血症都有重要作用。

(一)保持呼吸道通畅

1. 湿化治疗 吸入水蒸气或水雾统称为湿化治疗，对防止痰液干燥结痂或形成痰栓，保持气道通畅十分重要。

(1)湿化与雾化装置。①湿化器：通过气与水的接触，使气体中水蒸气含量增加。鼓泡式湿化器：湿化瓶是最简单的一种，其湿化性能较差。干燥气体通过水后含水量增加不多，气流量越大含水量越少。例如气流由 0.5L/min 增加至 10.0L/min，气体含水量由 18mg/L 降至 9mg/L。加温湿化器：水温较高，水蒸发量增大。气流通过后含水量 30～40mg/L。②雾化器：喷射雾化器产生的雾粒直径多为 1～10μm，含水量为 30～40mg/L。超声波雾化器产生的雾粒大小与喷射雾化器相似，但数量大，气体含水量可比后者高数倍。

(2)湿化治疗应用。①湿化吸入气：鼻管给氧时，可用鼓泡式湿化器。口罩、头罩及氧帐等供氧因氧流量较大，可用雾化器或加温湿化器。气管插管或切开时，不论吸入氧气或空气，均应使用加温湿化器或喷射雾化器，尤以加温湿化器为宜。②促进排痰：患儿排痰不畅时，可酌情使用超声雾化治疗。一般每次 15～30 分钟，1 日数次。雾化液可用 1/3～1/2 张盐水，吸雾时应适当吸氧，吸雾后应结合拍背吸痰。

2. 胸部体疗(physiotherapy) 凡气道分泌物增多、黏稠，或分泌物的自然清除机制因疾病受到影响时，都可进行胸部体疗。气管插管及切开的患儿，因丧失有效的咳嗽能力，应常规进行胸部体疗。治疗手法有数种，不一定全部采用。步骤及手法应根据患儿对治疗的反应及时调整。一次治疗时间不宜超过 20～30 分钟，治疗频度依病情每 2 小时 1 次至每天 1～2 次。

(1)体位引流：是利用重力作用引流痰液。将受累肺段或肺叶的支气管尽量置于垂直位，过多的痰液将向下流向气管。单一姿势体位引流时间可长一些，10～20 分钟。若肺内病变广泛，每个体位仅保持 1～2 分钟即可。体位引流可与拍背、吸痰相结合。应注意：①头低位限制膈运动，垂危患儿，如心力衰竭、颅内出血、未经处理的张力气胸、呼吸暂停、心动过缓、持续胎儿循环等往往不能耐受。②鼻塞吸氧、气管插管或切开及胸部有引流管等，不宜用俯卧位引流。

(2)拍击：术者用空心掌（屈曲掌指关节，使掌呈杯状）有节律地拍击需要治疗的部位。可用电动或机械的杯状器具代替手工操作，如用硅胶制的小扣击杯拍击婴儿，有利于准确选择治疗部位。一个部位至少拍击 1～2 分钟，必要时可延长至 3～5 分钟。拍击力量要适度，否则可造成胸壁损伤，甚至肋骨骨折。为安全，可在拍击部位垫以毛巾或布单。有咯血、胸部严重创伤、骨质疏松、胸廓重建手术后，不宜进行拍击。某些手术后，除刀口、引流管部位外，其他部位仍可施以拍击治疗。

(3)振动：当患儿处于自主呼吸或机械通气的呼气相时，术者将单手或双手置于欲进行治疗的部位，快速收缩和放松肩至手的全部肌肉，产生均匀的抖动。振动可起到松解黏痰及由外周气道向中心气道转送分泌物的作用。因其冲击力小，禁忌证不多。胸部创伤或外科手术后的患儿也可应用。为适应婴儿呼吸频率快特点，可用不同类型的电动振动器代替手工操作。

(4)深呼吸：深吸气可使气流通过黏液阻塞的气道，呼气时有助于松动和带出黏痰，对体位引流小儿尤为有用。应鼓励患儿进行深呼吸。

(5)清除气道分泌物：经上述胸部体疗，黏痰可能已松动，最终清除这些痰液才能达到治疗目的。咳嗽是清除大气道内分泌物最有效的手段之一。深吸气后咳嗽排痰效果好。对无力咳嗽或不合作患儿，可用刺激咳嗽的方法，在颈部甲状软骨下施加一定压力或吸痰管直接刺激咽部均能引起咳嗽。医务人员可在患儿胸腹外部加压协助咳嗽，但配合不好效果常不满意。气管插管或切开的患儿，气管内吸引是清除痰液的另一有效手段。若痰黏稠，吸痰前可向气管内注入少量生理盐水(儿童5～10 ml，婴儿酌减)。

3. 解除支气管痉挛　可用β_2受体激动药，如0.5%沙丁胺醇每次0.01～0.03 ml/kg，最大量1ml，加盐水2ml稀释，雾化吸入每4～6小时1次。也可酌用氨茶碱、肾上腺皮质激素等药物。

(二)氧气治疗

应选择适当的设备和方法。

1. 鼻导管　鼻导管给氧简便、经济。不论是单管还是双管，管端放入鼻孔即可，不必深入到鼻咽部。缺点是鼻导管有一定刺激性，婴幼儿常不能耐受。氧流量：新生儿0.3～0.5L/min，婴幼儿0.5～1.0L/min，儿童1～2L/min。吸入氧浓度30%～40%。应注意，氧流量过大可引起腹胀和反胃。

2. 口罩　氧浓度可达45%～60%，为防止二氧化碳在口罩内积蓄，氧流量应足够大，新生儿1.0～2L/min，婴幼儿2～4L/min，儿童3～5L/min。对于昏迷或呕吐的患儿，口罩吸氧有误吸呕吐物的危险，应予以注意。

3. 头罩　一般为圆形透明塑料罩，以能将患儿头罩住为度，不宜过大。氧流量要足够大，常需3～6L/min以上。罩内氧浓度与罩的密闭程度有关，为40%～50%。

4. 暖箱　功能齐全的暖箱不仅可提供合适的温度和湿度，还可通过调节氧流量使箱内保持一定的氧浓度。

5. 呼吸道持续正压(CPAP)给氧　除新生儿外其他年龄患儿也可使用。CPAP作用原理：使患儿在呼吸周期中，特别是呼气时保持气道内正压，可防止小气道和部分肺泡过早闭合，减少肺内分流。正压还可防止功能残气量减少，对改善肺的换气功能有一定作用。普通方法给氧不能纠正患儿的低氧血症时，用CPAP给氧，有可能提高PaO_2，并使部分患儿免于使用机械通气。需要高浓度氧维持PaO_2的患儿，使用CPAP可减低吸入氧浓度或减少吸高浓度氧的时间。一般用鼻塞CPAP，也可选用气管内插管CPAP。开始压力0.2～0.5kPa(2～5cmH_2O)，每次调高0.1～0.2 kPa，一般不超过1.0～1.2 kPa(10～12cmH_2O)。压力过高，阻碍静脉血回心。对肺顺应性较差患儿，因气道压力仅部分能传至胸膜腔，可试用较高的压力。气流量应大于患儿每分通气量的3倍。新生儿3～5 L/min，婴幼儿5～10 L/min。CPAP治疗增加呼气阻力，可使通气量减少，有引起$PaCO_2$升高的不良反应。用氧如同用药，在发挥治疗作用的同时，应尽量避免不良反应。吸入高浓度氧可引起氧中毒，时间越长发生机会越多。主要表现是肺部损害：可有肺泡充血，间质水肿，透明膜形成等。较长时间吸高浓度氧，可见肺泡壁增厚，炎性细胞浸润，毛细血管上皮肿胀增生。新生儿的支气管肺发育不良，也与氧中毒有关；眼部损害：多见于早产儿，可引起晶体后纤维增生，甚至失明。因此，吸氧时应加强监测，PaO_2保持在6.7～10.7 kPa(50～80mmHg)为宜。60%以上高浓度氧仅限于短时间应用，一般不超过12～24小时。

(三)呼吸兴奋药应用

肺部病变严重，呼吸肌疲劳，气道阻塞或分泌物潴留患儿，呼吸兴奋药无效。心搏骤停引起的呼吸抑制，呼吸兴奋药可加重脑缺氧，不宜使用。呼吸兴奋药作用时间较短，剂量过大可引起惊厥等不良反应。随着呼吸机的普遍应用，呼吸兴奋药已较少使用，仅作为辅助治疗手段。

(四)纠正水、电解质紊乱和酸碱失衡

患儿液量一般60～80ml/(kg·d)，有腹泻、发热等情况时，可酌加量。有脑水肿时，液量应减为30～60ml/(kg·d)。常规进行电解质检测，若发现低钾、低氯血症等，应及时纠正。纠正呼吸性酸中毒的主要方法是改善通气，当合并代谢性酸中毒时，可在设法改善通气的同时，使用碱性药物。

(五)其他药物治疗

1. 强心药及血管活性药物的应用　并发心力衰竭时，可用地高辛等强心药。心肌缺氧时，洋地黄易产生毒性反应，用量宜偏小。血管活性药物可解除肺小动脉及微小动脉痉挛，改善微循环，减轻肺动脉高压及肺水肿。常用酚妥拉明，每次 0.3～0.5 mg/kg，一次量不超过 10mg，加入 10% 葡萄糖液中滴注，根据病情每 1～6 小时 1 次。

2. *肾上腺皮质激素* 可减少炎症渗出，缓解支气管痉挛改善通气，可降低脑血管通透性，减轻脑水肿。地塞米松 0.5～1.0mg/(kg·d)，疗程一般不超过 3～5 日。

3. *利尿药及脱水药* 心力衰竭或肾功能不全时，可选用快速利尿药，如呋塞米每次 1mg/kg，静脉推注。脑水肿时可用甘露醇每次 0.5～1.0g/kg，每日 3～4 次。

(六)机械通气

机械通气是治疗呼吸衰竭的主要手段之一，各种原因引起的呼吸衰竭严重到一定程度，均可进行机械通气治疗。一般用常频机械通气，也可根据病情选用高频通气。

【护理】

1. 绝对卧床休息。
2. 给予患者合理的吸氧治疗。
3. 保持患者呼吸道通畅，协助排痰。
4. 密切观察病情变化。

（向希雄）

第五节 心肺复苏术

心肺复苏(cardiopulmonary resuscitation，CPR)是指采用急救措施，恢复并维持呼吸和有效血液循环的技术和方法，包括基本生命支持(basic life support，BLS)，高级生命支持(advanced life support，ALS)和延续生命支持(prolonged life support，PLS)。

【历史沿革】

现在人们普遍认为在《圣经》中记载的先知 Blisha 救活了濒死的儿童，通过口对口的通气，是心肺复苏技术的雏形，然而真正意义上的心肺复苏技术则是从 20 世纪 50 年代末开始形成的，在 20 世纪 60 年代 Safar 教授创立了口对口人工呼吸的复苏技术，Kowenhoven 等报道了胸外心脏按压的措施对挽救患儿的生命起着重要的作用，具有里程碑的意义。心肺复苏技术的标准化，开始于 1966 年的全美复苏会议。1974 年美国心脏协会(AHA)着手制定了心肺复苏指南。于 1980、1986、1992、2000、2005、2010 年多次修订再改。儿童的心肺复苏指南由 AHA 和美国儿科协会联合举行会议于 1983 年确立。1992 年修订版中生存链概念的提出，使心跳呼吸骤停患者的救治更为连贯。2005 年 1 月底 AHA 和国际复苏联合委员会在美国达拉斯举办“2005 年心肺复苏和心血管病急诊科学治疗建议国际会议”。在 2010 年 10 月 18 日，美国心脏协会又颁布了《2010 美国心脏协会心肺复苏及心血管急救指南》，2010 年在 2005 版的基础上进行修改，最大的修改就是将心肺复苏的程序从 A-B-C 改为 C-A-B。其中对儿童心肺复苏的指南包括儿童基础生命支持(pediatric basic life support，PBLS)与高级生命支持(pediatric advanced life support，PALS)指南。

早在 1700 多年前的东汉时期，名医张仲景(公元 145－208 年)在自己所著的《金匮要略》就已经提到复苏方法：“救自缢死……徐徐抱解，不得截绳，上下安被卧之。一人以脚踏其两肩，手少挽其发，常弦弦勿纵之；一人以手按据胸上，数动之；一人摩捋臂胫屈伸之，若已僵，但渐渐强屈之，并按其腹。如此一炊顷，气从口出，呼吸眼开，而犹引按莫置，亦勿苦劳之”。这应该是世界上最早有关于心肺复苏的详细描述，早于西方约一千多年。强调了不可中断心脏按压，直至最终成功。可见我国最早采用的有效综合复苏方法已趋成熟。由晋代葛洪(284－364 年)所著的《肘后方》中写道：“塞两鼻孔，以芦管内其口中至咽，令人嘘之。……更递嘘之。”这更直接描述了人工呼吸和复苏的连续性，还使用芦管为“口咽通气管”，至今仍被国内外复苏者使用。隋代著名医学家巢元方(公元 610 年)所撰的《诸病源候论》却最早地论述了病因、病机及证候。唐代孙思邈(公元 581－682 年)所撰的《千金要方》对复苏术在方法与细节上有所改进，对复苏又有新的认识，即不应轻易放弃或中止复苏，应有保持充分的复苏时间。明代时，口对口人工呼吸等复苏技术已普及到民间，并广泛应用，如《醒世恒言》中就有对“口对口人工呼吸”的记载。时至清代，出版了不少急救方面的专著，如《急救危症简便验方》(1673 年)，《救急备用经验汇方》(1801 年)和《急救广生集》(1803 年)等著作都不乏对各种危重症复苏的记述。当时，我国有关心肺复苏技术已传至周边邻国，被广为接受与认可。清代时已有完善的心肺复苏方法，如心脏按压、人工呼吸、捻圆气管、仰头畅喉、摩按腹部、口咽管通气，以及刺激促进复苏和针灸法，汤药、丸剂等多种综合急救方法，以期共同提高复苏成功率。

【心肺复苏的方法】

对于心搏呼吸骤停，必须分秒必争进行现场抢救，开始人工循环与人工呼吸，尽快恢复心跳，以迅速建立有效的血液循环和呼吸，保证全身尤其是心、脑重要器官血流灌注及氧供应。婴儿及儿童复苏程序为 C-A-B；新生儿心脏骤停基本都是窒息性骤停，复苏程序为 A-B-C，但心脏病因导致的骤停除外。复苏步骤如下：

1. 人工循环(circulation，C)

(1)胸外心脏按压：强调高质量的胸外按压，这是提高抢救成功率的主要因素。操作时，患儿仰卧于硬地板上。以保证按压效果，对年长儿用双掌法，将手掌根部重叠置于患儿胸骨中、下 1/3 交界处。施术者肘关节伸直，凭借体重、肩、臂之力垂直向患儿脊柱方向按压，下压与放松时间相等；或下压时间占按压周期的 60%。按压时手指不可触及胸壁，避免压力传至肋骨引起骨折。放松时手掌不应离开患儿胸骨，以免按压点移位。注意用力不可过猛，否则可造成肺、肝、胃破裂。对婴儿、新生儿多采用环抱法，即用双手围绕患儿胸部，四手指重叠位居后背，用双拇指重叠按压。按压幅度应至少为胸前后径的 1/3，为 4(婴儿)～5cm(儿童)。按压频率不少于 100/分；按压与通气比率新生儿为 3∶1，年长儿为 5∶1～15∶2。

(2)胸内心脏按压：胸外心脏按压 10 分钟无效，或胸骨、脊柱畸形、胸部外伤无法施行胸外心脏按压者可施行胸内心脏按压。操作时由外科医师协助施行，于第 4 或第 5 肋间胸骨左缘至腋前线做横切口，将右手示指、中指、拇指置于心脏后方及前方，同时按压左右心室，按压频率同上，直至心跳恢复。

心脏按压的有效指征是：可触及颈动脉、股动脉搏动，扩大的瞳孔缩小，光反射恢复；口唇、甲床颜色好转；肌张力增强或不自主运动；自主呼吸出现。

2. 通畅气道(airway，A)　快速清除口咽部分泌物、呕吐物或异物，保持头轻度后仰，使气道平直。

3. 人工呼吸(breathing，B)　借助人工方法维持机体气体交换，改善缺氧状态，与心脏按压同时进行。

(1)口对口人工呼吸法：简便易行，适用于现场抢救。操作时，患儿平卧位，头后仰。施救者用手将患儿下颌向前上方托起，以防舌根后坠阻塞咽部，另一手的拇指、示指则捏紧患儿鼻孔，深吸气一口，对准患儿口腔将气吹入；停止吹气后，立即放开患儿鼻孔，使患儿自然呼气，排出肺内气体。按此步骤反复进行，儿童 18～20 次/分，婴儿 30～40 次/分。数次吹气后应缓慢地挤压患儿上腹部 1 次，以排出胃内积聚的空气。注意吹起要均匀，否则气道内形成紊流，将增加进气阻力，影响气体分布，减少有效通气量；应避免用力过猛，以免肺泡破裂，缓慢而稳定的吹起还能最大限度地减少胃胀气。若患儿牙关紧闭，可采用口对鼻吹气法，此时用手捏住患儿口唇，对准鼻孔吹气。对于小婴儿，术者也可用嘴完全覆盖患儿的口鼻吹气。

采用口对口人工呼吸法即使方法正确，供氧浓度也<18%，更难保证通气量恒定，故应尽快用复苏器取代。

(2)复苏器人工呼吸法：通过挤压呼吸囊进行正压呼吸，获得有效通气。选择合适的面罩，一手固定面罩使其紧贴患儿面部，并托举患儿下颌，另一手有节律地挤压、放松气囊，挤压与放松时间以 1∶2为宜，频率同上。观察胸部起伏及呼吸音强弱，是初步判断给气量是否适宜的依据。

(3)气管内人工呼吸法：通过气管插管或切开开放气道后施行，是通气效果最佳的人工呼吸方法。气管插管成功后将插管直接与呼吸机连接，或先接复苏器以手控通气，再视病情决定是否换用呼吸机。

4. 药物治疗(drugs，D)　在建立人工循环和人工呼吸的同时建立静脉通道，即可药物治疗。药物治疗的目的是提高心、脑灌注压，增加心、脑血流量，减轻酸中毒，提高室颤阈值，为除颤创造条件，减少再灌注损伤。但不能以药物治疗代替人工循环和人工呼吸。

给药途径：首先应在原有的静脉通道给药，若 90 秒尚不能开放静脉，应立即行骨髓穿刺。骨髓内给药可靠、安全，各种复苏药物、液体和血液均可经此途径给予并能迅速到达心脏，用药剂量与输液速度同静脉给药。由于静脉通路建立困难，部分药物可气管内给药，如肾上腺素、阿托品、异丙肾上腺素、多巴胺、利多卡因等，用药剂量较静脉剂量大才能达到同样的疗效。心内注射已不被采用。

(1)肾上腺素:为首选药物,适用于各种原因所致的心搏呼吸骤停,有正性肌力和正性频率作用。首次静脉或骨髓内 0.01mg/kg (0.1ml/kg,1∶10 000溶液),气管内给药 0.1mg/kg。3～5 分钟若无效,任何通道按 0.1mg/kg (0.1ml/kg,1∶1000)给予。2～3 次若无效,可持续静脉滴注肾上腺素,最大速度为 20μg/(kg·min)。心跳恢复后持续静注的速度为 0.1～1.0μg/(kg·min)。目前不常规推荐应用大剂量肾上腺素。

(2)阿托品:不推荐对心脏停搏者常规使用,可运用于导致低血压和低灌注的心动过缓、预防和治疗气管插管时刺激迷走神经所致的心动过缓、房室传导阻滞。剂量每次 0.01～0.02mg/kg,最大 0.1 mg/kg,5 分钟重复 1 次。单次最大剂量儿童 0.5 mg,青少年 1 mg。通常经静脉、骨髓和气管内给药。

(3)胺碘酮:用于顽固性和致命性心律失常,包括室上性和室性快速性心律失常。由于其血管扩张的特性,可以引起血压过低,所以尽可能缓慢输注,并严密监测 ECG。

(4)碳酸氢钠:①多年来被认为是心肺复苏的必用药之一,但近年来此观念逐渐受到怀疑。一是由于及时开放气道人工呼吸,使 CO_2 潴留机会大为减少;再是临床实践证明,应用碳酸氢钠可导致高钠、低钾、高渗并加重细胞内酸中毒。因此,应用此药需慎重。有人认为复苏的最初 4 分钟内不宜使用,其后应用该药的指征是:pH＜7.20,严重肺动脉高压,高血钾。②剂量:可按 5%碳酸氢钠 5ml/kg 稀释成等张液体快速静脉滴注。碳酸氢钠的进一步用量应根据血 pH 和 $PaCO_2$ 而定,每 10 分钟按 1mmol/kg 给药。

(5)葡萄糖:应快速进行床边检测血糖,低血糖时立即给葡萄糖。剂量:0.5～1.0g/kg,最大浓度 25%。

(6)钙剂:仅在低钙血症、高钾血症(非洋地黄中毒时)、高镁血症时可考虑应用,以改善血液动力学功能。但可能导致细胞内钙超载,加重已缺氧细胞的损伤。剂量:葡萄糖酸钙 100～200mg/kg(即 10%葡萄糖酸钙 1～2ml/kg),最大剂量 2.0g/次;氧化钙每次 20～50mg/kg(10%氯化钙 0.2～0.5ml/kg),最大剂量每次 1.0g。首次给钙速度不应超过 100mg/min,否则引起严重心动过缓。

(7)利多卡因:小儿心室颤动时首选药物,剂量:负荷量为 1mg/kg,在给负荷量后应立即给予静脉维持,维持量为 20～50μg/(kg·min),有效血浓度为 1.5～5.0μg/ml。

5. 心电图(ECG,E)　心电监护或反复心电图检查,对了解心搏骤停原因,心脏受累程度,以及指导治疗甚为重要。

6. 除颤(defibrillation,F)　室颤婴儿少见,部分年长儿、患病毒性心肌炎或特发性心肌病者可突然发生,通过心脏按压或者药物除颤无效时点击除颤。首次除颤可用 2J/kg,如无效可增到 4J/kg。通常婴儿用 20～40J,儿童用 70J,少年则以 100J 为宜。除颤前先静脉注射肾上腺素可加强效果,除颤后加用利多卡因或溴苄胺以防止复发。

7. 良好的记录(good record keeping,G)　包括详细、准确记录患儿的临床表现、实验室检查结果、呼吸心搏停止与恢复时间。抢救措施及患儿对治疗的反应等,为进一步治疗提供依据。

【预后】

儿童院外心搏停止(OHCA)死亡率较高,预后差。临床研究显示 OHCA 发生时现场有目击者、现场行 CPR、使用肾上腺素次数少者,OHCA 发生在救护车或到达医院时,采用救护车转运等是急诊复苏成功的良好预测指标。疾病预防-早期 BLS-早期启动急救医疗服务系统-儿科 ALS 4 个环节构成了儿童患者完整的生存链,完善的急救网络,保证生存链中的各环节的处置均迅速而有效,才能为危重症儿童赢得最佳的救治时间,从而提高 OHCA 患儿的救治成功率,改善预后。

(向希雄)

第六节　小儿液体疗法

液体疗法是用以纠正水和电解质紊乱、恢复和维持血容量、渗透压、酸碱度和电解质成分的稳定,从而恢复机体的正常生理功能为目的的治疗方法。体液是人体的重要组成部分,由血浆、间质液和细胞内液三部分组成,保持其生理平衡是维持生命的重要条件。体液中水电解质、酸碱度、渗透压等的动态平衡依赖于神经、内分泌、肺，特别是肾等系统的正常调节功能。由于小儿具有体液占体重的比例大、新陈代谢旺盛、每日需水量多，而代谢调节功能差等特点，容易发生体液平衡失调，严重者可危及患儿生命。

【历史沿革】

1831年，苏格兰医师 Thomas Latta 用煮沸后的食盐水注入患者静脉来补充因霍乱上吐下泻而丢失的体液，开创了液体疗法的先河。自此以后，液体疗法在基础理论、诊疗技术、药品生产等方面，都取得了许多重大的突破，逐渐成为临床上重要的治疗手段。

【水、电解质和酸碱平衡紊乱】

(一)脱水

是指水分摄入不足或丢失过多所引起的体液总量尤其是细胞外液量的减少，脱水时除丧失水分外，尚有钠、钾和其他电解质的丢失。体液和电解质的丢失的严重程度取决于丢失的速度及幅度，而丢失体液和电解质的种类反映了水和电解质(主要是钠)的相对丢失率。

1. 脱水的程度　是指病后累积的体液损失量。脱水总的表现有体重减轻、尿量减少、皮肤弹性差、前囟及眼窝下陷、黏膜干燥、脉搏增快，严重者可致血压下降，出现厥脱。脱水的性质不同可以影响脱水的表现，以等渗性脱水为例，将脱水分为轻、中、重三度，见表12-3。

2. 脱水的性质　脱水的性质常常反映了水和电解质的相对丢失量，临床常根据血清钠及血浆渗透压水平对其进行评估，而将脱水的性质分为等渗性脱水、低渗性脱水和高渗性脱水三种。

(1)等渗性脱水：是指脱水时水和钠成比例的丢失，血清钠为130～150 mmol/L。多见于急性腹泻、呕吐、胃肠液引流、短期饥饿所致的脱水。临床表现有一般脱水的症状及体征。

(2)低渗性脱水：脱水时失钠大于失水，血清钠<130mmol/L。由于细胞外液呈低渗状态，水从细胞外向细胞内转移，导致细胞外液量进一步减少。因此低渗性脱水与其他两种性质的脱水相比，脱水的症状重，并且容易发生循环障碍。低渗性脱水多见于营养不良伴长时间的腹泻，或腹泻时口服大量清水及输注大量的非电解质液，或肾病长期限制食盐入量及反复利尿药等情况。

(3)高渗性脱水：脱水时失水大于失钠，血清钠>150mmol/L。临床上以口渴及神经系统症状明显；多见于病程较短的呕吐、腹泻伴高热者，如病毒性肠炎；昏迷、发热、呼吸增快、光疗法或红外线辐射保温、早产儿等不显性失水增多而给水不足者；口服或静脉输注过多等渗或高渗溶液；或使用大量脱水药引起溶质性利尿者。

(二)钾平衡紊乱

正常血清钾浓度为3.5～5.1mmol/L。当血清钾低于3.5mmol/L时为低血钾症，当血清钾大于5.1mmol/L时为高血钾症。

1. 低钾血症

(1)病因：①钾的摄入量不足，如长期不能进食或液体疗法时补钾不足。②钾丢失增加，如呕吐、腹泻，应用排钾利尿药、肾小管酸中毒等从消化道、泌尿道失钾；③钾在体内分布异常，在纠正酸中毒过程中，大量钾离子进入细胞内导致血清钾骤然减少及家族性周期性麻痹、碱中毒和胰岛素治疗等。

(2)临床表现：①神经肌肉的兴奋性降低，精神萎靡、颈软，四肢无力、腹胀、肠鸣音消失，严重时腱

表12-3　脱水程度评估

脱水程度	轻度脱水	中度脱水	重度脱水
丢失体液(占体重%)	≤5%	5%～10%	>10%
精神状态	稍差	萎靡或烦躁	嗜睡～昏迷
皮肤弹性	尚可	差	极差▲
黏膜	稍干燥	干燥	明显干燥
前囟(婴儿)、眼窝	稍有凹陷	凹陷	明显凹陷
肢端	尚温暖	稍凉	凉或发绀
尿量	稍少	明显减少	无尿
脉搏	正常	增快	明显增快且弱
血压	正常	正常或稍降	降低

注：▲捏起皮肤恢复≥2秒

反射消失，呼吸肌无力，呼吸麻痹。②心肌兴奋性增高，心率增快，心脏增大，心律失常，心音低钝，心电图可见 ST 段下移，T 波低平，QT 间期延长，出现 U 波。③肾小管上皮细胞退行性变，肾浓缩功能降低出现多尿、多饮及夜尿。

2. 高钾血症

(1)病因：①钾摄入量过多，静脉输注钾过多过快、静脉输注大剂量青霉素钾盐，输注库存过久的全血。②肾排钾减少，如肾衰竭、肾上腺皮质减退、长期使用保钾利尿药。③钾分布异常，如严重溶血、缺氧、休克、代谢性酸中毒和严重组织创伤，钾由细胞内转移至细胞外。

(2)临床表现：①神经肌肉症状，手足感觉异常、四肢软弱疲乏、行动无力、动作迟缓、嗜睡、肌腱反射降低或消失、四肢呈松弛性瘫痪和呼吸肌麻痹。肌肉酸痛，四肢苍白和湿冷等。②心血管系统，心脏收缩无力，心音低钝，心率缓慢，节律失常，早期血压可偏高，晚期常降低，心电图出现高尖 T 波、P-R 间期延长、QRS 波群增宽、S-T 段压低、房室传导阻滞和室性自主节律等。③消化系统，可见恶心、呕吐、腹痛等。

(三)代谢性酸中毒

正常血液的 pH 维持在 7.35～7.45，pH＜7.35 为酸中毒，pH＞7.45 为碱中毒。

代谢性酸中毒是儿科临床上最常见的酸碱平衡失调，是由于失碱或产酸过多所致。常见的病因有：①体内碱性物质大量丢失：如腹泻、肠瘘、肾小管性酸中毒等。②体内酸性物质产生过多：如急性感染、发热、缺氧、饥饿等。③酸性物质排出障碍：如脱水、休克所致的乳酸血症、肾功能不全等。④摄入酸性物质过多：如长期服用氯化钙、氯化铵或水杨酸等。

根据血液二氧化碳结合力（CO_2-CP）的测定结果，临床上将酸中毒分为轻（13～18mmol/L）、中（9～13mmol/L）、重（＜9mmol/L）三度。轻度酸中毒一般无明显症状，仅有呼吸稍增快。较重者表现为呼吸深快、精神萎靡、烦躁不安、昏睡、恶心、呕吐、口唇樱红等。由于新生儿和小婴儿的呼吸代偿功能较差，酸中毒时其呼吸改变可不典型，往往仅表现有精神萎靡、拒食和面色苍白等。

【液体的张力与常用溶液及其配制】

液体的张力是指溶液中电解质所产生的渗透压，其与正常血浆渗透压相等时为 1 个张力，也叫等张液。正常血浆中电解质阴阳离子总和为 280～310mmol/L，故其渗透压为 280～310mmol/L，低于血浆渗透压为低张液；高于血浆渗透压为高张液。

(一)非电解质溶液

常用的非电解质溶液有 5%、10%葡萄糖注射液。前者为等渗无张液，后者为高渗无张液。

(二)电解质溶液

主要用于补充体液、纠正体液的离子浓度，纠正酸碱平衡失调及补充所需的电解质。

1. 0.9%氯化钠注射液（即生理盐水）　含钠和氯各为 154mmol/L，与血浆离子渗透压近似，为等张液。因氯含量比例偏高，不宜长期或大量使用。

2. 复方氯化钠注射液（林格液）　即在氯化钠溶液中加入少量钾、钙等离子，其成分为 0.86%的氯化钠、0.03%的氯化钾、0.03%氯化钙。亦为等张溶液。其作用和特点与等渗氯化钠注射液基本相同，但不会因输液而发生低血钙或低血钾。因含氯较多，不宜于大量或长期输给。

3. 碱性溶液　常用于纠正酸中毒。常用的碱性溶液有：①1.4%碳酸氢钠溶液：为等渗含钠碱性溶液。市售成品为 5%碳酸氢钠溶液，可加入 5%或 10%葡萄糖注射液稀释 3.5 倍，即为 1.4%碳酸氢钠溶液。在紧急抢救严重酸中毒时，可用 5%碳酸氢钠溶液直接经静脉推注，但不可多用。1.4% $NaHCO_3$ 4ml/kg 可提高血浆 CO_2-CP 1mmol/L。②1.87%乳酸钠溶液：为等渗含钠碱性溶液。市售成品为 11.2%乳酸钠溶液，可加 5%或 10%葡萄糖注射液稀释 6 倍，即为 1.87%乳酸钠溶液。乳酸钠需要在有氧条件下经肝分解产生 HCO_3^- 而发挥作用。因此，在肝功能不足、新生儿期、缺氧、休克，尤其是乳酸潴留性酸中毒时，不宜选用。1.87%乳酸钠 4ml/kg 可提高 CO_2-CP 1mmol/L。

4. 氯化钾溶液　可用于纠正低钾血症。市售制剂为 10%或 15%氯化钾溶液，静脉输液时，应配稀释成 0.2%～0.3%浓度，不可直接推注，否则有引起心肌抑制，心搏骤停的危险。并应注意肾功能和排尿情况。

(三)混合溶液

为适应于不同的液体疗法的需要，将各种溶液按不同比例配制成混合溶液。临床上常用的混合液成分及配制见表 12-4。

表 12-4　临床上常用的混合液成分及配制

溶液种类	张力	加入相应注射液(ml)		
		5%或10%葡萄糖	10%氯化钠	5%碳酸氢钠
2∶1含钠液	1	加至100	6	8.1
1∶1含钠液	1/2	加至100	4	—
1∶2含钠液	1/3	加至100	3	—
1∶4含钠液	1/5	加至100	2	—
2∶3∶1含钠液	1/2	加至100	3	4.8
4∶3∶2含钠液	2/3	加至100	4	6.6

(四)口服补液盐溶液(ORS)

ORS是世界卫生组织(WHO)推荐用以治疗急性腹泻合并脱水的一种溶液,经临床应用取得了良好效果,其理论基础是基于小肠的 Na^+-葡萄糖偶联转运吸收机制,小肠上皮细胞刷状缘的膜上存在着 Na^+-葡萄糖共同载体,此载体上有 Na^+-葡萄糖两个结合位点,当 Na^+-葡萄糖同时与结合位点相结合时即能运转,并显著增加钠和水的吸收。

WHO和联合国儿童基金会(UNICEF)在2005年联合发表了新修订的腹泻管理推荐指南,推荐使用"新ORS"("低渗"ORS)配方,见表12-5。

表 12-5　"新ORS"("低渗"ORS)配方

配方	(g/L)	组分	(mmol/L)
氯化钠	2.6	钠	75
无水葡萄糖	13.	氯	65
氯化钾	1.5	葡萄糖	75
枸橼酸钠	2.9	钾	20
		枸橼酸	10
		渗透压	245

【小儿液体疗法的基本方法】

小儿液体疗法实施的基本原则是:供其所需,纠其所偏。基本的方法包括定量、定性、定速。

(一)口服补液法

1. *用于预防和纠正脱水*　①用于急性腹泻发生脱水之前可预防脱水;②补充急性腹泻引起轻、中度脱水的累积损失量;③重度脱水需经静脉补液后,待末梢循环衰竭纠正后可改用口服补液法;④脱水纠正后,补充腹泻的继续丢失量。

2. *配制方法*　WHO推荐的口服补液盐,每包用40℃左右的温开水或凉开水1L冲调,用于补充累积损失量和继续损失量,轻度脱水50ml/kg,中度脱水80～100ml/kg,在4～6小时少量多次服完。

3. *口服补液法不可用于以下情况*　①严重脱水伴循环衰竭者;②昏迷、不能饮水或有吸入危险者;③严重呕吐者;④严重腹胀或肠鸣音消失者;⑤严重高钠血症或低钠血症者。在口服补液过程中要随时注意观察病情,如病情加重,则随时改用静脉补液。

(二)静脉补液法

适用于严重呕吐、腹泻伴中、重度脱水的患儿,主要用以快速纠正水、电解质及酸碱平衡紊乱。

静脉补液的实施过程中需做到:三定(定量、定性、定速)、三先(先盐后糖、先浓后淡、先快后慢)及二补(见尿补钾、防惊补钙)。

1. *定量*　即根据脱水的程度决定补液的总量。补液的总量包括累积损失量、继续损失量及生理需要量三个部分。以婴儿为例,第1天补液总量轻度脱水为90～120ml/kg;中度脱水为120～150ml/kg;重度脱水为150～180ml/kg。先按1/2量至2/3量给予,余量视病情决定取舍。营养不良、肺炎、心肾功能损害者及学龄期小儿补液总量应酌情减1/4～1/3。

2. *定性*　即根据脱水的性质选择液体的张力。原则为先盐后糖,低渗性脱水补给2/3张液、等渗性脱水补给1/2张液、高渗性脱水补给1/3～1/5张液。如临床上判断脱水性有困难时,可按等渗性脱水补给。脱水纠正、电解质正常后不必将原计划张力的液体全部输完,应当及时修正补液方案,改为1/4～1/5张液。

3. *定速*　输液的速度要根据脱水的程度与性质决定。一般来说,应该首先恢复血容量以纠正休克,然后再逐渐补足。总的要求是:先快后慢。脱水重,低张性脱水时,细胞外液明显减少,出现休克时,输液的速度应快些。

累积损失量应于头8～12小时内补足。如重度脱水伴循环衰竭者累积损失量的补充分为两个阶段进行补充。①快速扩容阶段:用2∶1等张含钠液,20ml/kg(总量＜300ml)于30～60分钟,静脉注射或快速静脉滴注。②补充累积损失量阶段:在扩容后,根据脱水性质选用适当溶液(扣除扩容液量)继续静脉点滴,对无明显周围循环衰竭者,则可直接从本阶段开始。滴速宜稍快：一般为每小时8～10ml/kg。继续损失与生理需要量的补充视病情需要在后8～12小时内均匀输入。

4. 纠正酸中毒 在补充累积损失量时，一般用的液体中大多有葡萄糖和碱性溶液，在血循环改善，肾功能较好的情况下，轻度的酸中毒即可纠正。若酸中毒严重，则应补充碱性溶液。先用5% $NaHCO_3$ 1ml/kg，即约可提高血浆 CO_2-CP 1mmol/L。(18－患儿 CO_2-CP) mmol/L×体重(kg)×1.0＝5% $NaHCO_3$的毫升数。所算出的量不能一次用完，一般先给总量的1/3～1/2。

5. 纠正低血钾 静脉补钾的原则：①见尿补钾，即在肾功能较好，有尿的情况下给钾，不能过早；②浓度不能过高，即每100ml液体中可加入10% KCl 1～3ml，浓度应＜0.3%；③速度不能过快，一天量输入的时间不应少于6～8小时，不能过快，严重的低钾血症要连续补4～6天，亦可口服。

6. 纠正低血钙、低血镁 对于原有营养不良，佝偻病或腹泻较重的患儿，以及已输入较大量的液体，尿量较多的患儿，均应及时给予葡萄糖酸钙。每日可用10%葡萄糖酸钙5～10毫升加等量10%葡萄糖注射液稀释后缓慢静脉注射。当输液后出现震颤、搐搦或惊厥，用钙剂治疗无效时，应检查血清镁，低镁血症时可用每次25%硫酸镁0.1ml/kg，深部肌内注射，每日3～4次，症状缓解后停用。

（张喜莲）

参考文献

[1] 马融，王雪峰，虞坚尔，等．小儿急性发热中西医结合治疗专家共识[J]．中国中西医结合儿科学杂志，2012，4(1)：1-4.

[2] 万朝敏．中国0至5岁儿童病因不明的急性发热诊断处理指南(解读版)：发热的处理[J]．中国循证儿科杂志，2009(3)：306-309.

[3] 王艺，万朝敏．中国0至5岁儿童病因不明的急性发热诊断处理指南(简化版)[J]．中国循证儿科杂志，2009，4(3)：310.

[4] 田玉霞，杨林．儿童暴发型急性心功能不全28例临床分析[J]．中国妇幼保健，2000，15(2)：126.

[5] 蒋梅先．谈谈慢性心功能不全的中医分期论治[J]．中医杂志，2006，46(6)：461-462.

[6] 吴佳铭，尹中，张培，等．中医辨证论治慢性心功能不全的研究进展[J]．现代中西医结合杂志，2012，21(3)：333-335.

[7] 国家技术监督局．中华人民共和国国家标准：中医临床诊疗术语证候部分[S]．北京：中国标准出版社，1997.

[8] 庞辉群，熊旭东．呼吸衰竭的中医病因病机认识[J]．中国中医急症．2005，14(4)：48-49.

[9] 宋国维．急性呼吸衰竭的诊断治疗及进展[J]．实用儿科临床杂志，2004，8(19)：717-720.

[10] 贝政平，蔡映云．内科疾病诊断标准[M]．2版．北京：科学出版社，2007：1534.

[11] 朱文锋．中医内科疾病诊疗常规[M]．长沙：湖南科学技术出版社，1999：282-284，295-298.

[12] 中华中医药学会．中医内科常见病诊疗指南·中医病证部分[M]．北京：中国中医药出版社，2008：8-13.

[13] 胡亚美，江载芳．诸福棠实用儿科学[M]．7版．北京：人民卫生出版社，2002：2531-2543.

[14] 陈晓松．古代心肺复苏术应用发展史略[J]．中华医学杂志，1997，27(1)：3-6.

[15] 沈晓明，王卫平．儿科学[M]．7版．北京：人民卫生出版社，2008：454-455.

学习培训及学分申请办法

一、《国家级继续医学教育项目教材》经国家卫生和计划生育委员会（现更名为国家卫生健康委员会）科教司、全国继续医学教育委员会批准，由全国继续医学教育委员会、中华医学会联合主办，中华医学电子音像出版社编辑出版，面向全国医学领域不同学科、不同专业的临床医生，专门用于继续医学教育培训。

二、学员学习教材后，在规定时间（自出版日期起1年）内可向本教材编委会申请继续医学教育Ⅱ类学分证书，具体办法如下：

方法一：PC激活

1. 访问“中华医学教育在线”网站 cmeonline. cma-cmc. com. cn，注册、登录。

2. 点击首页右侧“图书答题”按钮，或个人中心“线下图书”按钮。

3. 刮开本书封底防伪标涂层，输入序号激活图书。

4. 在个人中心“我的课程”栏目下，找到本书，按步骤进行考核，成绩必须合格才能申请证书。

5. 在“我的课程”-“已经完成”，或“申请证书”栏目下，申请证书。

方法二：手机激活

1. 微信扫描二维码 关注“中华医学教育在线”官方微信并注册。

2. 点开个人中心“图书激活”，刮开本书封底防伪标涂层，输入序号激活图书。

3. 在个人中心“我的课程”栏目下，找到本书，按步骤进行考核，成绩必须合格才能申请证书。

4. 登录PC端网站，在“我的课程”-“已经完成”，或“申请证书”栏目下，申请证书。

三、证书查询

在PC端首页右上方帮助中心“查询证书”中输入姓名和课程名称进行查询。

《国家级继续医学教育项目教材》编委会